U0389204

普通外科腹腔镜手术图谱

The Atlas of Laparoscopic Operations in General Surgery

第 2 版

主编 王存川

科学出版社

北 京

内 容 简 介

本书根据作者20多年来开展腹腔镜外科的经验编撰而成，每种手术自成一章，共91章，侧重于比较常见、比较复杂的一些普通外科腹腔镜手术，特别是胃肠道、肝、胆、胰、脾、甲状腺、乳腺、疝、肥胖与代谢病手术。全书配有近2000幅彩色的手术过程图片，以图片为主，文字为辅，介绍了开展手术所需要的仪器设备、手术适应证、手术禁忌证、手术操作方法和围手术期处理等，详细介绍了肝、胆、胰、脾、胃、肠、疝、甲状腺、乳腺、血管等腹腔镜手术方法，内容新颖，以帮助读者了解普通外科腹腔镜手术的基本知识和手术方法。

本书适合于已经开展腹腔镜手术及准备开展腹腔镜手术的各级普通外科医生阅读。

图书在版编目（CIP）数据

普通外科腹腔镜手术图谱／王存川主编.—2版.—北京：科学出版社，2012.8
ISBN 978-7-03-035207-1

Ⅰ.普… Ⅱ.王… Ⅲ.腹腔镜检—外科手术—图谱
Ⅳ.R656.05-64

中国版本图书馆CIP数据核字(2012)第169817号

责任编辑：戚东桂／责任校对：林青梅
责任印制：赵　博／封面设计：范璧合

科 学 出 版 社 出版

北京东黄城根北街16号
邮政编码：100717
http://www.sciencep.com

北京汇瑞嘉合文化发展有限公司 印刷

北京美光设计制版有限公司 制版

科学出版社发行　各地新华书店经销

*

2005年5月第　一　版　　开本：787×1092　1/16
2012年8月第　二　版　　印张：32 3/4
2022年6月第十三次印刷　字数：811 000

定价：298.00元

（如有印装质量问题，我社负责调换）

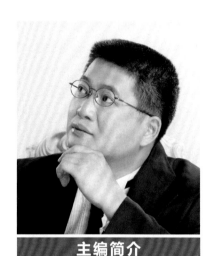

主编简介

王存川 医学博士，教授、主任医师、博士生导师

　　暨南大学微创外科研究所所长、暨南大学附属第一医院副院长、普外科主任、胃肠外科主任，卫生部普通外科内镜诊疗技术培训基地（广州）主任，中华医学会外科学分会腹腔镜-内镜外科培训基地（广州）主任。中华医学会外科学分会腹腔镜-内镜外科学组委员、中国医师协会内镜医师分会常务理事、中国医师协会外科医师分会微创外科医师专业委员会委员、内镜与微创专业技术全国考评委员会普通外科内镜与微创专业委员会常务理事、Vice Chairman of Chinese Minimally Invasive Endoscopy Association of General Surgery,World Endoscopy Doctors Association、广东省外科学会副主任委员、广东省微创外科学会副主任委员。

　　1986年毕业于泸州医学院医学系，曾在四川宣汉县医院工作2年。1988年在暨南大学攻读外科学硕士学位。1991年自暨南大学毕业留校，从事临床普通外科医疗教学工作至今。1997年曾到德国、2000年曾到美国纽约Mt.Sinai医学中心访问交流。2010年获华中科技大学同济医学院医学博士学位。

　　1991年9月开始从事腹腔镜外科工作，在腹腔镜微创胃旁路等减肥与糖尿病手术、颈部不留瘢痕的腔镜甲状腺手术、腹腔镜微创疝修补手术、腹腔镜胃肠道肿瘤手术及腹腔镜肝、胆、脾、胰手术等方面处于国内领先或者先进水平，部分达到国际先进水平。到2012年，已独立开展120种腹腔镜外科手术，共计超过10 000例，其中普通外科腹腔镜手术80余种，是全国开展腹腔镜微创外科手术种类最多的专家之一，开展了很多包括完全腹腔镜胰十二指肠切除术等高难度的腹腔镜外科手术，部分手术为国内首先开展，如腔镜甲亢甲状腺切除手术和完全腹腔镜胃底贲门癌根治术、腹腔镜肝部分切除治疗肝内胆管结石术、腹腔镜全结肠切除术、腹腔镜胃旁路减肥手术、腹腔镜胆总管切除肝管空肠Roux-en-Y吻合术等。在腔镜甲状腺手术中创立的"膨胀液"水分离法造手术空间得到了同行认可，并已经在全国推广，发明了腔镜手术皮下分离棒等多种专用手术器械并取得了4项国家专利，发明了美容效果最佳的完全乳晕入路腔镜甲状腺切除手术方法，创立了超声刀的"防波堤"血管切断技术等。特别是开展乳晕入路腔镜甲状腺外科手术，已经完成3000例，是目前全球最大宗病例数；开展腹腔镜胃旁路手术治疗糖尿病与肥胖症数百例。曾经到国内30余省、自治区、直辖市（包括香港、澳门特区）的300余家医院讲学和指导手术，足迹遍布北京、上海、天津、重庆、香港、澳门、新疆、甘肃、宁夏、陕西、辽宁、吉林、河南、湖南、四川、广西、福建、山东、安徽、贵州、江苏、海南、河北、湖北、山西、广东、云南、黑龙江、江西、青海等大江南北、长城内外，并受聘为国内10家医院的顾问或客座教授。100多次在全国各级外科学术会议上进行各种腹腔镜外科手术表演。多次到美国、德国、日本、韩国、马来西亚、越南等国家进行学术交流与演讲。培训了20多个省的1500多位专科医生。已经在顺德、郑州、吉林、贵阳、潮州、梅州建立多个腹腔镜外科技术协作中心。2000年以来主办了27次学术会议或学习班，包括腹腔镜外科手术操作学习班、腹腔镜胃肠手术学习班、全国腔镜甲状腺手术高级学习班及全国腹腔镜胃旁路手术治疗肥胖症与2型糖尿病高级学习班等。2001年主编了卫生部医学视听教材《腹腔镜阑尾切除术》教学录像带、2002年主编出版了《实用腹腔镜外科手术学》（暨南大学出版社）、2005年主编出版了《普通外科腹腔镜手术彩色图谱》（科学出版社），参编腹腔镜外科专著10余本。已发表腹腔镜外科论文200多篇。已经指导培养腹腔镜外科研究方向博士、硕士研究生50余名。

《普通外科腹腔镜手术图谱》（第2版）
编写人员

主　编　王存川

副主编　郑民华　郑成竹　胡三元　徐大华　胡友主

顾　问　王　杉　王国斌

编写人员　（按姓氏汉语拼音排序）

蔡　念（澳门仁伯爵医院）

曹　国（暨南大学附属第一医院）

陈志强（暨南大学附属第一医院）

丁　辉（暨南大学附属第一医院）

丁　雷（山东省威海市立医院）

冯志起（暨南大学附属第一医院）

甘君良（暨南大学附属第一医院）

胡三元（山东大学齐鲁医院）

胡友主（暨南大学附属第一医院）

黄　璟（暨南大学附属第一医院）

姜可伟（北京大学人民医院）

黎志伦（暨南大学附属第一医院）

李成之（暨南大学附属第一医院）

李进义（暨南大学附属第一医院）

刘宛灵（暨南大学附属第一医院）

骆成玉（首都医科大学附属复兴医院）

潘运龙（暨南大学附属第一医院）

任　宁（暨南大学附属第一医院）

沈莹莹（暨南大学附属第一医院）

汪建初（广西右江民族医学院附属医院）

王存川（暨南大学附属第一医院）

王华曦（暨南大学附属第一医院）

王康明（暨南大学附属第一医院）

吴东波（广西壮族自治区人民医院）

伍汉强（暨南大学附属第一医院）

徐大华（首都医科大学宣武医院）

杨　华（暨南大学附属第一医院）

杨景哥（暨南大学附属第一医院）

喻海波（暨南大学附属第一医院）

翟贺宁（暨南大学附属第一医院）

张　健（河南省肿瘤医院）

郑成竹（第二军医大学附属长海医院）

郑民华（上海交通大学医学院附属瑞金医院）

外科学发展至21世纪，已历经了200多年历史。现代电视腹腔镜外科手术从1987年问世以来，因其明显的操作精细、创伤小、恢复快、并发症少等优点，使世界各地患者从中受益，并得到外科医师的广泛接受。自1991年腹腔镜手术技术进入我国大陆，经过短短20余年的时间，已经成为普通外科学各专业领域的主导技术，我国的腹腔镜临床技术与国际发展水平基本同步，但也存在着地域发展不平衡、复杂腹腔镜手术普及程度比较差、手术质量参差不齐、部分医师手术操作技术不够规范等问题。

我与该书作者王存川医师有过多次交流，对其对于腹腔镜外科技术的执着追求精神较为赞赏，王医师是我国腹腔镜外科先行者之一，在20余年里，对普通外科腹腔镜手术进行了孜孜不倦的探讨，积极吸收国外先进技术，同时批判继承，重视腹腔镜下缝合打结等基本功操作，并进行大胆创新，开展了不少开创性的工作，形成了自己比较独有的手术风格。

今年伊始，拿到王存川医师《普通外科腹腔镜手术图谱》第2版书稿，甚为欣喜，纵览全书，从基本的如胆囊、阑尾等腹腔镜手术，到较复杂的如肝胰手术，都做了条理比较清楚、重点比较突出且图文并茂的阐述，凝结了王存川医师团队及我国其他腹腔镜外科部分领先者的丰富临床经验及心血。书中内容比较丰富，基本覆盖了普通外科各领域，还包含了目前较前沿的例如肥胖症外科、甲状腺外科等领域。以手术照片为主线详细介绍了手术操作过程和术前准备、手术适应证、手术禁忌证及术后处理等临床经验。本书的出版，相信无论对初学腹腔镜技术或已有一定的腹腔镜手术基础的外科医师，都有比较良好的指导意义；对我国腹腔镜外科的平衡发展、腹腔镜外科的规范和进一步提高，都有积极的促进作用。

中国医师协会外科医师分会会长

北京大学人民医院外科学教授、博士生导师

王杉

2012年夏于北京

100年前，瑞典外科医生Jacobaeus H.C.将内镜和人工气腹联合应用于病人的诊断，诞生了腹腔镜技术，但一直到1987年，腹腔镜技术仅仅作为一种有创且应用很少的临床诊断技术。近20余年以后，结合随之发展而来的高清显像技术、超声刀技术、切割吻合器技术和机器人等腔镜手术专用器械等，外科医生已经可以利用这一划时代的外科技术开展一系列微创手术。而现代科技如数字影像、精密仪表、特殊材料等的快速进步对腹腔镜手术的不断更新与变革，更是将这一年轻，同时发展迅猛、前景广阔的外科治疗手段推向由量变向质变的演进。相信，随着国力的不断提高、随着对生物-心理-社会医学模式认识的不断深化、随着各级医疗单位腹腔镜手术的普遍开展，腹腔镜微创手术这一先进治疗手段必然成为外科医生必须掌握的一项基本技能。腹腔镜技术的发展是外科学进步的一个重要标志，是外科学发展的重要方向，也是微创技术在外科学领域的一大完美演绎。从1991年这项技术第一次在我国大陆生根发芽后，即在神州大地逐步绚丽绽放，在患者得到健康实惠的同时，也造就了我国一批年轻的腹腔镜外科精英。

王存川教授是国内较早从事腹腔镜外科手术的医生之一，他坚定执着、孜孜探求、不断进取、敢于创新，由于其比较突出的天赋及努力，王教授迅速成为我国腹腔镜界一颗耀眼的明星，我知道，王教授开展了100余种、上万例的腹腔镜外科手术，是国内开展腔镜手术种类和例数最多的医生之一。其中，腔镜甲状腺手术和减重手术在国际上亦享有一定的赞誉，其会诊手术的足迹遍布全国各地包括港澳地区，可见王教授非凡的功力，这也说明其得到了广大业界同仁的高度认可。更为难得的是，在手术的同时，王教授还能静下心来耕耘习作，将他及其领导的团队的手术经验以图谱的形式编辑成册，供同行一同分享，实为难能可贵，这也将推动我国腹腔镜外科事业的发展，造福更多的患者。

非常高兴看到王存川教授主编的《普通外科腹腔镜手术图谱》第2版即将出版，感觉这是有志从事腹腔镜外科技术的普通外科医生的又一场盛宴，本书几乎涵盖了所有的普通外科手术，其中不乏有腹腔镜胰十二指肠切除、腹腔镜右半肝切除等难度很大的普通外科手术。所附的图片清晰而详尽，是多年积累的临床经验和宝贵资料，对许多普通外科常见的手术步骤进行了图片式的介绍，实用性强，是一本难得的好书，值得外科医师手术前翻阅。衷心地希望该书能够成为普通外科领域内各级中、青年医师腹腔镜手术成长道路上的好帮手！

华中科技大学同济医学院附属协和医院外科学教授、博士生导师

王国斌

2012年仲夏于武汉

前言

2005年，我们主编出版了《普通外科腹腔镜手术彩色图谱》，本书以手术过程图片为主，文字描述为辅，反映了普通外科66种腹腔镜手术的技术方法，读者反映效果良好，进行了几次重印以满足读者的需要，为普通外科腹腔镜手术的普及与推广做出了一定的贡献。因为腹腔镜外科手术和开放手术不同，采集手术过程图片相对比较容易，且彩色图片传达的信息量大，但是当时该书的图片基本都是从普通录像带上采取的，所以清晰度不够高。

近8年来，腹腔镜手术在普通外科得到了快速的发展，从事腹腔镜外科的专业人员队伍迅速扩大。当然，现在学习腹腔镜外科技术已经很方便，学习的途径很多，手术技术也比较成熟，但是信息量大、简明扼要的手术图谱仍然很受读者欢迎。受科学出版社的委托，我们对第1版进行了比较大的修订，增加了一些新的手术篇章，更新了大部分原来不是很清楚的图片，但是因为平时收集的资料不是很完全，一些不常见手术早期采集的图片仍然不够清晰，望读者见谅。需要说明的是，本书除特别标明来源的图片外，其余均是我们自己的手术图片。

由于腹腔镜外科的发展，怎么样在非开放状态下完成外科手术的梦想开启了普通外科医生无穷的创造力，医生的艺术天赋也较传统开放手术更多地体现在腔镜手术中，所以，腹腔镜手术较传统开放手术有更多的手术技巧。本书尽量表现出镜下处理的不同方法、技巧，但由于部分腹腔镜手术还处在不断改良与完善的发展过程中，书中的很多手术方法并不都是最经典的方法，希望读者灵活对待本书。另外，由于收集资料的不完全，本书很多图片以显示腹腔镜下手术操作为主，体外操作图片很少，望读者见谅。

本书第2版能够与读者见面，要特别感谢我们年轻的专业团队，大家在紧张繁忙的临床医、教、研工作间隙，放弃了很多休息、与家人团聚的时间进行工作，收集、整理资料。另外，要感谢王杉教授和王国斌教授，他们精彩的序言为本书增色不少。

腹腔镜外科正在不断发展中，鉴于作者的水平有限，书中缺点、错误在所难免，望读者批评指出，以利我们再版时改正。

王存川

2012年3月于广州暨南园寓所

www.gzmisc.com

目 录
CONTENTS

第一章　腹腔镜外科手术的设备与器械

一、概述

腹腔镜是用于腹腔内检查和治疗的内镜。其实质上是一种纤维光源内镜，包括腹腔镜、能源系统、光源系统、灌流系统和成像系统。在完全无痛情况下应用于外科患者，可直接清楚地观察患者腹腔内情况，了解致病因素，同时对异常情况做手术治疗。腹腔镜手术又被称为"锁孔"手术。运用腹腔镜系统技术，医生只需在患者实施手术部位的四周开几个"钥匙孔"式的小孔，无需开腹即可在电脑屏幕前直观患者体内情况，施行精确手术操作，手术过程仅需很短的时间，治疗技术达到国际先进水平。

新型的腹腔镜手术是现代高科技医疗技术用电子、光学等先进设备原理来完成的手术，是传统剖腹手术的跨时代进步，它是在密闭的腹腔内进行的手术：摄像系统在良好的冷光源照明下，通过连接到腹腔内的腹腔镜体，将腹腔内的脏器摄于监视屏幕上，手术医师在高科技显示屏监视、引导下，于腹腔外操纵手术器械，对病变组织进行探查、电凝、止血、组织分离与切开、缝合等操作。它是电子、光学、摄像等高科技技术在临床手术中应用的典范，具有创伤小、并发症少、安全、康复快的特点（图1-1）。近几年来，外科腔镜手术发展很快，可同时检查和治疗，是目前最先进、最尖端的微创技术。在治疗外科疾病中的作用已越来越受到人们的瞩目，并在国际上快速地普及发展。

数字一体化手术室是随着微创技术的发展而诞生的一个新的医疗项目，是医院实现数字

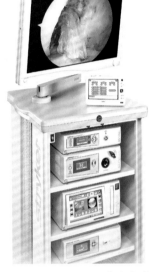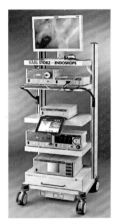

图1-1　不同品牌全套腹腔镜外科手术系统

化管理的标志性工程，它是以创造手术室的高效率、高安全性以及提升手术室对外交流平台为目的的多个系统（如医学、工控、通讯、数码等）的综合运用。

数字一体化手术室基本功能主要包括四个组成部分（图1-2）：一体化手术室影音管理

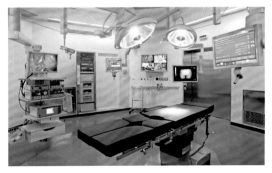

图1-2　数字一体化手术室

系统（SwitchPoint Infinity）、一体化手术室集中控制系统（Sidne Suite）、一体化手术室存储系统（SDC Ultra）和一体化手术室交互式示教系统（Telemedicine）。

设备包括：

1. 集成了内置摄像机的手术照明设备：通过触摸屏进行中央控制的手术照明设备、内置摄像机的室内照明的中央控制。

2. 手术室设备：采用触摸屏的中央控制，预编程的系统配置节省了手术准备和更替时间。

3. 手术床：采用触摸屏控制的可调性手术台。

4. 档案管理：记录手术中发生的重要事件。

5. 视频转播：可灵活获取图像数据。

6. 视频会议：能够在无菌区里使用的专业通讯工具。

7. 吊臂：可以整洁和安全摆放设备。

8. 液晶显示器：紧凑的体积、清晰的图像质量。

9. 触摸屏：使用方便，从无菌区直接监测和控制。

二、腹腔镜摄像系统

腹腔镜的透镜系统：现在使用的腹腔镜都是采用柱状透镜系统（图1-3），具有透光性好，分辨率强，成像清晰，视野大，周边视野不失真的特点。

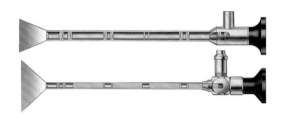

图1-3　HOPKINS®柱状晶体系统的发明是内镜发展的里程碑之一

腹腔镜的直径：10mm腹腔镜（图1-4）传递的光线强度比5mm腹腔镜强5倍，能提供较

大的视野和更好的放大倍数，适合开展较复杂的手术，5mm腹腔镜（图1-5）视野相对较小、光线偏暗，但更具微创特点，适合诊断或简单手术。

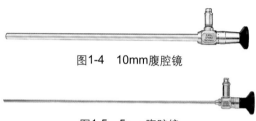

图1-4　10mm腹腔镜

图1-5　5mm腹腔镜

腹腔镜的长度：腹腔镜镜身长度为280～330mm不等，分别适应于儿童、成人及肥胖人群的手术（图1-6）。

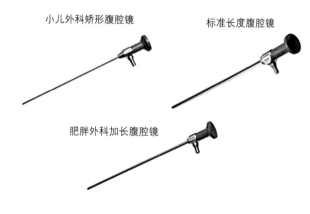

小儿外科矫形腹腔镜　　　标准长度腹腔镜

肥胖外科加长腹腔镜

图1-6　不同长度的腹腔镜

腹腔镜的视角：有0°、30°等不同视角的镜头（图1-7）。

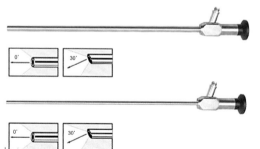

图1-7　不同视角的腹腔镜及其视野范围

0°为前视镜，镜视野小，方向固定，操作时无须旋转镜身，适合初学者应用；但是，如欲显露深部的视野，要抬高腹腔镜的尾部；欲观察浅部的视野，需压低腹腔镜的尾部，有时因受病人体位或内脏的遮挡，抬高或下压腹腔镜受到一定的限制，以致显露不满意。

30°镜为前斜视镜，视野大，其视野不在镜头的正前方，而与镜身长轴有一定的角度，可通过镜身改变视野方向，适合开展比较复杂的腹腔镜手术。另一个优点是腹腔镜与手术器械可以不在一个平面，减少与手术器械的互相干扰。但应注意使用不同视角的腹腔镜观察到的解剖位置关系会有相应的变化，术者必须适应这种变化才能做出正确的判断。

腹腔镜的放大倍数：不同直径的内镜和监视器会产生不同倍数的放大作用，放大倍数与内镜同观察物的间距成反比（表1-1），相距越近则放大倍数越大，一般最多可放大4～6倍，反之，镜身距离观察物越远，图像反而缩小。

表1-1 腹腔镜的放大倍数

内镜与观察物的距离（cm）	放大倍数（倍）
4	1
3	2
2	4
1	6

腹腔镜的光源：腹腔镜手术用光源要求为冷光源，其基本设备包括冷光源机和冷光源线（光缆）。

冷光源目前有3种：①卤素灯、金属卤化物灯；②氙灯；③弧灯。氙灯光源因其亮度高，其光线更接近自然光，是比较理想的光源，300～600W氙气灯泡已成为多数腹腔镜手术用的标准光源（图1-8，图1-9）。

光缆通常有玻璃纤维和液态水晶两种类型。前者易折断，而后者不易折断。光缆直径越大，导光能力越强（图1-10）。

摄像机：摄像机由摄像头、摄像电缆及信号转换器组成。摄像头与腹腔镜目镜相接，根据光学原理将光学图像转换成电信号，摄像头产生的电讯号经摄像电缆传至信号转换器。

摄像头最重要的组件是光电耦合器（charged coupled device, CCD）晶片。它是由许多能把光能转换为电信号并产生最小图像单位的光敏元件组合而成。这些光敏元件也称像素（pixel）。CCD的分辨率取决于单位面积内像素的数量，数量越大，其所摄的图像分辨率就越高，图像就越清晰。

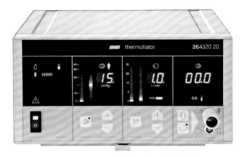

图1-8 300W氙灯手动调光冷光源

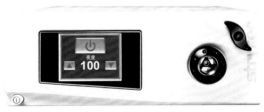

图1-9 Stryker L9000 光源

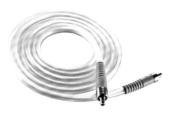

图1-10 光缆

目前高清三晶片数码彩色摄像头，分辨率可达1288线，可采集1920×1080P分辨率的图像，色彩还原真实、自然，使术者能够清楚地分辨组织的细微变化，满足不同的腹腔镜手术要求（图1-11～图1-14）。

信号转换器：将摄像头传入的电信号转换为视频信号，输出到监视器或录像机上。信号转换器配有色彩调谐和增强功能，预先进行白平衡调节，使白色背影带有柔和浅绿色为最佳（图1-15）。

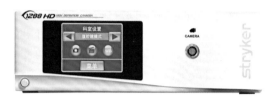

图1-15 信号转换器

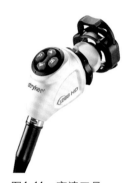

图1-11 高清三晶片数码摄像头

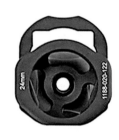

图1-12 镜头连接器

监视器：医师通过观察监视器图像进行手术操作。一般监视器分辨率为450～900线，高分辨率监视器超过750线，监视器大小约36～54cm。目前最先进的WiSe 26″高清无线显示器可显示1080P的高清图像，而且无线连接，不受空间限制（图1-16～图1-18）。监视器放置高度与术者水平目视高度平行或略低为宜。

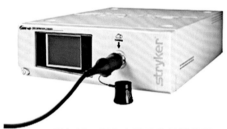

图1-13 摄像电缆及信号转换器

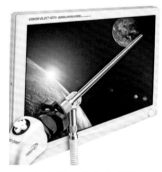

图1-16 高清监视器

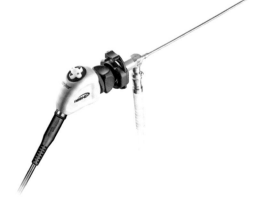

图1-14 接好镜头、光源和摄像电缆的摄像头

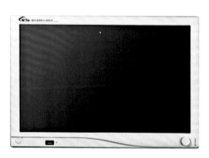

图1-17 WiSe 26'高清无线显示器

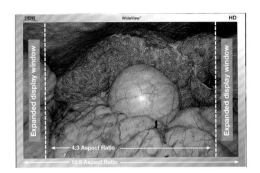

图1-18 高清显示器展示的手术图像

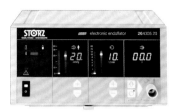

图1-21 20L气腹机

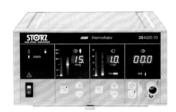

图1-22 30L加温气腹机

数据存档系统：根据资料保留及科研、教学的需要，手术者需要从控制台的视频中获得数字化的静止或动态图像并得以保存、复制。数据存档系统有图文工作站（图1-19）、DVD刻录机（图1-20）等。

图1-23 气腹针

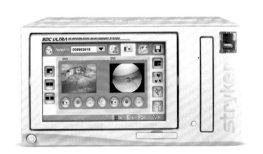

图1-19 SDC Ultra 高清图文工作站

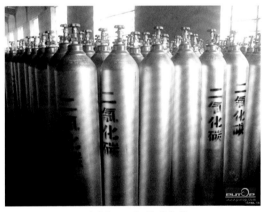

图1-24 二氧化碳气瓶

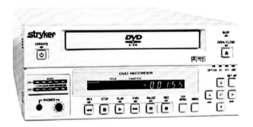

图1-20 DVD刻录机

三、气腹系统

气腹系统主要为气腹机（图1-21，图1-22），此外，还包括气腹针（图1-23）和二氧化碳气瓶（图1-24）。

气腹机是向腹腔内充气的机械装置，是建立和维持气腹必不可缺的设备，全自动气腹机根据预设的腹内压力和充气速度，能自动向腹腔内充气。当达到预设腹内压力时，充气停止。手术中压力下降时，能自动向腹腔内补充气至预设压力。目前使用的全自动气腹机充气速度多达到15L/min以上，最高达到40L/min（见图1-21）。有些全自动气腹机还有气体加温功能（见图1-22），从而减少腹腔镜镜头气雾的形成，保持术野清晰。

免气腹手术装置：制造气腹使手术过程处在腹腔高压的状态。这种情况下膈肌抬高，肺气体交换量减少，循环阻力增加，加大了呼吸和循环的负荷。当患者有呼吸和循环的疾病及功能障碍时会有不能耐受腹腔高压的情况。有全麻禁忌的患者也不能耐受气腹手术。气腹需要的二氧化碳气体可通过创伤处吸收进入循环产生碳酸血症。鉴于以上问题，学者们利用机械牵拉提升的原理设计了腹壁提升器，用开合拉钩悬挂腹壁，借连接杆与升降器相连，摇动升降器将腹壁向上提升，使腹壁与腹腔脏器隔开形成操作空间，对呼吸、循环无任何影响（图1-25，图1-26）。

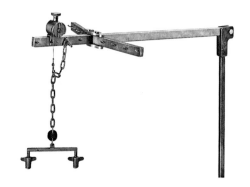

图1-25　免气腹手术装置

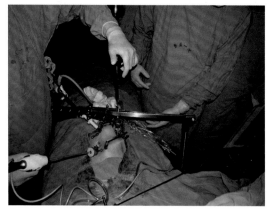

图1-26　免气腹腹腔镜手术

四、切割止血系统

切割止血是腹腔镜手术最主要的操作之

一，目前最常用的切割止血设备是高频电刀及超声刀，激光和氩气刀使用不广泛。

高频电刀：高频电刀是目前腹腔镜手术最常用的切割止血工具，使用十分方便、有效且经济，不仅在外科，而且在妇科腹腔镜手术中也广泛应用。高频电刀的工作机制核心是利用电流通过机体所产生的热损害作用进行电凝和电切，其工作温度可达100～200℃，电凝损伤可波及周围5mm范围。一般电刀输出功率为150～200W，手术时常用功率为60～80W，最大输出功率不应超过200W，以保证病人安全（图1-27）。因为它是在一密闭体腔内使用电刀，电流运动存在"趋肤效应"，有意外伤及远处器官特别是空腔脏器如肠管等可能，控制较低频率、负极板贴在距手术邻近部位有助于避免意外损伤（图1-27）。

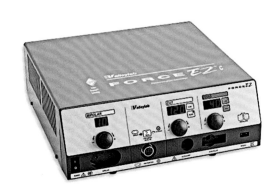

图1-27　高频电刀主机

超声刀：超声刀的工作原理是通过超声频率发生器使金属刀头以55.5kHz的超声频率进行机械振荡，使与刀头接触的组织内的水分子汽化、蛋白质氢键断裂、细胞崩解、组织被切开或者凝固、血管闭合，达到切割组织和止血的目的。而在腹腔镜外科手术中广泛使用的单极电刀的工作原理，是电流通过人体组织时电阻增大引起发热至100～200℃高温而使组织细胞变性、坏死、干燥皱缩、汽化、碳化、焦痂，达到止血或切割的目的，对于操作比较简单的腹腔镜外科手术，是一种有效和常用的工具（图1-28，图1-29）。

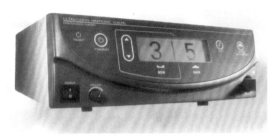

图1-28 超声刀主机

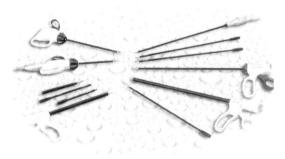

图1-29 超晰速超声止血刀及各种刀头

但是，由于电刀能够凝固的血管比较细，对于需要处理大小网膜、肠系膜、粘连带等血管多而粗的组织，电刀就显得不够理想，不但出血多，需要的时间长，而且使用钛夹等也比较多。旧式的超声刀的振荡频率为24～35kHz，只能够切割部分实质性组织，如肝、脑组织，并保留下其中的结缔组织。而新的超声刀的振荡频率为55.5kHz，能够切割除骨组织以外的任何人体组织，且其凝血效果比较好，可以安全凝固3mm以下的动、静脉，甚至可以凝固粗至5mm的血管。和电刀比较，超声刀在腹腔镜外科手术中的应用具有明显的优点，如其精确的切割作用，使它可安全地在重要的脏器和大血管旁边进行分离切割；少烟、少焦痂使腹腔镜手术视野更清晰、缩短手术时间；无电流通过人体使手术更安全，减少了并发症的发生；超声

刀使腹腔镜胃肠道等操作比较复杂的手术的出血量和手术时间明显下降，手术困难度下降，使其推广普及成为可能。

超晰速超声止血刀由美国强生公司生产，工作频率55.5kHz，刀头振动幅度50～100μm，配备有10mm剪刀形超声止血刀头（LaparoSonic Coagulating Shears：LCS）、5mm LCS（有直和弯形刀头）、5mm钩形及球形刀头；10mm LCS有平面、钝面及锐面三种，以适合不同情况的组织切割，5mm LCS为圆柱形。还有适于开放手术使用的短形刀头。功率输出设定为5档。

结扎速高能电刀（LigaSure[TM]血管封闭系统）：是一种新型的止血设备。其工作原理是使血管壁的胶原融合从而使血管封闭，可以封闭直径7mm以下的血管和组织束，无需事先分离和骨骼化。它在大血管封闭或肝叶、脾切除中，有明显的优越性，术时无需做任何结扎，减少操作，节省手术时间，但它不能做精细的解剖（图1-30）。

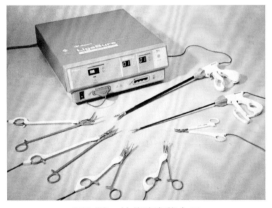

图1-30 结扎速高能电刀

五、冲洗吸引系统

腹腔镜手术时必须要有良好的冲洗吸引设备，以保证术野的清晰。冲洗吸引系统包括冲洗吸引装置和冲洗吸引管。冲洗吸引机具备自

动冲洗和吸引功能（图1-31，图1-32）。

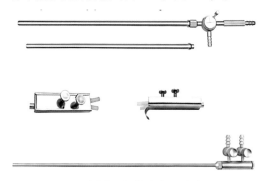

图1-31　各种冲洗吸引头

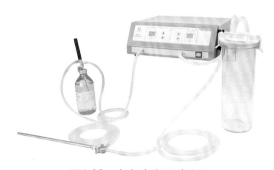

图1-32　全套冲洗吸引装置

六、腹腔镜手术器械

腹腔镜手术器械种类比较多，根据不同的部位手术要求，其形状、直径、长度都有不同设计，如组织抓钳用于抓持不同组织，不但避免引起组织损伤，而且其扣锁装置可以减少医生手肌肉的疲劳，还可以夹拉缝合线进行缝合打结（图1-33）。

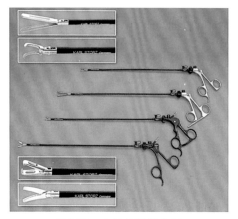

图1-33　各种抓持钳外形

气腹针针芯的尾部有弹簧保护装置，穿刺腹壁时，针芯遇阻力回缩针鞘内，针鞘刺入腹腔内落空、阻力消失，针芯因弹簧作用再突入腹腔，圆钝针芯有助于保护腹腔内器官组织（图1-34）。

Veress针

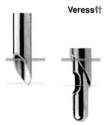

图1-34　气腹针弹簧保护装置

套管针与转换帽：套管针包括穿刺锥和套管鞘。按材料不同，有两类：一种为金属套管针，可反复使用，另一种为一次性使用塑料套管针。套管鞘的前端有平头和斜头两种，手术中套管鞘不慎脱出时，斜头套管容易重新插入腹腔。穿刺锥有圆锥型和多刃型，各有优缺点：前者穿刺时不易损伤腹壁血管，但较钝，穿刺时较费力；后者穿刺时省力，但对腹壁损伤较大。套管针尾端则有自行关闭的阀门防止漏气。套管针内径有3～33mm不等，腹腔镜外科最常用有5mm和10mm两种（图1-35，图1-36）。

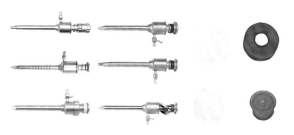

图1-35　各种型号的穿刺套管针　　图1-36　密封换帽

转换帽与套管针尾端相接，可在不同外径之间变换，容纳不同外径的手术器械通过（图1-37）。

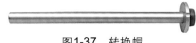

图1-37　转换帽

分离钳：分离钳有直头与弯头两种。钳杆及柄绝缘，尖头及尾端导电，不通电时做组织分离用，通电时可用做电凝止血（图1-38~图1-42）。分离钳外径5mm，一般可作360°旋转，便于操作。分离钳主要用于分离、止血、牵引及缝合打结。

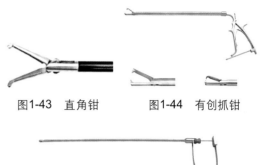

图1-43 直角钳　　图1-44 有创抓钳

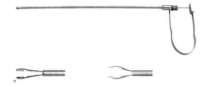

图1-45 无创抓钳

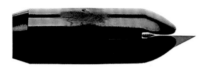

图1-38 旧款的一次性穿刺套管，带金属刀尖，可能损伤腹壁血管和内脏

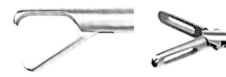

图1-46 双齿抓钳（有创）　图1-47 钝头抓钳（无创）

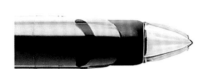

图1-39 先进的新款的一次性穿刺套管，不带金属刀尖，不会损伤腹壁血管和内脏

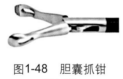
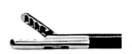

图1-48 胆囊抓钳　　图1-49 锯齿形固定抓钳
　　（无创）　　　　　　（有创）

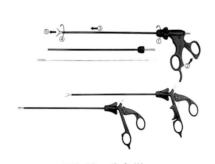

图1-40 分离钳

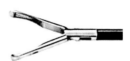
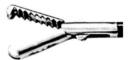

图1-50 阑尾抓钳　　图1-51 鼠齿抓钳
　　（无创）　　　　　　（有创）

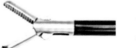
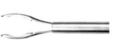

图1-52 粗齿抓钳　　图1-53 长头弹簧钳
　　（有创）　　　　　　（无创）

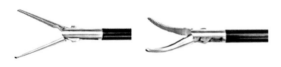

图1-41 直分离钳　　图1-42 弯分离钳

抓钳：抓钳根据对组织抓持损伤程度分有创和无创两类（图1-44，图1-45）。杆柄可无绝缘。常用有锯齿形抓钳、鼠齿形抓钳等多种样式（图1-46~图1-54）。外径有5mm和10mm两种，长度为320mm，器械手柄处长有

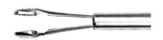

图1-54 断头弹簧钳（无创）

棘轮结构状锁扣，有助于减轻手术时手控疲劳。抓钳用于对组织的钳夹、牵引及固定。

电凝钩：电凝钩是腹腔镜手术常用而重要的器械，可用于解剖、分离、电切和电凝止血。电凝钩有"L"形和直角形（图1-55）。电凝钩是一种消耗性器械，使用时间久后绝缘层易磨损，应注意定期检查。

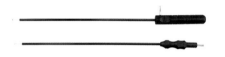

图1-55　电凝钩

施夹器与金属钛夹：腹腔镜手术的血管、胆囊管等可用金属夹夹闭后离断，以替代结扎。常用的金属夹为钛夹（图1-56），有大、中、小号，可根据组织的宽度灵活选用。施夹器外径为10mm（图1-57，图1-58）。

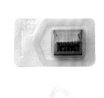

图1-56　钛夹

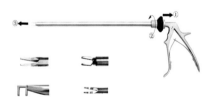

图1-57　钛夹钳及不同头端

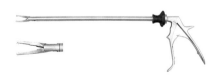

图1-58　施夹器

剪刀：手术剪外径有5mm和10mm两种，一般都带有绝缘层和电极头，可同时止血。常见有直头剪、弯头剪、钩形剪，弯头剪有左弯剪、右弯剪，大多可360°旋转（图1-59～图1-62）。

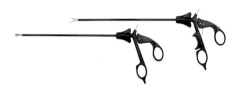

图1-59　剪刀

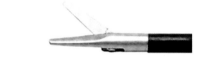

图1-60　直头剪刀

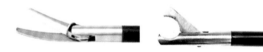

图1-61　弯头剪刀　　　　图1-62　钩形剪刀

持针器：分直头和弯头两种，一般外径5mm，长度450mm，不带绝缘层，夹持面有螺纹（图1-63）。

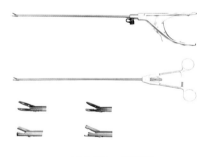

图1-63　持针器

圈套器：圈套器可用于结扎胆囊管、阑尾根部、含血管的较大块组织，有成品出售，常用可吸收线或者合成线，已经做好一个滑结，套扎拉紧滑结后，在组织液的作用下，线结会部分膨胀，从而使线结更紧而不会松脱。

标本袋：腹腔镜手术标本取出时为避免污染腹腔，需要装进标本袋（图1-64），便于取出。理想的标本袋应不透水、够结实。市面上有不同型号的一次性标本袋，有时也可根据手术标本大小用安全套、塑胶手套、一次性尿袋、普通塑料胶袋等自制。

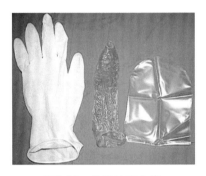

图1-64 常用的标本袋

牵开器与腹腔镜拉钩：腹腔镜手术时，为使某些组织器官显露，人们设计了各种不同类型的牵开器与腹腔镜拉钩。扇形牵开器可用于牵开手术野的肝脏、结肠、大网膜等脏器；带翼牵开器则适合在食管下段或胃近端手术中用来牵开肝左叶。腹腔镜拉钩则以美国外科公司生产的五爪扇形拉钩为代表，拉钩末端有调节旋钮可控制张开范围及弯曲角度（图1-65～图1-67）。

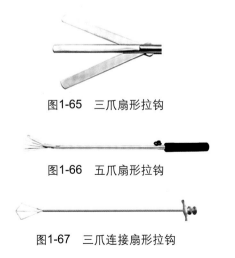

图1-65 三爪扇形拉钩

图1-66 五爪扇形拉钩

图1-67 三爪连接扇形拉钩

Endo-Stitch缝合器（图1-68）：是美国外科公司为腹腔镜手术专门研制的。但该仪器价格昂贵，操作复杂，所以临床应用并不普及。

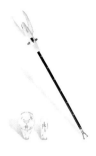

图1-68 Endo-Stitch缝合器

腹腔镜线形切割吻合器：是腹腔镜手术的重要工具，对于腹腔镜胃肠手术和其他一些复杂腹腔镜手术来讲，没有它，很多手术是不可能在腹腔镜下完成的，如用来切割和关闭胃及肠管，切割大的血管，行吻合手术等。可打出相互咬合成排的钉子，每侧两排或三排互相错开，在钉合时中间的刀片同时将中间切开。钉子的高度为2.5 mm、3.5mm、4.8mm不等，钉仓的长度有35 mm、45 mm、60 mm不等，可根据组织的厚度与宽度灵活选用。部分腹腔镜用线形切割吻合器前端可部分弯曲（图1-69～图1-71）。

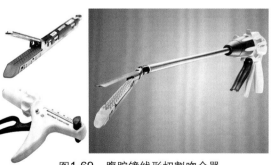

图1-69 腹腔镜线形切割吻合器

图1-70 旧款线形切割器每边两排钛钉，击发后组织切缘可以出血

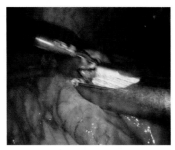

图1-71　新款线形切割器每边三排排钛钉，击发后组织切缘出血可能性大大减少

圆形吻合器：腹腔镜圆形吻合器用于空腔脏器之间的吻合。器械头外径一般有21mm、25mm、29mm、33mm几种可供选择（图1-72）。

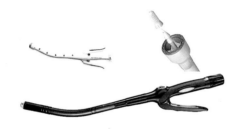

图1-72　圆形吻合器

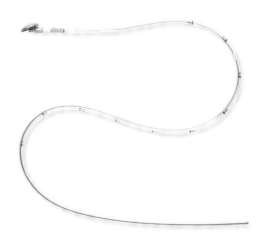

图1-73　经口置入钉砧系统-OrVil：适合21mm和25mm型号的吻合器，专为吻合器钉砧从口中输送并贯穿钉合的食管/胃残端使用

腹腔镜疝修补钉合器：是腹腔镜疝修补的主要器械，也可用于胃底折叠术、阴道悬吊术等的钉合。其外径有12mm、10mm、5mm等几种，前两种钉合后，金属小钉为B字形，后一种为小弹簧状。

单孔腹腔镜器械：单孔腹腔镜手术正式全名是腹腔内镜单穿刺孔手术，是目前国际上最新的腹腔镜技术（图1-74）。简单来说就是在

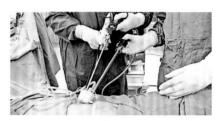

图1-74　单孔腹腔镜手术

患者腹部只打一个洞，通过特殊的通道，完成所有的手术操作，与以往打3～4个洞完成手术的传统腹腔镜相比，具有创伤更小，恢复更快的优势。

经脐单孔腹腔镜外科技术的手术步骤与传统腹腔镜手术基本一致，但是在单孔条件下，腹腔镜和各种器械几乎平行进入腹腔，造成了一系列操作上的困难。如直线视野、器械难以形成三角形排列以及穿刺套管和器械手柄在腹腔外部分的拥挤等。

目前国外多采用多孔道穿刺器（图1-75），如Triport（Olympus公司）、SILS Por（t Covidien公司）和UniX（Pnavel

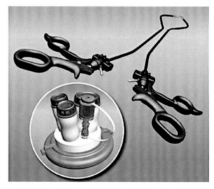

图1-75　Triport单孔穿刺器及相应器械

Systems，Morganville，NJ，USA）等。这类穿刺器在一定程度上缓解了手术器械之间的相互干扰，使操作角度增大，手术难度降低，适合应用于较为复杂的单孔腹腔镜手术。

为了增加器械在腹腔内的操作角度，各生产厂家开发了相应的手术器械，如可弯曲的抓钳、分离钳、剪刀及尖端可弯曲的5 mm 腹腔镜等。这些器械的进步大大促进了经脐单孔腹腔镜手术的发展。

预弯的单孔腹腔镜器械（图1-76）：预弯器械，即传统直型器械在生产过程中放入弯型模具进行弯形，成品呈S形、L形等多种形状，满足不同手术角度的需求。该类产品优点在于能在操作区域形成"操作三角"，也能够解决手柄干涉"打架"；缺点在于，型号规格众多，单一形状的器械无法满足各种手术位置的要求，另外，由于预先弯形，导致该器械无法通过传统的穿刺套管进入体腔，而必须配套软性穿刺套管的使用，而软性穿刺套管一般为一次性使用，价格高昂。

可转腕单孔腔镜器械（图1-77）：可转腕器械，即可以根据手腕的运动来控制器械头部的运动，类似"达芬奇"手术机器人的模式，同时具备了7个操作自由度，能将医生手腕的动作传递到器械头部。可转腕器械可以按照医生的要求随意塑形，塑形之后可以锁定，即变成一件刚性的器械。

可转腕器械的优点在于具有多个自由度，操作灵活，同时又能锁定角度，而且在伸直状态下能够进入传统穿刺套管而进入体腔。

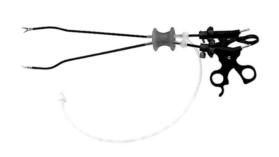

图1-76　预弯单孔腹腔镜器械

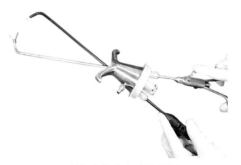

图1-77　可转腕单孔腹腔镜器械

第二章

腹腔镜外科手术基本技术

一、病人的体位

腹腔镜手术术野主要靠病人体位和气腹来暴露，一般原则是变动病人的体位抬高靶器官，使其周围脏器因重力作用而远离，从而暴露术野。

上腹部手术病人需采用头高脚低位，倾斜10°～20°，肠管在重力作用下，移向下腹部盆腔，利于术野暴露与操作，如腹腔镜胆囊切除、胆总管切开、胃切除、脾切除、肝部分切除等，根据手术所需再行右侧稍抬或左侧稍上抬的体位。下腹部手术病人一般需采用头低脚高位，手术台向头侧倾斜10°～30°，有利于腹内内脏移至上腹部，盆腔空虚，利于术野显露与操作，通常适用于疝修补、阑尾切除、直肠切除术等。根据手术所需再行右侧稍抬或左侧稍上抬的体位。

病人有时还可以取Lyold-Davis体位，双下肢分开，膝部稍屈曲，双腿放在支架上，适于做腹腔镜直肠癌前切除。这种体位也适用于行上腹部及甲状腺的腹腔镜手术，术者站在病人两腿之间比站在一侧操作起来更舒适，助手站在两侧，便于协助操作。

二、气腹的建立

腹内充气方法有两种：闭合充气法和开放充气法。

（一）闭合充气法

闭合充气法中气腹针充气法是最常用的方法。穿刺点的选择原则要求插入腹腔镜后便于观察腹腔内手术部位和探查腹内其他部位；穿刺点血管少；穿刺点没有与腹壁粘连的肠管。

一般多取脐的上缘或下缘为穿刺点。

穿刺时病人仰卧，用两把巾钳在穿刺点的两侧对应钳夹筋膜与皮肤，充分提起腹壁，使腹壁与脏器间有足够的空间，在穿刺点做一纵行（沿腹白线）或弧形（脐上缘或脐下缘）1cm小切口，用右手拇指和示指捏住气腹针，进针时腕部用力捻动插入，穿破腹膜后有一落空感。进针过程中不要用力过猛，以防针突入腹腔过深而损伤肠管。要证实气腹针有否刺入腹腔，一是可用注射器抽吸少量水，接上气腹针，水被吸入，说明已刺入腹腔；二是将充气导管与气腹针连接好后，低流量充气，若腹内压在3mmHg左右，也说明已刺入腹腔；三是充气时，注意腹部是否均匀对称膨胀，对称说明已刺入腹腔，不对称则未刺入腹腔。

（二）开放式充气法

开放充气法是在穿刺点做一个2cm左右的小切口，并逐层切开至切透腹膜，然后用两把巾钳在切口两侧提起腹壁，用10mm钝头套管轻轻插入腹腔后，两侧缝线打结，使套管与腹壁固定，同时也防止气体漏出，钝头套管上也设置有进气开关。使用钝头套管充气法可避免意外性腹腔肠管的损伤，钝头套管又称Hasson套管，这种方法因是在直视下放管，比较安全，因此，只要手法正确，几乎不存在肠损伤的危险。一般多用于腹内有粘连的病人。

三、穿刺套管的置管技术与定位

腹腔镜手术必须建立入腹通道，包括观察镜通道、手术通道以及显露通道。观察镜通道就是供插入腹腔镜的通道。手术通道供插入电凝钩、解剖剪、超声刀、切割器，是操作的主要通道，又称"主操作孔"。显露通道供插入无损伤抓钳、牵开器以牵引暴露操作对象，又称"辅助操作孔"。建立入腹通道，首先必须进行穿刺套管的插入。

穿刺套管的插入：常用的穿刺套管有三种基本类型，重复使用的尖头穿刺套管、带安全鞘的一次性穿刺套管、钝头穿刺套管。

重复使用的尖头穿刺套管不带安全鞘，其尖头在整个穿刺过程中始终外露，使用这种穿刺套管做经脐的第一穿刺有损伤腹腔脏器或腹膜后大血管的危险。一次性穿刺套管附有安全鞘，可减少腹腔脏器损伤的概率。第一套管多用来插入腹腔镜，常在脐周，多采用闭合插管法，置管时，用两把布巾钳分别夹住切口双侧的皮肤和皮下组织，并向腹部两侧平拉以固定腹壁，术者用右手掌顶住套管针锥的掌侧膨大部，使针锥尖端突出套管前端以便穿刺，右手示指伸直并放在套管的侧方，以防套管突入腹内过深而损伤腹内脏器，其余四指分别把住套管，用腕力转动和臂力下压套管，当有1~2次突破感后，打开套管的侧孔或拔除针锥，如有气体逸出，则证明套管已进入腹腔。估计腹内脏器与腹壁有粘连者，可采用开放进腹方法。第二、第三、第四穿刺过程，由于术者在腹腔镜下直视操作，只要操作得当，一般不会有什么危险。

穿刺套管的定位：穿刺套管的定位对于腹腔镜手术的顺利与否有很大关系。穿刺套管的定位不但要有利于手术，而且要有隐蔽性及美容效果。应注意避开腹壁较大神经、血管及膀胱等脏器（图2-1~图2-3）。穿刺口应尽可能做皮肤横切口，与皮纹方向一致。第一穿刺套管通常供观察镜出入，其位置多选在脐部。经第一套管置入腹腔内的腹腔镜先做腹腔视诊，根据视诊的结果，再决定其他穿刺套管的定位，具体应根据手术来确定。一般来说，大多数腹腔镜手术把观察镜出入套管的位置选在脐部是比较理想的。如果要从不同视角观察手

术野时，观察镜也可转至其他套管进入腹腔。手术器械出入孔尽可能选在观察镜出入孔的两

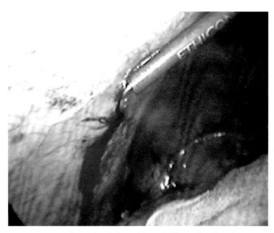

图2-1 手术结束时直视拔出套管，穿刺口有小出血时用电凝棒或超声刀凝固止血

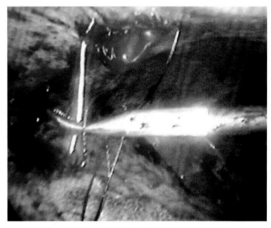

图2-2 穿刺口出血明显时腹壁全层缝合止血

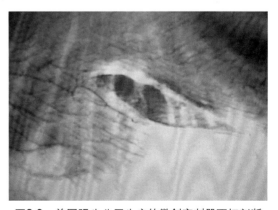

图2-3 美国强生公司生产的微创穿刺器不切割断肌肉，拔出后肌肉复原无出血

侧，根据等分三角原理，两操作臂夹角以直角最为理想，观察镜轴应正好将两操作臂夹角等分，这样有利于术者在二维图像上把握方向，操作更为方便。

四、腹腔镜的扶持

观察镜进入腹腔时不应太快，需小心缓慢地进入，定位应选在无关脏器及器械干扰少的地方，对影响视野的腹内脏器应通过合适的病人体位或牵开器械移开，避免干扰手术野。摄像头上设有精细的焦距调节钮，可手动调节。观察镜抵达手术部位可获得一个近距离图像，而拉远时获得的就是一个广角或"全景"的图像。

观察镜在腹腔内移动应缓慢而小心，移动太快了会使图像错位、抖动，还会使手术组人员产生"晕船症"样感觉。持镜的手要稳，否则图像就会上下晃动，也会使人眩晕。

观察镜面起雾是术中常遇到的问题，原因是腹腔和镜面的温度不同，使水汽在镜面凝集所致，简单的处理办法就是在插入腹腔前先用50℃热水加热镜子，或用防雾液体涂抹镜面，可避免观察镜面起雾。

尽管采用了"冷光源"，光线通过观察镜的导光通道还是会使镜头发烫，如果将腹腔镜镜头直接对准目标，镜头的高温有时可以使手术巾燃烧起来，所以持镜者应随时了解镜头的位置，防止镜头过于紧靠肠管引起肠壁灼伤。

五、分离技术

和常规开放手术一样，腹腔镜手术中分离技术是手术中的最基本操作之一，通过分离把要切除的病变组织与周围的正常组织分离开。有钝性分离、锐性分离、电刀分离、超声刀分离及激光分离、高压水分离。

（一）钝性分离

钝性分离通过用分离钳将要分离的组织分离，也可用分离棒甚至冲洗管等进行分离。分离时应尽量从能看出的组织间隙或疏松组织开始，用分离钳插入间隙进行扩张，扩

张时用力要适度，逐渐进入，避免撕破相邻的血管和脏器。

（二）锐性分离

腹腔镜手术的锐性分离常用长弯剪刀进行。在无或少血管的组织可用剪刀分离、剪开，遇有小血管的组织可先用剪刀夹住，通过电凝凝固后再剪断。锐性分离比钝性分离更精细，操作时要精确，要在视野清晰的前提下进行，避开血管，以免大出血。

（三）电刀分离

电刀分离是腹腔镜外科中最常见的分离方法，它有凝固血管和切断组织作用，大多数情况下用电钩分离。分离时先薄薄钩起要分离的组织，确认无重要的组织结构后再通电电切，切勿大块组织电灼分离及连续通电分离或电凝，以免对周围的重要组织造成热烧伤。如在分离胆囊三角遇到出血时，不要连续或盲目电凝，要吸干渗血，术野清晰及辨清重要结构如胆总管后，再用间歇电凝或分离。

（四）超声刀分离

超声刀使腹腔镜胃肠道等操作比较复杂的手术的出血量和手术时间明显减少，手术困难度减少，使其推广普及成为可能。在目前腔镜甲状腺手术，超声刀更显出其无比的优越性。对于2mm以下的小血管，不需要先将血管分离出来，可以选择钝面刀头及中速档位，使用剪刀形刀头一次剪切开；对于2～3mm较大动、静脉血管，可采用防波堤技术，即在准备切断处的血管近侧，先用剪刀形刀头进行凝固但不切断，反复进行几次，组织变为白色可确认已经使其血管凝固，根据血管的粗细决定凝固血管的长度，血管较粗的凝固较长，一般可达5～10mm，然后再于拟切断处凝固切断血管。在靠近重要结构（如血管、神经等）分离时，超声刀的功能刀头面要注意避开这些结构并用快速档切割分离。

六、结扎技术

腹腔镜手术和常规开放手术一样，管状结构如大血管、胆囊管等需采用结扎的办法。结

扎的方式有夹闭法和线扎法。

（一）夹闭法

腹腔镜手术中最简便的结扎方式是夹闭法，夹闭法一般只用于小血管和较细的胆囊管的结扎。有金属夹和生物可吸收夹两种，后者价格较昂贵。金属夹有时会滑脱，因而多用双重夹闭比较稳妥。生物可吸收夹前端有一倒勾，钳夹后不易脱落，因而夹一枚就够了。无论用哪一种夹子，施夹时，一定要判断欲夹闭的结构能够被完全夹闭，且夹子应与欲夹闭结构相互垂直，勿成斜角。夹闭之前，术者一定要看清楚夹子的尾端，防止误夹上欲夹闭结构深面的其他组织。施夹钳可以是重复使用的，每次施夹后都要重新装夹；也可是一次性的，设有装夹的"弹匣"，可连续施夹，但价格稍贵。施夹钳可从末端施夹，也可从侧方施夹。

（二）线环结扎法

Roeder结带有一根可滑动的缝线，当用线环结扎某结构的一端时，线环可用导入器进入腹腔，这种导入器是一根空心的细管子，线环和预制的Roeder结就放在这根管子里。进入腹腔后，线环伸出导入器，悬在待结扎的结构上，用抓持钳穿过此线环提起待结扎的结构，线环就轻轻地滑落在结扎位置上。线结推棒可用来推动Roeder结，线结一经推动就会越来越小，最后紧紧地套在待结扎结构上将其扎紧。把线结上多余的线剪掉，去掉导入器后，可再做第二个线环结扎。一般需保留的结构残端要做两道结扎，而欲切除的那一侧末端只需做一道结扎就够了。现已有市售一次性的成套预制线环。多用于腹腔阑尾切除术及胆囊切除术。

（三）体内打结法（图2-4）

随着腹腔镜外科手术范围的不断扩大，原单靠钛夹结扎或体外打结的方法已显得不足够了，体内打结则显得应用更广泛。体内打结也主要打外科结，与传统打法一样；与开放手术的打结不同之处在于，腹腔镜手术中由于立体视觉变成了平面视觉，原靠双手或传统持针器打结变成了长杆器械远距离操作，这就要求腹

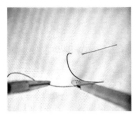

① 左手抓持钳提起结扎线的长臂并使其偏向右下，右手持针钳在结扎线的下面

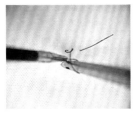

② 右手持针钳向左绕一线环

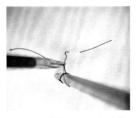

③ 右手持针钳再向左绕第二线环

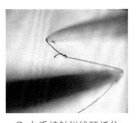

④ 右手持针钳线环抓住线右侧短臂拉向左上，左手抓持钳抓线另一端拉向下，拉紧后即打好了第一个结

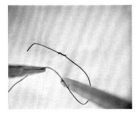

⑤ 完成第一个结后，左手抓持钳抓线结右端，右手持针钳放在线的上面

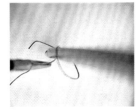

⑥ 右手持针钳向左绕左手抓持钳抓住线一圈

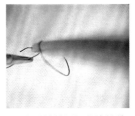

⑦ 右手持针钳抓住线结的右端

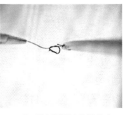

⑧ 右手持针钳抓住线拉向右，左手抓持钳抓住线结的另一端。相互拉紧后即完成第二个结

图2-4 体内打结法图解

腔镜外科医生要通过长时间的训练方能熟练掌握。打结需用两把抓持钳或持针钳，结扎线的短臂置于欲结扎结构的某一侧，并处于视野之内，左手抓持钳提起结扎线的长臂，右手抓持钳或持针钳在结扎线的长臂上绕线环后，再用右手抓持钳或持针钳经此线环抓住短臂，左右抓持钳拉紧后即打好了第一个结。将已转至对侧的长臂再绕成线环短臂穿过此线环做成第二个结，重复此动作便可做出一个三叠结了。体内打结，笔者的经验是打第一个结时，右手持针钳前端2cm置于左手抓持钳提起结扎线的下方绕线环，这样不仅出线易且绕2个线环时不容易掉线，从而提高打结效率。

七、缝合技术

和体内打结法一样，随着腹腔镜外科手术范围的不断扩大，腹腔镜下缝合技术也显得相当重要。初学者在进行临床腹腔镜手术缝合之前，应先在模拟训练设备下做反复的练习。

（一）间断缝合

缝合前，用持针器抓住眼后的缝线，不要夹住缝针，使其可活动自如，根据针弯度直径的大小，如果针弯度直径偏大，可把缝针稍扳直，然后顺着10mm或5mm套管纵向滑入，这样缝针就会跟着缝线进入腹腔。

缝针到达缝合部位后，先用左手抓持钳夹住针，再用右手的针持夹在针体的中段，使针尖朝上，左手用无创抓钳抓住欲缝合的组织的边缘，使其有一定张力，便于进针，针尖以适当的角度刺入进针点，右手腕按顺时针方向旋转，将针穿过组织，在适当的出针点穿出，再用左手抓持钳抓住针尖，拔出针。拔出的缝针要放在附近可看得见的地方，以免寻不到针。将针上的缝线渐次拉出组织，直到可以做体内打结时为止，按上述方法进行体内打结，多余的线头剪断后连同缝针一起移出。注意针移出套管时，持针器也必须夹住针眼后的缝线移出。

（二）连续缝合

连续缝合的第一针与间断缝合是一样

的，如果有三个操作孔，助手可以使用一把抓钳帮助拉紧缝合线，防止缝合线不紧；如果只有两个操作孔，在缝合中间，将连续缝合线拉紧后可以暂时用一枚钛夹将缝合线夹住，防止缝合线不紧，再继续进行缝合，待缝合结束打结完成后再将钛夹拿去。连续缝合结束时的体内打结手法和间断缝合时相同。也可在连续缝合结束时，末端夹一枚钛夹或者可吸收夹固定缝合线。

八、切割、吻合与钉合技术

腹腔镜手术中，胃肠等的切除吻合及疝的修补操作等，不再是应用手术刀及丝线进行，而是要应用腹腔镜的特殊器械：切割吻合器与钉合器。切割吻合器有两种，一种是线形切割吻合器，一种是环形切割吻合器。

（一）线形切割吻合器钉合法

切割组织时，切割吻合器的长度应足以横跨欲切断的组织，闭合的两爪末端应超出该组织一小部分，以确保充分的切割和钉合。如果因组织太厚或切割吻合器太短而无法做到这一点，应越过已钉合的部分再次击发钉合。钉合时切割吻合器要与肠管相互垂直。若只是钉合而不切除组织，则必须在钉合前先取出中间的那把刀刃。

（二）圆形吻合器钉合法

圆形吻合器多用于空腔脏器之间的吻合，如直肠癌前切除、胃切除、胃减容术等。它有一个可拆开的头部，能导入切断部位的近端，以荷包缝合定位，切割吻合器的主体插入后与头部对合，击发后打出两排钉子，并切掉一小圈组织，完成吻合。器械头外径一般有20mm、25 mm、29 mm、31mm、33 mm供选择。

（三）疝修补钉合器钉合法

腹腔镜疝修补钉合器是腹腔镜疝修补的主要器械。一般钉在骨骼（如耻骨结节）及韧带（如Cooper韧带）上较为牢固，钉在疏松组织上则效果差些。行疝修补术时，应注意避开腹壁下血管、髂血管和神经。如果钉到血管上，会引起难以控制的出血。损伤生殖股神经，可引起疝修补术后神经痛。

九、手术标本的取出

（一）结石的取出

胆囊切下后可用抓持钳夹住胆囊颈部，和10mm套管一起拔出，部分胆囊露出体外后，去掉套管和抓持钳，胆囊颈部用普通血管钳夹住后用剪刀剪开，用吸引器吸净胆汁，如果结石不大，则可直接取出胆囊；如果结石较大，则要借助取石钳，以胆囊作自然取石袋，先将结石取出后，再取出胆囊。

（二）实质性脏器的取出

像肝脏、脾脏、结肠肿瘤、子宫等实质性脏器取出较为困难，必须延长切口才能取出脏器，考虑到美容及隐蔽性，作者认为以延长脐部切口最为适宜。脐部是人们公认的最具隐蔽性的地方，加上其位置居中，适当延长弧形切口，只要应用标本袋，术毕紧密缝合腹白线筋膜，不会增加发生切口感染、切口疝的机会。对于脾脏、子宫，可在切下来之后，将取物袋放入腹腔内，将标本装入后，把脐部10mm切口延长1～2cm，抓持钳取出袋口，再用组织钳等伸入袋中，把标本粉碎处理，一点一点取出来，取完后，取物袋也随之取出。对于肝脏肿瘤、结肠肿瘤，将取物袋（如引流袋）放入腹腔内，将标本装入后，则必须将脐部切口延长至与肿瘤一般大小，把标本与取物袋一起完整地取出来，不做粉碎处理。标本取出后，缝合切口、重建气腹再继续手术。作者也曾经在部分肝癌等手术中，将比较大的肿瘤标本装入比较结实的标本袋中，将标本袋口先从稍微扩大的脐部穿刺孔拉出，在体外从标本袋内分次分块取出肿瘤标本，通过术后观察，也是安全的，长期效果还有待观察。

十、腹腔镜手术的冲洗

腹腔镜手术中的腹腔冲洗和常规开腹手术中的冲洗有一些不同，它的优点是可以直视冲洗腹腔的各个部位，冲洗效果比较确切，操作比较精细，对腹腔深部、隐藏部位的各个角落（如盆腔、膈顶等）冲洗效果都比较好，通过细长的冲洗管可以有效冲洗干净积液、积血，同时对腹腔其他器官干扰小，冲洗液体不会污染腹壁的切口。气腹状态下，肠管受气体的挤压，腹腔内的液体都流往盆腔等低位间隙，肠管之间一般不会积聚液体，比较容易吸干净腹腔的积液。

腹腔镜下冲洗腹腔也有其缺点，腹腔镜下冲洗腹腔受套管针位置及病人体位的影响，而且肠管的移位走向与冲洗液体及腹腔积液流向一致，如冲洗盆腔时，需要脚高头低体位，使肠管及网膜移向上腹部，才能彻底冲洗盆腔，但是在该体位下，部分冲洗液及腹腔积液会流向上腹部，反之，如果取头高脚低位，腹腔液体会流向盆腔，利于冲洗，但是肠管及网膜同时移去盆腔，使冲洗无法干净彻底，加上大部分腹腔镜手术中的操作为两手操作，左手用肠钳或者其他钝性器械拨开肠管及网膜，右手持冲洗管进行冲洗，如果有肠管及大网膜在冲洗部位，冲洗的难度明显增加；对于胃十二指肠穿孔修补术的病人，因为冲洗管细小，管腔容易被食物残渣堵塞，影响冲洗效果及增加手术时间。腹腔镜手术冲洗为一条管冲洗及吸引，冲洗液量比较小，操作应该反复多次，仔细耐心进行，冲洗管可以从不同的套管进入腹腔内，浓稠的脓液和食物残渣需要反复稀释后吸出，或者辅助用器械夹出食物残渣。气腹时，吸引管头如果没有完全在液体中吸引，会将腹腔内的气体吸出，影响手术空间。

十一、腹腔镜手术中腹腔引流管的放置

腹腔镜手术中是否放置腹腔引流管的指征和开腹手术的指征相同，可采取下列三种方法放置引流管。

1. 将腹腔引流管侧孔剪好后，从10mm以上的套管针内放入腹腔，其他套管可用钳帮助，

待引流管完全放入腹腔后，先将引流管的体内端位置摆放好，再从附近的套管内伸入抓钳将体外端夹住，再将套管、抓钳和引流管一起拔出腹腔。

2. 利用两个套管通道，在一个套管处伸入一把抓钳入腹腔内，再将该钳由腹腔内插入另外一个套管内，拔出被反向插入抓钳的套管，并将其内的抓钳带出体外，用该钳夹住引流管，将引流管从拔出套管处拉入腹腔内，并将其摆放在合适的位置。引流管拉入腹腔时，需将其体外端用止血钳夹住，防止腹腔内的气体漏出。

3. 将口径细的引流管（管径约3～4mm），直接从预备置放引流管的套管处的套管内插入腹腔内，从另一套管口放入抓钳，抓住腹腔内引流管一端，然后再拔出套管，再将引流管的腹腔端摆放好。

置入腹腔引流管时，一般都在气腹状态下完成，此时，腹壁和内脏间被气体分开，故在气腹状态下摆放好的引流管在气腹消失后腹腔内段会过长，故置放引流管的病人，解除气腹要缓慢进行，并在其过程中，用腹腔镜直视引流管，并同时调整引流管腹腔内段的长度，使气腹完全消失后，引流管腹腔内段不会过长引起扭曲，也不会过短，使其手术后能达到通畅引流的目的。

第三章 腹腔镜腹腔探查术

一、手术适应证

不明原因的腹水、腹膜炎、腹部肿块、肠梗阻等。

二、手术禁忌证

1. 有上腹部手术史、上腹部广泛粘连者为相对禁忌证。

2. 难以纠正的凝血功能障碍以及合并心、肺等重要脏器功能不全而不能耐受麻醉、手术者。

三、特殊仪器设备

同腹腔镜下胆囊切除术。

四、术前特殊准备

同开放手术一样，置胃管持续负压吸引；纠正水、电解质平衡失调；如有休克，应立即抗休克，常规给抗生素抗感染。

五、麻醉方法

气管插管全身静脉复合麻醉或连续硬膜外麻醉。

六、体位与穿刺口位置

脐部10mm穿刺孔放入腹腔镜，在腹腔镜直视下结合初步诊断考虑行上腹部或下腹部手术，分别于剑突下、锁骨中线、腋前线与肋缘交点、下腹部左右两侧等选择5mm套管针。插入相应器械如持针器、分离钳、冲洗管。

七、手术步骤

具体步骤和相关资料见图3-1～图3-8。

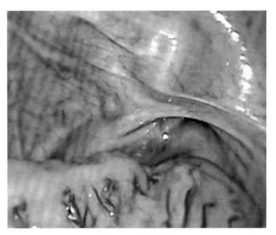

图3-1　正常腹膜

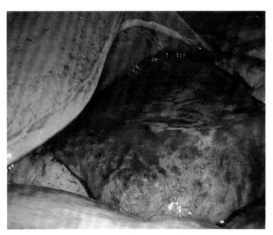

图3-2　腹膜后血肿

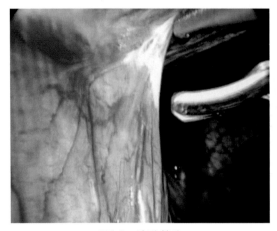

图3-3　腹腔粘连

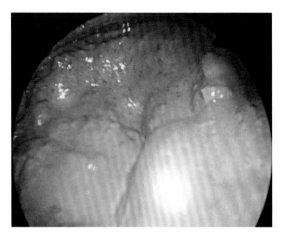

图3-4　结肠破裂引起的粪性腹膜炎

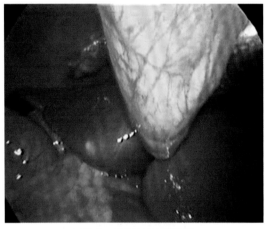

图3-5　肝脏转移癌结节

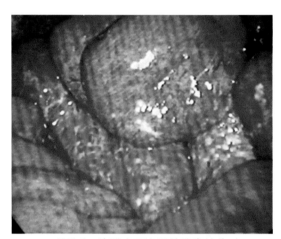

图3-6　腹膜表面广泛转移癌结节

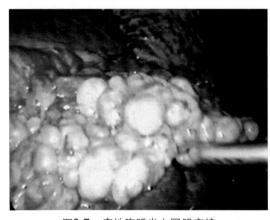

图3-7　癌性腹膜炎大网膜挛缩

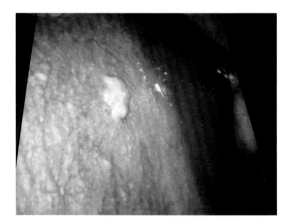

图3-8　腹膜癌结节

八、术后观察与处理

术后根据病人手术种类情况给予抗生素治　疗；肠功能恢复后开始予口服流质饮食。

第四章 腹腔镜胆囊切除术

一、手术适应证

1. 发病48小时以内的急性胆囊炎（包括化脓性、坏疽性胆囊炎）。

2. 有症状的慢性胆囊炎。

3. 有症状的胆囊结石，以及直径>3cm的无症状胆囊结石。

4. 胆囊隆起性病变，包括直径>0.6cm的胆囊息肉。

二、手术禁忌证

1. 梗阻性黄疸病因未明确前不能盲目切除胆囊。

2. 急性重症胆管炎、坏死性胰腺炎。

3. 严重心、肺、肝、肾功能不全或有凝血功能障碍者，或其他严重内科疾病不能耐受手术者。

三、特殊仪器设备

有术中胆道造影设备或腹腔镜术中超声扫描仪更好。

四、术前特殊准备

1. 术前全面检查心、肺、肝、肾等功能情况，特别是肝功能情况。老年病人合并有高血压病、冠心病、糖尿病及慢性支气管炎者，应给予有效的治疗和控制。

2. 急诊手术病人，应禁食、输液，并给予抗生素治疗。腹胀明显者，行胃肠减压。

3. 静脉注射维生素K_1。

4. 选择性放置胃管和导尿管。

五、麻醉方法

气管内插管全身麻醉。

六、体位与穿刺口位置

头高足低，轻微左侧卧位。

脐部10mm穿刺口为放置腹腔镜的观察孔，同时用于取出胆囊；10mm或者5mm主操作孔位于剑突下2~4cm处；2个5mm或3mm辅助操作孔位于右锁骨中线和右腋前线右肋缘下3~5cm处。对体形较瘦、胆囊病变较轻者，可采用三孔技术，即不用右腋前线的辅助操作口（图4-1）。

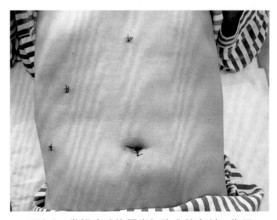

图4-1　常规腹腔镜胆囊切除术的穿刺口位置

七、手术步骤

具体步骤见图4-2~图4-34。

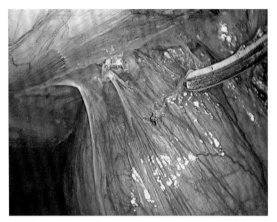

图4-2　先探查实质性脏器，包括肝脏、脾、卵巢、子宫，并探查肠管。用超声刀分离胆囊底与前腹壁的粘连

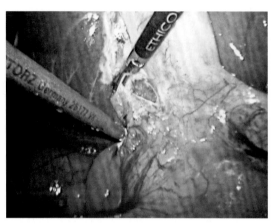

图4-3　用超声刀或者电刀分离胆囊周围粘连

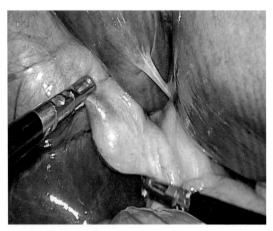

图4-4　用无损伤抓钳钳夹胆囊底向外上提拉，另一抓钳钳夹胆囊壶腹向外上提拉显露胆囊三角区

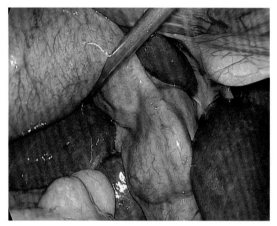

图4-5　用无创抓钳挤压胆囊管，将可能存在的结石挤入胆囊内

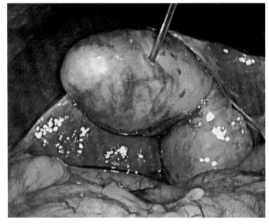

图4-6　如果胆囊积液、积脓张力大，先用气腹针插入胆囊内减压

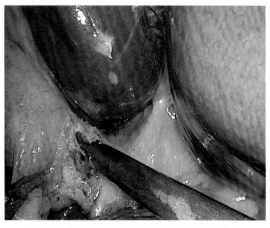

图4-7　用超声刀切开三角区浆膜解剖分离

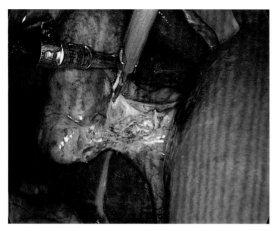

图4-8 超声刀切开三角区浆膜分离胆囊管时注意
游离胆囊动脉

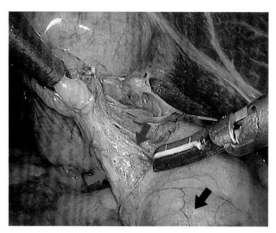

图4-9 红箭头示胆囊动脉（最好用慢速档），蓝
箭头示胆囊管，黑箭头示胆总管

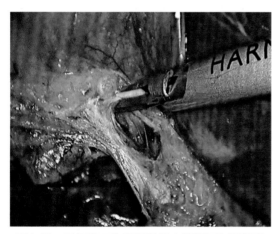

图4-10 用超声刀靠近胆囊侧直接凝固切断胆囊
动脉

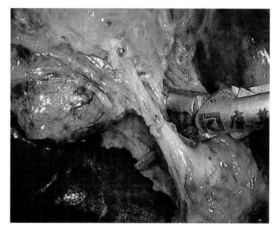

图4-11 解剖出胆囊管到胆总管的入口

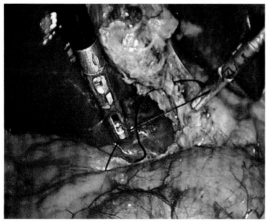

图4-12 胆囊管的处理方法有几种，图示用4号丝
线结扎胆囊管

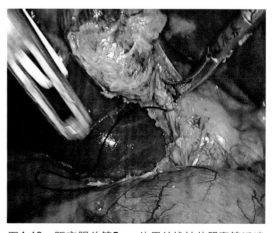

图4-13 距离胆总管5mm处用丝线结扎胆囊管近端

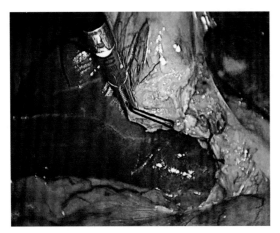

图4-14　胆囊管远端丝线结扎

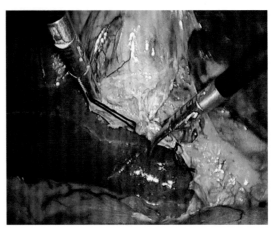

图4-15　在距离近端线结3mm以外处用剪刀剪断胆囊管

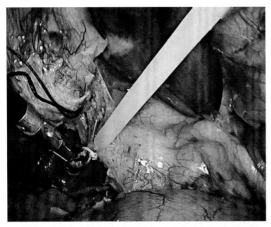

图4-16　如果担心胆囊管残端结扎不牢，可用线圈套扎胆囊管残端一次以避免胆囊管残端胆汁漏

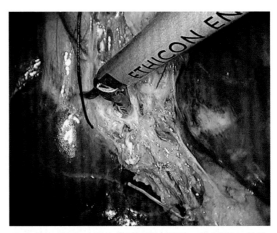

图4-17　胆囊动脉和胆囊管切断后，将胆囊向前外侧牵引，用超声刀切下胆囊

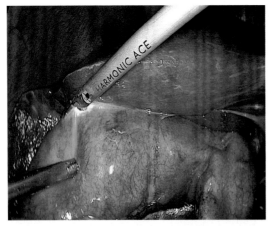

图4-18　另外一种方法是先分离胆囊床，后处理胆囊管

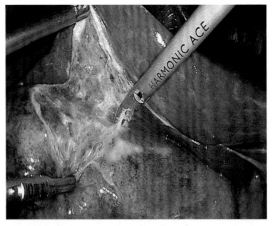

图4-19　助手用钳夹住胆囊床边缘将肝脏上翻，辅助操作钳夹住胆囊向外下侧牵引，用超声刀从胆囊床分离胆囊

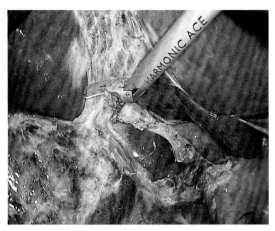

图4-20　用5mm超声刀刀头分离胆囊床，注意掌握好层次，避免分破胆囊或者出血

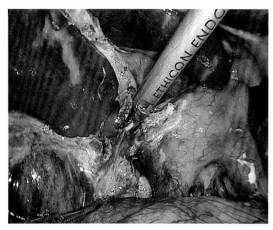

图4-21　胆囊三角解剖完成后，直接用超声刀游离胆囊管

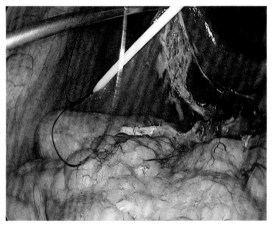

图4-22　胆囊管游离完成后用线圈套扎胆囊管

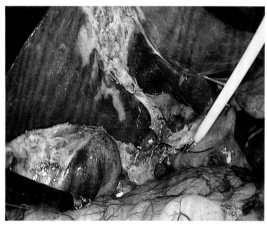

图4-23　用无损伤抓钳钳夹胆囊底向外提拉，线圈向内滑到距离胆总管5mm处结扎胆囊管

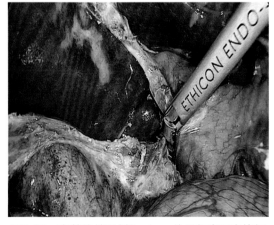

图4-24　在其线结远侧3～4mm处用超声刀直接切断胆囊管

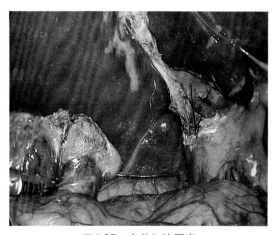

图4-25　完整切除胆囊

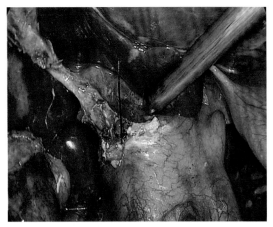

图4-26　再次检查胆囊管和胆囊动脉残端，轻轻挤压胆总管，检查胆囊管残端有无胆汁渗漏

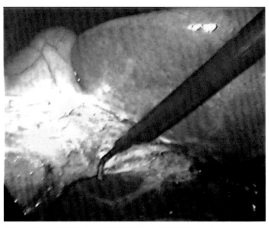

图4-27　也可以用电凝钩分离胆囊床，注意层次，避免分破胆囊

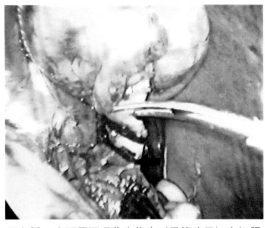

图4-28　也可用可吸收生物夹（黑箭头示）夹闭胆囊管后剪断

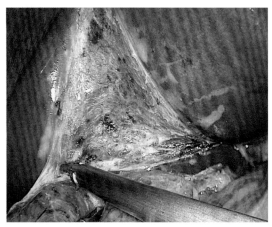

图4-29　用超声刀已经快将胆囊切除，在正确的层面分离出血很少

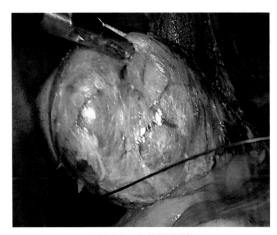

图4-30　套扎胆囊管

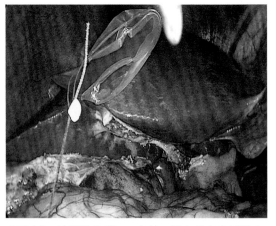

图4-31　从脐孔处10mm穿刺口置入带有牵引线在体外的标本袋

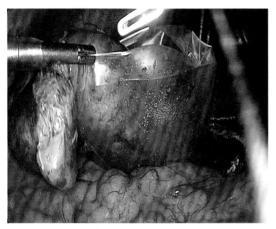

图4-32 将胆囊装入标本袋内

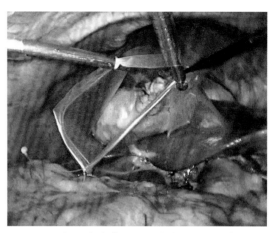

图4-33 将胆囊完整装入标本袋内后再从脐孔处
10mm穿刺口取出

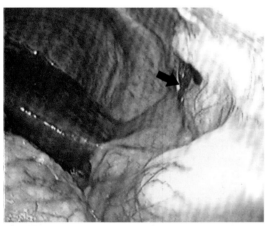

图4-34 直视下拔出套管，检查穿刺口(黑箭头示)
有无出血，然后缝合穿刺口，皮肤可用创口贴粘合

八、术后观察与处理

1. 麻醉消失后即可适当活动，肠功能恢复
可逐步恢复饮食。

2. 术后观察48小时，病人无发热、腹痛，
进食后无不适，无排尿困难就可以出院。

3. 如果有需要，适当应用抗生素和止
痛剂。

4. 如果有腹腔引流管，酌情在术后24～48
小时拔除。

第五章

腹腔镜胆囊大部分切除术

一、手术适应证

在腹腔镜胆囊切除术中遇到胆囊三角瘢痕化、严重炎症水肿等可能引起胆管损伤的困难的时候，可选择胆囊大部分切除术。该术式简便、安全、有效，缩短了手术时间，尤其适合年老体弱、高危患者。

适用于：肝内型胆囊；萎缩性胆囊炎；急性化脓坏疽性胆囊炎；Mirizzi综合征。

二、手术禁忌证

1. 梗阻性黄疸病因未明确前不能盲目切除胆囊。

2. 急性重症胆管炎、坏死性胰腺炎。

3. 严重心、肺、肝、肾功能不全或有凝血功能障碍者，或其他严重内科疾病不能耐受手术者。

三、特殊仪器设备

超声刀，有术中胆道造影设备或腹腔镜术中超声扫描仪更好。

四、术前特殊准备

1. 术前全面检查心、肺、肝、肾等功能情况，特别是肝功能情况。老年病人合并有高血压病、冠心病、糖尿病及慢性支气管炎者，应给予有效的治疗和控制。

2. 急诊手术病人，应禁食、输液，并给予抗生素治疗。腹胀明显者，行胃肠减压。

3. 静脉注射维生素K_1。

4. 选择性放置胃管和导尿管。

五、麻醉方法

气管内插管全身麻醉。

六、体位与穿刺口位置

头高足低，轻微左侧卧位。

脐部10mm穿刺口为放置腹腔镜的观察孔，同时用于取出胆囊；10mm主操作孔位于剑突下2～4cm处；2个5mm或3mm辅助操作孔位于右锁骨中线和右腋前线右肋缘下3～5cm处（图5-1）。

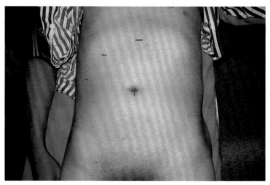

图5-1 穿刺口最好采用标准的4孔（2大2小，或者1大3小）法

七、手术步骤

具体步骤见图5-2～图5-12。

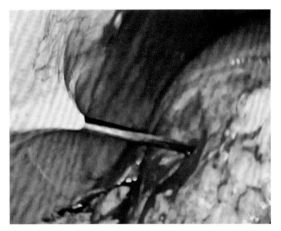

图5-2 先用气腹针插入胆囊内抽出胆汁进行减压

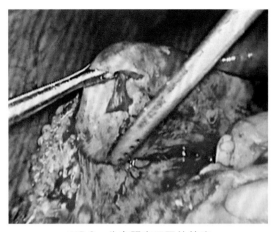

图5-3 分离胆囊周围的粘连

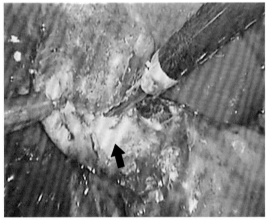

图5-4 用超声刀从胆囊管或者胆囊壶腹部(黑箭头示)直接切开，因为胆囊三角解剖不清楚，为了避免胆总管的损伤，应该在距离胆总管1cm外切开

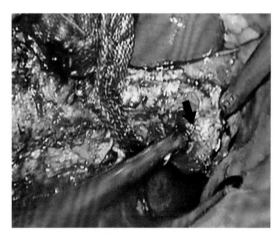

图5-5 取出胆囊管(黑箭头示)内的结石，结石取出完成后一般有胆汁流出

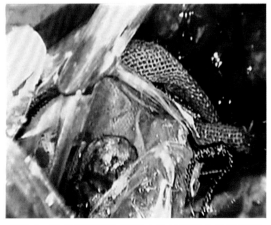

图5-6 取出胆囊管和胆囊内的结石装入放于腹腔内的标本袋内

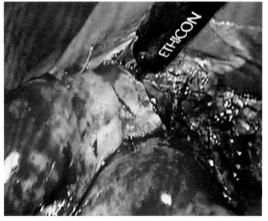

图5-7 用超声刀切除胆囊，可保留部分胆囊后壁

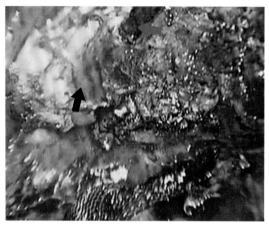

图5-8 用电凝棒凝固破坏残存的部分胆囊后壁黏膜，黑箭头示胆囊后壁黏膜，蓝箭头示电凝棒

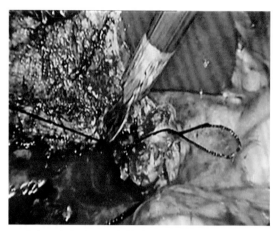

图5-9 缝合关闭胆囊管残端，如果是从胆囊壶腹部直接切开的，需要将残存的胆囊壶腹部用超声刀切除

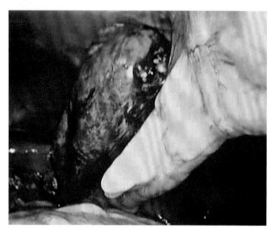

图5-10 将切除的胆囊和取出的结石标本装入标本袋取出腹腔

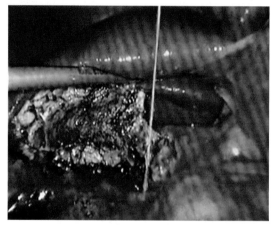

图5-11 可将生物蛋白胶滴在胆囊管残端及胆囊床

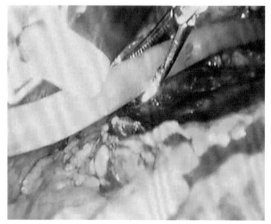

图5-12 肝门处置放腹腔引流管一根，引流管从右腋前线穿刺口引出

八、术后观察与处理

1. 麻醉消失后即可活动，肠功能恢复可逐步恢复饮食。

2. 术后密切观察，注意有无胆漏的发生。

3. 应用抗生素和止痛剂。

4. 如果有腹腔引流管，酌情在术后24～48小时确定没有胆漏后拔除。

第六章　腹腔镜胆囊癌切除术

一、手术适应证

术前诊断欠明，腹腔镜胆囊切除术中发现的早期胆囊癌。

二、手术禁忌证

1. 已有腹膜、肝脏、网膜等腹腔内脏器及远处转移。

2. 肝十二指肠韧带浸润，呈"冰冻"状。

三、特殊仪器设备

超声刀设备，以及结扎速高能电刀系统。

四、术前特殊准备

1. 肝脏B超、CT等检查，尽量明确诊断，除外肝内和肝外转移；如果术前确诊为胆囊癌，一般选择开放手术。

2. 心、肺、肝、肾等重要器官的功能检查。

3. 预防性应用抗生素。

4. 放置胃管和尿管。

五、麻醉方法

气管内插管全身麻醉。

六、体位与穿刺口位置

头高足低左侧稍卧位。

脐部10mm穿刺口为放置腹腔镜的观察孔，同时用于取出标本；12mm主操作孔位于剑突下4～5cm处；2个5mm辅助操作孔位于右锁骨中线和右腋前线右肋缘下3～5cm处。

七、手术步骤

具体步骤见图6-1～图6-7。

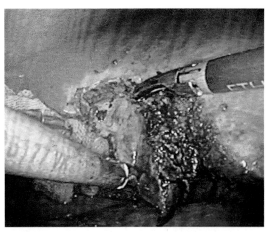

图6-1　常规切除胆囊，术中防止胆囊破裂，将胆囊装入标本袋内取出送术中冰冻切片检查，如果为胆囊癌，用超声刀楔形切除距离胆囊床2cm的部分肝脏

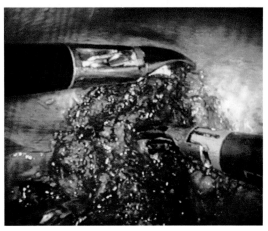

图6-2　继续用超声刀切肝，如果有比较粗的血管，也可以用钛夹夹闭

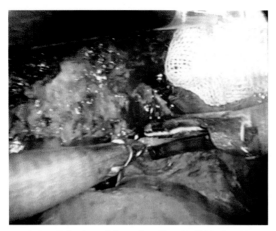

图6-3 用超声刀清扫肝十二指肠韧带的淋巴结和脂肪组织，切除的标本仍然装入标本袋内取出，然后用蒸馏水冲洗腹腔进行无瘤处理

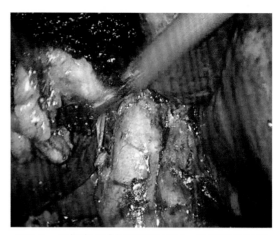

图6-4 用超声刀清扫肝门淋巴结，注意避免损伤胆总管

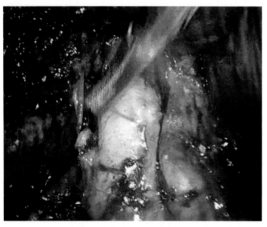

图6-5 淋巴结清扫完成

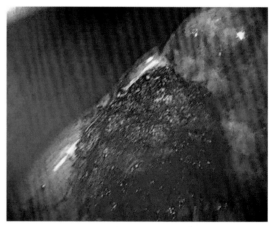

图6-6 肝脏断面可以用电凝处理

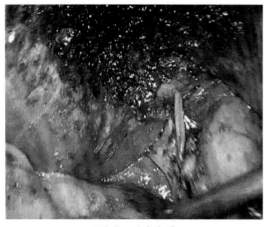

图6-7 手术完成

八、术后观察与处理

1. 密切观察血压、脉搏、呼吸。

2. 应用抗生素和止痛剂。

3. 注意腹腔引流液的性质，一般3～5天拔除腹腔引流管。

4. 胃肠减压至胃肠道功能恢复。

第七章

腹腔镜胆总管切开取石T管引流术

一、手术适应证

1. 原发性或继发性胆总管结石。

2. 原发性肝内外胆管结石，胆管无狭窄，胆道镜能取石者，不需行肝叶切除或胆肠内引流者。

3. 胆管结石伴有黄疸或急性胆管炎。

二、手术禁忌证

1. 胆管结石合并胆管绝对狭窄。

2. 胆道镜无法到达的肝内胆管结石。

3. 胆管癌。

三、特殊仪器设备

超声刀设备、电凝钩、纤维胆道镜。

四、术前特殊准备

1. 对术前有黄疸的病人，必须进行B超、CT或ERCP等有关检查，明确引起黄疸的病变性质、部位及程度。

2. 急性炎症病人或并发急性胰腺炎者，应积极输液、抗炎等治疗，争取在稳定的情况下手术。

3. 黄疸病人需补充维生素K。

五、麻醉方法

气管内插管全身麻醉。

六、体位与穿刺口位置

头高足低左侧稍卧体位。Trocar的位置与LC手术相同，脐部10mm穿刺口为放置腹腔镜的观察孔，10mm或者5mm主操作孔位于剑突下4～5cm处，2个5mm辅助操作孔位于右锁骨中线（偏上内侧，使T管垂直引出）和右腋前线右肋缘下3～5cm处（图7-1）。

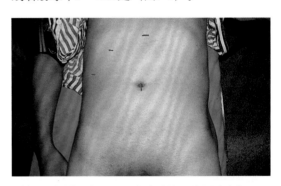

图7-1　穿刺口位置和标准腹腔镜胆囊切除术相同，但是右锁骨中线肋下穿刺口需要在胆总管的体表投影位置，以使T管能够从最佳位置引出

七、手术步骤

具体步骤见图7-2～图7-34。

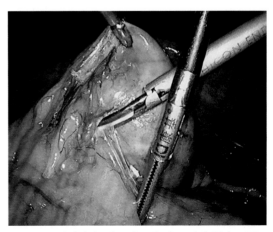

图7-2　先常规切除胆囊，超声刀分离胆囊周围粘连

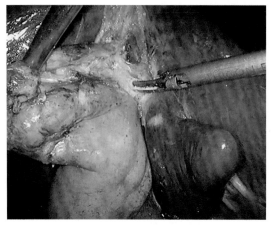

图7-3 超声刀游离胆囊

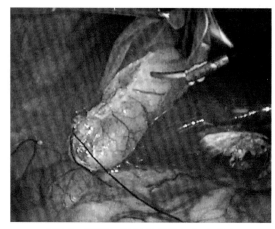

图7-4 胆囊切除后将其装入标本袋内

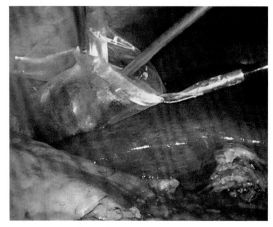

图7-5 胆囊切除后将其装入标本袋内放置于肝外侧

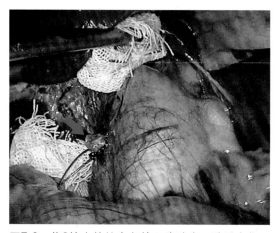

图7-6 将2块小的纱布条放入腹腔内，助手夹住一块纱布后用纱布将肝往上翻，显露胆总管，蓝箭头示胆囊管残端，胆总管外侧放置纱布1块，方便吸引且胆管探查时小的结石可以聚于纱布上

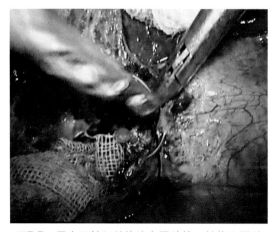

图7-7 用小圆针细丝线缝合胆总管一针作为胆总管牵引线用

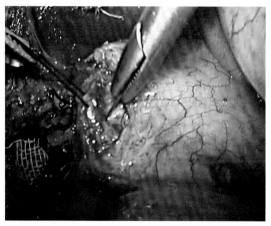

图7-8 用持针器夹住一根小针头穿刺胆总管，证实胆总管结构

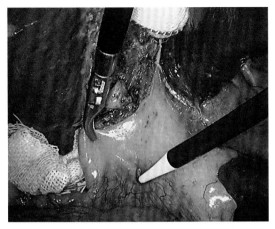

图7-9　用细电钩或者超声刀切开胆总管前方的浆膜层

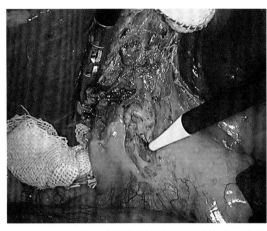

图7-10　注意避免电钩长时间凝固胆总管壁，防止胆总管壁坏死

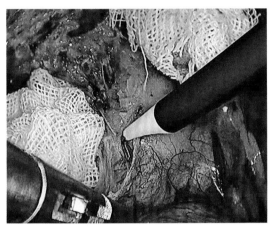

图7-11　如果胆总管比较粗，用细电钩短促切开胆总管可避免出血

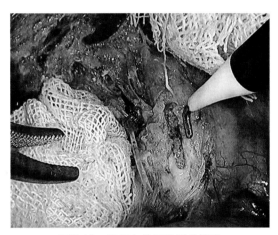

图7-12　用细电钩切开胆总管壁

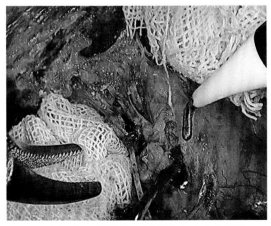

图7-13　切开胆总管全层后流出金黄色胆汁

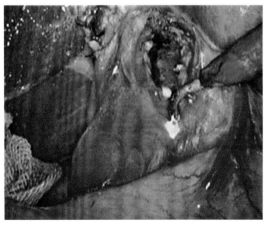

图7-14　切口的大小根据结石的大小决定，如果结石比较大，需要将切口延长，避免取结石时结石破裂

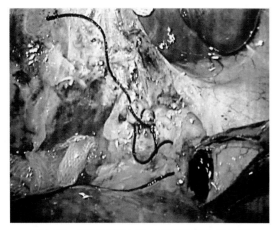

图7-15 用取石钳直接夹出胆总管内的结石

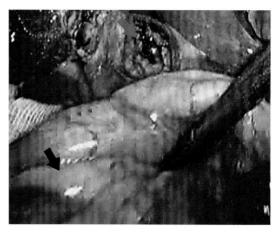

图7-16 用吸引管向上挤压十二指肠(黑箭头示)将胆总管下段的结石推到切口处(蓝箭头示)取出

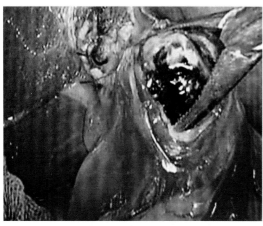

图7-17 用专用腹腔镜取石钳夹住结石小心完整取出胆总管

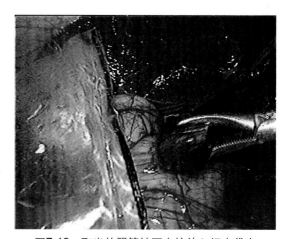

图7-18 取出的胆管结石直接放入标本袋内

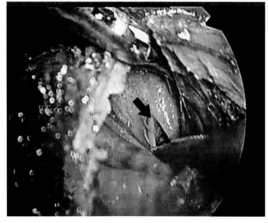

图7-19 牵开胆总管切口(蓝箭头示),腹腔镜下直视取出左肝管内(黑箭头示)的结石

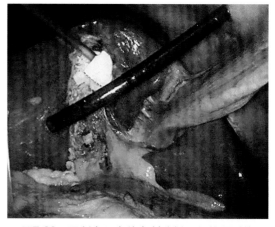

图7-20 于剑突下方处穿刺孔插入纤维胆道镜

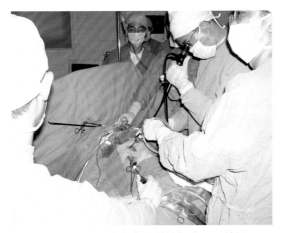

图7-21 腹腔镜术中胆道镜探查取石外景

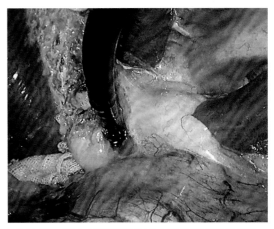

图7-22 插入纤维胆道镜进入胆总管下端协助取石，注意流出的冲洗液和小结石

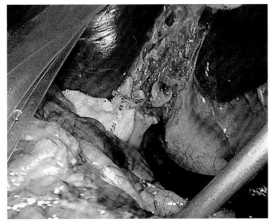

图7-23 插入纤维胆道镜进入肝内胆管探查取石，注意用吸引管在胆总管外侧放置的纱布上不断吸出胆总管切口流出的冲洗液和小结石

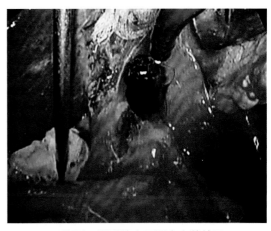

图7-24 胆道镜套石网套出的结石

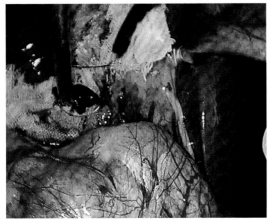

图7-25 顺胆道镜冲洗液流出的胆道小结石聚于胆总管外侧的纱布上

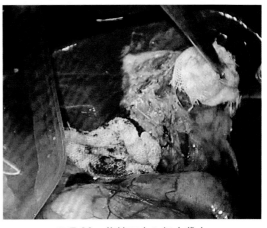

图7-26 将结石夹入标本袋内

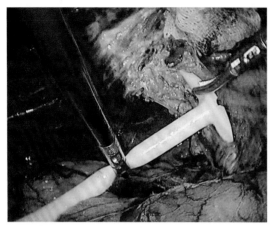

图7-27　从10mm套管内将修剪好的T管放入腹腔内并将T管放入胆总管内

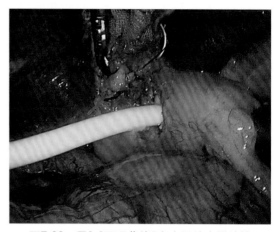

图7-28　用3-0可吸收线8字全层缝合胆总管

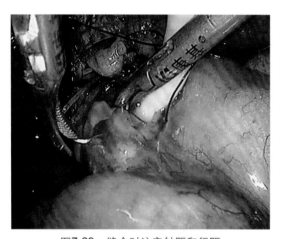

图7-29　缝合时注意针距和行距

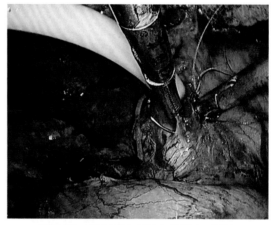

图7-30　缝合时注意避免缝针穿过T管

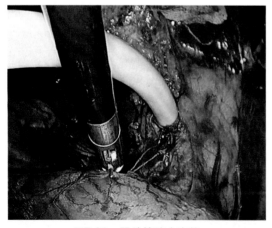

图7-31　胆总管缝合完毕

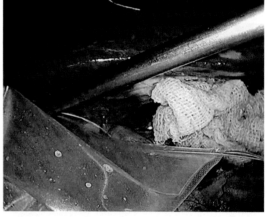

图7-32　将腹腔内纱布块一并放入标本袋，将装有结石的标本袋取出腹腔

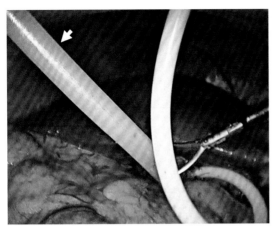

图7-33　将T管从锁骨中线穿刺口牵出体外，于右腋前线穿刺口放置腹腔引流管（白箭头示）于肝门处

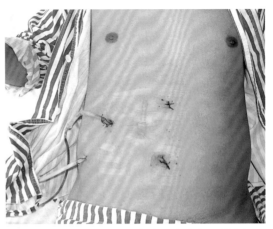

图7-34　有开放胆道手术史病人腹腔镜胆总管切开取石T管引流术已完成

八、术后观察与处理

1. 妥善固定T管，严防脱出。

2. 注意观察有无胆漏、胆管出血等并发症。

3. 如果没有胆汁漏，术后3天拔腹腔引流管；如果引流管有胆汁流出，需要保持引流管通畅，到没有胆汁引出时再拔出引流管。

4. 术后1～2个月T管造影检查，拔T管，并行胆道镜探查取石。

第八章 腹腔镜胆总管切开取石胆管 I 期缝合术

一、手术适应证

1. 胆总管较粗，直径大于1cm。

2. 根据术前检查结果和经过术中胆道镜等方法证实胆管内无残余结石。

3. 胆总管下段通畅无狭窄，胆道镜下乳头未见异常。

二、手术禁忌证

胆管可能有残余结石或者有胆管狭窄。

三、特殊仪器设备

超声刀设备、电凝钩、纤维胆道镜。

四、术前特殊准备

1. 进行B超、CT或ERCP等有关检查，需要明确胆管结石的大小、数量、位置等。

2. 急性炎症病人或并发急性胰腺炎者，应积极输液、抗炎等治疗，争取在稳定的情况下手术。

3. 黄疸病人需补充维生素K。

五、麻醉方法

气管内插管全身麻醉。

六、体位与穿刺口位置

头高足低左侧稍卧体位。Trocar的位置与LC手术相同，脐部10mm穿刺口为放置腹腔镜的观察孔，10mm或者5mm主操作孔位于剑突下4～5cm处，2个5mm辅助操作孔位于右锁骨中线和右腋前线右肋缘下3～5cm处。

七、手术步骤

具体步骤见图8-1～图8-24。

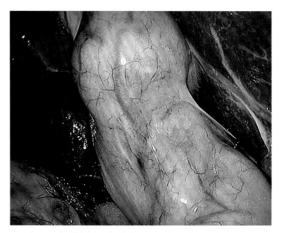

图8-1 先常规切除胆囊，用无损伤抓钳钳夹胆囊底向外上提拉，另一抓钳钳夹胆囊壶腹向外上提拉显露胆囊三角区

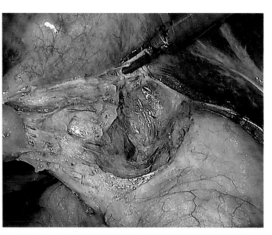

图8-2 用超声刀切开三角区浆膜分离胆囊管

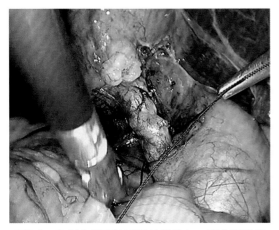

图8-3 解剖出胆囊管到胆总管的入口距离胆总管5mm处用丝线结扎胆囊管近端

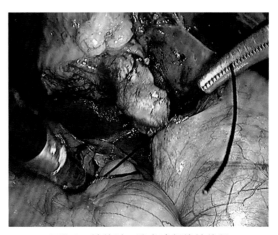

图8-4 结扎时，注意确保线结扎紧

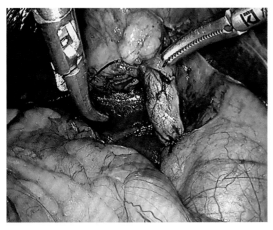

图8-5 胆囊管远心侧端丝线结扎

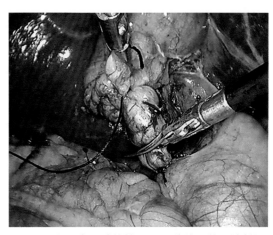

图8-6 在距离近端线结3mm以外处用剪刀剪断胆囊管

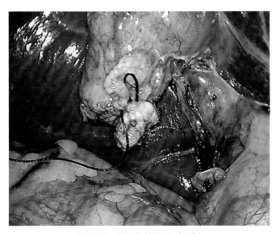

图8-7 胆囊管已经切断

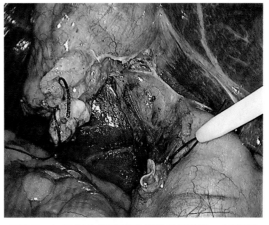

图8-8 如果担心胆囊管残端结扎不保险，可用线圈套扎胆囊管残端一次以避免胆囊管残端胆汁漏

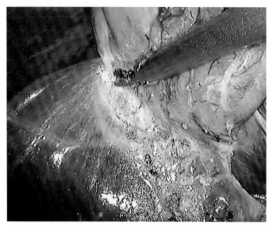

图8-9　将胆囊向前外侧牵引，用超声刀切下胆囊

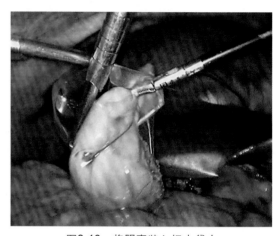

图8-10　将胆囊装入标本袋内

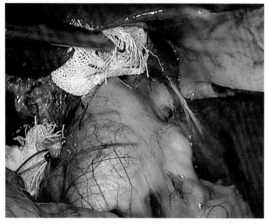

图8-11　将几块纱布条放入腹腔内，助手夹住一块纱布后用纱布将肝往上翻，显露胆总管，蓝箭头示胆囊管残端，胆总管外侧放置纱布2~3块，方便吸引且胆管探查时小的结石可以聚于纱布上

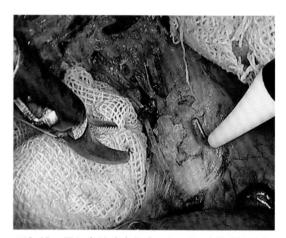

图8-12　用细电钩或者超声刀切开胆总管前方的浆膜层

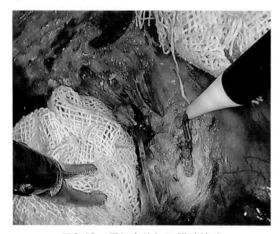

图8-13　用细电钩切开胆总管壁

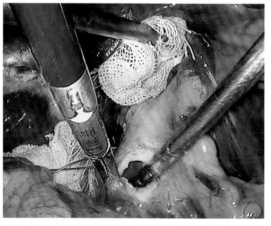

图8-14　切开胆总管后，用吸引器吸出胆汁，用取石钳或者抓钳夹出胆管内结石放入标本袋内

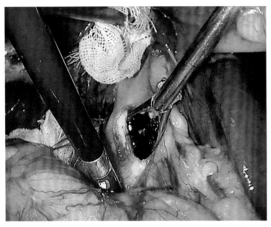

图8-15 注意胆总管切口长度是否足够取出结石

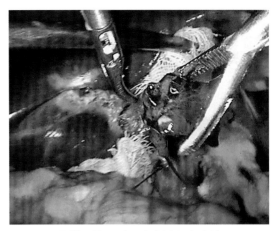

图8-16 取石时，注意避免夹碎结石

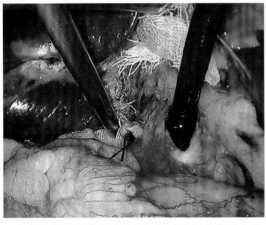

图8-17 用胆道镜探查取石，要求取干净胆管内的结石，并观察胆总管下端无狭窄

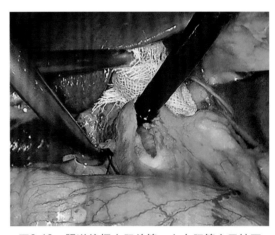

图8-18 胆道镜探查肝总管、左右肝管应无结石

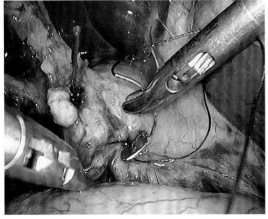

图8-19 用3-0可吸收线8字全层间断缝合胆总管壁

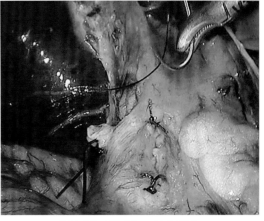

图8-20 要求每一针都可靠

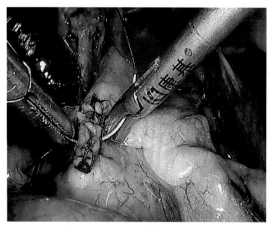

图8-21　针距和行距为3mm

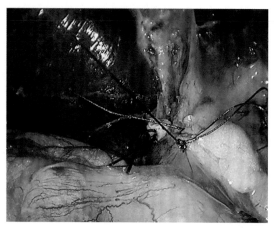

图8-22　胆总管壁缝合完成后，挤压胆总管观察有无胆汁渗漏，如有需要，加针缝合，直到无任何胆汁渗漏，然后间断缝合胆总管前方切开的浆膜层

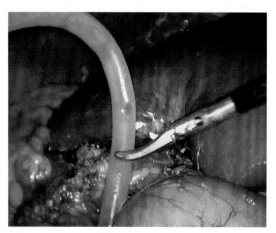

图8-23　肝门处放置腹腔引流管1根，引流管从右腋前线穿刺口引出

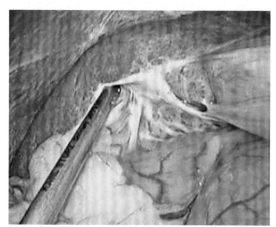

图8-24　腹腔镜胆囊切除、胆总管切开取石Ⅰ期缝合胆总管术后3年，行腹腔镜腹股沟疝修补术时探查右上腹的情况，仅仅胆囊床有少许粘连

八、术后观察与处理

1.保持引流管通畅，注意观察有无胆汁漏等并发症。

2.应用抗生素和止痛剂。

3.保留胃肠减压1～2天，胃肠功能恢复可予适当饮食。

4.一般术后3天拔腹腔引流管；术后5天后出院。如果引流管有胆汁引出，需要保持引流管通畅，至没有胆汁引出才能够拔管。

第九章 腹腔镜胆总管十二指肠吻合术

一、手术适应证

胆总管扩张，内径>15mm。并且具有下列条件：

1. 胆总管结石。
2. 原发性胆管炎。
3. 胆总管下段狭窄，不能用EST清除结石。
4. 有2次以上的胆管结石手术后胆总管结石复发者。

二、手术禁忌证

1. 胆总管壁增厚并内径<15mm。
2. 胆总管上方存在未经纠正的梗阻因素，如肝内胆管结石、肝胆管狭窄等。
3. 门静脉高压。
4. 胆总管下段结石嵌顿未能取出。
5. 十二指肠本身的病变妨碍手术的施行。

三、特殊仪器设备

超声刀设备、电凝系统、纤维胆道镜。

四、术前特殊准备

1. 进行B超、CT或ERCP等检查，明确胆总管的直径及胆道梗阻的情况。
2. 老年病人合并有高血压病、冠心病、糖尿病及慢性支气管炎者，应给予有效的治疗和控制。
3. 明显黄疸的病人，静脉注射维生素K_1。

五、麻醉方法

气管内插管全身麻醉。

六、体位与穿刺口位置

头高足低左侧稍卧体位。Trocar的位置与LC手术相同，脐部10mm穿刺口为放置腹腔镜的观察孔，10mm主操作孔位于剑突下4～5cm处，2个5mm辅助操作孔位于右锁骨中线和右腋前线右肋缘下3～5cm处。

七、手术步骤

具体步骤见图9-1～图9-11。

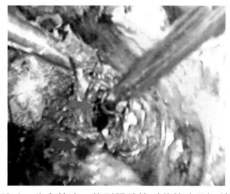

图9-1 分离粘连，找到胆总管（蓝箭头示）并纵行切开，取出结石，红箭头示十二指肠

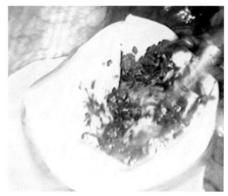

图9-2 将取出的胆总管结石装入标本袋取出腹腔

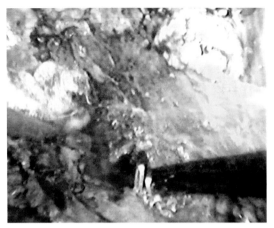

图9-3　纤维胆道镜证实胆总管下端狭窄，决定行
　　　　胆总管十二指肠吻合术

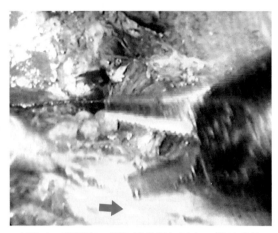

图9-4　用超声刀沿肠管纵行切开十二指肠球部
　　　　（箭头示）前壁一条3cm长切口

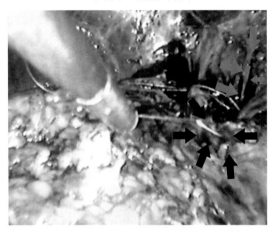

图9-5　用3-0可吸收线间断缝合吻合胆总管切口
　　　　（蓝箭头示）与十二指肠切口（黑箭头示），先缝
　　　　合后壁正中，再缝合两侧，缝合后结扎缝合线，注
　　　　意线需要扎紧

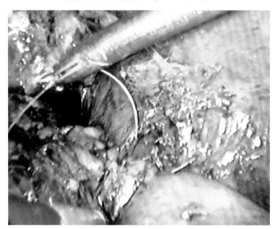

图9-6　吻合口后壁吻合后再吻合侧壁

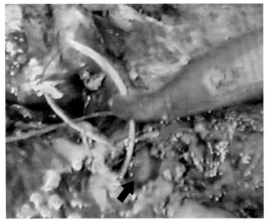

图9-7　缝合吻合口前壁，蓝箭头示胆总管切口，
　　　　黑箭头示十二指肠切口

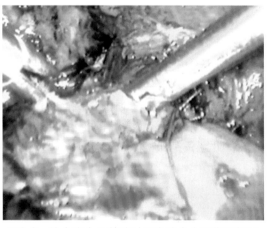

图9-8　缝合吻合口前壁时正在缝合十二指肠切口

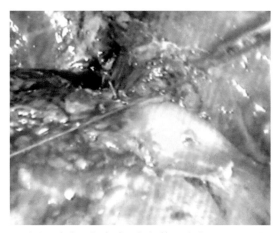

图9-9 吻合已经完成，轻轻挤压吻合口周围，观察有无胆汁渗漏，如有需要，加针缝合至不漏

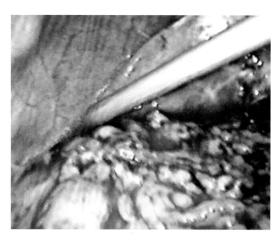

图9-10 用生理盐水冲洗手术野，然后可用生物蛋白胶滴注在吻合口处

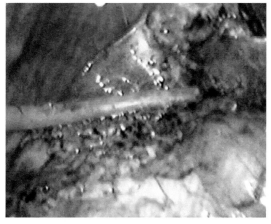

图9-11 吻合口旁放置腹腔引流管一根，引流管从右腋前线穿刺口引出

八、术后观察与处理

1. 持续胃肠减压至胃肠道功能恢复。

2. 应用抗生素和止痛剂。

3. 检查腹腔引流液的性质、量，肛门排气后拔除腹腔引流管。若发现有十二指肠吻合处渗漏，则应行负压吸引，同时禁食、胃管减压，应用胃肠外营养以保证小的渗漏逐渐愈合。

第十章

腹腔镜胆总管癌切除、胆肠吻合术

一、手术适应证

胆总管中上段早期癌。

二、手术禁忌证

1. 肿瘤有局部侵犯转移，腹膜、肝内转移。

2. 肝十二指肠韧带以外的淋巴结转移。

3. 肿瘤侵犯肝管分叉部以上。

4. 血管造影显示双侧肝动脉或门静脉或其主干受累。

5. 重度梗阻性黄疸，全身情况很差，不能耐受重大手术者。

6. 合并急性胆管炎应首先引流胆管以控制感染。

三、特殊仪器设备

超声刀，线形切割吻合器。

四、术前特殊准备

1. 术前应进行B超、CT、PTC或ERCP等检查，以明确胆管肿瘤梗阻的部位及范围。

2. 对于重度梗阻性黄疸而全身情况太差，不能及时施行手术的病人，术前可行PTCD。

3. 术前注意纠正贫血、低蛋白血症及电解质紊乱，补充维生素K_1。

4. 抗生素肠道准备。

5. 放置胃管和尿管。

6. 预防性应用抗生素。

五、麻醉方法

气管内插管全身麻醉。

六、体位与穿刺口位置

头高足底左侧稍卧体位。

采用5孔技术。脐部10mm穿刺孔放置腹腔镜，其他穿刺口位置见图10-1示。

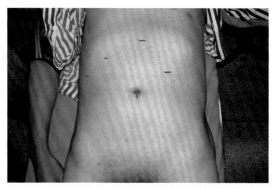

图10-1 腹壁穿刺口位置

七、手术步骤

具体步骤和相关资料见图10-2～图10-30。

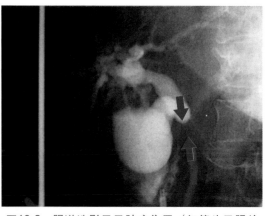

图10-2 胆道造影显示肿瘤位置（红箭头示胆总管肿瘤）

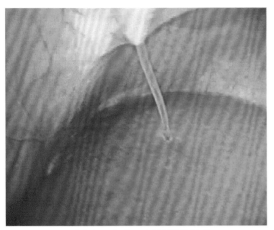

图10-3 术中可见的PTCD管

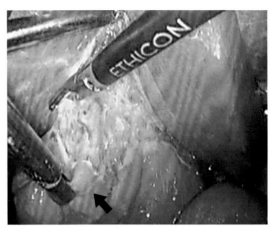

图10-4 先用超声刀逆行切除胆囊，箭头示胆囊

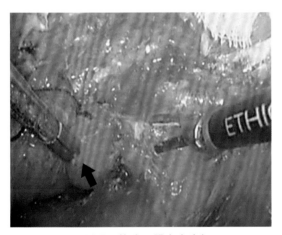

图10-5 箭头示胆囊壶腹部

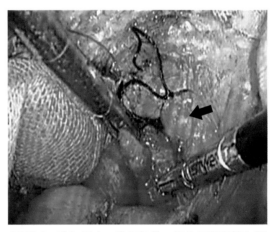

图10-6 清扫肝十二指肠韧带，箭头示胆囊管与胆总管汇合处

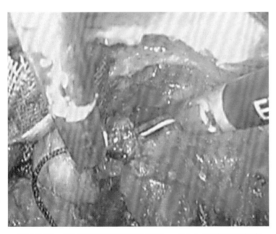

图10-7 用超声刀距离肿瘤2cm以上切断肝总管

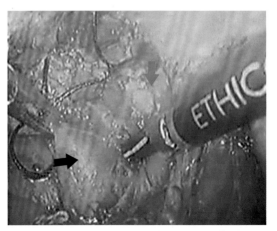

图10-8 清扫肝十二指肠韧带的淋巴结（黑箭头示），蓝箭头示胆总管位置

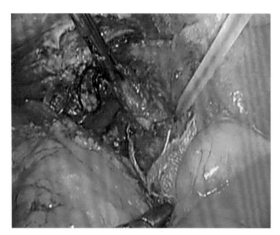

图10-9 从胰腺上缘套扎胆总管

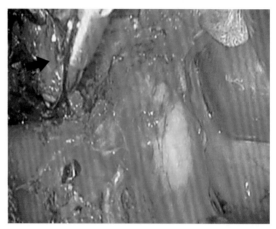

图10-10 用剪刀距离肿瘤2cm以上剪断胆总管（黑箭头示），切下肿瘤，将肿瘤装入标本袋取出

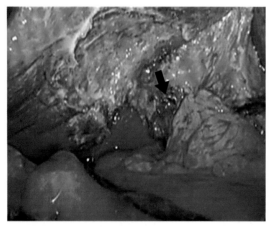

图10-11 胆总管切除后，黑箭头示肝总管断端

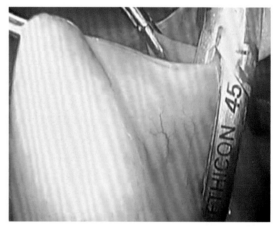

图10-12 距离空肠起始部15cm用切割器切断空肠

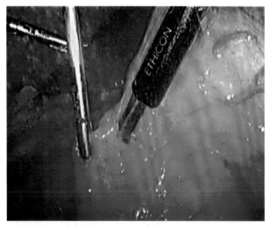

图10-13 用超声刀在横结肠系膜上切开一个小口

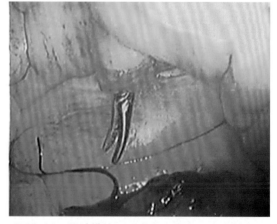

图10-14 通过横结肠系膜小口将空肠远端断端从分开的横结肠系膜切口处牵向上方

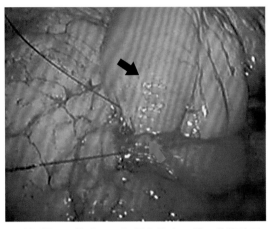

图10-15　黑箭头示已经提上的空肠段，蓝箭头示横结肠系膜裂孔，用丝线将空肠和横结肠系膜缝合固定

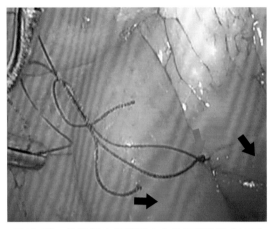

图10-16　将拟行空肠端侧吻合的肠管先缝合牵引线（蓝箭头示牵引线），黑箭头示空肠

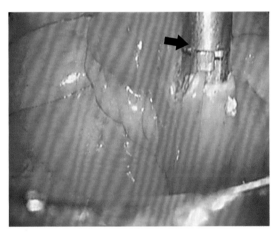

图10-17　空肠近侧断端和距离切断处15cm的空肠远端用切割吻合器（黑箭头示）行空肠端侧吻合

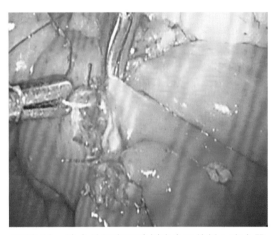

图10-18　缝合关闭空肠端侧吻合口处插入吻合器的小口

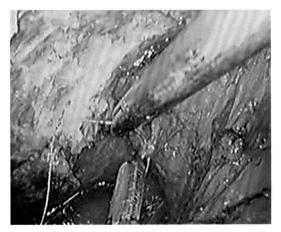

图10-19　用3-0可吸收线间断吻合肝总管和牵上的空肠端

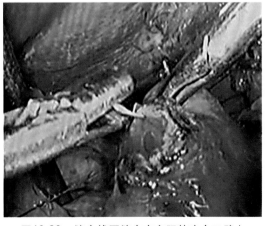

图10-20　缝合线正缝合在空肠的吻合口壁上

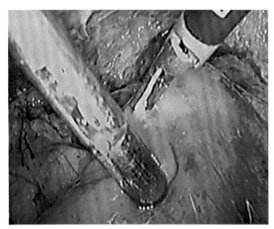

图10-21 胆肠吻合口的后壁吻合完成后，在其下方
5cm处的空肠上切开一小口

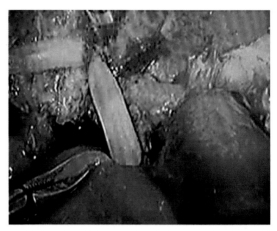

图10-22 将胆道支架管的体外端从仅仅吻合了吻
合口后壁的胆肠吻合口插向下方

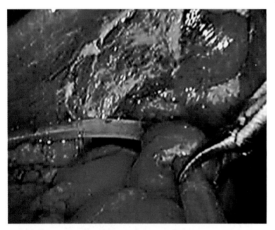

图10-23 从胆肠吻合口下方的空肠小口中将胆道
支架管的体外端拉出肠腔

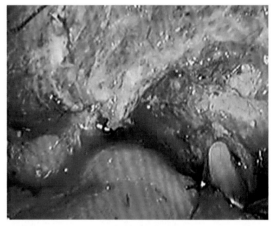

图10-24 将胆道支架管的体内端从胆肠吻合口送
入肝内胆管

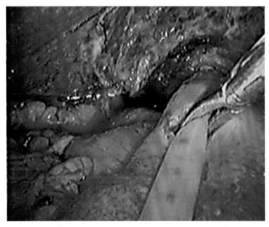

图10-25 摆放好胆道支架管的位置

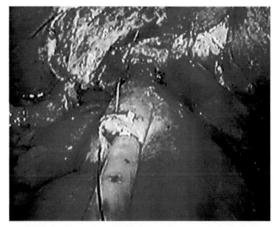

图10-26 缝合引出胆道支架管的空肠小口，避免
肠漏

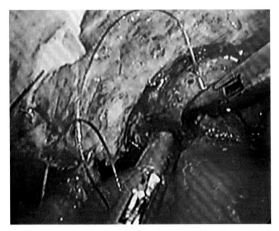

图10-27 缝合关闭胆肠吻合口的前壁

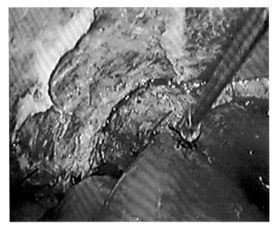

图10-28 将纤维蛋白胶滴在胆肠吻合口处预防吻合口漏

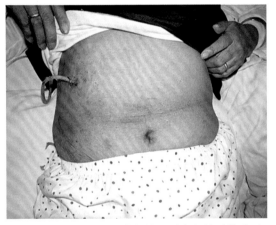

图10-29 术后2个月准备拔胆道支架管时的腹壁情况

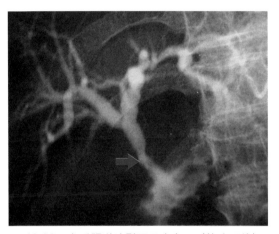

图10-30 术后胆道造影显示吻合口（箭头示处）通畅

八、术后观察与处理

1. 病人术后严密观察。

2. 注意保持胆管引流和腹腔引流的通畅。

第十一章 腹腔镜胆总管囊肿切除、胆肠吻合术

一、手术适应证

1. 胆总管囊肿第Ⅰ、Ⅱ、Ⅳ型，病人情况能承受较复杂的手术者。

2. 成年人胆总管囊肿。

二、手术禁忌证

1. 病人情况难于耐受复杂手术。

2. 合并肝硬化门静脉高压，囊肿周围血管众多，出血剧烈，难于施行一期手术者。

三、特殊仪器设备

超声刀设备，电凝系统，以及线形切割吻合器。

四、术前特殊准备

1. 影像学诊断了解囊肿的类型。

2. 肝功能检查了解肝功能情况。

3. 术前注意纠正贫血、低蛋白血症及电解质紊乱，补充维生素K。

4. 术前应用抗生素。

5. 放置胃管和尿管。

五、麻醉方法

气管内插管全身麻醉。

六、体位与穿刺口位置

头高足低左侧稍卧体位。

采用5孔技术。穿刺口位置见图11-1示。

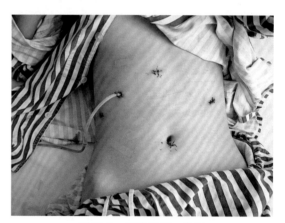

图11-1 腹壁穿刺口位置

七、手术步骤

具体步骤见图11-2～图11-18。

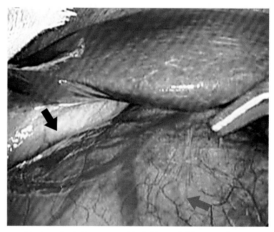

图11-2 腹腔镜下可见扩张的胆总管囊肿（红箭头示），黑箭头示胆囊

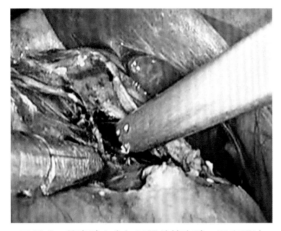

图11-3 从囊肿上方切开胆总管囊肿，吸出胆汁

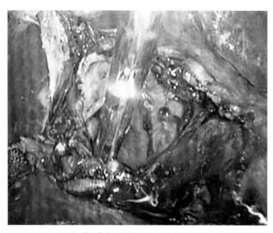

图11-4 取出囊肿内的结石，冲洗囊腔，取干净囊内结石

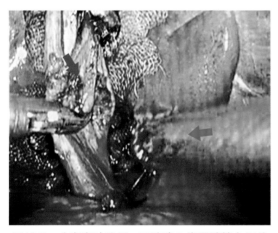

图11-5 分离囊肿壁后，于胰腺上缘胆总管变细处套扎胆总管下端

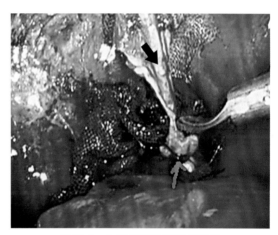

图11-6 切除扩张的胆总管囊肿

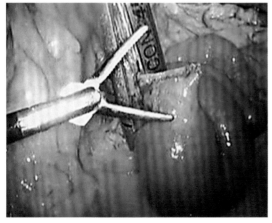

图11-7 胆总管空肠吻合方法同第十章的方法，切断空肠

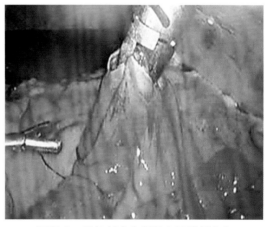

图11-8 用切割吻合器行空肠端侧吻合

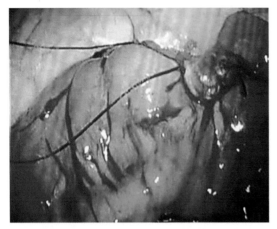

图11-9　缝合关闭插入切割吻合器的空肠小口

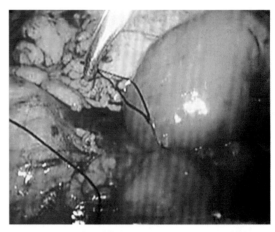

图11-10　固定从横结肠系膜上拉的空肠和横结肠系膜

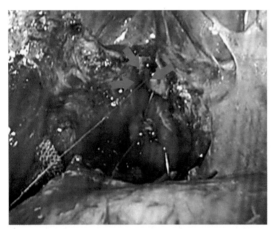

图11-11　用3-0可吸收缝线吻合肝总管（蓝箭头示）和空肠

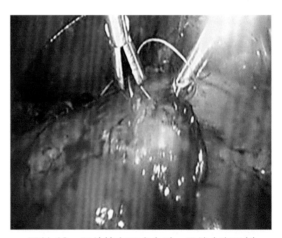

图11-12　肝总管空肠吻合时，正缝合空肠侧

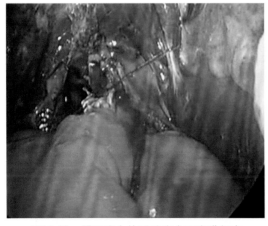

图11-13　胆肠吻合的后壁吻合正在进行中

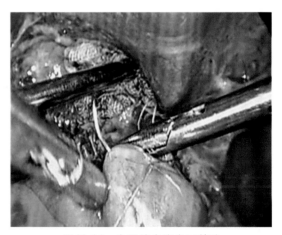

图11-14　全层缝合吻合口前壁

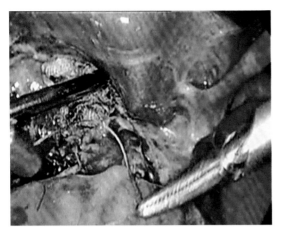

图11-15 结扎缝合吻合口的缝合线

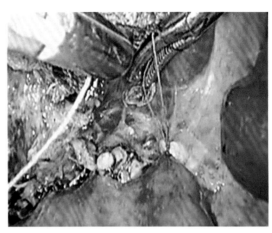

图11-16 吻合已经完成，吻合口不放置支架管

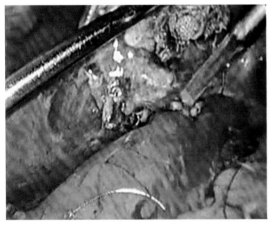

图11-17 吻合完成后，用生理盐水冲洗手术野，并检查有无吻合口漏，如果有需要，加针缝合

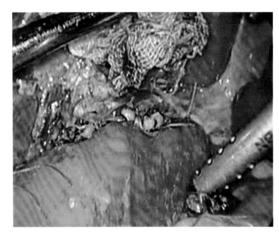

图11-18 吻合口旁放置腹腔引流管1根

八、术后观察与处理

1. 注意腹腔引流液的性质，一般3～5天拔除腹腔引流管；如有胆漏，需保持引流通畅，直至外漏停止。

2. 胃肠减压至胃肠道功能恢复。

第十二章 腹腔镜肝囊肿开窗术

一、手术适应证

单发或多发性而表浅有症状的大于5.0cm的肝囊肿；经穿刺抽液无水乙醇等注射治疗效果欠佳或反复复发者；腹腔镜术中偶尔发现的肝表浅部位的较大囊肿；肝囊肿合并肾囊肿或脾囊肿，可同时行开窗术；单纯性肝囊肿合并感染出血者。

二、手术禁忌证

肿瘤性肝囊肿；有明显出血倾向及凝血功能障碍者；多发性肝囊肿伴肝肾功能不全者；心、肺功能不全者或病人不能耐受麻醉和手术者。

三、特殊仪器设备

除腹腔镜下胆囊切除术的器械外，还需要持针钳、超声刀等。

四、术前特殊准备

1. 首先应详尽检查，如B超或CT等，以明确定性、定位诊断，了解其他部位有无小囊肿，是单发还是多发。其次对肝肾功能及全身情况进行检查，了解病人是否能耐受手术。术前常规置胃管、尿管。全面检查心、肺，以了解病人全身状况及肝脏储备能力。如伴不同程度的肝硬化，尤需积极做好保肝治疗。术前给予高蛋白、高糖和高维生素饮食。术前3天静脉滴注10%葡萄糖溶液、维生素C和K。

2. 低蛋白血症者应输入血浆或人体白蛋白；贫血者应予输血。术前3天口服链霉素溶液0.5g，每日2次，术前晚灌肠。

五、麻醉方法

气管插管全身麻醉或者持续硬膜外阻滞麻醉。

六、体位与穿刺口位置

病人体位是头高脚低25°。术者位于病人左侧，也可取截石位，术者位于病人两腿之间。洗手护士站于病人左侧，持镜者站于病人右侧。另一助手站于病人左侧。

七、手术步骤

具体步骤见图12-1～图12-18。

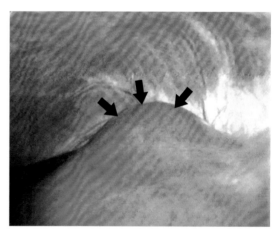

图12-1 先结合术前的检查结果，腹腔镜探查清楚囊肿的位置（箭头示）

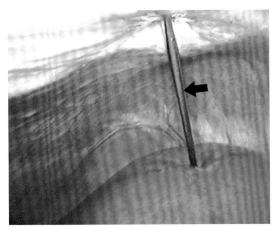

图12-2　用气腹针（箭头示）通过腹壁插入囊肿内，吸出囊液

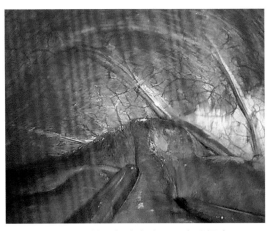

图12-3　抽出部分囊液后，囊壁塌陷

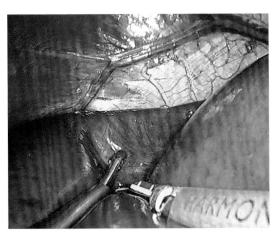

图12-4　囊壁已经完全塌陷

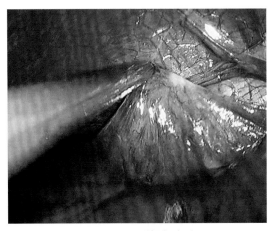

图12-5　抓钳提起囊壁

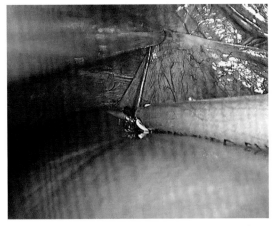

图12-6　用电钩或者超声刀切除突出肝表面的囊壁

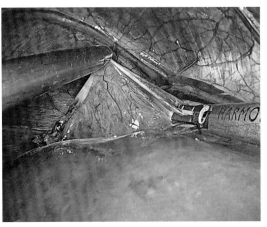

图12-7　扩大切开的囊壁窗口

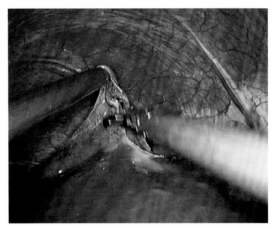

图12-8 靠近肝缘切除，尽量多地切除囊壁

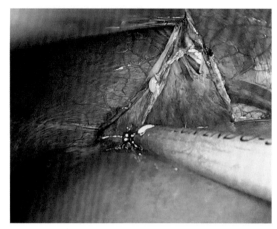

图12-9 如果有出血，需仔细止血

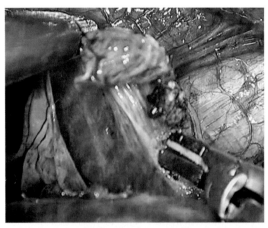

图12-10 囊壁窗口尽量大，以防止术后复发

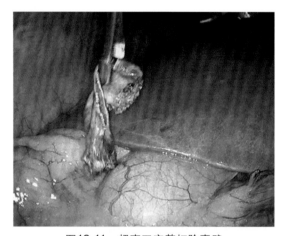

图12-11 超声刀完整切除囊壁

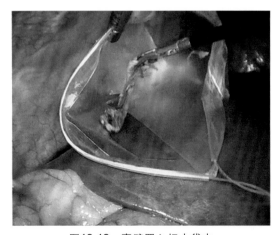

图12-12 囊壁置入标本袋中

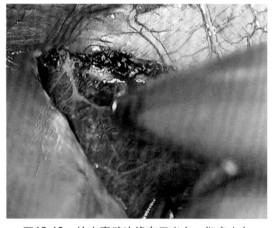

图12-13 检查囊壁边缘有无出血，彻底止血

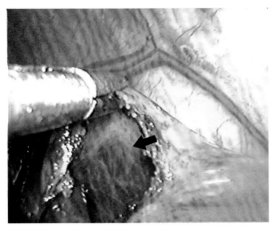

图12-14 腹腔镜肝囊肿开窗术已经完成，箭头示窗口

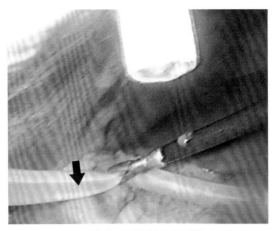

图12-15 腹腔置引流管一根（箭头示）

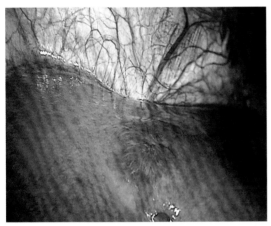

图12-16 腹腔镜手术中探查发现的肝脏表面小的囊肿

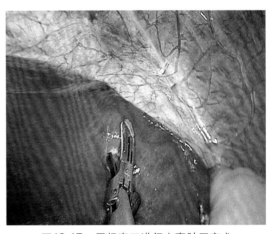

图12-17 用超声刀进行小囊肿开窗术

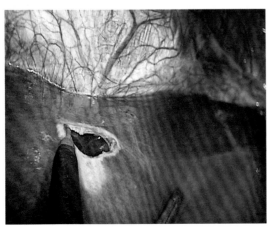

图12-18 开窗术完成

八、术后观察与处理

1. 术后初期注意引流液性状和量，严密观察血压、脉搏及病人一般情况。

2. 肝硬化病人术后间歇性吸氧，提高血氧含量，以促进肝功能早恢复。术后7天内继续采取积极的保肝措施。

3. 选用对肝脏无损害的抗生素如青霉素、先锋霉素等防止感染。

4. 肠蠕动恢复后，即可进流质饮食；术后3～7天，如无血液或胆汁从引流管流出，可拔除引流管。

第十三章 腹腔镜肝边缘良性肿瘤切除术

一、手术适应证

位于肝前缘的血管瘤等良性肿瘤，肿瘤直径小于6cm。

二、手术禁忌证

有明显出血倾向及凝血功能障碍者；严重肝硬化及心、肺功能不全者或病人不能耐受麻醉和手术者。

三、特殊仪器设备

持针钳、超声刀、切割吻合器等。

四、术前特殊准备

1. 首先应详尽检查，如B超或CT等，以明确诊断，了解其他部位有无小肿瘤，是单发还是多发。其次对肝肾功能及全身情况进行检查，了解病人是否能耐受手术。术前常规下胃管、尿管及术前用药。全面检查心、肺，以了解病人全身状况及肝脏储备能力。如伴不同程度的肝硬化，尤需积极做好保肝治疗。术前给予高蛋白、高糖和高维生素饮食。术前3天静脉滴注10%葡萄糖溶液、维生素C和K。

2. 蛋白血症者应输入血浆或人体白蛋白；贫血者应予输血。术前3天口服链霉素溶液0.5g，每日2次，术前晚灌肠。

五、麻醉方法

气管插管全身麻醉或者持续硬膜外阻滞麻醉。

六、体位与穿刺口位置

病人体位是头高脚低25°。术者位于病人左侧，也可取截石位，术者位于病人两腿之间。洗手护士站于病人左侧，持镜者站于病人右侧。另一助手站于病人左侧（图13-1）。

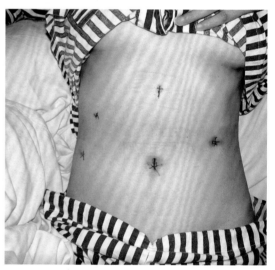

图13-1 腹腔镜肝左外叶血管瘤切除（同时切除胆囊）的腹壁穿刺口位置

七、手术步骤

具体步骤见图13-2～图13-18。

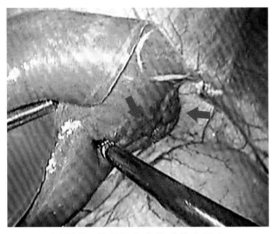

图13-2　箭头示肝左外叶的血管瘤

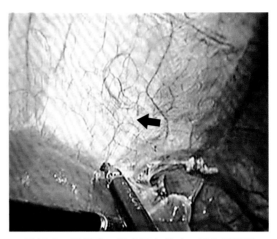

图13-3　用超声刀游离肝左外叶，箭头示膈肌

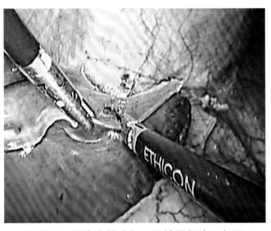

图13-4　距离血管瘤2cm开始用超声刀切肝

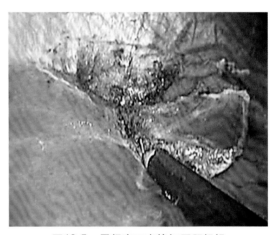

图13-5　用超声刀直接切开肝组织

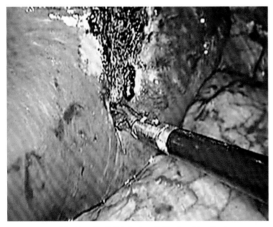

图13-6　注意避免切破肿瘤引起出血

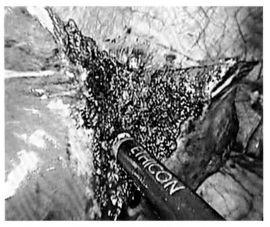

图13-7　用超声刀切断肝断面比较细小的血管、胆管

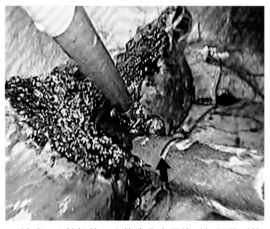

图13-8　比较粗的肝左静脉分支用线形切割器（箭头示）切断

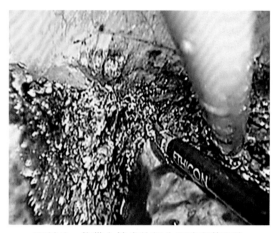

图13-9　将带血管瘤的部分肝脏完整切除

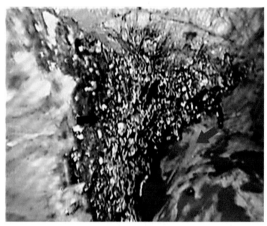

图13-10　观察肝断面（黑箭头示）无出血和胆汁漏出，红箭头示贲门位置

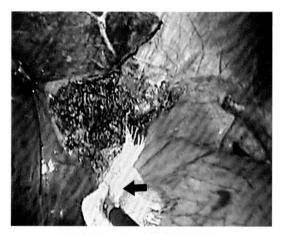

图13-11　用纱布拭干净肝断面

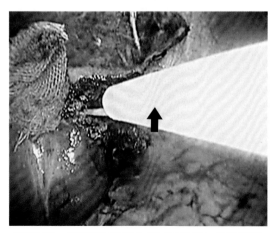

图13-12　肝断面可用蛋白胶（箭头示）喷涂预防出血和胆汁漏

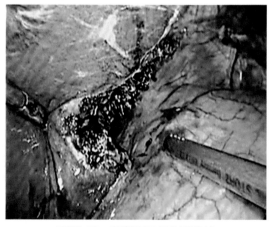

图13-13　肝断面已经处理完毕

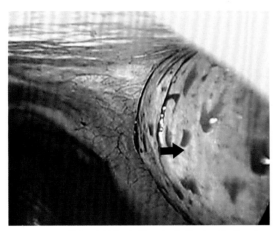

图13-14 将切除的标本装入标本袋（黑箭头示）内，从扩大的脐部穿刺口取出腹腔

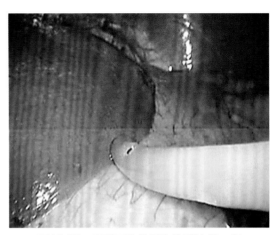

图13-15 肝断面处放置腹腔引流管一根

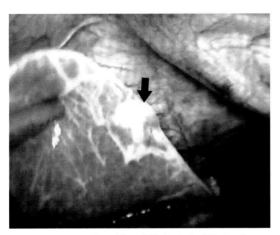

图13-16 另外一例肝边缘小肿瘤（箭头示）

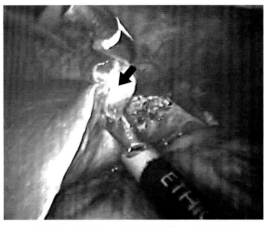

图13-17 用超声刀直接切除肿瘤（箭头示）

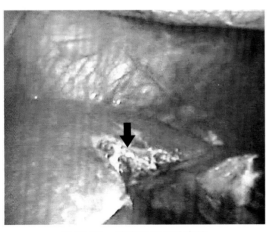

图13-18 肿瘤已经切除完毕

八、术后观察与处理

1. 术后初期注意引流液性状和量，严密观察血压、脉搏及病人一般情况。

2. 肝硬化病人术后间歇性吸氧，提高血氧含量，以促进肝功能早日恢复。术后7天内继续采取积极的保肝措施。

3. 选用对肝脏无损害的抗生素如青霉素、先锋霉素等防止感染。

4. 肠蠕动恢复后，即可进流质饮食。

5. 术后3～7天，如无血液或胆汁从引流管流出，可拔除引流管。

第十四章 腹腔镜肝癌电凝固化术

一、手术适应证

腹腔镜手术中探查发现的肝表面直径小于2cm的原发或者转移性小肝癌灶，特别是多发病灶的病人，或者病人全身情况差不适合进行肝切除手术的病人。

二、手术禁忌证

如果病灶可以进行切除，应该首选手术切除。

三、特殊仪器设备

电凝棒。

四、术前特殊准备

1. 肝功能、肺功能及全身情况检查，了解病人是能承受手术和麻醉。

2. 给予护肝及支持治疗。

五、麻醉方法

气管内插管全身麻醉。

六、体位与穿刺口位置

病人取截石位，术者站于病人两腿之间，持镜者站于病人右侧，另一助手站于病人左侧。

七、手术步骤

具体步骤见图14-1～图14-4。

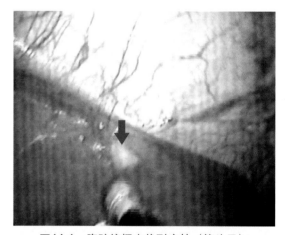

图14-1　腹腔镜探查找到病灶（箭头示）

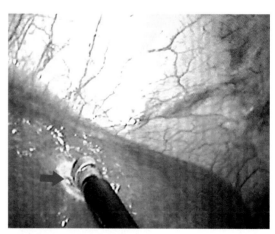

图14-2　反复用电凝棒凝固破坏肿瘤（箭头示）

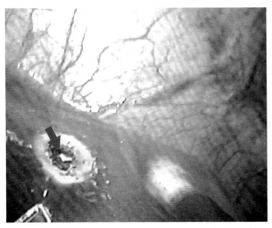

图14-3 凝固破坏的范围需要到达肿瘤边缘外
0.5～1cm范围（箭头示）

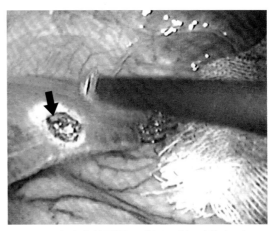

图14-4 多个病灶需要同时凝固破坏（箭头示），
肝门需要放置腹腔引流管一根

八、术后观察与处理

1. 注意观察病人生命体征变化，密切观察引流液有无胆汁和血液成分，及早发现和处理出血和胆瘘。肠鸣音恢复后进流质。

2. 监测肝功能改变及血细胞、凝血功能和电解质水平。

第十五章 腹腔镜肝左外叶切除术

一、手术适应证

难以取尽的肝左外叶胆管结石，尤其是合并肝左外叶胆管狭窄、左外叶肝纤维化并萎缩或已合并感染甚至形成慢性脓肿者。局限于左外叶的原发或者转移性肝肿瘤。

二、手术禁忌证

全身情况差或者凝血功能差不能够进行肝切除手术者。

三、特殊仪器设备

超声刀、结扎速高能电刀、纤维胆道镜、线形切割吻合器、可吸收或者不能够吸收的生物夹等。

四、术前特殊准备

1. 全面检查心、肺、肾及肝功能，以了解病人全身状况及肝脏储备能力。如伴不同程度的肝硬化，尤需积极做好保肝治疗。术前给予高蛋白、高糖和高维生素饮食。术前3天静脉滴注10%葡萄糖溶液、维生素C和K_1。

2. 低蛋白血症者应输入血浆或人体白蛋白；贫血者应予输血。

3. 术前3天口服链霉素溶液0.5g，每日2次，术前晚灌肠。

五、麻醉方法

气管内插管全身麻醉。

六、体位与穿刺口位置

病人取截石位，术者站于病人两腿之间，持镜者站于病人右侧，另一助手站于病人左侧。穿刺口位置见图15-1示。

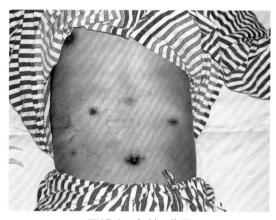

图15-1 穿刺口位置

七、手术步骤

具体步骤和相关资料见图15-2～图15-65。

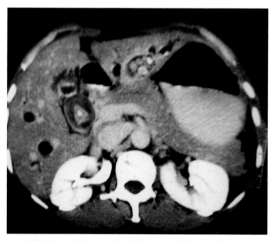

图15-2 局限于左外叶的肝内胆管结石的CT片

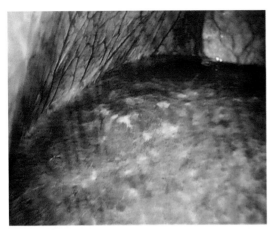

图15-3　镜下见肝左外叶结石团块引起的肝纤维化

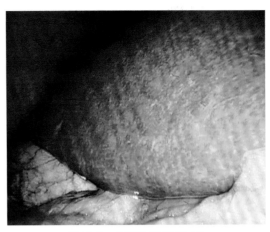

图15-4　右肝叶探查无异常

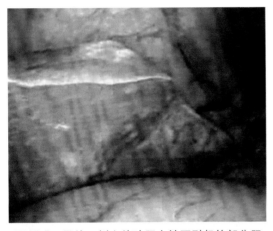

图15-5　另外一例左外叶肝内结石引起的部分肝
　　　　萎缩

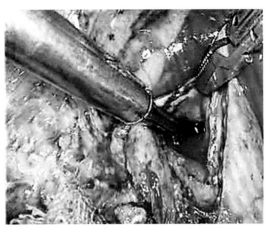

图15-6　先行胆囊切除，胆总管切开取出胆总管结
　　　　石，并尽可能取出肝内的部分结石

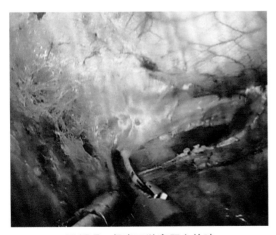

图15-7　超声刀游离肝左外叶

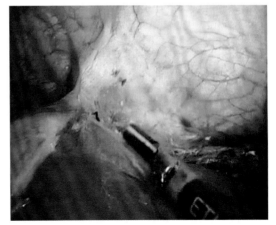

图15-8　注意避免损伤膈肌和下腔静脉血管

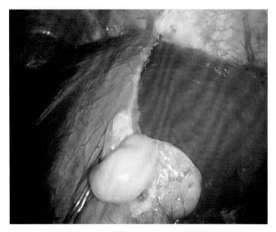

图15-9 靠近前腹壁切开肝镰状韧带

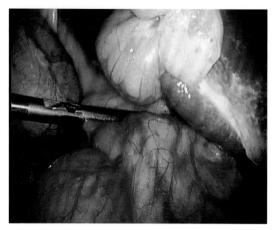

图15-10 用专用的肝蒂血管阻断钳暂时夹住肝蒂，可减少断肝出血

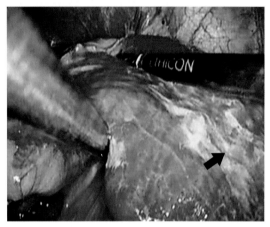

图15-11 先确定肝切线

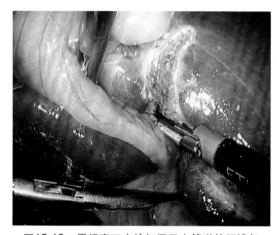

图15-12 用超声刀直接切开无大管道的肝浅部

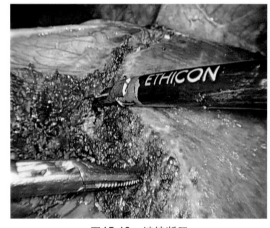

图15-13 继续断肝

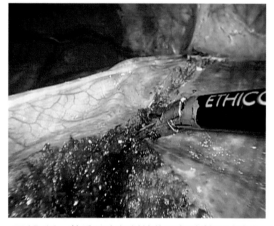

图15-14 熟悉肝内解剖结构可帮助断肝时减少出血

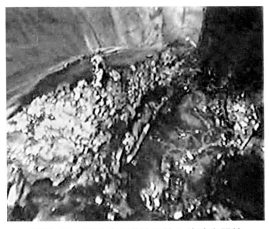

图15-15　扩张并充满结石的左外叶内胆管

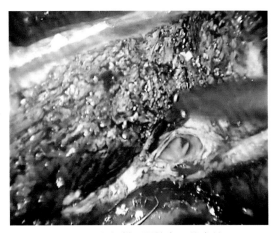

图15-16　注意断面胆管有可能有结石

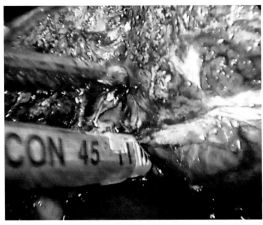

图15-17　如果断面处胆管没有结石，可以用切割
　　　　　器直接切断

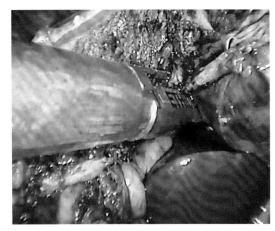

图15-18　注意切割器的方向

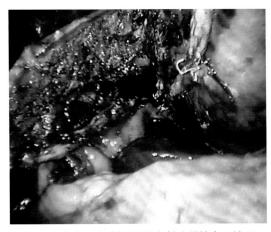

图15-19　切割器切断后再检查断面胆管有无结石，
　　　　　如果有，需要再切开胆管取干净结石

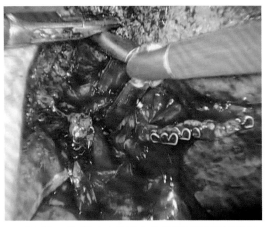

图15-20　肝断面比较粗大的管道需要解剖辨别
　　　　　清楚

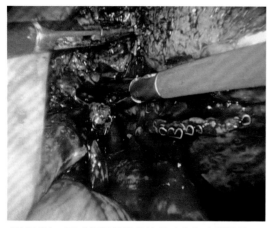

图15-21　同时根据管道的情况决定怎么样结扎、
切断

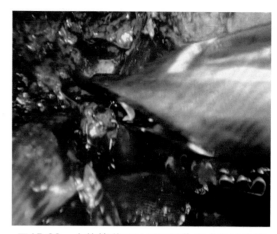

图15-22　小的管道可以用可吸收夹或者钛夹等
夹闭

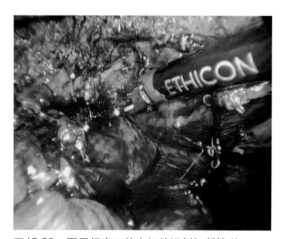

图15-23　再用超声刀从夹闭处远侧切断管道

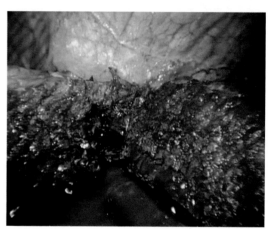

图15-24　显露出肝左静脉，注意轻柔操作，避免撕裂
静脉引起大量二氧化碳进入静脉引起栓塞

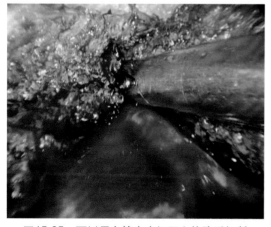

图15-25　可以用血管夹夹闭肝左静脉后切断

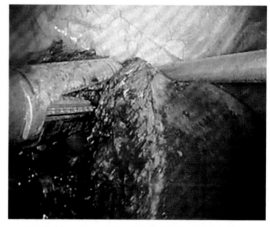

图15-26　也可以用切割器直接切断肝左静脉

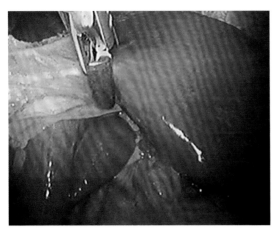

图15-27　用结扎速高能电刀直接凝固切开肝组织断肝

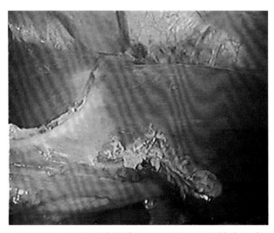

图15-28　结扎速高能电刀切开的肝组织基本没有出血

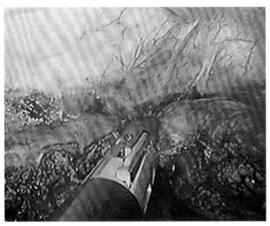

图15-29　左肝静脉也可以用结扎速高能电刀直接凝固切断

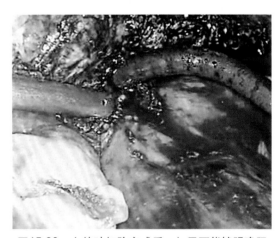

图15-30　左外叶切除完成后，如果不能够明确肝断面处胆管没有结石，需要用超声刀切开肝断面处胆管，特别是扩张的胆管，注意避免引起断面血管出血。图示从断面胆管插入胆道镜检查

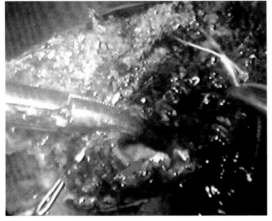

图15-31　取石完成后再缝合关闭肝断面胆管

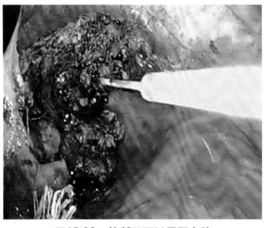

图15-32　管断面可以用蛋白胶

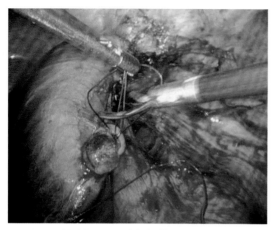

图15-33　用肝镰状韧带缝合肝断面

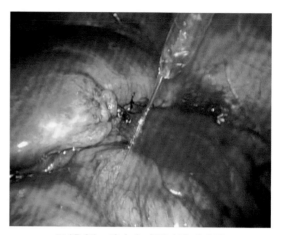

图15-34　缝合完成后冲洗手术野

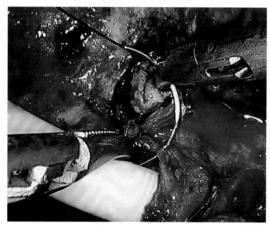

图15-35　放置T管

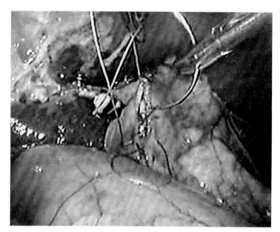

图15-36　如果能够确定取干净了结石，也可以直接一期缝合关闭胆总管

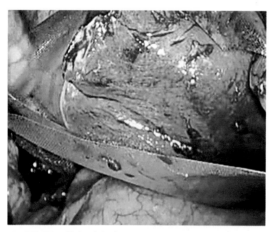

图15-37　将切除标本装入标本袋从稍微扩大的脐部穿刺孔取出

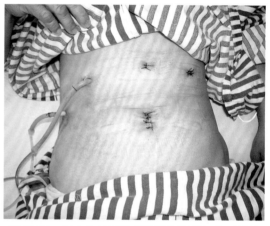

图15-38　肝内外结石进行腹腔镜胆囊切除、胆总管切开取石T管引流和肝左外叶切除术后

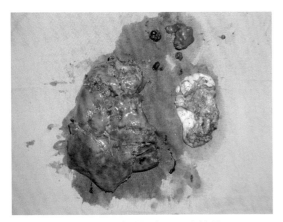

图15-39 切除的标本和取出的结石

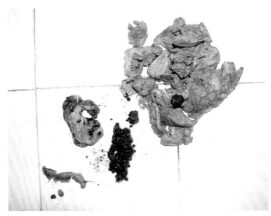

图15-40 显示1例切除的肝左外叶内的结石和取出的胆管内结石、切除的胆囊和阑尾

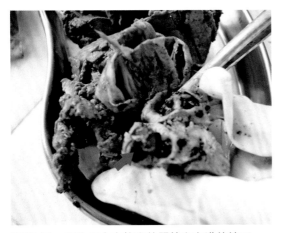

图15-41 切除标本内扩张的胆管和充满的结石

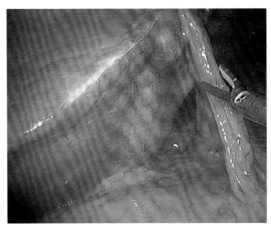

图15-42 另外1例肝左外叶7cm大小转移癌，先切除与肿瘤粘连的大网膜

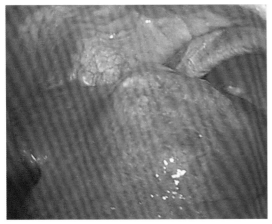

图15-43 1例9cm大小的原发性肝癌，局限于肝左外叶

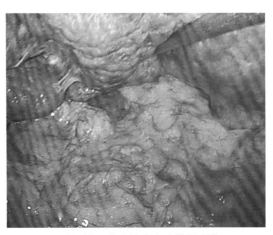

图15-44 病人并有中度的肝硬化

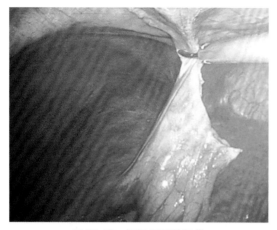

图15-45 切开肝镰状韧带

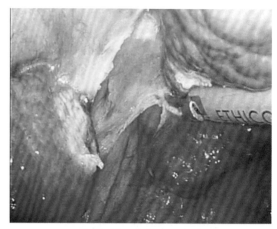

图15-46 游离肝左外叶

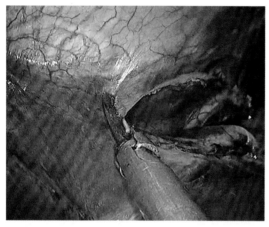

图15-47 游离肝左三角韧带

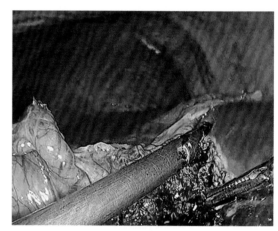

图15-48 超声刀断肝

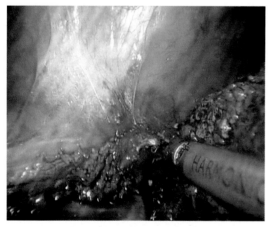

图15-49 断肝已经完成

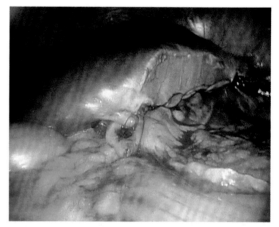

图15-50 转移性肝癌左外叶切除已经完成

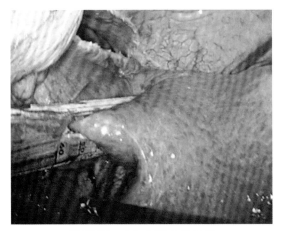

图15-51 由切割器直接断肝

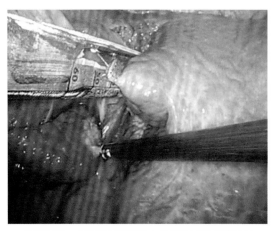

图15-52 断肝时切割器夹持肝组织时要轻巧

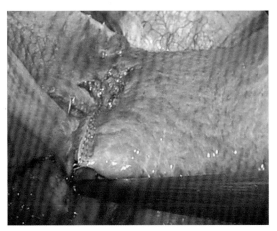

图15-53 切割器断肝后断面情况

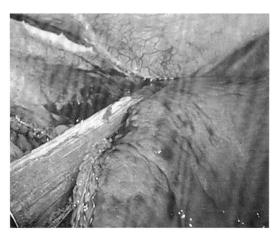

图15-54 继续用切割器断肝

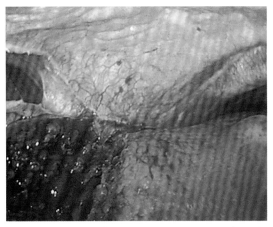

图15-55 最后一次切割器击发也将肝左静脉同时
切断

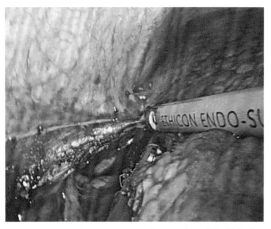

图15-56 超声刀将肝左外叶剩余的少许韧带切断

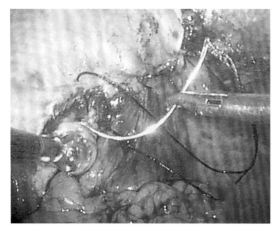

图15-57 缝合肝断面

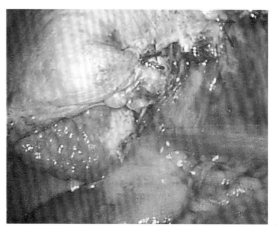

图15-58 肝断面缝合完成

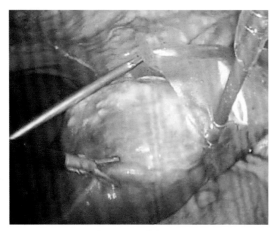

图15-59 将切除的肿瘤标本装入袋内

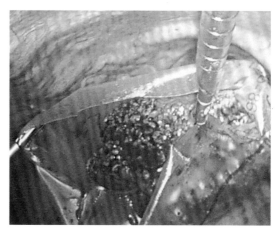

图15-60 标本已装入标本袋内

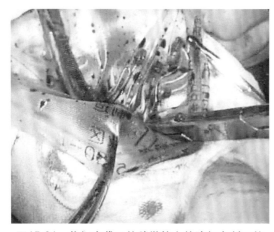

图15-61 将标本袋口从稍微扩大的脐部穿刺口拉出，分块取出标本，再将标本袋取出

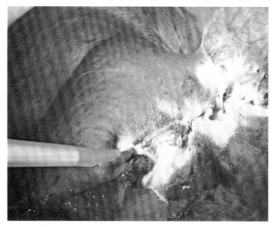

图15-62 肝断面可以使用止血材料减少出血

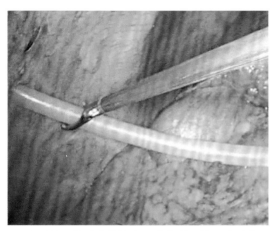

图15-63 将引流管从右上腹穿刺口拉入腹腔内

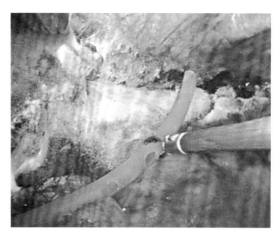

图15-64 引流管前端放置于肝断面处

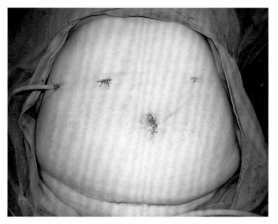

图15-65 原发性肝癌行腹腔镜肝左外叶切除术后
腹壁情况

八、术后观察与处理

1. 术后初期注意引流液性状和量，严密观察血压、脉搏及病人一般情况。

2. 肝硬化病人术后间歇性吸氧，提高血氧含量，以促进肝功能早日恢复。术后7天内继续采取积极的保肝措施。

3. 选用对肝脏无损害的抗生素如青霉素、先锋霉素等防治感染。

4. 肠蠕动恢复后，即可进流质饮食。

5. 术后3～7天，如无血液或胆汁从引流管流出，可拔除引流管。

第十六章

腹腔镜规则性右半肝切除术

一、手术适应证

肿瘤位于肝的Ⅴ、Ⅵ、Ⅶ、Ⅷ段及尾状叶右段。

二、手术禁忌证

1. 有上腹部手术史、上腹部广泛粘连者为相对禁忌证。

2. 明显肝功能衰竭，伴有黄疸、腹水者，或影像学检查提示门静脉有癌栓。

3. 肿瘤体积太大，其边缘达第一、二或第三肝门者。

4. 难以纠正的凝血功能障碍以及合并心、肺等重要脏器功能不全而不能耐受麻醉、手术者。

三、特殊仪器设备

除腹腔镜下胆囊切除术的器械外，还需要持针钳、线形切割吻合器、超声刀、结扎速高能电刀等。

四、术前特殊准备

1. 术前明确诊断和全面检查心、肺、肾及肝功能，经判断可耐受肝切除手术，并全面评估病人全身状况及肝脏储备能力。

2. 术前备血，置胃管和尿管。

3. 低蛋白血症者应输入血浆或人体白蛋白；贫血者应予输血。

4. 术前3天口服链霉素溶液0.5g，每日2次，术前晚灌肠。

五、麻醉方法

气管内插管全身麻醉。

六、体位与穿刺口位置

采用气管内插管静脉复合麻醉。病人取截石位，术者站于病人两腿之间，持镜者站于病人右侧，另一助手站于病人左侧。

七、手术步骤

具体步骤和相关资料见图16-1～图16-46。

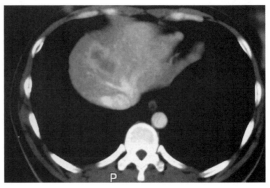

图16-1　CT显示肿瘤（转移癌）位于肝第Ⅷ段

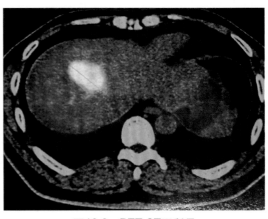

图16-2　PET CT下所见

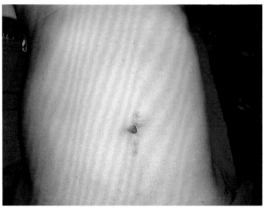

图16-4　患者1年半前曾行腹腔镜辅助右半结肠切除术，可见脐部原来取标本扩大的穿刺口的腹壁瘢痕

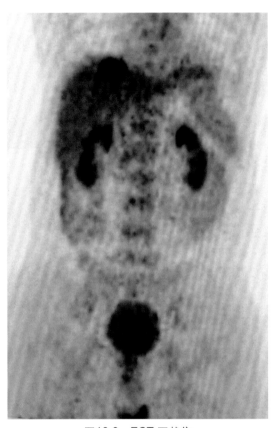

图16-3　ECT 冠状位

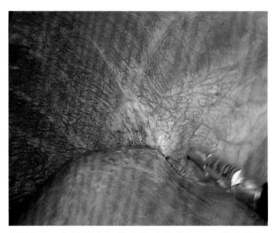

图16-5　术前经介入治疗肿瘤发生坏死、炎症后与膈少许粘连

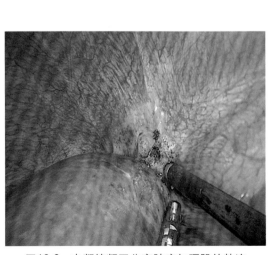

图16-6　电凝棒凝固分离肿瘤与膈肌的粘连

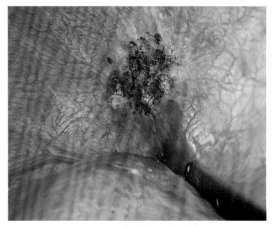

图16-7　完成粘连的分离

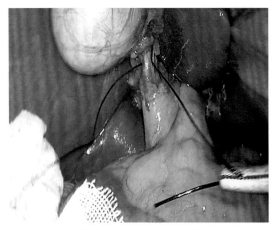

图16-8　丝线结扎胆囊管

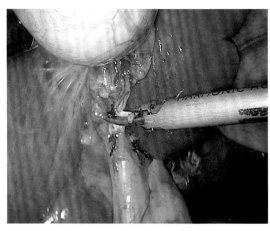

图16-9　超声刀切断胆囊管

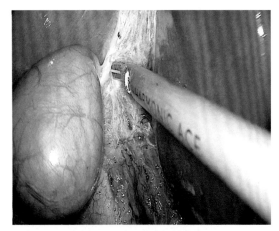

图16-10　从胆囊床剥离胆囊

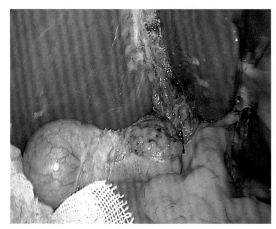

图16-11　已切除胆囊

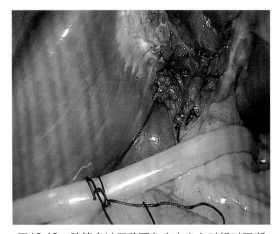

图16-12　胶管穿过肝蒂预备在大出血时暂时阻断
肝门血管止血

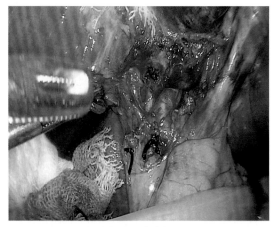

图16-13　解剖肝门

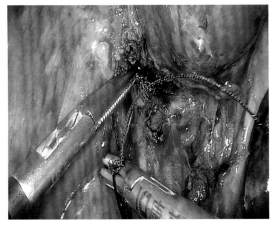

图16-14　分离出右肝管，准备用线缝合结扎

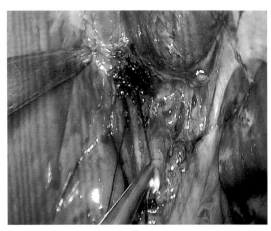

图16-15　丝线已经缝合穿过右肝管

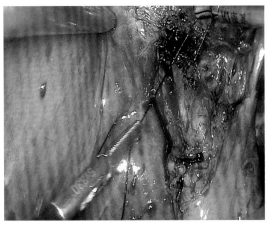

图16-16　缝线打结结扎右肝管

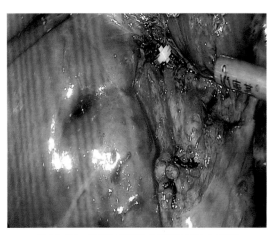

图16-17　再用可吸收血管夹夹闭右肝管

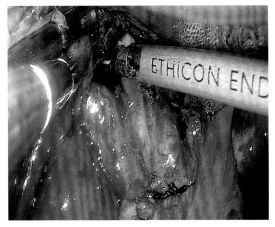

图16-18　从结扎处远侧用超声刀切断右肝管

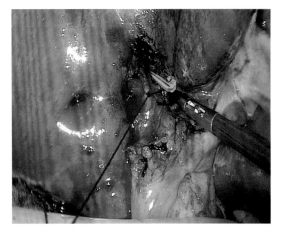

图16-19　丝线结扎右中动脉

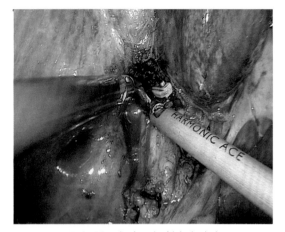

图16-20　超声刀切断右中动脉

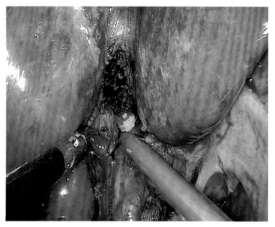

图16-21　肝动脉右支

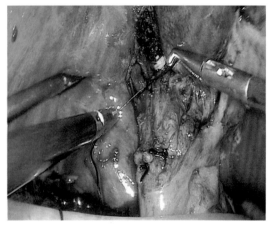

图16-22　丝线结扎肝动脉右支近端

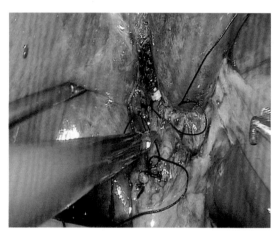

图16-23　丝线再次穿过肝动脉右支进行第二次
结扎

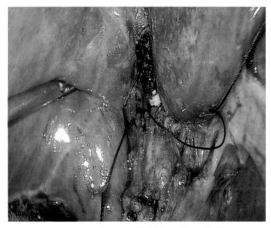

图16-24　结扎后剪断多余的结扎线

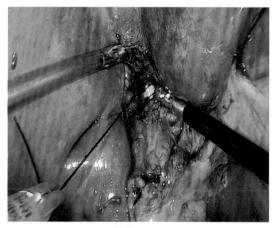

图16-25　结扎肝动脉右支远端

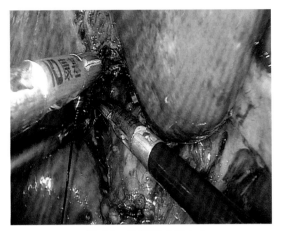

图16-26 剪断肝动脉右支

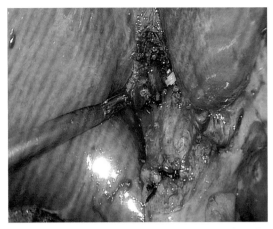

图16-27 已切断肝动脉右支和右肝管与肝中动脉

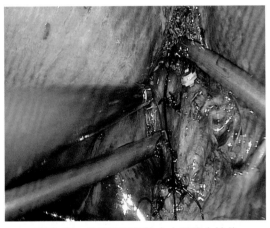

图16-28 分离出门静脉右支后缝合结扎

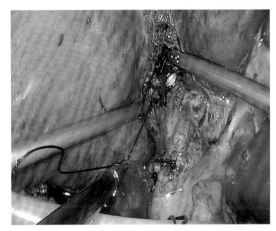

图16-29 缝合的丝线进行打结

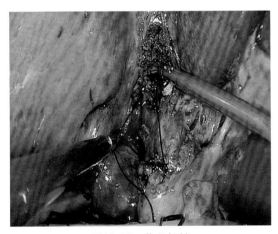

图16-30 收紧打结

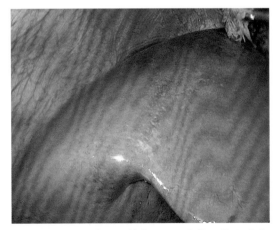

图16-31 显示右肝因缺血、左肝血供正常而形成的分界线，可以指导切肝的边界

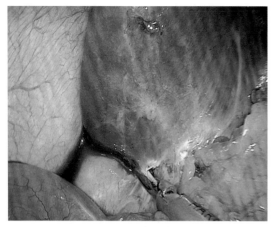

图16-32　游离肝肾韧带

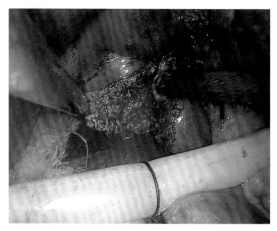

图16-33　于肝右纵沟右侧用超声刀切开肝组织断肝

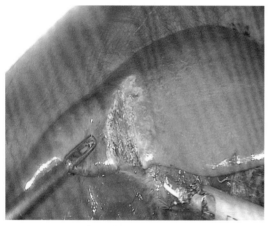

图16-34　向上循胆囊窝右侧的右纵沟切开脏面至膈面，继续沿阻断血管后的分界线切肝

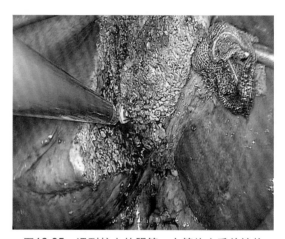

图16-35　遇到较大的胆管、血管均应妥善结扎

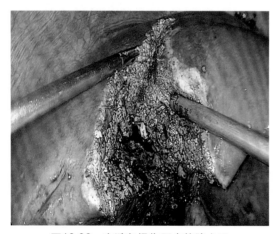

图16-36　应避免损伤肝中静脉主干

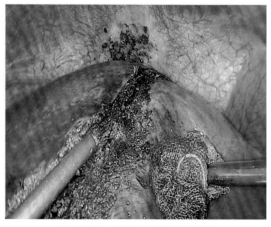

图16-37　继续向膈面后方切开

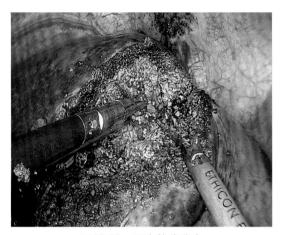

图16-38 肝中静脉分支

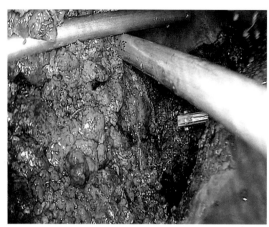

图16-39 可以用直线切割闭合器切断肝断面比较大的管道

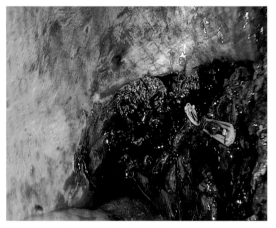

图16-40 已经完整规则切除右半肝

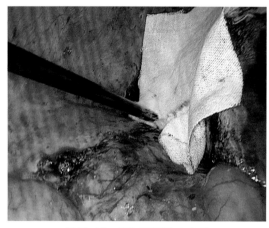

图16-41 肝切面覆盖止血纱

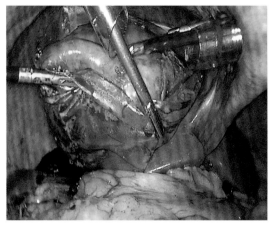

图16-42 标本装入标本袋

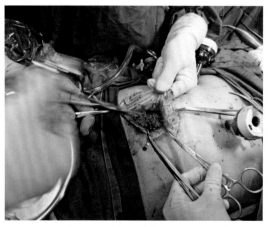

图16-43 由扩大的脐孔分块取出标本

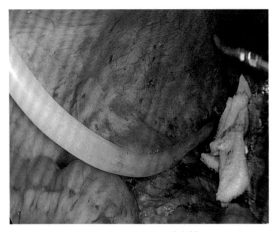

图16-44 置膈下引流管

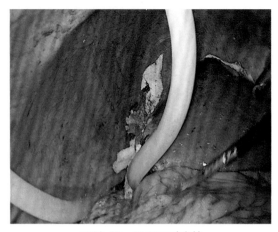

图16-45 置肝下引流管

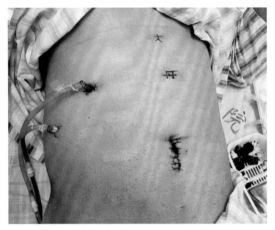

图16-46 术后引流管、穿刺孔及扩大的脐孔位置

八、术后观察与处理

1. 术后初期注意引流液性状和量，严密观察血压、脉搏及病人一般情况。

2. 肝癌病人术后间歇性吸氧，提高血氧含量，以促进肝功能尽早恢复。术后7天内继续采取积极的保肝措施。

3. 选用对肝脏无损害的抗生素如青霉素、先锋霉素等防止感染。

4. 术中或术后发现伤口渗血不易自止，应立即以凝血酶原复合物、止血药和维生素K等预防或治疗出血。

5. 肠蠕动恢复后，即可进流质饮食。术后3~7天，如无血液或胆汁从引流管流出，可拔除引流管。

第十七章 腹腔镜肝癌姑息治疗术

腹腔镜中晚期肝癌姑息的综合治疗包括肝动脉结扎、肿瘤内注射无水乙醇及门静脉系统内置植入式化疗泵。其中肝动脉结扎是综合治疗的主要手段。

一、手术适应证

1. 肝脏代偿功能良好，无黄疸、腹水及门静脉干癌栓，肝门淋巴结无明显肿大。

2. 腹腔镜探查证实肝癌无法切除，估计肝动脉结扎后肝功能能够代偿。

3. 肝动脉造影显示肝固有动脉及左右肝动脉走行正常，无肝动脉位置变异。

4. 肝动脉插管化疗效果欠佳，或导管无法进入肝固有动脉。

二、手术禁忌证

1. 术前检查发现门静脉干有癌栓，病人有黄疸、腹水等肝功能代偿不良症状。

2. 肝动脉变异，尤其是肝固有动脉缺失，替代肝动脉粗大而正常肝动脉较细。

3. 腹腔镜探查发现肿瘤已扩散至全肝，且伴有严重肝硬化，影响动脉的分离。

三、特殊仪器设备

腹腔镜术中B超设备，以协助术中确定肝癌不能够切除。

四、术前特殊准备

1. 除常规检查外，应重点做B超、CT和血管造影，以明确肿瘤部位、大小、数目、边界及包膜情况，以及包膜与大血管的关系，肝门淋巴结肿大情况。

2. 肝功能、肺功能及全身情况检查，了解病人是否能承受手术和麻醉。

3. 给予护肝及支持治疗。

4. 术前晚行肥皂水灌肠，术前插胃管、尿管，备血。术前30分钟静脉滴注抗生素，预防感染。

五、麻醉方法

气管内插管全身麻醉加硬膜外阻滞麻醉。

六、体位与穿刺口位置

病人取截石位，术者站于病人两腿之间，持镜者站于病人右侧，另一助手站于病人左侧。

在脐下缘用Verress针穿刺，建立气腹。然后扩大切口至10mm，10mmTrocar，插入30°腹腔镜。在右锁骨中线肋缘下置5mm辅助Trocar，剑突下3cm置入10mm Trocar，而后插入18mm扩张器。在左锁骨中线肋缘下3cm置10mm Trocar，作为分离动脉和置入施夹钳的主操作孔（图17-1）。

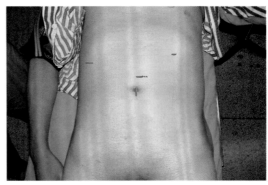

图17-1 腹腔镜肝动脉结扎、门静脉系统内置植入式化疗泵术需要的腹壁穿刺口位置

七、手术步骤

具体步骤见图17-1～图17-12。

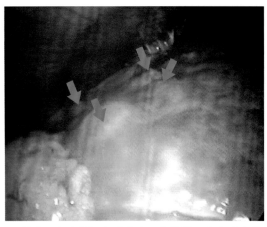

图17-2　腹腔镜探查明确为肝硬化并肝左右叶多发肿瘤（蓝箭头示），不能够手术切除

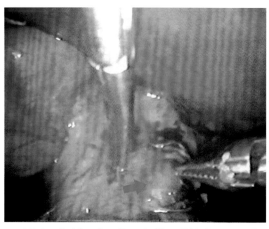

图17-3　解剖肝十二指肠韧带，蓝箭头示肝固有动脉

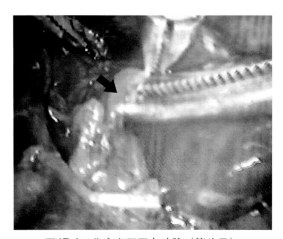

图17-4　分离出肝固有动脉（箭头示）

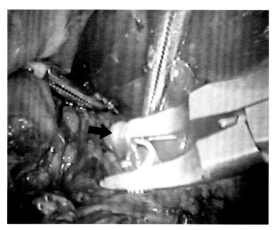

图17-5　用钛夹夹闭肝固有动脉（箭头示），也可以用丝线结扎

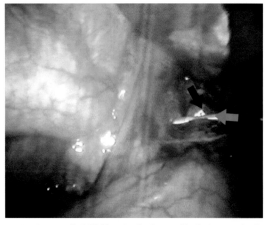

图17-6　肝动脉结扎已经完成，黑箭头为肝固有动脉，蓝箭头为钛夹

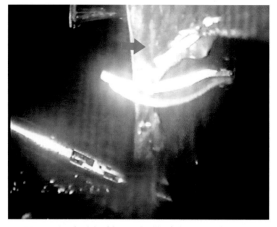

图17-7　沿腹壁切断肝圆韧带（蓝箭头示），切开部分肝镰状韧带

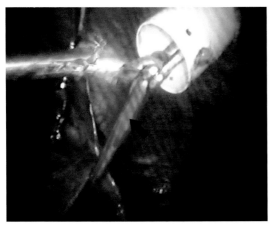

图17-8　将肝圆韧带（箭头示）从脐上穿刺口拉出
　　　　体外

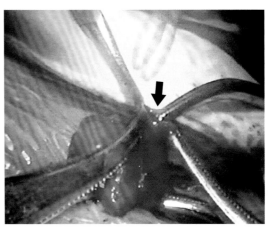

图17-9　在体外用常规方法扩张开脐静脉血管（箭
　　　　头示）

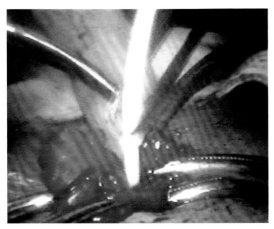

图17-10　将化疗泵前端的化疗管插入脐静脉血
　　　　　管内

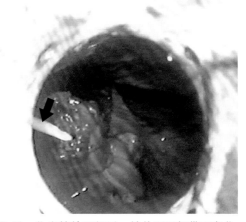

图17-11　化疗管放置好后，结扎肝圆韧带固定化
　　　　　疗管，再将肝圆韧带和化疗管（箭头示）放回腹
　　　　　腔内

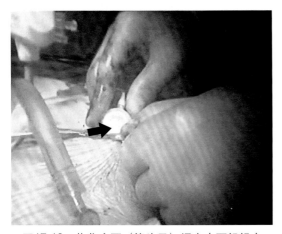

图17-12　将化疗泵（箭头示）埋在皮下组织内

八、术后观察与处理

术后除一般处理外，如输液、抗感染、止血及支持治疗，主要密切关注肝功能变化、有无黄疸及腹部体征，术后定期通过化疗泵进行化疗。

（本章图片来源于李朝龙医生）

第十八章 腹腔镜肝活检术

一、手术适应证

肝脏病变性质未定，活检以助明确诊断。

二、手术禁忌证

1. 有上腹部手术史、上腹部广泛粘连者为相对禁忌证。

2. 术前检查发现门静脉干有癌栓，病人有高热、腹水等肝功能代偿不良症状。

3. 难以纠正的凝血功能障碍以及合并心、肺等重要脏器功能不全而不能耐受麻醉、手术者。

三、特殊仪器设备

超声刀、电凝棒。

四、术前特殊准备

1. 肝功能、肺功能及全身情况检查，了解病人是能承受手术和麻醉。

2. 给予护肝治疗及支持治疗。

五、麻醉方法

硬膜外阻滞麻醉。

六、体位与穿刺口位置

病人取截石位，术者站于病人两腿之间，持镜者站于病人右侧，另一助手站于病人左侧。穿刺口位置见图18-1示。

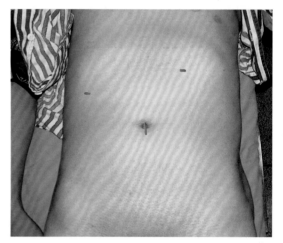

图18-1 腹壁穿刺口位置

七、手术步骤

具体步骤见图18-2～图18-7。

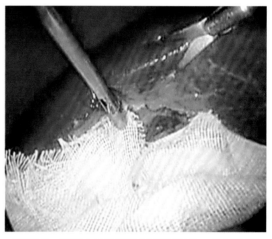

图18-2 该病人为胆囊切除并肝活检，先切除胆囊，将一块纱布放置在腹腔，用剪刀直接剪切肝前边缘组织

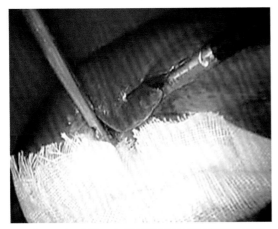

图18-3 切除的肝组织需要足够满足病理检查的
需要

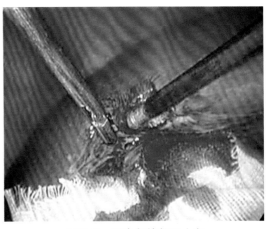

图18-4 用电凝棒凝固止血

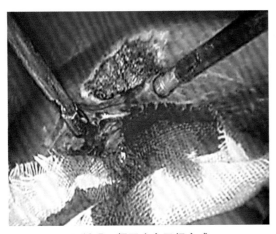

图18-5 凝固止血已经完成

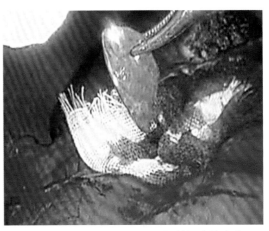

图18-6 取出肝标本，需要保持标本的完整

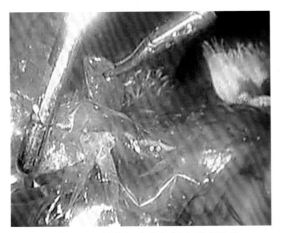

图18-7 可以将标本装入标本袋内取出

八、术后观察与处理

术后除一般处理外，如输液、抗感染、止血及支持治疗，主要密切关注活检部位和肝功能变化、有无黄疸及腹部体征。

第十九章

腹腔镜肝包虫病手术

肝包虫病在我国各地均有散发病例，以新疆、内蒙古等边疆地区多见。主要以外科手术治疗为主。随着腹腔镜外科技术的发展，可以经过腹腔镜治疗肝包虫病。

一、手术适应证

1. 无急性感染及出血的病人。
2. 腹腔镜易接近的、位于右肝前叶、后叶前部、左肝外叶、方叶及尾叶肝表面的单发肝包虫病。
3. 肝肾功能及全身情况好的病人。
4. 腹腔内，特别是上腹部无严重粘连者。

二、手术禁忌证

1. 腹腔镜难以接近部位的肝包虫病，如右肝后叶上部、肝内型，多发或多脏器包虫病。
2. 伴有继发感染或出血的病人。
3. 肝肾功能不良、全身情况差或凝血功能障碍的病人。
4. 腹腔内广泛粘连，特别上腹部严重粘连者。

三、特殊仪器设备

专用穿刺针，福尔马林原液或者20%高渗盐水。

四、术前特殊准备

首先明确诊断，如通过B超或CT进行术前定位、定性及确定数量（个数及大小），必要时行胆道造影或ERCP，了解包囊与肝内胆管、血管的关系。其次对肝肾功能和全身情况进行检查。术前常规放置胃管和尿管。术前口服阿苯达唑及吡喹酮7～10天。

五、麻醉方法

气管内插管全身麻醉。

六、体位与穿刺口位置

采用气管内插管静脉复合麻醉。病人取截石位，术者站于病人两腿之间，持镜者站于病人右侧，另一助手站于病人左侧。穿刺孔位置的选择：在脐下缘刺入气腹针建立气腹。然后扩大切口至10mm，置入30°腹腔镜的通道。右腋前线和右锁骨中线的肋缘下（均为5mm）为牵引器械通道，剑突下置入10mm Trocar。必要时在脐左上方再追加1枚10mm Trocar（图19-1）。

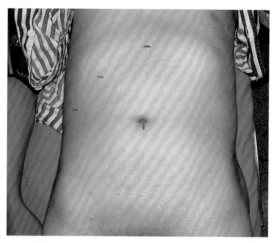

图19-1 肝右叶肝包虫病手术的腹壁穿刺口位置

七、手术步骤

具体步骤和相关资料见图19-2～图19-12。

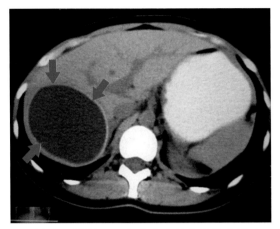

图19-2 CT片示肝包虫病病灶位于肝右后叶（箭头示）

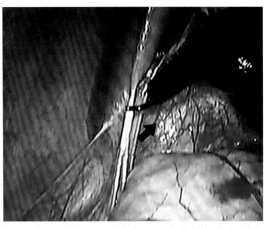

图19-3 探查腹腔，确定肝包虫病病灶位置（黑箭头示）

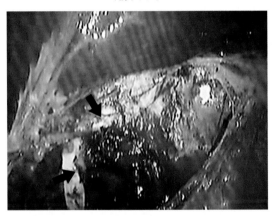

图19-4 游离肝包虫病病灶突出肝表面部分

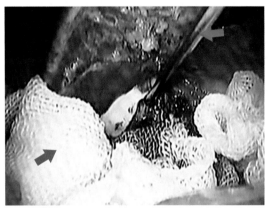

图19-5 通过剑突下通道置入3～4块浸有高渗盐水或者福尔马林原液的纱布（红箭头示）入腹腔并围在肝包虫病病灶周围，使腹腔免受污染。选择包虫囊突出肝表面的部位为穿刺点。用三腔导管接粗针头（蓝箭头示）经皮穿刺囊肿，吸出囊液后，再注入高渗盐水或者福尔马林原液并持续10分钟，然后吸出

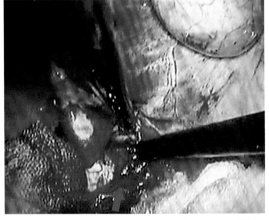

图19-6 用电钩切开囊腔（箭头示），用吸引管吸出囊腔内灭活了的剩余的囊液及寄生虫碎片，再用生理盐水冲洗残腔

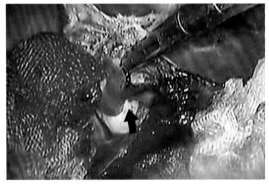

图19-7 将分离钳伸进肝包虫病病灶囊腔内，仔细分离剥出肝包囊子囊（箭头示）

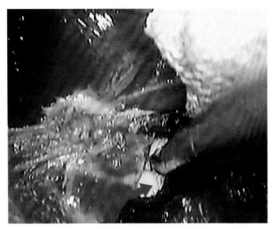

图19-8 轻轻拉出肝包囊子囊（红箭头示）

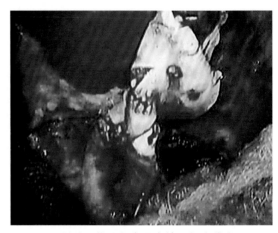

图19-9 将肝包囊子囊放入标本袋内

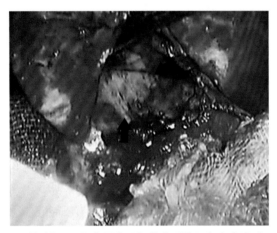

图19-10 肝包囊子囊已经拉出后的肝包虫病囊腔
（黑箭头示）

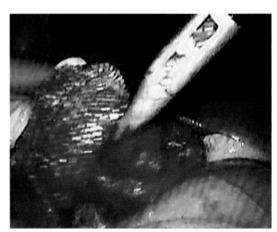

图19-11 将纱布块装入标本袋中取出腹腔

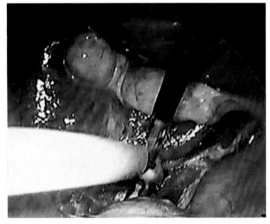

图19-12 将腹腔镜送入囊壁内观察有无渗血及胆
汁漏。一旦出现，用大网膜填塞囊腔。放置腹腔引
流管一根

八、术后观察与处理

除一般治疗外，所有病人围手术期均应给予抗包虫药物，术后口服阿苯达唑及吡喹酮3～4周。若放置了引流管，注意引流物性质，观察有无出血、胆漏等并发症。还要定期经引流管向残腔注入适量甲硝唑等进行冲洗。复查肝功能、血常规，给予预防感染、护肝、营养支持治疗。复查B超，检查残腔闭合情况。

第二十章 腹腔镜转移肝癌局部切除术

一、手术适应证

1. 仅限于左外叶、左内叶下缘以及肝右叶下段肝脏边缘的单个转移性肝肿瘤。

2. 肿瘤大小以不超过5cm为宜。

3. 肝功能正常，无腹水、黄疸，无严重肝硬化及门静脉高压症。

二、手术禁忌证

1. 位于肝实质内或膈顶部的肿瘤，或腹腔镜难以接近的部位，如右肝后叶上部的肿瘤。

2. 严重肝硬化伴门静脉高压症，伴有黄疸、腹水者，或有凝血功能障碍。

3. 肝内多个转移性肝癌，或者并有门静脉癌栓、肝门淋巴结肿大。

4. 有上腹部手术史者。

以上禁忌证也是相对的，随着腹腔镜技术的提高和经验的积累、手辅助腹腔镜技术等的应用，部分手术禁忌证会逐渐转变为手术适应证。

三、特殊仪器设备

线形切割吻合器，超声刀，结扎速高能电刀。

四、术前特殊准备

1. 肝功能、肺功能及全身情况检查，了解病人是否能承受手术和麻醉。

2. 给予护肝治疗及支持治疗。

五、麻醉方法

气管内插管全身麻醉。

六、体位与穿刺口位置

病人取截石位，术者站于病人两腿之间，持镜者站于病人右侧，另一助手站于病人左侧。穿刺口位置见图20-1示。

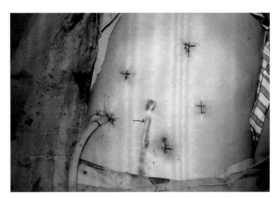

图20-1　腹壁穿刺口位置，黑箭头示1年前开放右半结肠切除术瘢痕，红箭头示取出原皮下化疗泵并取出肝肿瘤标本放置腹腔引流管处

七、手术步骤

具体步骤和相关资料见图20-2～图20-15。

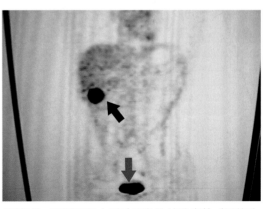

图20-2　ECT示肝右后叶下段的转移癌灶（黑箭头示），红箭头为膀胱位置

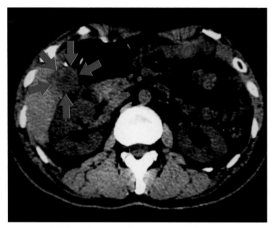

图20-3 CT片示肿瘤位置（红箭头示）

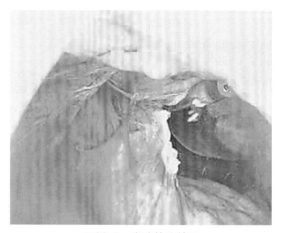

图20-4 腹腔粘连情况

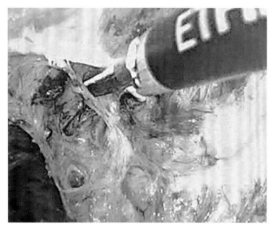

图20-5 用超声刀分离腹腔粘连

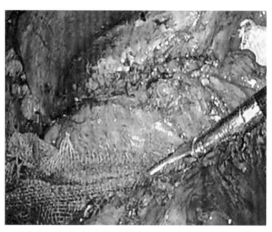

图20-6 完成腹腔粘连松解，见肿瘤与右肾、横结肠、十二指肠粘连

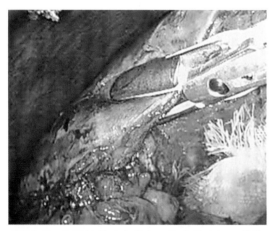

图20-7 先用结扎速高能电刀距离肿瘤2cm外处断肝

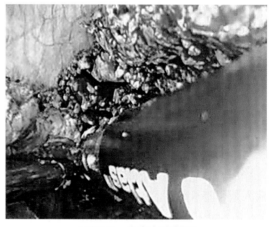

图20-8 分次完成断肝

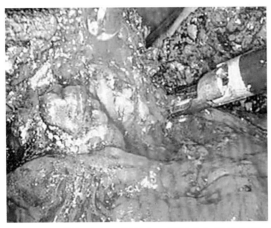

图20-9 提起肿瘤，用超声刀沿肿瘤包膜外分离

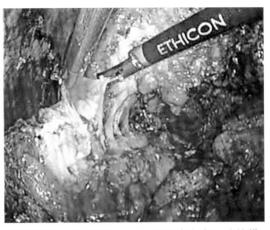

图20-10 切除肿瘤，可见已切除少许肠壁的横结肠

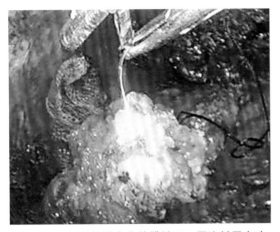

图20-11 用丝线缝合修补横结肠，用注射用水冲洗手术野，并浸泡5分钟

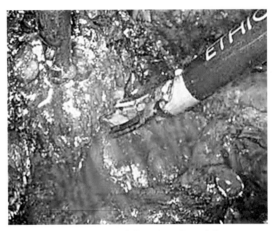

图20-12 将肿瘤与十二指肠分离

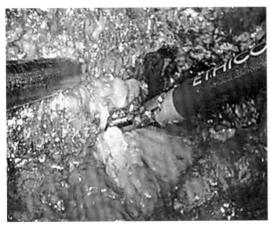

图20-13 将肾包膜和肾实质切除少许

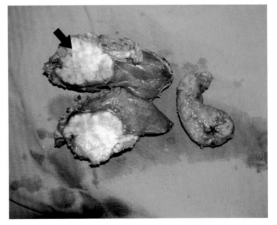

图20-14 切除的手术标本，箭头示肿瘤，同时切除了胆囊

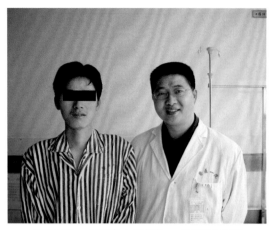

图20-15 术后病人恢复快，术后7天出院

八、术后观察与处理

1. 注意观察病人生命体征变化，密切观察引流液有无胆汁和血液成分，及早发现和处理出血与胆瘘。麻醉清醒后病人取半卧位，并及早下床活动，避免膈下积液。肠鸣音恢复后进流质。

2. 监测肝功能改变及血细胞、凝血功能和电解质水平。

3. 根据需要静脉滴注氨基酸、新鲜冰冻血浆、白蛋白等。

第二十一章 腹腔镜规则性左半肝切除术

一、手术适应证

难以取尽的左肝叶胆管结石，尤其是合并肝胆管狭窄、左肝叶纤维化并萎缩或已合并感染甚至形成慢性脓肿者；局限于肝左叶的肿瘤等。

二、手术禁忌证

全身情况差或者凝血功能差不能够进行肝切除手术者。

三、特殊仪器设备

超声刀、结扎速高能电刀、纤维胆道镜、线形切割吻合器等。

四、术前特殊准备

1. 全面检查心、肺、肾及肝功能，以了解病人全身状况及肝脏储备能力。如伴不同程度的肝硬化，尤需积极做好保肝治疗。术前给予高蛋白、高糖和高维生素饮食。术前3天静脉滴注10%葡萄糖溶液、维生素C和K_1。

2. 低蛋白血症者应输入血浆或人体白蛋白；贫血者应予输血。

3. 术前3天口服链霉素溶液0.5g，每日2次，术前晚灌肠。

五、麻醉方法

气管内插管全身麻醉。

六、体位与穿刺口位置

病人取截石位，术者站于病人两腿之间，持镜者站于病人右侧，另一助手站于病人左侧。穿刺口位置见图21-1示。

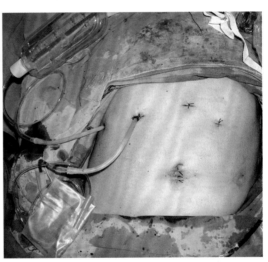

图21-1　共5个穿刺口位置（脐孔、剑突下、右锁骨中线肋下、左锁骨中线肋下、右腋前线肋下，脐孔最后扩大取标本）

七、手术步骤

具体步骤和相关资料见图21-2～图21-35。

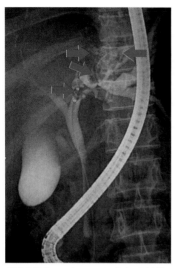

图21-2 ERCP片可以见肝左叶内胆管扩张并有多发结石（箭头示）

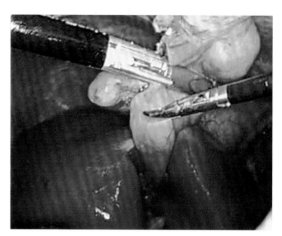

图21-3 切断肝圆韧带和镰状韧带

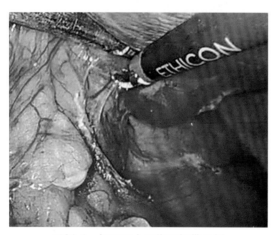

图21-4 切开肝十二指肠韧带左侧

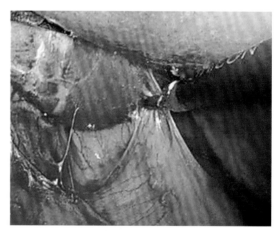

图21-5 游离左肝叶

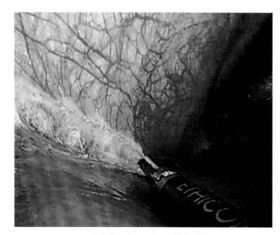

图21-6 切开左冠状韧带

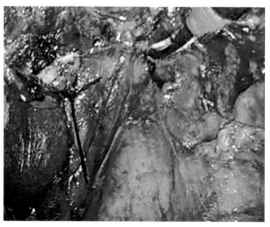

图21-7 解剖肝门，显露第一肝门内诸结构

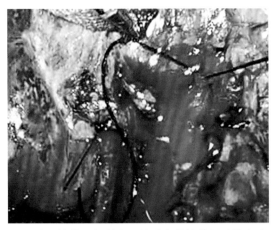

图21-8　结扎、切断左肝管后穿线结扎肝动脉中支近端

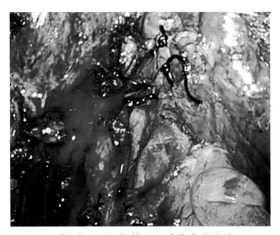

图21-9　已经结扎了肝动脉中支远端

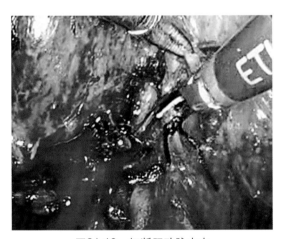

图21-10　切断肝动脉中支

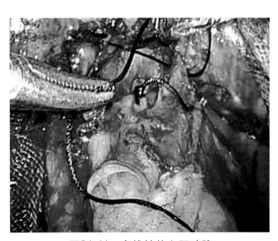

图21-11　穿线结扎左肝动脉

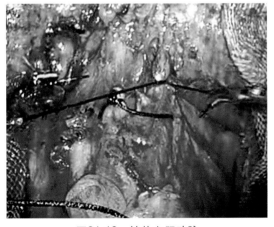

图21-12　结扎左肝动脉

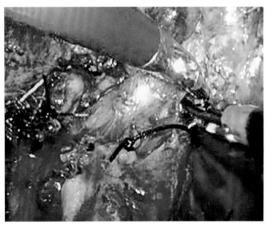

图21-13　切断左肝动脉

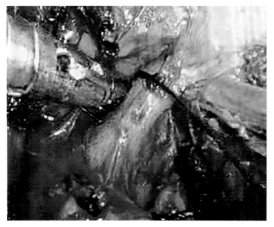

图21-14　穿线拟结扎门静脉左支

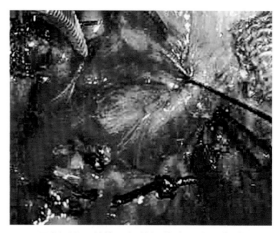

图21-15　丝线已经从门静脉左支后穿过

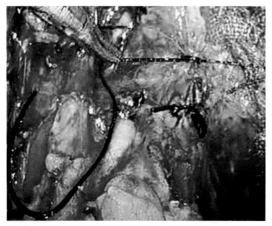

图21-16　结扎门静脉左支后暂时不切断

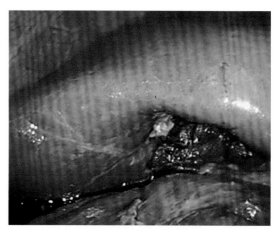

图21-17　肝左动脉和门静脉左支结扎后左右半肝
之间可出现明显分界线

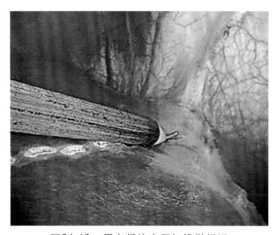

图21-18　用电凝钩在肝切缘做标记

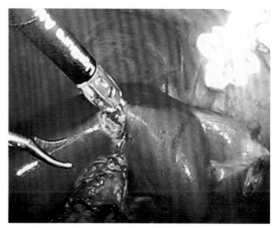

图21-19　用高能电刀或者超声刀开始断肝

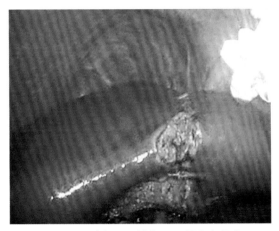

图21-20 先切开肝浅部，一般出血很少

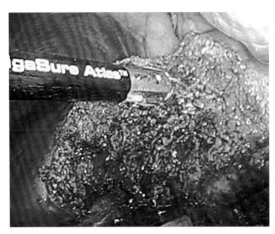

图21-21 可继续用Ligasure切肝，也可用直线切割闭合器断肝

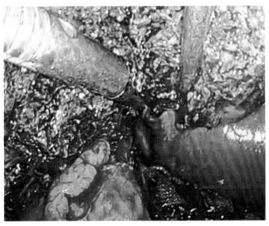

图21-22 直线切割闭合器断肝同时切断已结扎的门静脉左支

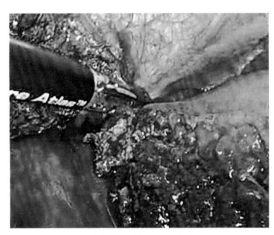

图21-23 Ligasure切肝

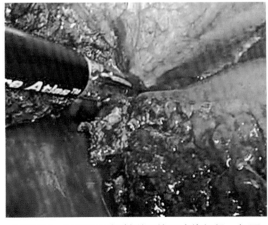

图21-24 Ligasure切断剩下的肝边缘组织，切下左半肝

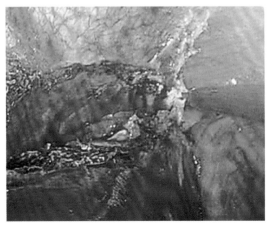

图21-25 切断左侧冠状韧带

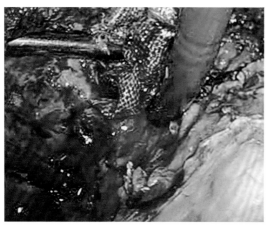

图21-26 本例病人为肝内胆管结石切肝,需要用纤维胆道镜从胆总管切口探查肝内胆管以发现并取净可能残存的结石

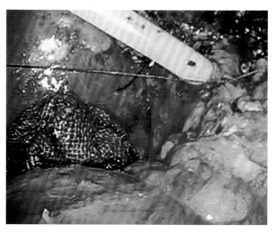

图21-27 胆总管切口放置一根T管,再缝合胆总管切口

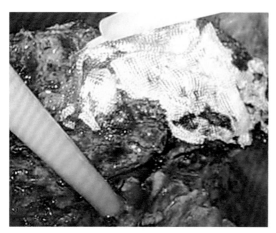

图21-28 将止血纱布覆盖在肝断面上

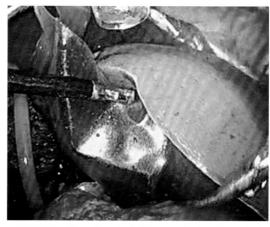

图21-29 将一个标本袋从12mm穿刺口放入腹腔内,将切下的左半肝放入标本袋内

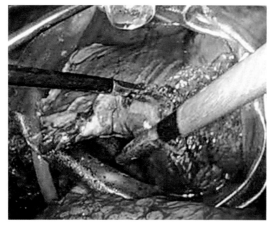

图21-30 切下的左半肝完全放入标本袋内

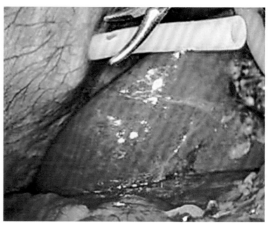

图21-31 从右腋前线的穿刺口放置引流管

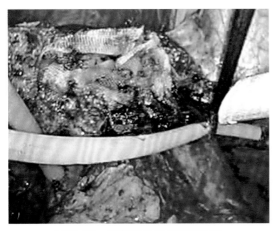

图21-32　引流管放置于肝断面处

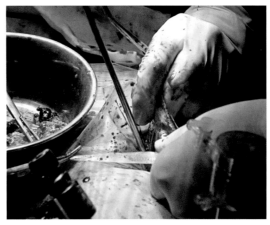

图21-33　将标本袋口从脐孔处稍微扩大的穿刺口
中拉出，将左半肝破碎取出

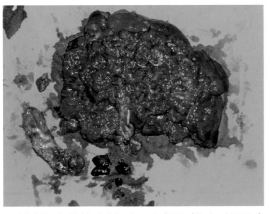

图21-34　切除的手术标本，左半肝（取出时已经破碎）、胆囊、肝内多发结石（箭头示）

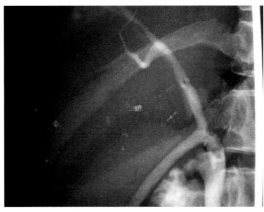

图21-35　术后T管造影，已看不见左肝管了

八、术后观察与处理

1. 术后初期注意引流液性状和量，严密观察血压、脉搏及病人一般情况。

2. 肝硬化病人术后间歇性吸氧，提高血氧含量，以促进肝功能早日恢复。术后7天内继续采取积极的保肝措施。

3. 选用对肝脏无损害的抗生素如青霉素、先锋霉素等防治感染。

4. 肠蠕动恢复后，即可进流质饮食。

5. 术后3～7天，如无血液或胆汁从引流管流出，可拔除引流管；肝内胆管结石病人术后1个月后T管造影拔T管。

第二十二章

腹腔镜胆结石左半肝切除术

一、手术适应证

难以取尽的左肝或肝左外叶胆管结石，尤其是合并肝胆管狭窄、左外叶肝纤维化并萎缩或已合并感染甚至形成慢性脓肿者。

二、手术禁忌证

全身情况差或者凝血功能差不能够进行肝切除手术者。

三、特殊仪器设备

超声刀、结扎速高能电刀、纤维胆道镜、线形切割吻合器等。

四、术前特殊准备

1. 全面检查心、肺、肾及肝功能，以了解病人全身状况及肝脏储备能力。如伴不同程度的肝硬化，尤需积极做好保肝治疗。术前给予高蛋白、高糖和高维生素饮食。术前3天静脉滴注10%葡萄糖溶液、维生素C和K_1。

2. 低蛋白血症者应输入血浆或人体白蛋白；贫血者应予输血。

3. 术前3天口服链霉素溶液0.5g，每日2次，术前晚灌肠。

五、麻醉方法

气管内插管全身麻醉。

六、体位与穿刺口位置

病人取截石位，术者站于病人两腿之间，持镜者站于病人右侧，另一助手站于病人左侧。

七、手术步骤

具体步骤见图22-1～图22-31。

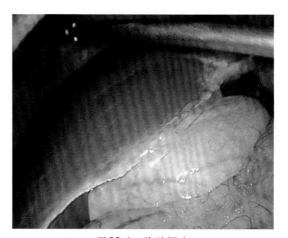

图22-1　腹腔探查

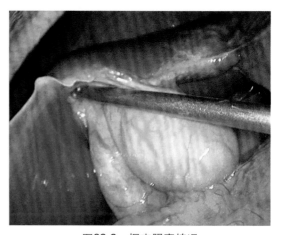

图22-2　探查胆囊情况

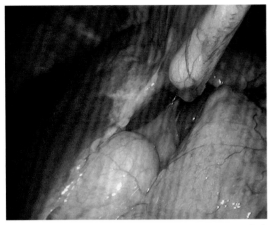

图22-3 根据肝内结石的位置情况，决定行左外叶切除还是左半肝切除，规则性切除还是非规则切除，镜下见肝左叶的萎缩部分

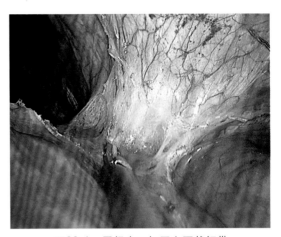

图22-4 用超声刀切开左冠状韧带

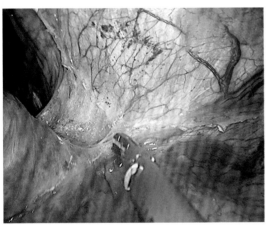

图22-5 切开左三角韧带

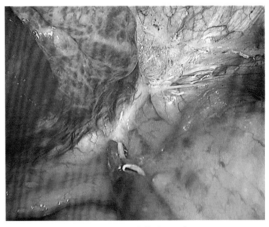

图22-6 游离左肝叶

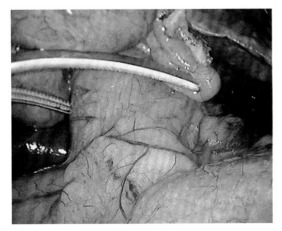

图22-7 从右上腹插入专用肝血管阻断钳夹闭肝十二指肠韧带暂时阻断肝血流

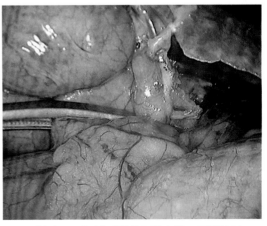

图22-8 已经暂时阻断入肝血供，需要计时

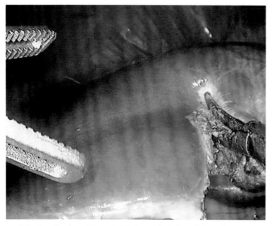

图22-9 超声刀沿肝左纵沟开始非规则性左半肝切除

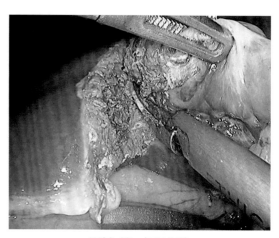

图22-10 切开肝脏

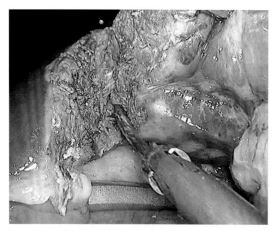

图22-11 继续用超声刀切开肝组织

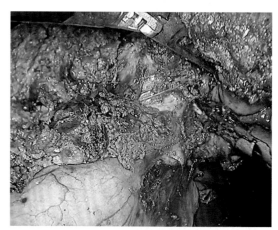

图22-12 勿损伤肝中静脉

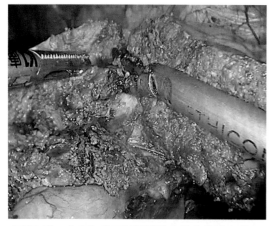

图22-13 在肝切缘可以看到扩张的充满结石的左肝管

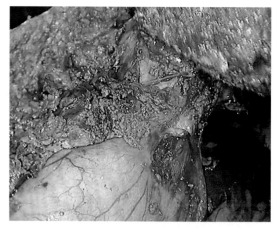

图22-14 可用直线切割闭合器切断

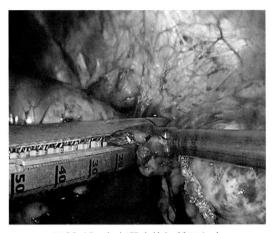

图22-15 切割器直接切断肝左叶

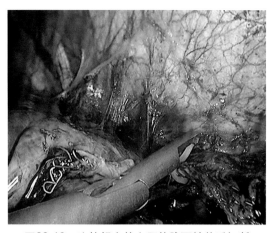

图22-16 比较粗大的左肝静脉可结扎后切断

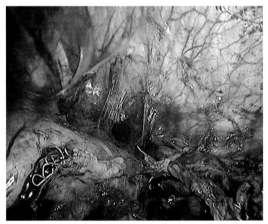

图22-17 左肝静脉已经用生物夹夹闭，然后切下
左肝

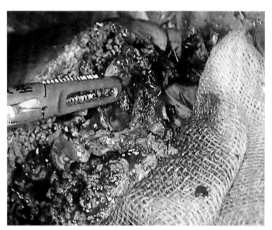

图22-18 探查肝切缘，见增粗的胆管内有结石

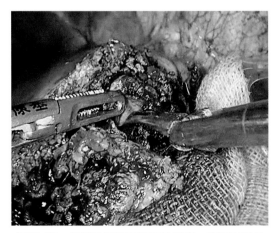

图22-19 解剖开肝断面扩张的胆管，用取石钳尽
量取净结石

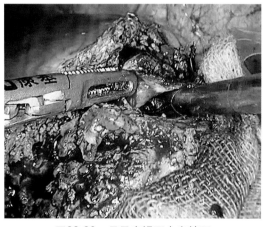

图22-20 尽量直视下夹出结石

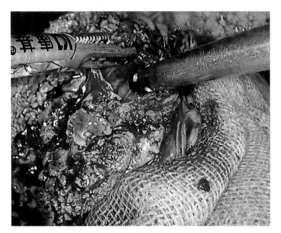

图22-21 继续探查，不留下残石

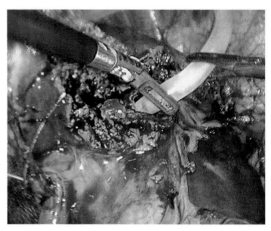

图22-22 将1根胶管从肝断面小口插入肝断面左肝管内，向下插入胆总管内，了解有无残石和狭窄

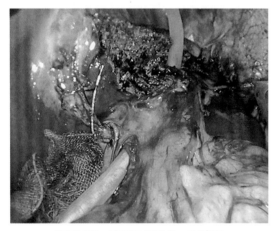

图22-23 结石已经取出，无残石

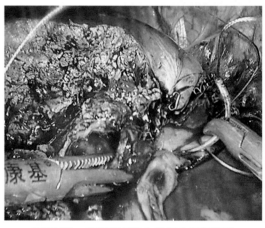

图22-24 在肝断面缝合关闭左肝管断端

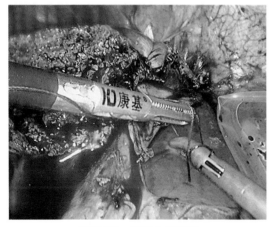

图22-25 再缝合肝断面

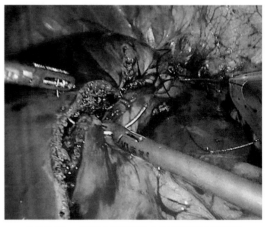

图22-26 尽量用附近的小网膜覆盖肝切面

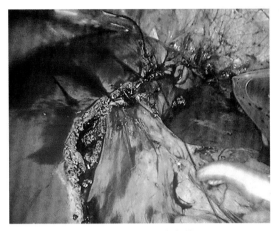

图22-27 结扎缝合线

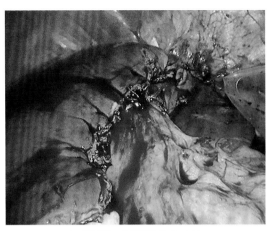

图22-28 肝断面缝合完毕

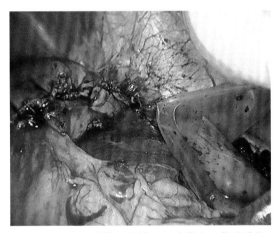

图22-29 将切除的标本放入标本袋内，扩大脐部穿刺口取出标本

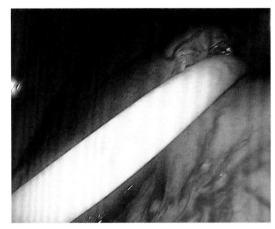

图22-30 放置引流管于肝断面处

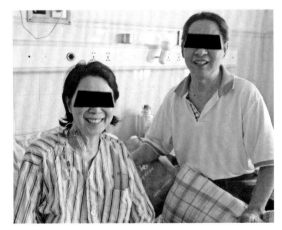

图22-31 术后病人恢复快，术后5～7天即可带T管出院

八、术后观察与处理

1. 术后初期注意引流液性状和量，严密观察血压、脉搏及病人一般情况。

2. 肝硬化病人术后间歇性吸氧，提高血氧含量，以促进肝功能早日恢复，术后7天内继续采取积极的保肝措施。

3. 选用对肝脏无损害的抗生素如青霉素、先锋霉素等防治感染。

4. 肠蠕动恢复后，即可进流质饮食；术后3～7天，如无血液或胆汁从引流管流出，可拔除引流管。术后1个月拔T管。

第二十三章 腹腔镜肝脏肿块剜出术

一、手术适应证

肝脏的局限、孤立、位于肝右叶膈面的肿块，特别是并有肝硬化不适合右半肝切除者。

二、手术禁忌证

1. 有上腹部手术史、上腹部广泛粘连者为相对禁忌证。

2. 术前检查发现门静脉干有癌栓，病人有高热、腹水等肝功能代偿不良症状。

3. 难以纠正的凝血功能障碍以及合并心、肺等重要脏器功能不全而不能耐受麻醉、手术者。

三、特殊仪器设备

超声刀、电凝棒。

四、术前特殊准备

1. 肝功能、肺功能及全身情况检查，了解病人是否能承受手术和麻醉。

2. 给予护肝及支持治疗。

五、麻醉方法

硬膜外阻滞麻醉。

六、体位与穿刺口位置

病人取截石位，术者站于病人两腿之间，持镜者站于病人右侧，另一助手站于病人左侧。

七、手术步骤

具体步骤见图23-1～图23-8。

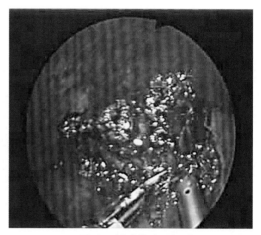

图23-1 循肿块边界切除

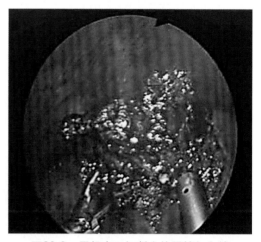

图23-2 用超声刀切断小的胆管与血管

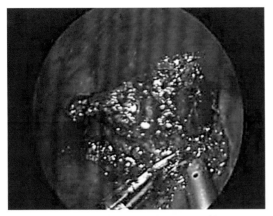

图23-3 较粗的胆管结扎后切断

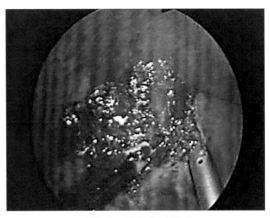

图23-4 避免分破肿瘤

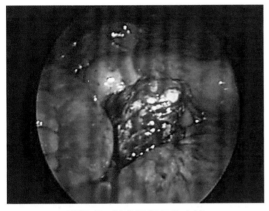

图23-5 肿瘤已经切除完毕

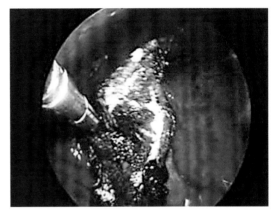

图23-6 将可吸收止血纱布放入肝创面

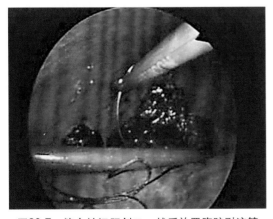

图23-7 缝合关闭肝创口，然后放置腹腔引流管

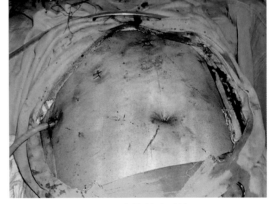

图23-8 术毕的腹壁情况

八、术后观察与处理

术后除一般处理外，如输液、抗感染、止血及支持治疗，主要密切关注术后腹腔出血和胆汁漏的发生，注意肝功能变化、有无黄疸及腹部体征。

第二十四章　腹腔镜右肝部分切除术

一、手术适应证

肿瘤位于肝右叶Ⅵ、Ⅶ段，肿瘤直径不大。

二、手术禁忌证

1. 有上腹部手术史、上腹部广泛粘连者为相对禁忌证。

2. 明显肝功能衰竭，伴有黄疸、腹水者，或影像学检查提示门静脉有癌栓。

3. 肿瘤体积太大，其边缘达第一、二或第三肝门者。

4. 难以纠正的凝血功能障碍以及合并心、肺等重要脏器功能不全而不能耐受麻醉、手术者。

三、特殊仪器设备

除腹腔镜下胆囊切除术的器械外，还需要持针钳、线形切割吻合器、超声刀、结扎速高能电刀等。

四、术前特殊准备

1. 术前明确诊断和全面检查心、肺、肾及肝功能，经判断可耐受肝切除手术，并全面评估病人全身状况及肝脏储备能力。

2. 术前备血，置胃管和尿管。

3. 低蛋白血症者应输入血浆或人体白蛋白；贫血者应予输血。

4. 术前3天口服链霉素溶液0.5g，每日2次，术前晚灌肠。

五、麻醉方法

气管内插管全身麻醉。

六、体位与穿刺口位置

采用气管内插管静脉复合麻醉。病人取截石位，术者站于病人两腿之间，持镜者站于病人右侧，另一助手站于病人左侧。

七、手术步骤

具体步骤和相关资料见图24-1～图24-14。

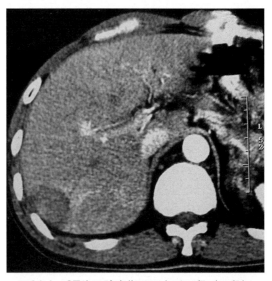

图24-1　CT片示肿瘤位于肝右后下段（Ⅵ段）

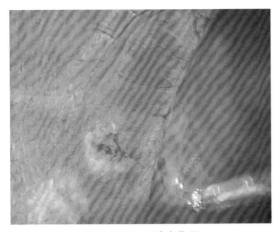

图24-2 显示肿瘤位置

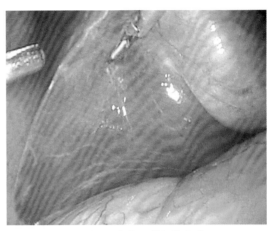

图24-3 确定肝的切除部分

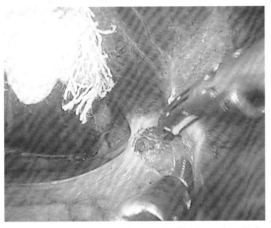

图24-4 靠近肝脏剪断冠状韧带后层（肝肾韧带），用超声刀分离游离右肝叶，剪断时注意勿损伤右肾上腺

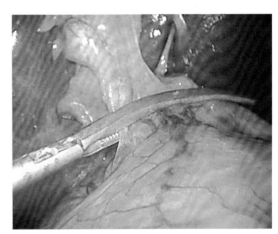

图24-5 肠钳暂时阻断肝十二指肠韧带

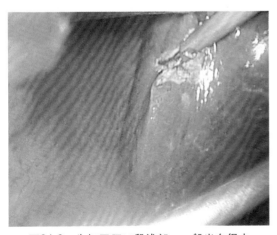

图24-6 先切开肝Ⅵ段浅部，一般出血很少

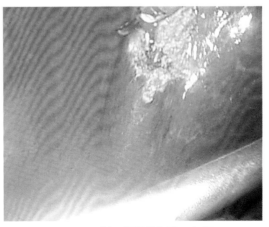

图24-7 循肝段界线切除肝组织

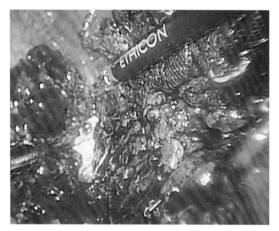

图24-8　较大的胆管、血管均需结扎后切断

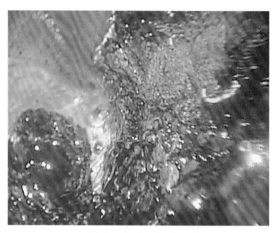

图24-9　完成肝部分切除

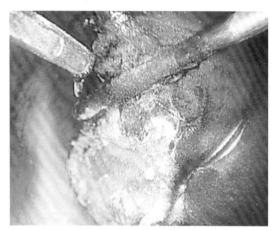

图24-10　肝断面喷涂蛋白胶预防出血和胆汁漏

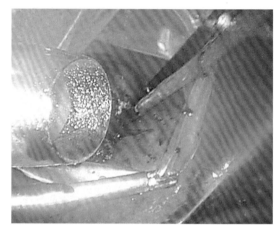

图24-11　将切除的标本放入标本袋内取出腹腔

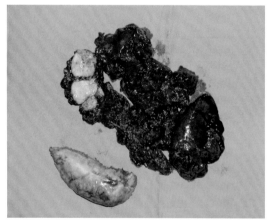

图24-12　取出体外的肝右后下段（含肿瘤）和
胆囊

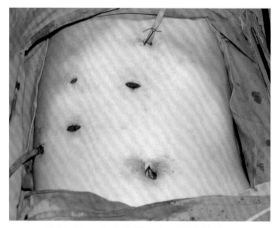

图24-13　腹壁穿刺口和引流管的位置

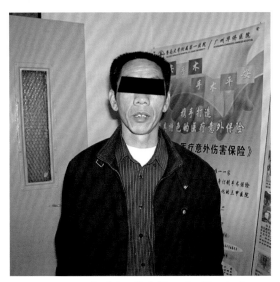

图24-14 术后病人恢复快，术后7天出院

八、术后观察与处理

1. 术后初期注意引流液性状和量，严密观察血压、脉搏及病人一般情况。

2. 肝癌病人术后间歇性吸氧，提高血氧含量，以促进肝功能早日恢复。术后7天内继续采取保肝措施。

3. 选用对肝脏无损害的抗生素如青霉素、先锋霉素等防止感染。

4. 术中或术后发现伤口渗血不易自止，应立即以凝血酶原复合物、止血药和维生素K等预防或治疗出血。

5. 肠蠕动恢复后，即可进流质饮食。术后3～7天，如无血液或胆汁从引流管流出，可拔除引流管。

第二十五章 腹腔镜肝血管瘤切除术

一、手术适应证

肝血管瘤直径小于6cm，位置比较表浅。

二、手术禁忌证

有明显出血倾向及凝血功能障碍者；严重肝硬化及心、肺功能不全者或病人不能耐受麻醉和手术者。

三、特殊仪器设备

持针钳、超声刀、切割吻合器等。

四、术前特殊准备

1. 首先应详尽检查，如B超或CT等，以明确诊断，了解其他部位有无小肿瘤，是单发还是多发。其次对肝肾功能及全身情况进行检查，了解病人是否能耐受手术。术前常规下胃管、尿管及术前用药。全面检查心、肺、肾及肝功能，以了解病人全身状况及肝脏储备能力。如伴不同程度的肝硬化，尤需积极做好保肝治疗。术前给予高蛋白、高糖和高维生素饮食。术前3天静脉滴注10%葡萄糖溶液、维生素C和K。

2. 蛋白血症者应输入血浆或人体白蛋白；贫血者应予输血。术前3天口服链霉素溶液0.5g，每日2次，术前晚灌肠。

五、麻醉方法

持续硬膜外阻滞麻醉或者气管插管全身麻醉。

六、体位与穿刺口位置

病人体位是头高脚低25°。术者位于病人左侧，也可取截石位，术者位于病人两腿之间。洗手护士站于病人左侧，持镜者站于病人右侧。另一助手站于病人左侧。

七、手术步骤

具体步骤见图25-1～图25-9。

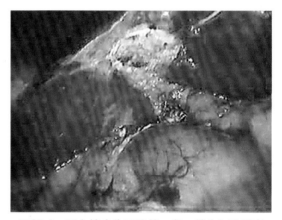

图25-1　因血管瘤位于肝第Ⅳ段，首先切除胆囊

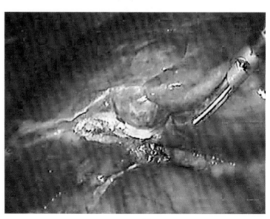

图25-2　肝血管瘤的位置

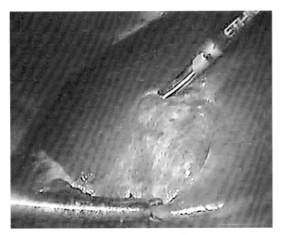

图25-3 确定切除范围

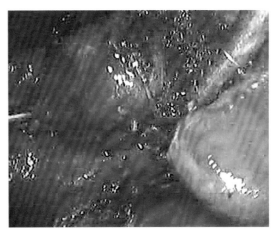

图25-4 距离血管瘤2cm开始用超声刀切肝

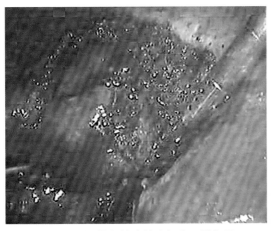

图25-5 将带血管瘤的少部分肝脏切除

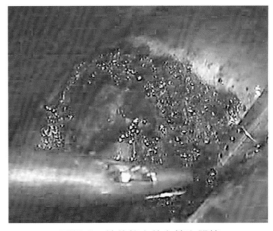

图25-6 结扎较大的血管和胆管

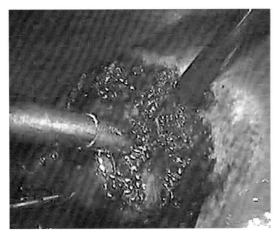

图25-7 尽量避免分破血管瘤引起大出血

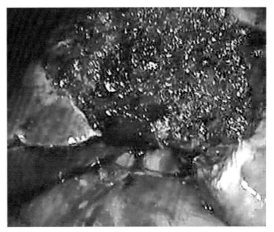

图25-8 观察肝断面无出血和胆汁漏出，放置腹腔
引流管，标本袋取出标本

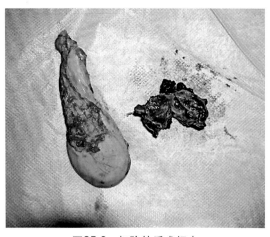

图25-9　切除的手术标本

八、术后观察与处理

1. 术后初期注意引流液性状和量，严密观察血压、脉搏及病人一般情况。

2. 肝硬化病人术后间歇性吸氧，提高血氧含量，以促进肝功能早日恢复。术后7天内继续采取积极的保肝措施。

3. 选用对肝脏无损害的抗生素如青霉素、先锋霉素等防治感染。

4. 肠蠕动恢复后，即可进流质饮食；术后3～7天，如无血液或胆汁从引流管流出，可拔除引流管。

第二十六章 腹腔镜脾切除术

一、手术适应证

1. 脾功能亢进症，如脾肉瘤样疾病/结节病、费尔蒂综合征、充盈缺损的脾肿大、溶血性贫血及地中海贫血、慢性粒细胞性白血病、Evans综合征、戈谢病等。

2. 脾脏疾病，如脾的良性肿瘤、脾包虫囊肿、脾囊肿、脾梗死、脾脓肿、遗传性红细胞增多症、血栓引起的血小板性紫癜、HIV所致的血小板减少症、特发性或免疫性血小板减少性紫癜(ITP)。ITP病人脾脏不大，是开展腹腔镜脾切除最理想的疾病。

二、手术禁忌证

相对禁忌证：脾脓肿、脾动脉瘤、脾脏的恶性肿瘤、门静脉高压合并腹水、严重的血小板减少症、膈疝和肥胖病人、中晚期妊娠者、以前有过上腹部手术史者、巨脾(长径大于20cm)。

绝对禁忌证：难以纠正的止凝血功能障碍，合并心、肺等重要脏器功能不全而不能耐受手术者。

三、特殊仪器设备

30°腹腔镜；5mm及12mm套管针；线形切割吻合器；超声刀或结扎速高能电刀；标本取出袋；腹腔镜施夹器；抓钳和分离钳；扇形牵开器；冲洗/吸引器。

四、术前特殊准备

1. 先天性溶血性黄疸病人有突然发生溶血危象的可能，故即使有严重的贫血，术前不能输血；血小板减少性紫癜，如有输入血小板指征，可于术前夜和术日清晨输注；原发性脾性中性粒细胞减少症、各型脾性血细胞减少症或其他类型脾功能亢进病人，可根据全身情况和临床检查适量输血。

2. 脾外伤合并腹部开放性损伤或怀疑合并其他脏器损伤时，术前应给抗生素；中性粒细胞减少病人也应给抗生素。

3. 血液病患者如原用激素治疗，术前应继续使用，同时给抗生素。

五、麻醉方法

气管插管全身麻醉。

六、体位与穿刺口位置

根据手术医生的习惯不同，病人的体位可不同，笔者喜欢用膀胱截石位，术者站在病人两腿之间，术中头高脚低、轻度左侧卧位。

观察孔在脐部，12mm主操作孔在左腋前线肋缘下，1~2个5mm辅助操作孔在剑突下方及剑突下穿刺孔与脐的中点。右锁骨中线肋缘下一10mm辅助操作孔用以置入扇形牵开器。然而，每一穿刺孔不应过于靠近，以免造成操作不便（图26-1）。

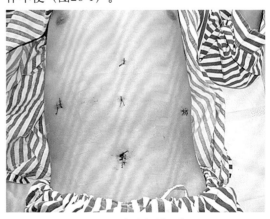

图26-1　腹壁穿刺口位置

七、手术步骤

具体步骤见图26-2～图26-28。

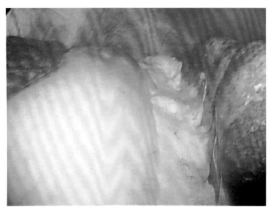

图26-2　腹腔镜探查发现病人有肝硬化，脾肿大

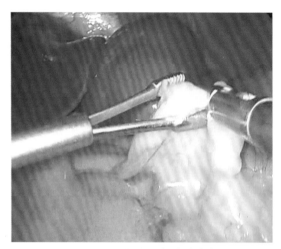

图26-3　另一例脾上部脾肿瘤病人

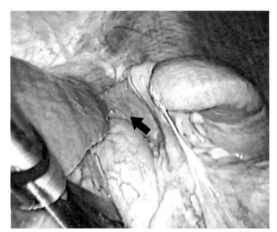

图26-4　用扇形牵开器将胃（箭头示）向右后牵引，暴露脾门

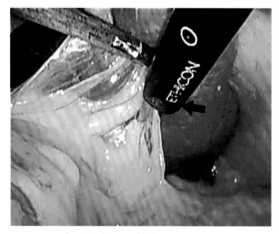

图26-5　先用超声刀切断脾结肠韧带，箭头示脾下极

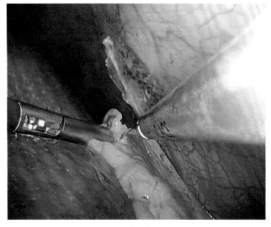

图26-6　用超声刀切断脾与腹壁的粘连

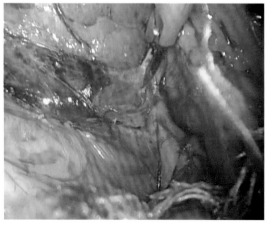

图26-7　用超声刀游离脾外侧

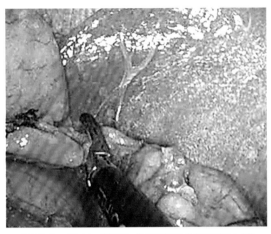

图26-8 超声刀凝固切断脾胃韧带和胃短血管

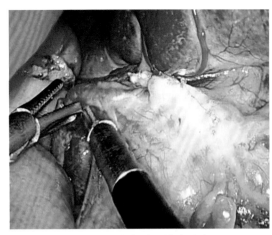

图26-9 分离脾门的脾动脉

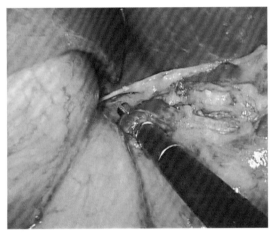

图26-10 分离出脾动脉

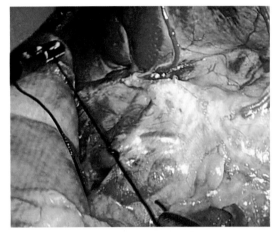

图26-11 用粗丝线结扎脾动脉

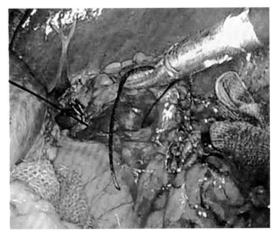

图26-12 分离出脾静脉，用粗丝线结扎脾静脉

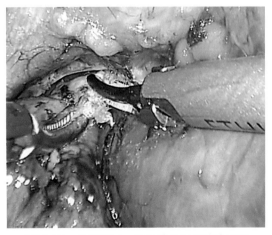

图26-13 分离胰尾，注意避免损伤胰腺组织

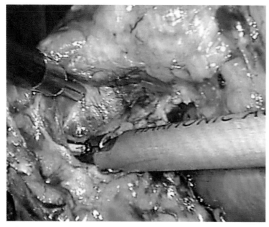

图26-14　仔细分离，注意避免损伤脾静脉引起大出血

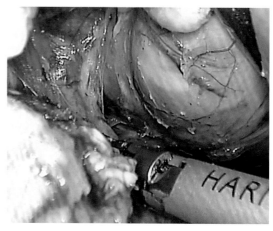

图26-15　往内下方分离出胰尾就可比较容易分离出脾蒂血管

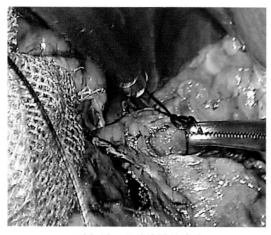

图26-16　用丝线结扎脾蒂

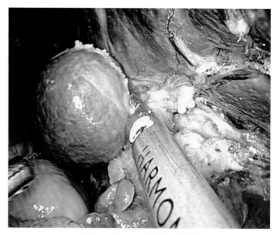

图26-17　切除脾门副脾

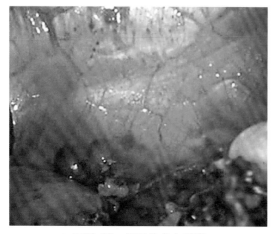

图26-18　切下的多个副脾

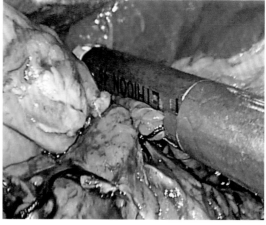

图26-19　用线形切割器直接切断脾蒂血管（用白色短钉）

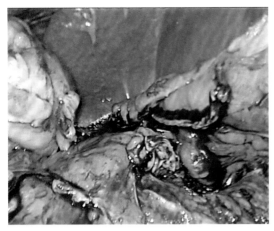

图26-20 脾蒂血管已经切断

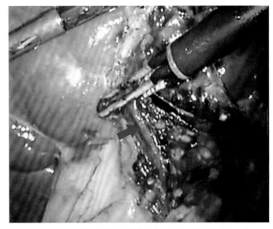

图26-21 比较小的脾血管也可以用高能电刀凝固切断

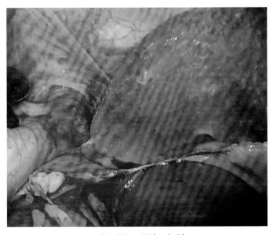

图26-22 胃短血管

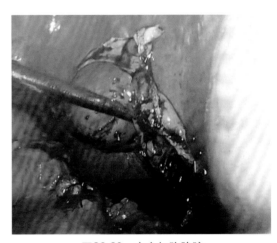

图26-23 完全切除脾脏

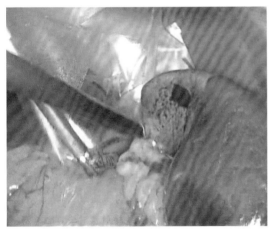

图26-24 将够大的标本袋从扩张的脐部穿刺口放入腹腔内

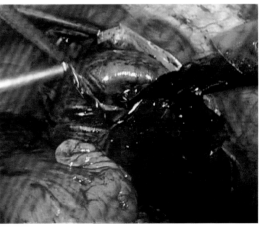

图26-25 将脾脏和副脾装入标本袋内,从扩张的脐部穿刺口取出脾脏

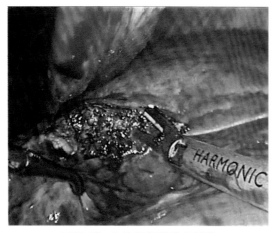

图26-26　切取肝组织进行活检

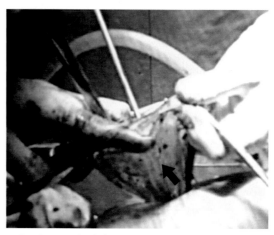

图26-27　取出脾脏时需要将脾脏在标本袋内（箭头示）破碎取出，图示正在标本袋内破碎取出脾脏

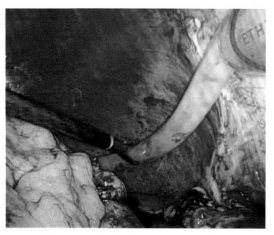

图26-28　脾窝放置腹腔引流管一根

八、术后观察与处理

术后适当应用止血、止痛药，对血液病的病人术后24小时需预防性应用抗生素，有关皮质类固醇的应用应根据血液病专家的意见。病人当天清醒后可进流质。及时观察处理血小板升高。

第二十七章

腹腔镜脾部分切除术

脾部分切除术可分为规则性和非规则性两种。前者为依照脾脏血管分布规律先行处理血管后再行相应的脾段、叶或半脾切除术。然而，在手术中多根据脾组织血供及活力情况施行非规则性切除术。

一、手术适应证

部分脾破裂，脾脏的边缘性良性肿瘤、囊肿(其中以脾下极最优)，部分脾梗死，边缘性脾脓肿。

二、手术禁忌证

1. 绝对禁忌证：合并心、肺、肝等重要脏器功能不全不能耐受全手术者；难以纠正的凝血功能障碍者。

2. 相对禁忌证：脾动脉瘤；脾边缘性恶性肿瘤；肥胖病人；中晚期妊娠病人；有上腹部手术史患者。

三、特殊仪器设备

10mm 30°腹腔镜、5mm及12mm套管针、超声刀、标本取出袋、5mm抓钳和分离钳、冲洗/吸引管、扇形牵开器。

四、术前特殊准备

与开腹手术相同，由于脾脏手术出血量可能较多，术前应备血；脾脏边缘性肿瘤者，术前行超声、计算机断层扫描等检查，明确肿瘤大小、数量、位置，制订出手术切除方案。

五、麻醉方法

气管插管全身麻醉。

六、体位与穿刺口位置

可以根据手术医生的习惯和器械不同，病人的体位可分为右侧斜卧位和膀胱截石位两种，前者对显露脾门较好。

建立气腹后，观察孔在脐部，12mm主操作孔在左腋前线肋缘下，1~2个5mm辅助操作孔在剑突下方及剑突下穿刺孔与脐的中点。右锁骨中线肋缘下一10mm辅助操作孔用以置入扇形牵开器。然而，每一穿刺孔不应过于靠近，应相距6cm以上，以免造成操作上的不便（图27-1）。

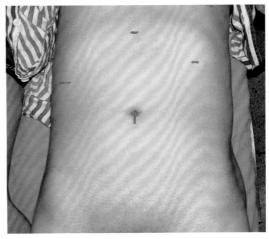

图27-1 腹壁穿刺口位置

七、手术步骤

具体步骤见图27-2~图27-6。

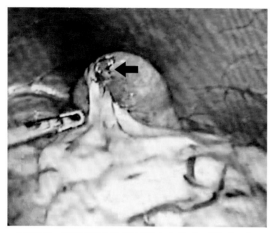

图27-2 腹腔镜下的脾下极小血管瘤（箭头示）

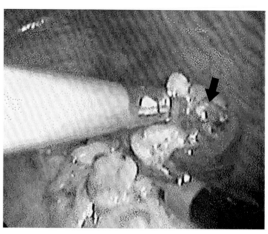

图27-3 用超声刀切断支配脾下极的部分脾蒂血管
（箭头示肿瘤）

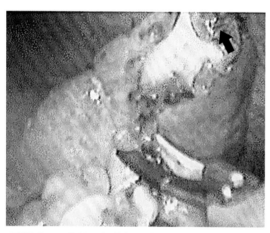

图27-4 可见脾下极的颜色变暗，范围需要超过病
灶（箭头示肿瘤）

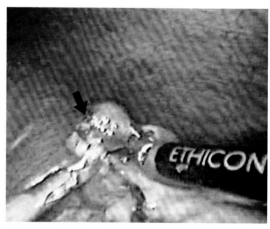

图27-5 用超声刀直接切除包括病灶的脾下极脾组
织（箭头示肿瘤）

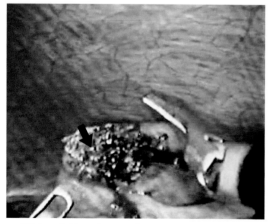

图27-6 脾断面（箭头示）仔细止血，放置腹腔引
流管

八、术后观察与处理

术后常规应用抗生素、止血、止痛、止吐
药等处理，常规做血象检查及血压监测，如术
中出血量较多，应予输血。病人清醒后即可进
食流质。监测病人体温、血压、腹部及引流管
出血量，一般于术后1周内可出院。

第二十八章 手辅助腹腔镜巨脾切除术

腹腔镜脾切除术已成功用于治疗肝硬化、各种血液病的脾功能亢进，然而，由于脾脏组织较脆、易碎、易于出血，术中很难抓持和牵引，故腹腔镜巨脾切除有一定的困难，巨大的脾脏妨碍操作，使手术时间明显延长，中转开腹率增加。手辅助腹腔镜脾切除术是指术者经手助装置将非优势手介入腹腔协助完成手术，对于切除较大的脾脏时，术中用手来扶持、牵引、控制出血、标本取出时会比使用腹腔镜手术器械方便、安全，并可缩短手术时间，减少中转开腹机会。

一、手术适应证

各种血液病(如慢性粒细胞性白血病、骨髓纤维化、恶性组织细胞病等) 所致的巨脾，肝硬化所致的脾功能亢进、巨脾，脾脏巨大囊肿和良性肿瘤。

二、手术禁忌证

相对禁忌证：脾脓肿、脾动脉瘤、脾脏恶性肿瘤、门静脉高压合并腹水、肥胖病人、中晚期妊娠、有上腹部手术史。

绝对禁忌证：合并心、肺等重要脏器功能不全不能耐受手术者，合并难以纠正的凝血功能障碍。

三、特殊仪器设备

30°腹腔镜；手助装备；5mm及12mm套管针；线形切割吻合器；超声刀，或结扎速高能电刀；标本取出袋；腹腔镜施夹器；腹腔镜手术用抓钳和分离钳；扇形牵开器；冲洗/吸引器。

四、术前特殊准备

1. 先天性溶血性黄疸病人有突然发生溶血危象的可能，故即使有严重的贫血，术前不能输血；血小板减少性紫癜，如有输入血小板指征，可于术前夜和术日清晨输注；原发性脾性中性粒细胞减少症、各型脾性血细胞减少症或其他类型脾功能亢进病人，可根据全身情况和临床检查适量输血。

2. 脾外伤合并腹部开放性损伤或怀疑合并其他脏器损伤时，术前应给抗生素；中性粒细胞减少病人也应给抗生素。

3. 血液病患者如原用激素治疗，术前应继续使用，同时给抗生素。

五、麻醉方法

气管插管全身麻醉。

六、体位与穿刺口位置

先做小切口，多选择在上腹正中，长7～8cm，放置手助装置，建立气腹后，患者取头高足低右侧倾仰卧位，脐部置入12mm针管套，置入30°腹腔镜后常规探查腹腔及盆腔，观察有否合并其他脏器病变、副脾及脾脏大小，在右上腹、左锁骨中线肋缘下(根据脾脏大小，套管位置可适当改变) 置入12mm套管针 (图28-1)。

七、手术步骤

具体步骤见图28-2～图28-6。

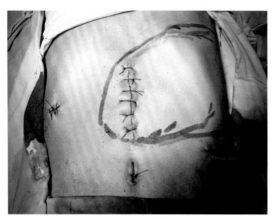

图28-1　图示巨脾的体表投影，上腹正中的小切口和两个穿刺口位置

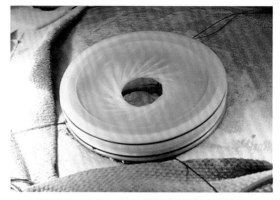

图28-2　小切口已经放置好了手辅助装置

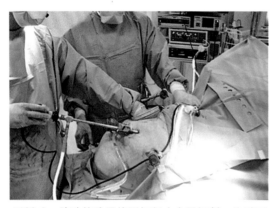

图28-3　脾动静脉用线形切割吻合器切断，此时可用手搬动巨脾，若发生出血，可用手协助控制出血

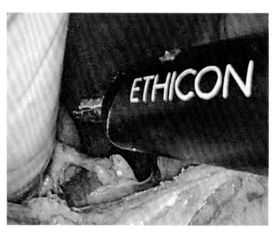

图28-4　将非优势手伸入腹腔后重新制造气腹，协助脾门的显露，在手辅助下用超声刀切断脾胃韧带

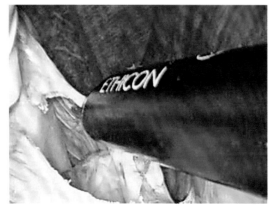

图28-5　手助下分离脾膈韧带与脾肾韧带，注意切勿损伤胰腺，此时脾脏可完全游离

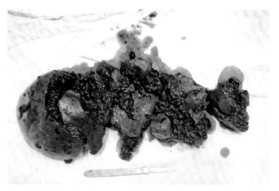

图28-6　如有足够大的标本袋，可在手辅助下将脾脏置入标本袋中，拉至剑突下手助切口处用吸引器吸出脾脏中血液，将脾脏剪碎后取出，如脾脏太大，无法找到合适的标本袋装入，可将巨脾拖在剑突下切口外，用吸引器吸出脾脏中血液后将脾脏剪碎后取出，于脾窝处放置引流管，术毕

八、术后处理与观察

与腹腔镜脾切除术相似，即术后常规应用抗生素、止血、止痛、止吐药，如为血液病患者，应与血液病专家共同制定出术后如皮质激素应用等处理方案，术中出血量多者应输血。术后第2天可开始进食流质，予常规口服阿司匹林预防因脾切除后引起血液高凝状态而出现的血栓形成。观察腹腔引流管引流量及性质，注意有否急性胰腺炎等胰腺损伤情况，术后定期(每两周)复查血象，观察脾功能亢进纠正进度。

第二十九章 腹腔镜脾切除+门奇静脉血管断流术

一、手术适应证

1. 门静脉高压症并发食管或胃底静脉曲张破裂出血患者。

2. 肝功能较差，术前已有肝性脑病前兆，不能耐受分流术或分流术后会加重肝性脑病症状。

二、手术禁忌证

相对禁忌证：脾脓肿、脾动脉瘤、脾脏的恶性肿瘤、门静脉高压合并腹水、严重的血小板减少症、膈疝和肥胖病人、中晚期妊娠者、以前有过上腹部手术史者、巨脾(长径大于20cm)。

绝对禁忌证：难以纠正的止凝血功能障碍，合并心、肺等重要脏器功能不全而不能耐受手术者。

三、特殊仪器设备

30°腹腔镜；5mm及12mm套管针；线形切割吻合器；超声刀或结扎速高能电刀；标本取出袋；腹腔镜施夹器；抓钳和分离钳；扇形牵开器；冲洗/吸引器。

四、术前特殊准备

1. 先天性溶血性黄疸病人有突然发生溶血危象的可能，故即使有严重的贫血，术前不能输血；血小板减少性紫癜，如有输入血小板指征，可于术前夜和术日清晨输注；原发性脾性中性粒细胞减少症、各型脾性血细胞减少症或其他类型脾功能亢进病人，可根据全身情况和临床检查适量输血。

2. 脾外伤合并腹部开放性损伤或怀疑合并其他脏器损伤时，术前应给抗生素；中性粒细胞减少病人也应给抗生素。

3. 血液病患者如原用激素治疗，术前应继续使用，同时给抗生素。

五、麻醉方法

气管插管全身麻醉。

六、体位与穿刺口位置

根据手术医生的习惯不同，病人的体位可不同，笔者喜欢用膀胱截石位，术者站在病人两腿之间，术中头高脚低、轻度左侧卧位。

观察孔在脐部，12mm主操作孔在左腋前线肋缘下，1～2个5mm辅助操作孔在剑突下方及剑突下穿刺孔与脐的中点。右锁骨中线肋缘下一10mm辅助操作孔用以置入扇形牵开器。然而，每一穿刺孔不应过于靠近，以免造成操作不便。

七、手术步骤

具体步骤见图29-1～图29-30。

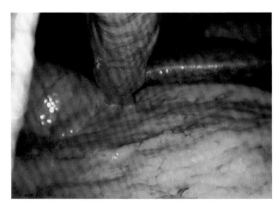

图29-1 腹腔镜探查见肝脏硬化

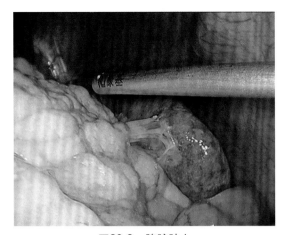

图29-2 脾脏肿大

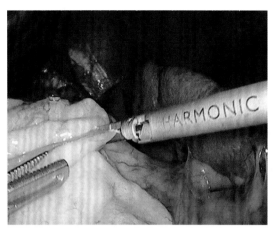

图29-3 用超声刀切开胃结肠韧带

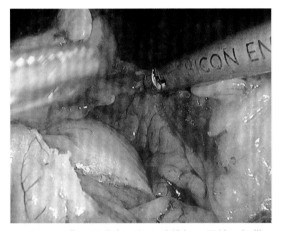

图29-4 进入网膜囊，向上继续切开胃结肠韧带

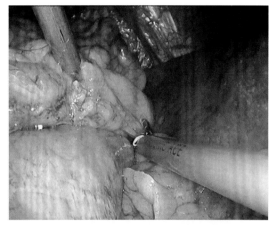

图29-5 用超声刀凝固切断胃短血管

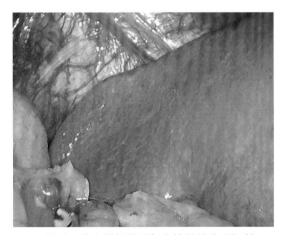

图29-6 曲张增粗的胃短血管需结扎后切断

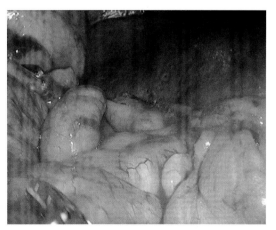

图29-7 曲张增粗的脾静脉

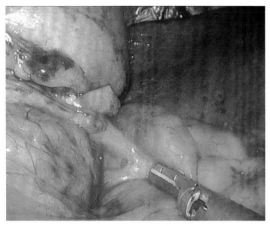

图29-8　图示曲张的脾静脉，处理要仔细小心，避免大出血

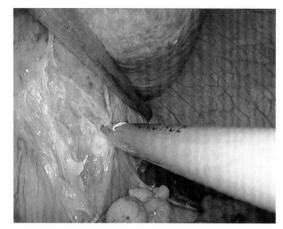

图29-9　将脾翻向内上方，切断脾肾韧带

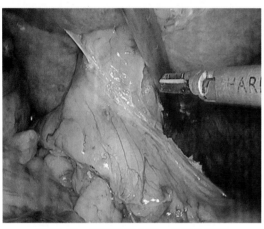

图29-10　解剖脾蒂血管，分离出胰尾

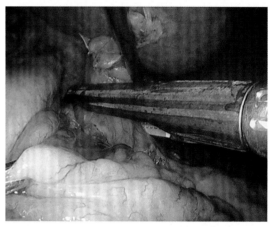

图29-11　用直线切割闭合器直接切断脾蒂血管

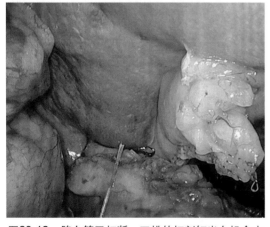

图29-12　脾血管已切断，三排的切割钉出血机会少

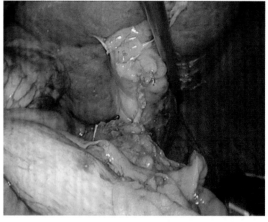

图29-13　线性切割器切断的脾蒂血管断面

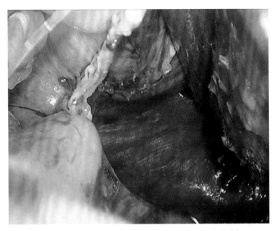

图29-14 一次切割未完全切断脾蒂血管

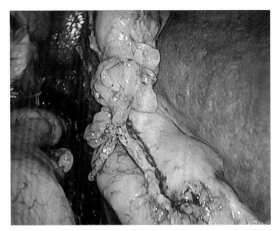

图29-15 分次切断并完全游离脾脏

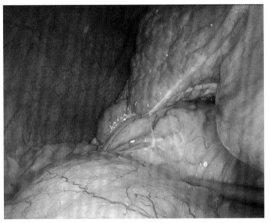

图29-16 寻找并切除副脾

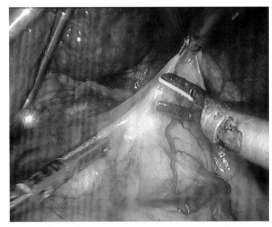

图29-17 切开小网膜

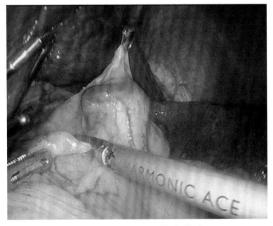

图29-18 见胃左静脉曲张

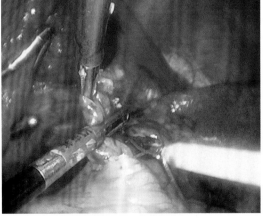

图29-19 切断曲张的胃左静脉，断端要结扎牢靠，
必要时加线圈套扎

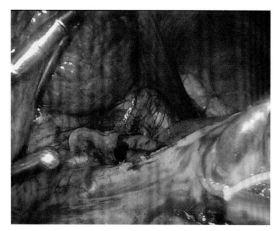

图29-20 于胃小弯继续向上离断血管，游离贲门
食管下段

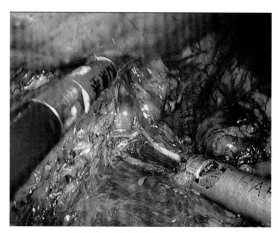

图29-21 曲张的贲门周围静脉

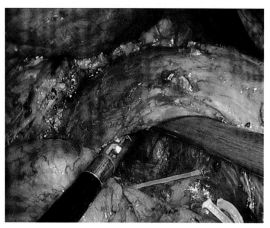

图29-22 挑起食管，游离食管后方

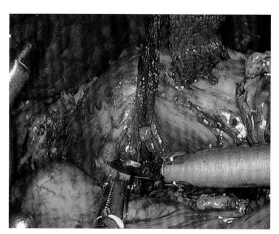

图29-23 穿带悬吊食管，继续向上方离断贲门、
食管周围血管

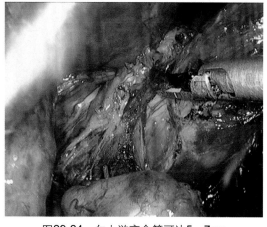

图29-24 向上游离食管可达5～7cm

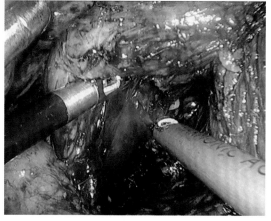

图29-25 切断His角、贲门胃底处的血管

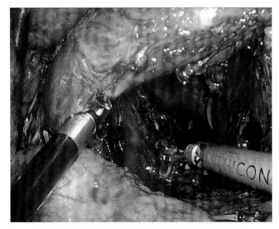

图29-26 粗大的血管须上血管夹后切断

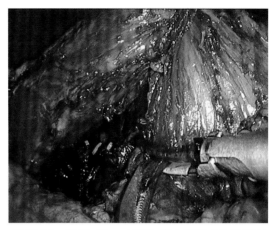

图29-27 较细（7mm以下）的血管可直接用超声刀凝断

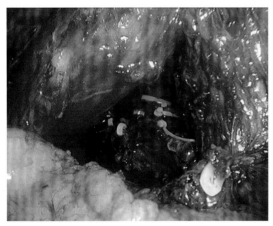

图29-28 食管下段、贲门、胃底处曲张的血管已彻底离断

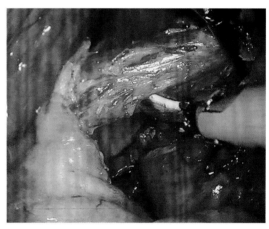

图29-29 注意探查高位食管支及异位食管支，应——切断

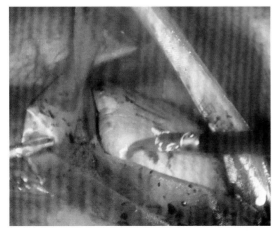

图29-30 将切下的脾放入标本袋中取出，放置腹腔引流管，手术结束

八、术后观察与处理

术后适当应用止血、止痛药，对血液病的病人术后24小时需预防性应用抗生素，有关皮质类固醇的应用应根据血液病专家的意见。病人当天清醒后可进流质。及时观察处理血小板升高。

第三十章 腹腔镜胰体尾切除术

一、手术适应证

局限于胰腺体尾部的良、恶性肿瘤和囊肿。

二、手术禁忌证

胰腺尾部肿瘤过大或者恶性肿瘤侵犯周围脏器。

三、特殊仪器设备

30°腹腔镜；线形切割吻合器；超声刀；标本取出袋；腹腔镜施夹器；腹腔镜手术用抓钳和分离钳；扇形牵开器（备用）；冲洗/吸引器。

四、术前特殊准备

对于有症状的患者，应进行影像学检查以明确肿瘤大小、位置、囊实性等，较大或恶性肿瘤，可在术前进行介入治疗将肿瘤血管栓塞使肿瘤体积缩小，或放射治疗，以减低手术难度和手术风险。

五、麻醉方法

气管插管全身麻醉。

六、体位与穿刺口位置

平卧两腿分开位，术者站在患者两腿之间。穿刺口位置见图30-1示。

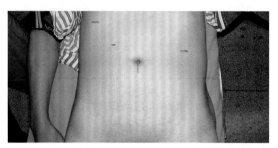

图30-1 腹壁穿刺口位置

七、手术步骤

具体步骤和相关资料见图30-2～图30-14。

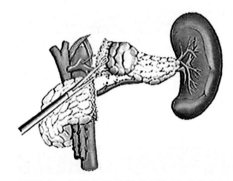

图30-2 保留脾脏的胰体尾切除术示意图

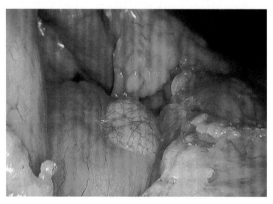

图30-3 腔镜下探查胰腺，见胰体部肿瘤

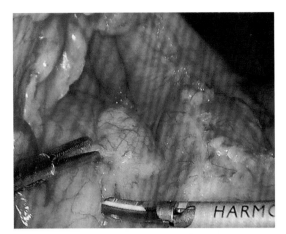

图30-4　用超声刀分离胰腺体尾部

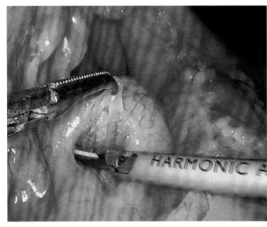

图30-5　注意避免损伤胰腺周围的大血管

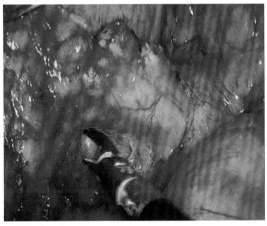

图30-6　分离胰后到胰上缘处会遇到脾血管，应该
小心避免损伤

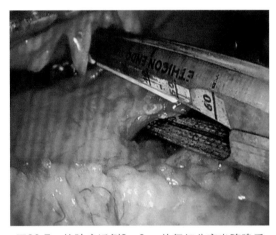

图30-7　从肿瘤近侧2～3cm处仔细分离出胰腺后
方，小心插入线形切割吻合器，分次切断胰腺

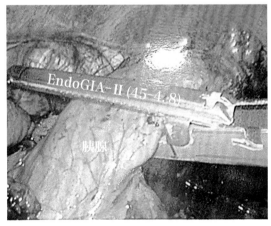

图30-8　将胰腺上缘的脾血管分离开后，也可以一
次切断胰腺

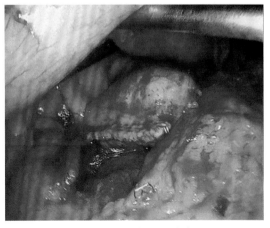

图30-9　切断后的胰腺

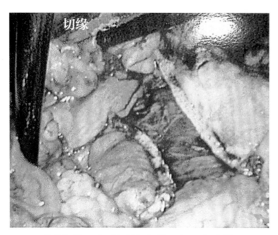

图30-10 切断后检查断面有无出血等

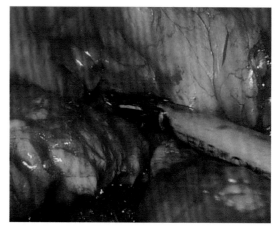

图30-11 再将包括肿瘤在内的胰体尾部用超声刀
等分离切除

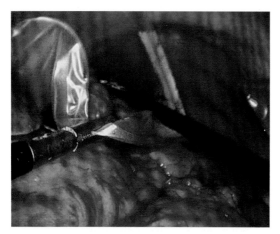

图30-12 将切除的标本装入标本袋取出腹腔

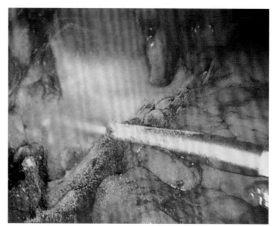

图30-13 用蛋白胶喷涂止血

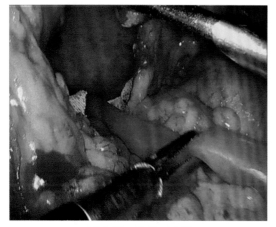

图30-14 放置引流管

八、术后观察与处理

1. 注意观察腹腔引流液的量和质，并测定引流液的淀粉酶含量。

2. 避免过早拔除腹腔引流管引起胰腺假性囊肿。

（本章图30-2、图30-8、图30-10来源于 Dr. Michel Gagner）

第三十一章

腹腔镜胰十二指肠切除术

一、手术适应证

1. 胰头部癌、Vater壶腹癌、胆总管下段癌、壶腹周围的十二指肠癌。

2. 其他如十二指肠平滑肌肉瘤、类癌、胰腺囊腺癌等疾病，必要时可选用此术。

二、手术禁忌证

肝脏已发生转移；胆总管和肝管转移；肝门、胆总管周围和胰上方淋巴结广泛转移；肿瘤已侵及门静脉和肠系膜上静脉；胰头或壶腹周围已与下腔静脉或主动脉紧密粘连。

三、特殊仪器设备

30°腹腔镜；线形切割吻合器；超声刀；标本取出袋；腹腔镜施夹器；腹腔镜手术用抓钳和分离钳；扇形牵开器（备用）；冲洗/吸引器。

四、术前特殊准备

1. 对于有症状的患者，应进行影像学检查以明确肿瘤大小、位置、囊实性等，较大或恶性肿瘤，可在术前进行介入治疗将肿瘤血管栓塞使肿瘤体积缩小，或放射治疗，以减低手术难度和手术风险。

2. 术前注意纠正贫血、低蛋白血症及电解质紊乱，补充维生素。

3. 抗生素肠道准备。

4. 放置胃管、尿管。

5. 预防性应用抗生素。

五、麻醉方法

气管插管全身麻醉。

六、体位与穿刺口位置

平卧两腿分开位，术者站在患者两腿之间。

七、手术步骤

具体步骤和相关资料见图31-1～图31-23。

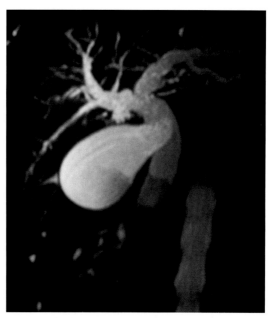

图31-1 MRCP示肝内外胆管扩张，胆囊肿大，胆总管上段扩张，下段显影中断

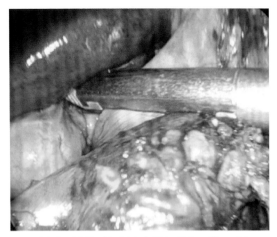

图31-2 用线形切割吻合器切断十二指肠球部

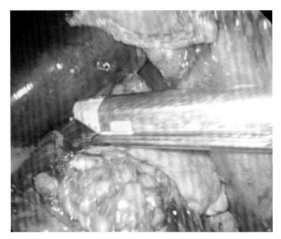

图31-3 十二指肠已经切断

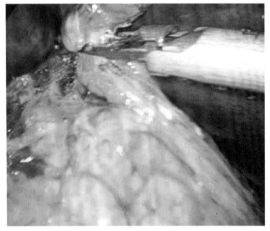

图31-4 清扫肝总动脉淋巴结

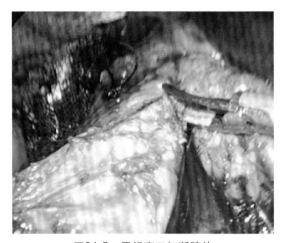

图31-5 用超声刀切断胰体

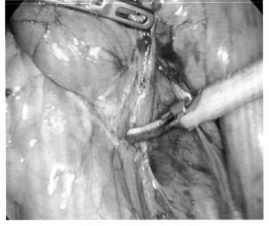

图31-6 游离空肠起始段

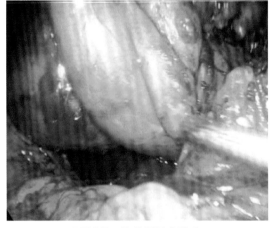

图31-7 从外侧游离胰头

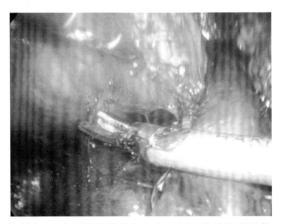

图31-8 由下腔静脉前方向上翻起胰头并继续游离胰头

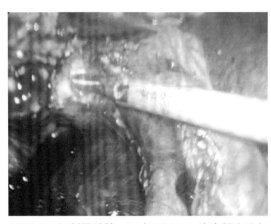

图31-9 切断胆总管，图中可以显示胰腺断端后方的门静脉

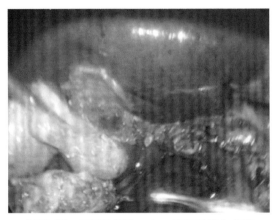

图31-10 切下的胰头、十二指肠及部分空肠

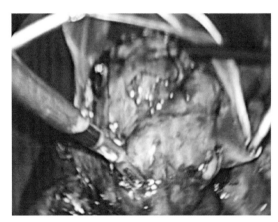

图31-11 将切下的胰头、十二指肠等标本装入标本袋中

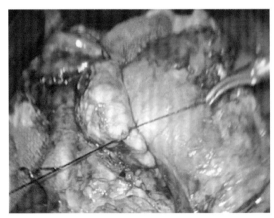

图31-12 用线缝合胃窦后壁和胰腺断端，拟行胰胃吻合

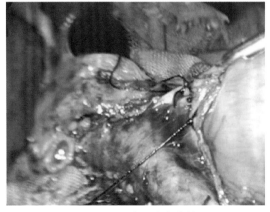

图31-13 胰胃吻合完毕

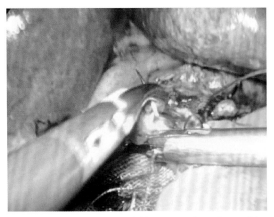

图31-14 缝合吻合胆总管-空肠，先后壁，再侧
壁，后前壁

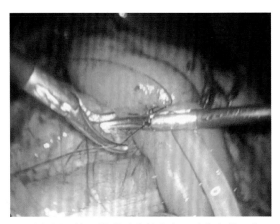

图31-15 放置胆道引流管由空肠壁穿出并固定

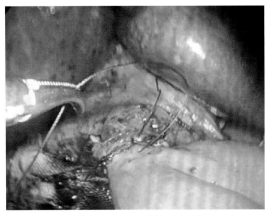

图31-16 吻合胆总管-空肠前壁

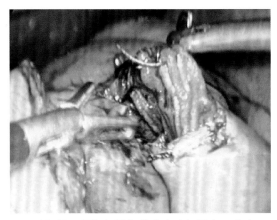

图31-17 用切割器加缝合方法行胃空肠吻合

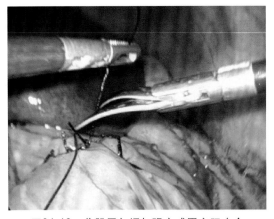

图31-18 浆肌层包埋加强完成胃空肠吻合

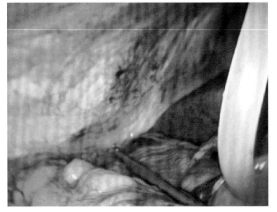

图31-19 冲洗腹腔，引出胆道引流管，放置腹腔
引流管

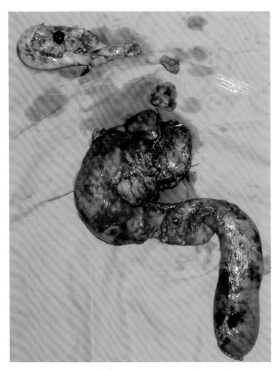

图31-20 切下的胰头、十二指肠、部分空肠及胆囊（含结石）

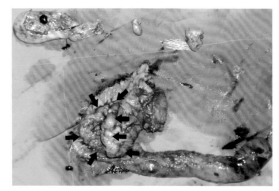

图31-21 箭头示肿瘤位置

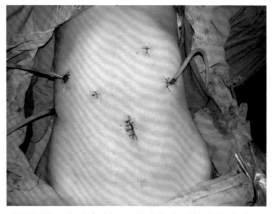

图31-22 腹壁穿刺口、取出标本时扩大的脐孔及引流管位置

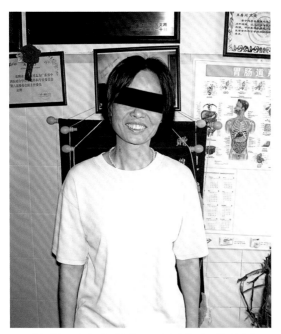

图31-23 病人术后2个月回医院复查,情况良好

八、术后观察与处理

1. 注意观察腹腔引流液的量和质,并测定引流液的淀粉酶含量。

2. 避免过早拔除腹腔引流管。

3. 禁食期间,注意水、电解质平衡及给予静脉营养支持。

4. 保持胃肠减压通畅,术后3~4天肠蠕动恢复,肛门排气后即可拔除胃管。

5. 拔除胃管后,可进少量流质,通常在术后5天可进全量流质,术后8天进半流质,术后14天进食软饭。

6. 应用抗生素;注意术后出血、胆汁漏、胰漏等并发症。

7. 病人大多体弱,手术时间长,术后注意观察。

第三十二章 腹腔镜胰尾囊肿切除术

一、手术适应证

局限于胰腺尾部的囊肿。

二、手术禁忌证

胰腺尾部肿瘤过大或者恶性肿瘤侵犯周围脏器。

三、特殊仪器设备

30°腹腔镜；线形切割吻合器；超声刀；标本取出袋；腹腔镜施夹器；腹腔镜手术用抓钳和分离钳；扇形牵开器（备用）；冲洗/吸引器。

四、术前特殊准备

对于有症状的患者，应进行影像学检查以明确肿瘤大小、位置、囊实性等，较大或恶性肿瘤，可在术前进行介入治疗将肿瘤血管栓塞使肿瘤体积缩小，或放射治疗，以减低手术难度和手术风险。

五、麻醉方法

气管插管全身麻醉。

六、体位与穿刺口位置

平卧两腿分开位，术者站在患者两腿之间。穿刺口位置见图32-1示。

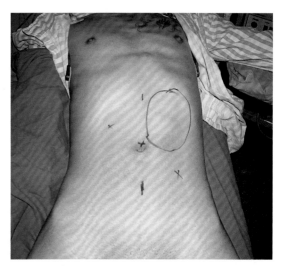

图32-1　腹壁穿刺口及胰尾囊肿的位置

七、手术步骤

具体步骤和相关资料见图32-2～图32-11。

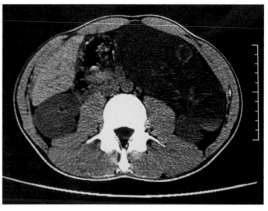

图32-2　CT提示胰尾巨大囊肿

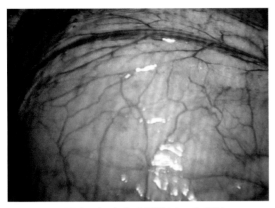

图32-3 探查腹腔见胰尾巨大囊肿

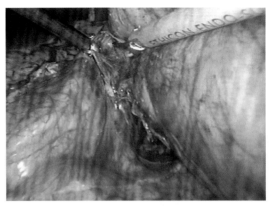

图32-4 用超声刀分离胰尾与囊肿

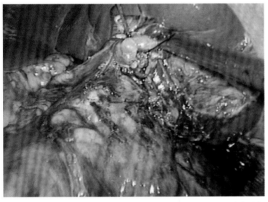

图32-5 囊肿切除，胰尾断端结扎要牢靠，并加线
圈套扎防止胰瘘

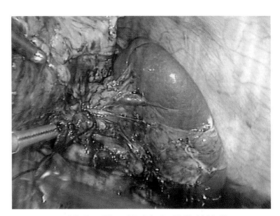

图32-6 胰尾断端仔细结扎并缝扎

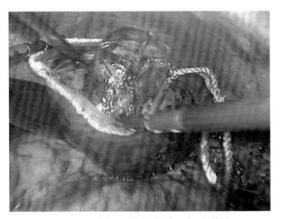

图32-7 将切下的标本放入标本袋中

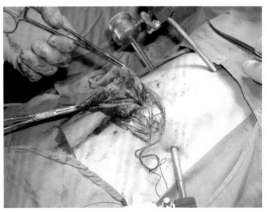

图32-8 从扩大的脐部切口取出标本

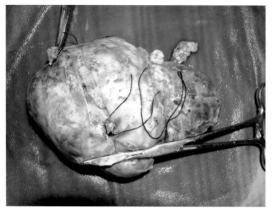

图32-9 切下的胰尾囊肿

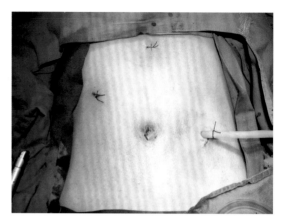

图32-10 腹壁穿刺口及引流管位置

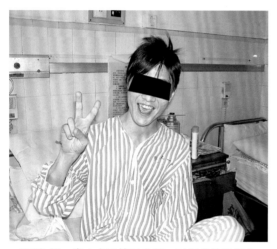

图32-11 病人术后情况良好，对手术效果满意

八、术后观察与处理

1. 注意观察腹腔引流液的量和质，并测定引流液的淀粉酶含量。

2. 避免过早拔除腹腔引流管引起胰腺假性囊肿。

第三十三章 腹腔镜胃十二指肠溃疡穿孔修补术

一、手术适应证

腹腔镜胃十二指肠穿孔修补术和开腹修补术具有同样的适应证，主要适合于病情较重，不能耐受胃大部切除手术者，穿孔时间超过12小时，且腹腔内感染严重者；患者年轻，穿孔及周围瘢痕较小，溃疡仍有治愈可能者。

二、手术禁忌证

1. 有上腹部手术史、上腹部广泛粘连者为相对禁忌证。

2. 难以纠正的凝血功能障碍以及合并心、肺等重要脏器功能不全而不能耐受麻醉、手术者。

三、特殊仪器设备

除腹腔镜下胆囊切除术的器械外，还需要持针钳、扇形牵开器。

四、术前特殊准备

同开放手术一样，置胃管持续负压吸引；纠正水、电解质平衡失调；如有休克，应立即抗休克，常规给抗生素抗感染。

五、麻醉方法

气管插管全身静脉复合麻醉或连续硬膜外麻醉。

六、体位与穿刺口位置

患者取仰卧位，头高脚低。需设置4个手术穿刺孔，脐部10mm穿刺孔放入腹腔镜，在腹腔镜直视下分别于剑突下、锁骨中线、腋前线与肋缘交点下各3cm处分别穿刺10mm、5mm、5mm套管针。插入相应器械如持针器、分离钳、冲洗管（图33-1）。

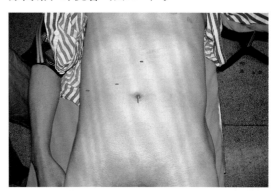

图33-1 腹腔镜胃十二指肠穿孔修补术的腹壁穿刺孔位置

七、手术步骤

具体步骤见图33-2～图33-11。

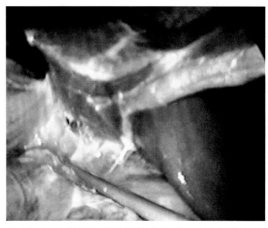

图33-2 在腹腔镜探查腹腔完毕后，穿孔部位多在胃小弯及幽门前壁，在脓苔浓集的地方寻找病灶，一般容易找到

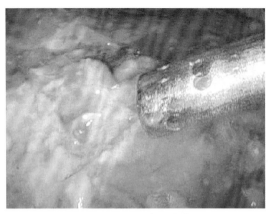

图33-3　发现穿孔部位

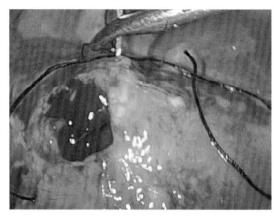

图33-4　如穿孔小，瘢痕也小时，可在穿孔两侧沿胃纵轴用带针的4号丝线做全层缝合

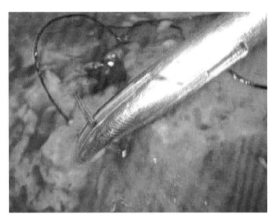

图33-5　腹腔镜下缝合应在穿孔的一侧进针，从穿孔处出针

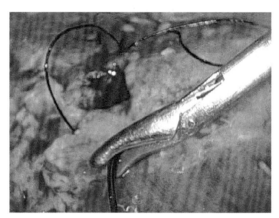

图33-6　然后再从穿孔处进针从穿孔的另一侧出针，完成一次缝合。否则，缝合时容易把胃壁撕裂

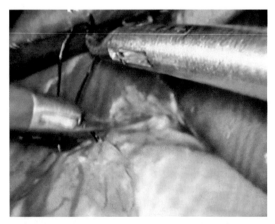

图33-7　如穿孔较大，周边组织硬且有水肿时，组织缝合后不易愈合，或疑有癌变时，应切除一小块组织做病理检查，上述情况，在做全层缝合后，暂不结扎，游离部分大网膜填塞于穿孔内，然后打结

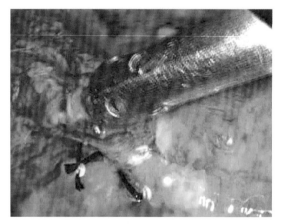

图33-8　穿孔已经缝合修补完成

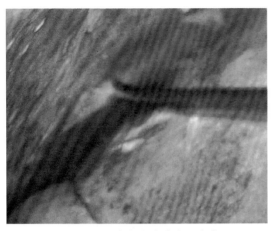

图33-9 吸净腹腔的脓液、渗液

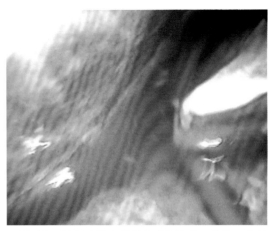

图33-10 用大量温生理盐水冲洗腹腔、盆腔，尤其应注意膈下及肝下。于穿孔附近及盆腔放置引流管引出体外并固定

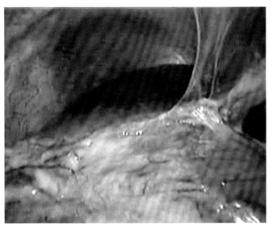

图33-11 腹腔镜胃穿孔修补术后2年，腹腔镜卵巢囊肿手术中发现腹腔粘连很轻微

八、术后观察与处理

术后24小时拔出引流管，48小时拔出胃管；术后根据病人情况给予抗生素3~5天；肠功能恢复后开始予口服流质饮食；恢复饮食后即可开始规范的溃疡病的药物治疗；6周后复查胃镜，了解溃疡愈合情况。

第三十四章 腹腔镜贲门食管肌切开术治疗贲门失弛缓症

一、手术适应证

诊断明确，内科保守治疗症状改善不明显者，或贲门扩张术后哽噎症状又复现者，患者心、肺功能储备差，不能耐受常规开胸手术的患者。

二、手术禁忌证

有先天性心脏、肺脏疾病不能够耐受气腹；合并先天性膈疝等。

三、特殊仪器设备

超声刀、持针器、扇形牵开器等。

四、术前特殊准备

1. 根据情况纠正脱水和电解质紊乱。
2. 术前置胃管，温盐水洗胃。

五、麻醉

气管插管全身麻醉。

六、体位与穿刺口位置

平卧位，术者站在患者的左侧。穿刺口位置见图34-1示。

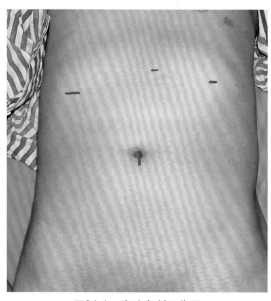

图34-1 腹壁穿刺口位置

七、手术步骤

具体步骤和相关资料见图34-2～图34-7。

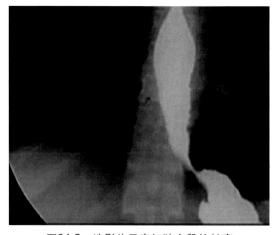

图34-2 造影片示贲门狭窄段的长度

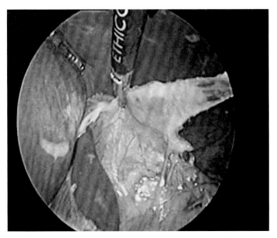

图34-3　先用超声刀切开贲门前腹膜，显露贲门和下段食管

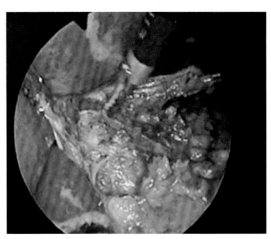

图34-4　根据术前检查结果，确定贲门位置

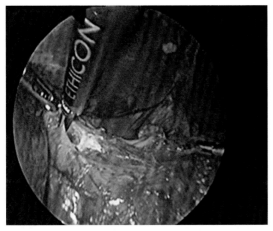

图34-5　超声刀纵行切开食管下端和贲门部浆肌层达黏膜

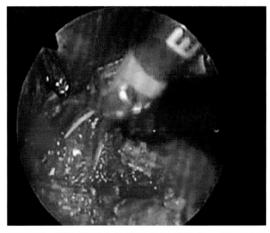

图34-6　剥离肌层与黏膜间的疏松粘连，剥离范围至食管全围1/2以上，使食管下段黏膜膨出

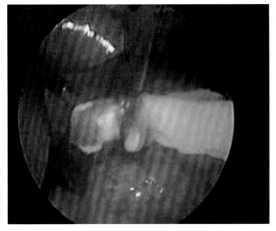

图34-7　用纱布拭净术野，观察无出血及食管无穿孔，拔出套管，术毕

八、术后处理

手术效果堪与开胸手术媲美，而在手术创伤、术后住院时间及不破坏美容方面却明显优于后者。

腹腔镜的食管肌层切开术已被越来越多的医师和患者所接受，并且逐步替代常规开胸和开腹手术。

该手术最严重的并发症是食管黏膜穿孔，一般可于镜下用5-0可吸收线8字缝合，术后禁食3~4天，逐渐恢复饮食。如镜下修补困难，则应及时中转开腹。术后第1天即可恢复流质饮食。

（本章图片来源于胡三元医生）

第三十五章 腹腔镜胃底贲门癌根治术

一、手术适应证

早期胃底贲门癌。

病人最好以前没有手术史，有较明确的贲门癌的分类和分期，对这些肿瘤来说，上消化道内镜检查和对比造影是主要的诊断方法，并以活检的组织学诊断为金标准。估计术中能达到清除的淋巴结站别能够超越或等于已有转移的淋巴结的站别。

近来，部分医生认为行全胃切除术后更少发生胃食管反流，生活质量更好。

二、手术禁忌证

1. 贲门癌并急性大出血。

2. 估计腹腔镜镜下难以清扫干净的伴有淋巴结转移的胃底贲门癌。

3. 有上腹部手术史、上腹部广泛粘连者为相对禁忌证。

4. 有严重出血倾向以及合并心、肺等重要脏器功能不全而不能耐受麻醉和手术者。

三、特殊器械

腹腔镜用的胃肠钳、线形切割吻合器、超声刀、肝脏牵开器、腹腔镜用持针器。

四、术前特殊准备

术前准备与开腹手术相同。术前进行胃镜检查对病灶定位和活检定性有用。标准的术前检查：除临床体检外，有血液化验、心电图、胸部X线透视、腹部CT扫描以及心肺功能测定等，了解病人全身各器官功能状况，评估其对腹腔镜手术的耐受性。此外，应配血备用和行胃肠减压。

五、麻醉方法

全身麻醉。

六、体位与穿刺口位置

仰卧位病人两腿分开，或者截石位。穿刺口位置见图35-1示。手术者站在病人两腿之间。

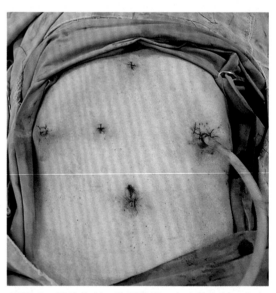

图35-1 腹壁穿刺口位置情况，左上腹穿刺口为主操作孔，并需要扩大放置圆形吻合器及取出标本、放置引流管

七、手术步骤

具体步骤见图35-2～图35-28。

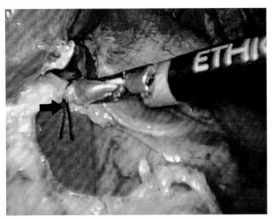

图35-2 部分游离肝左外叶韧带，以方便贲门部的显露，沿肝边缘游离小网膜，大的血管(箭头示)以丝线结扎后用超声刀切断

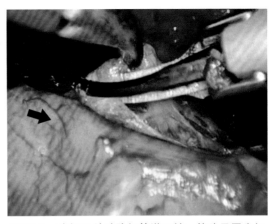

图35-3 清扫肝总动脉组等淋巴结，箭头示胃幽门部位置

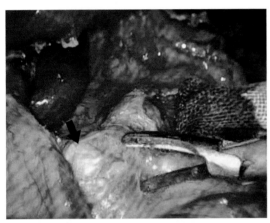

图35-4 用超声刀游离胃大弯，清扫大弯、脾门、贲门左淋巴结，还需要清扫的淋巴结如胃小弯淋巴结等，箭头示肝总动脉

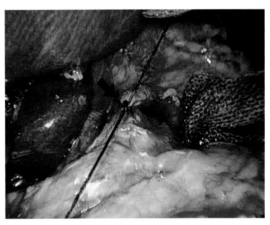

图35-5 淋巴结清扫干净后，于根部用4号丝线结扎胃左动脉

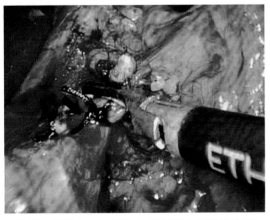

图35-6 用超声刀切断胃左动脉(箭头示结扎线结)

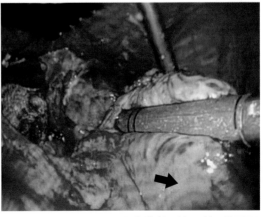

图35-7 用线形切割器分次横断胃体，断胃前需要将胃管回抽入食管内，箭头示需要保留的远端胃

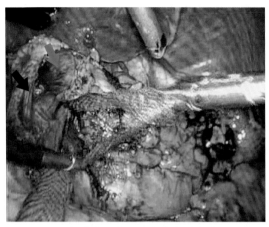

图35-8　用布带结扎贲门上方作牵引食管用，黑箭
　　　　头示肋膈角，蓝箭头示下段食管

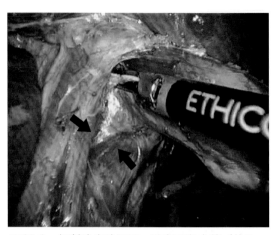

图35-9　切断迷走神经干，游离下段食管（约6cm
　　　　长），箭头示肋膈角

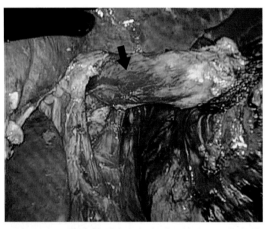

图35-10　下段食管游离已经完成，箭头示下段食管

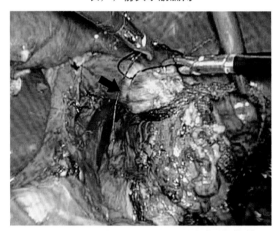

图35-11　用粗丝线在贲门上方3cm处结扎食管下
　　　　端，防止肿瘤和胃内容污染腹腔

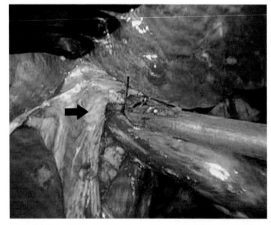

图35-12　将距离贲门6cm处食管用丝线和肋膈角
　　　　缝合固定3～4针以防止食管回缩，箭头示缝合针线

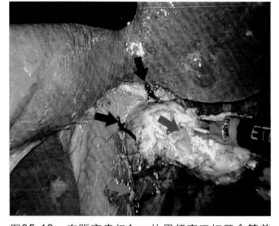

图35-13　在距离贲门4cm处用超声刀切开食管前
　　　　壁，黑箭头示缝合食管与肋膈角的丝线，红箭头示
　　　　食管黏膜，蓝箭头示为减少术后食管反流而缝合修
　　　　补肋膈角的1针缝线

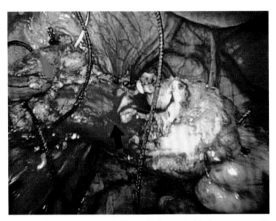

图35-14 用7号丝线荷包缝合食管断端1圈，蓝箭头示食管黏膜，黑箭头示暂不切断的部分食管后壁

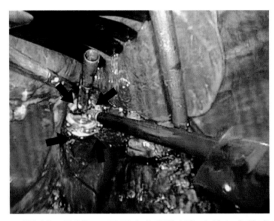

图35-15 将25mm圆形吻合器的抵钉座放入食管残端内，再用超声刀将食管后壁切断，注意不要将荷包线剪断。箭头示残端黏膜

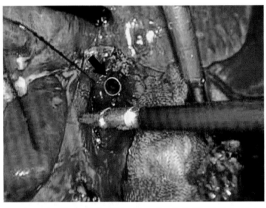

图35-16 收紧荷包线打结，如果食管残端包绕抵钉座不满意，需要加针缝合食管残端，此为手术关键之一，否则容易发生吻合口漏，箭头示食管残端

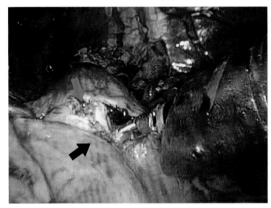

图35-17 在距离断端5cm的远端残胃大弯侧前壁用超声刀纵行切开一条3cm长的切口，蓝箭头示切口，黑箭头示远端胃

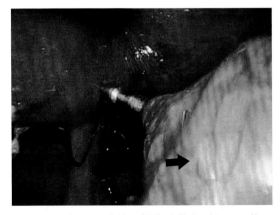

图35-18 将左上腹的主操作孔扩大到3cm，将圆形吻合器插入腹腔，再插入残胃上的切口送入胃腔内，将吻合器头顶到残胃断端处，旋出吻合器钉头，箭头示远端胃

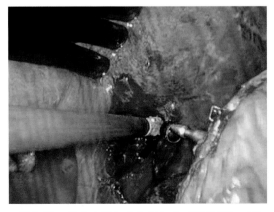

图35-19 将吻合器钉头和抵钉座（箭头示）对接

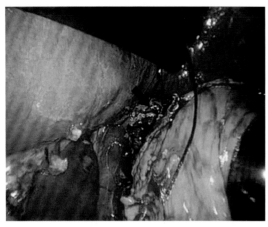

图35-20 旋紧吻合器，击发，完成食管胃吻合，退出吻合器，箭头示吻合口位置

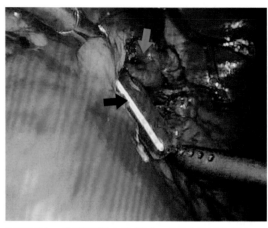

图35-21 将胃管送入残胃内，通过残胃上的切口调整好胃管的位置，黑箭头示从残胃切口伸出的胃管头，蓝箭头示胃黏膜

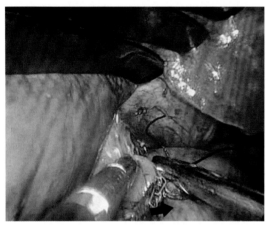

图35-22 将吻合口处的残胃和肋膈角缝合2～3针，减轻吻合口张力，箭头示残胃

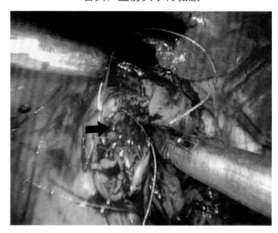

图35-23 用3-0可吸收线间断缝合关闭残胃上的切口（箭头示）

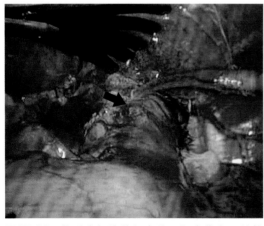

图35-24 将手术切除的标本装入标本袋内，从扩大的主操作孔取出腹腔，用蒸馏水冲洗手术野，箭头示吻合口位置

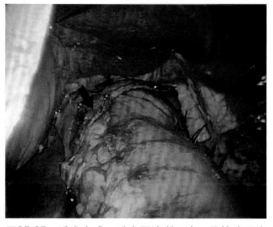

图35-25 手术完成，手术野清晰干净，黑箭头示吻合口位置，蓝箭头示远端胃，吻合口旁边置腹腔引流管1根，从左上腹主操作孔引出

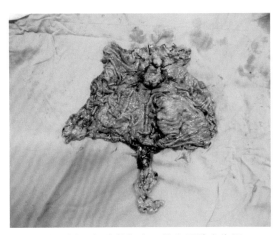

图35-26 切除的标本，箭头示肿瘤位置

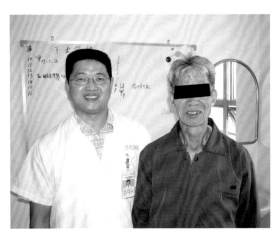

图35-28 病人术后半年回医院复查，情况良好

八、术后观察与处理

腹腔镜胃底贲门癌根治手术的术后处理与传统开放手术基本相同，包括：

1. 保持胃肠减压通畅，术后1～3天肛门排气后（一般较开放手术早），拔除胃管。术后即可拔除尿管。

2. 胃管拔除后，开始进少量流质，逐渐过渡到全量流质、半流质、软饭。

3. 禁食期间，注意水、电解质平衡，给以营养支持治疗。

4. 术中可能有腹腔污染，应给予预防性抗生素治疗3～5天。

5. 术后保持腹腔引流管通畅，术后3～4天拔出。

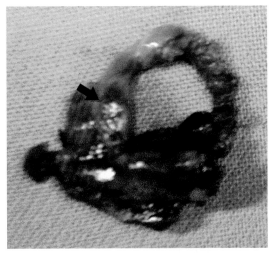

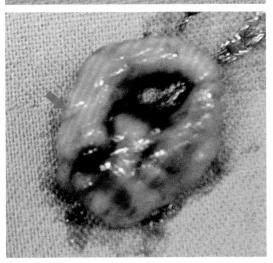

图35-27 吻合器上的2个完整的组织环（黑箭头示食管端，蓝箭头示胃端）

第三十六章 腹腔镜胃空肠吻合术

一、手术适应证

幽门及十二指肠梗阻。若为恶性肿瘤引起梗阻已无法切除者，行腹腔镜胃空肠吻合术作为姑息性的治疗措施。

二、手术禁忌证

1. 有上腹部手术史、上腹部广泛粘连者为相对禁忌证。

2. 难以纠正的凝血功能障碍以及合并心、肺等重要脏器功能不全而不能耐受麻醉和手术者。

三、特殊仪器设备

除腹腔镜下胆囊切除术的器械外，还需要持针钳、线形切割吻合器、超声刀等。

四、术前特殊准备

同开放手术一样，术前行胃镜和钡餐检查明确诊断；术前备血，置胃管和尿管；伴有幽门梗阻的患者，在术前3～5天开始每晚用温生理盐水洗胃，并纠正水、电解质失衡；伴有严重贫血的患者，术前应输血以纠正贫血。

五、麻醉方法

气管内插管全身麻醉。

六、体位与穿刺口位置

患者取仰卧位，头高脚低。需设置4个手术穿刺孔，脐部10mm穿刺孔放入腹腔镜，右肋缘下5mm穿刺孔用以牵开肝脏，另两个手术操作孔分别设在左、右侧腹壁平脐处，左侧12mm穿刺孔供线形切割吻合器进入（图36-1）。

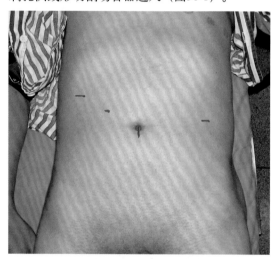

图36-1 腹腔镜胃空肠吻合术的腹壁穿刺口位置

七、手术步骤

具体步骤见图36-2～图36-13。

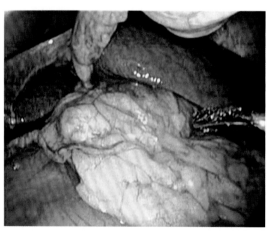

图36-2 探查清楚原发疾病，决定行胃空肠吻合手术

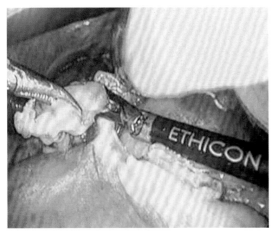

图36-3 用超声刀切取肿大淋巴结进行活检，明确原发疾病

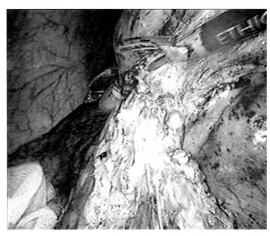

图36-4 也可以用超声刀切除小块肿瘤边缘进行活检

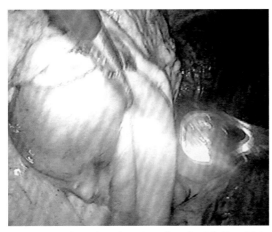

图36-5 选择与十二指肠空肠曲距离适宜的一段空肠袢进行胃空肠吻合

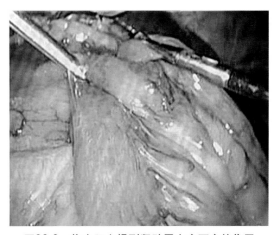

图36-6 将小肠上提到紧贴胃大弯下方的位置

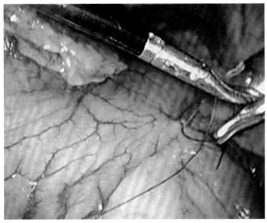

图36-7 在胃空肠吻合口的两侧先缝两针牵引线将胃和空肠靠拢

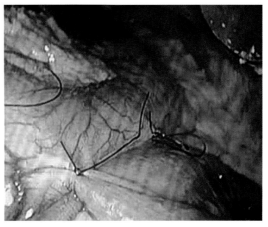

图36-8 牵引线已经缝合完毕

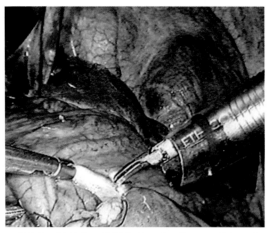

图36-9 用超声刀将胃和空肠分别切开一个1cm大小的小口，将45mm（蓝钉）线形切割吻合器的两臂分别伸入胃和空肠的小切口内

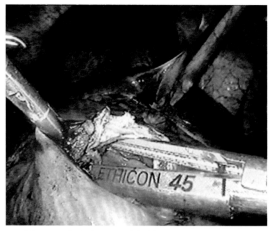

图36-10 当吻合器两臂安放的位置正确无误后，即可将其两臂拉拢，击发而完成胃空肠吻合术

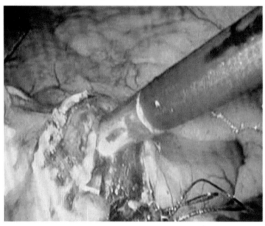

图36-11 通过吻合口处的小口直视下调整好胃管的位置

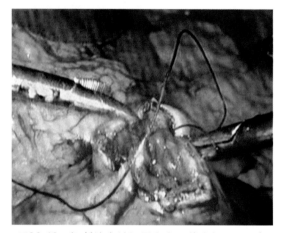

图36-12 间断缝合关闭胃和空肠的小切口。一般只需缝一层就够了，如果不放心，可以缝合两层

八、术后观察与处理

1. 保持胃肠减压通畅，术后1～3天肛门排气后（一般较开放手术早），拔除胃管。术后即可拔除尿管。

2. 胃管拔除后，开始进少量流质，逐渐过渡到全量流质、半流质、软饭。

3. 禁食期间，注意水、电解质平衡，给以营养支持治疗。

4. 术中可能有腹腔污染，应给予预防性抗生素治疗3～5天。

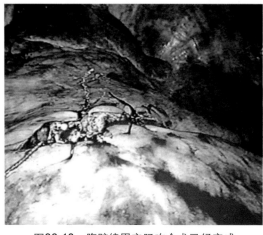

图36-13 腹腔镜胃空肠吻合术已经完成

第三十七章 腹腔镜胃大部分切除术

一、手术适应证

顽固性十二指肠溃疡、内科治疗无效的比较大的胃溃疡、慢性胃溃疡、怀疑有恶变的胃溃疡及伴有幽门梗阻、反复出血、穿孔的胃十二指肠溃疡。

二、手术禁忌证

胃十二指肠溃疡合并急性大出血时；有上腹部手术史、上腹部广泛粘连者为相对禁忌证；难以纠正的凝血功能障碍以及合并心、肺等重要脏器功能不全而不能耐受麻醉和手术者。

三、特殊仪器设备

持针钳、扇形牵开器、超声刀、5mm和10mm腹腔镜胃肠抓钳、线形切割吻合器并准备45mm蓝钉、绿钉、白钉分别用于钉合血管和胃壁、12mm穿刺套管。

四、术前特殊准备

同开放手术一样，无特殊准备，术前行胃镜和钡餐检查明确诊断，怀疑有恶性变时需要进行活组织检查。术前备血，置胃管和尿管。伴有幽门梗阻的患者，在术前3～5天开始每晚用温生理盐水洗胃，并纠正水、电解质失衡；伴有严重贫血的患者，术前应输血以纠正贫血。

五、麻醉方法

气管内插管全身麻醉。

六、体位与穿刺口位置

患者取仰卧位，头高脚低。脐部为10mm观察孔，用于置入腹腔镜。左肋缘腋前线12mm为主操纵孔，右肋缘下锁骨中线10mm及其右下方5cm处的5mm穿刺孔为辅助操作孔（图37-1）。

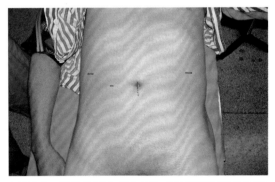

图37-1 腹腔镜胃大部分切除术的腹壁穿刺口位置

七、手术步骤

具体步骤和相关资料见图37-2～图37-21。

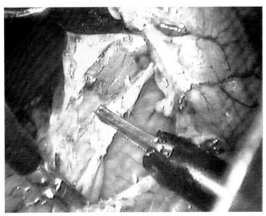

图37-2 用超声刀沿胃大弯分离大网膜，可以在血管弓内或者弓外进行

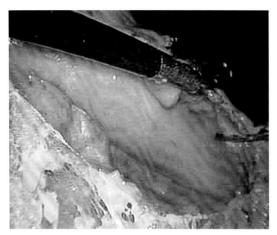

图37-3　用超声刀沿胃大弯继续向左上分离

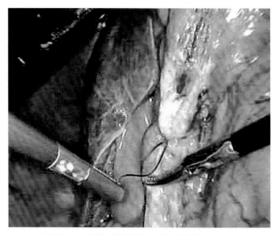

图37-4　用丝线结扎切断胃网膜右动脉

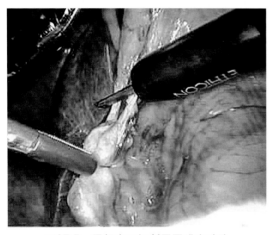

图37-5　用超声刀切断胃网膜右动脉

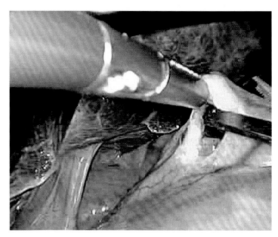

图37-6　沿胃小弯用超声刀分离小网膜，最好靠近胃壁进行

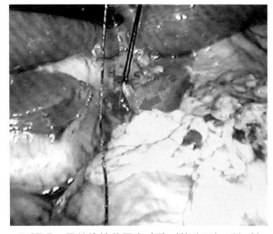

图37-7　用丝线结扎胃右动脉（箭头示）后切断

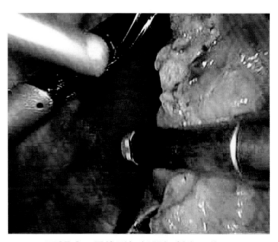

图37-8　用线形切割器切断十二指肠

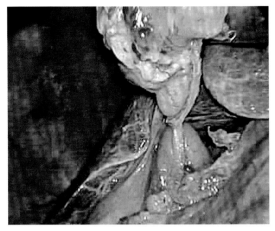

图37-9 继续切断十二指肠

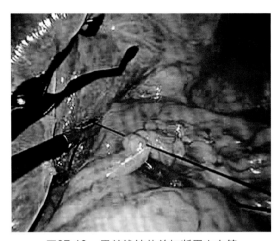

图37-10 用丝线结扎并切断胃左血管

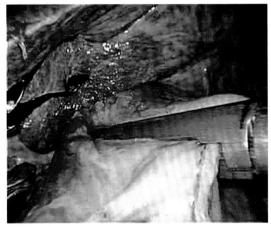

图37-11 用线形切割器分次横断胃体

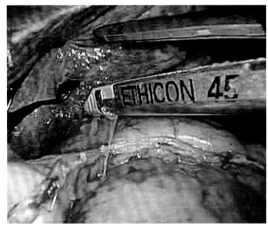

图37-12 继续用切割器切断胃体

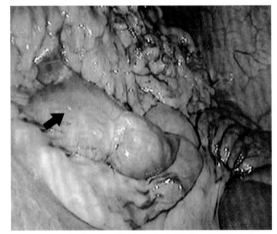

图37-13 提起上翻横结肠和大网膜，寻找到空肠
起始端（箭头示）

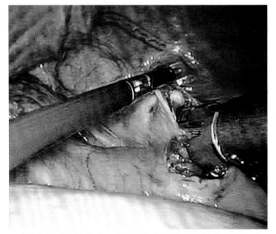

图37-14 将距离空肠起始端合适位置（12~15cm）
的空肠上提与残胃行胃空肠吻合术，笔者喜欢行结肠
前、半口、近端对大弯吻合。先用丝线缝合牵引线，
再用超声刀在残胃和空肠上各切开一个小口插入线形
吻合器

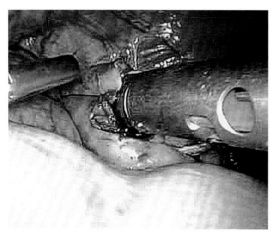

图37-15 击发45mm长度的吻合器完成胃空肠吻合

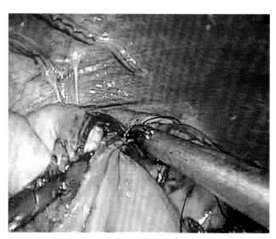

图37-16 用可吸收线间断缝合关闭插入切割吻合器的胃和空肠的小口

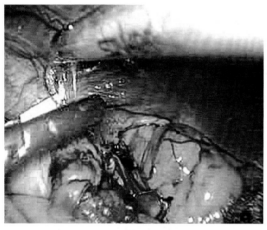

图37-17 浆肌层包埋加强

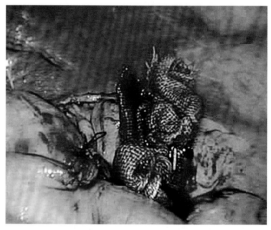

图37-18 吻合完毕的胃空肠吻合口

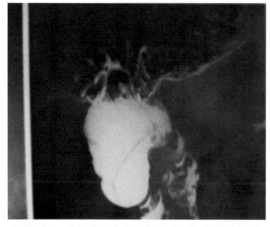

图37-19 腹腔镜胃大部分切除术后钡餐检查见吻合口通畅

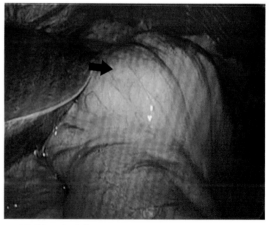

图37-20 腹腔镜胃大部分切除术后3年，行腹腔镜疝修补时见腹腔无明显粘连，箭头示胃空肠吻合口

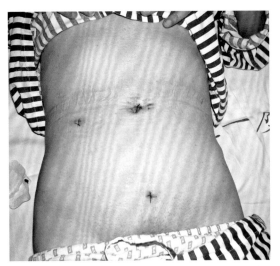

图37-21　球部溃疡大出血行急症腹腔镜胃大部分切除术后3年再行TAPP后的腹壁情况

八、术后观察与处理

1. 观察引流物的量及性状，如发现有吻合口漏，延长引流管拔除时间，必要时行腹腔镜探查。

2. 观察腹部及其他生命体征。

3. 保持胃肠减压通畅，术后1～3天肛门排气后（一般较开放手术早）拔除胃管，开始进少量流质，逐渐过渡到全量流质、半流质、软饭。

4. 禁食期间，注意水、电解质平衡，给以营养支持治疗。

5. 术中可能有腹腔污染，应给予预防性抗生素治疗3～5天。

第三十八章 腹腔镜胃部分切除术

一、手术适应证

胃巨大息肉和通过内镜技术不能切除的息肉；胃间质瘤；胃的原位癌。

二、手术禁忌证

中晚期胃癌；有上腹部手术史、上腹部广泛粘连者为相对禁忌证；难以纠正的凝血功能障碍以及合并心、肺等重要脏器功能不全而不能耐受麻醉和手术者。

三、特殊仪器设备

持针钳、扇形牵开器、超声刀、线形切割吻合器。

四、术前特殊准备

同开放手术一样，术前应行钡餐或胃镜检查进一步明确诊断，并准备纤维胃镜，以预防术中不能发现病灶。

五、麻醉方法

气管内插管全身麻醉。

六、体位与穿刺口位置

患者取仰卧位，头高脚低。脐部为10mm观察孔，用于置入腹腔镜。左肋缘腋前线12mm为主操纵孔，右肋缘下锁骨中线10mm及其右下方5cm处的5mm穿刺孔为辅助操作孔（图38-1）。

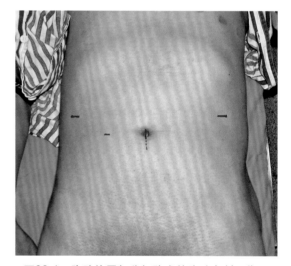

图38-1　腹腔镜胃部分切除术的腹壁穿刺口位置

七、手术步骤

具体步骤见图38-2～图38-43。

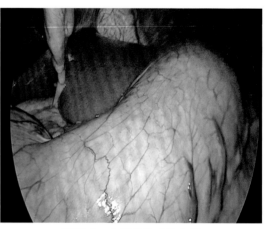

图38-2　先寻找肿瘤的位置

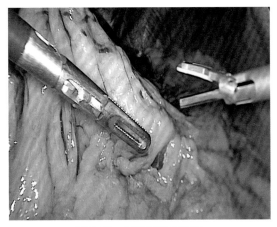

图38-3 切开胃结肠韧带

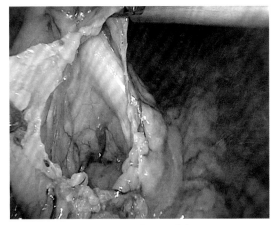

图38-4 进入网膜囊

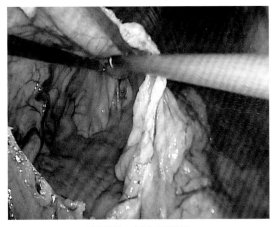

图38-5 探查胃后壁

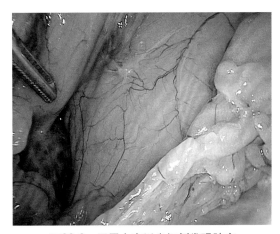

图38-6 于胃大弯近幽门侧发现肿瘤

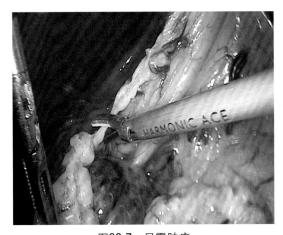

图38-7 显露肿瘤

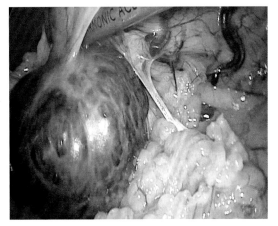

图38-8 肿瘤与胃的关系

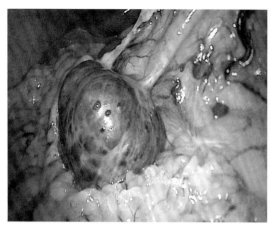

图38-9　完全显露出肿瘤（间质瘤并出血）

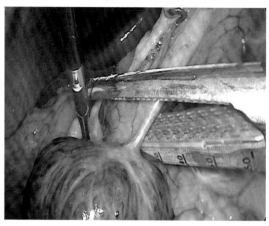

图38-10　直线切割闭合器切除肿瘤和少量胃壁

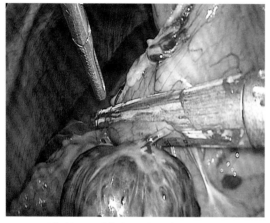

图38-11　明确切割器夹闭位置是否正确

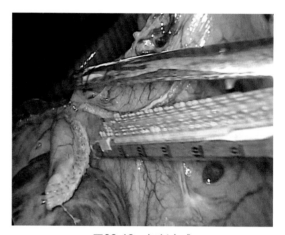

图38-12　切割完成

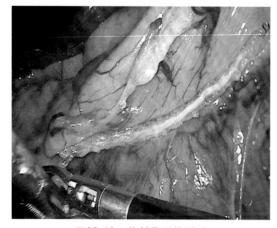

图38-13　剪断最后的联系

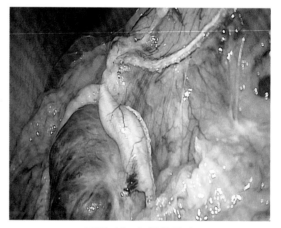

图38-14　切除的肿瘤

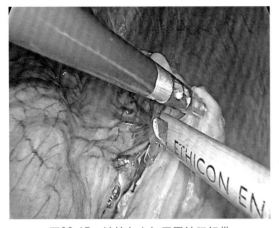

图38-15 继续向上切开胃结肠韧带

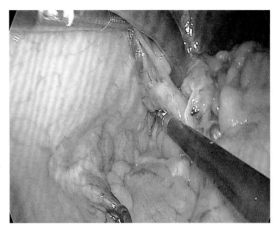

图38-16 继续探查

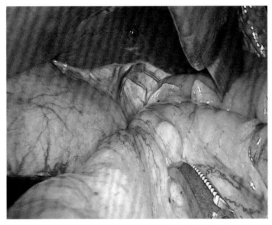

图38-17 胃前壁发现一个小的间质瘤

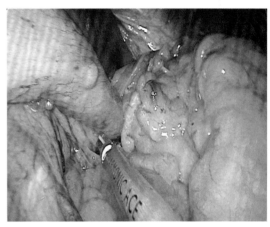

图38-18 确定切除范围

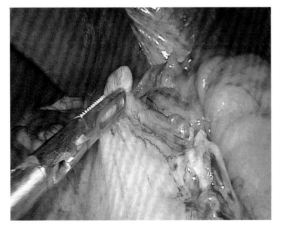

图38-19 提起肿瘤

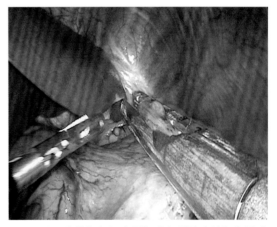

图38-20 直线切割闭合器切除包括肿瘤的部分胃壁

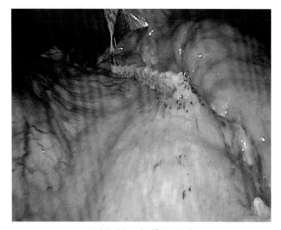

图38-21　切缘无出血

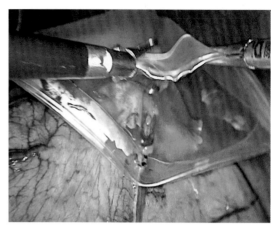

图38-22　置入标本袋

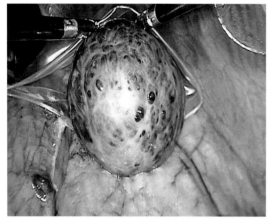

图38-23　标本置入标本袋

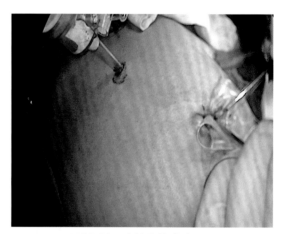

图38-24　由扩大的脐孔取出

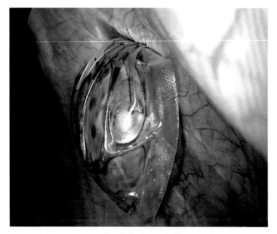

图38-25　可以将肿瘤在标本袋内分块后取出

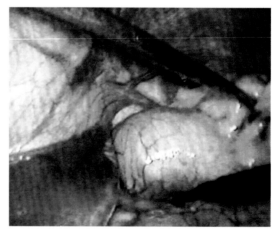

图38-26　另一例间质瘤病人，先寻找肿瘤的位置

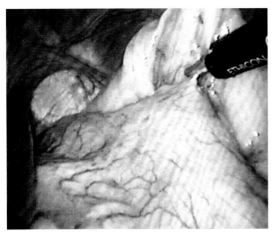

图38-27 将拟切除部分的胃大弯网膜用超声刀切开

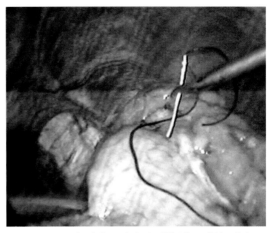

图38-28 在肿瘤上缝合牵引线1根以提起肿瘤

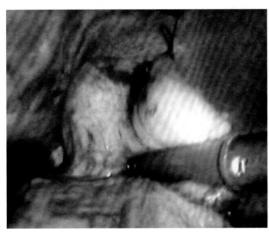

图38-29 用线形切割器切除包括肿瘤在内的部分胃体、胃底

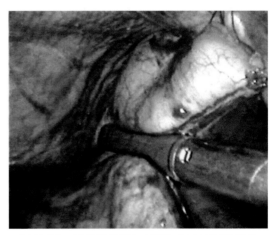

图38-30 继续用线形切割器切割直至切除肿瘤

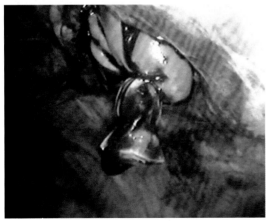

图38-31 将切除的胃肿瘤装入橡皮手套做成的标本袋内取出腹腔

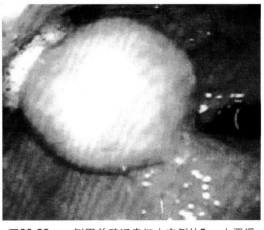

图38-32 一例胃前壁近贲门小弯侧的5cm大平滑肌瘤（胃镜下图像）

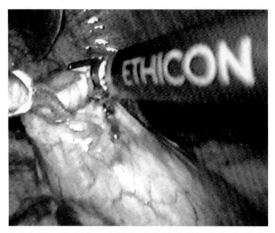

图38-33 用超声刀直接切除含肿瘤蒂部的部分胃壁

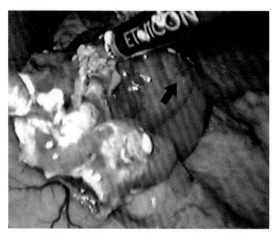

图38-34 超声刀正在切割中，箭头示肿瘤

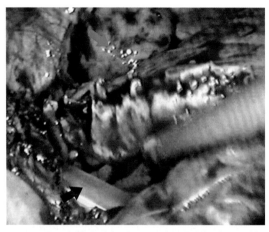

图38-35 含肿瘤的部分胃壁已经成功切除，黑箭
头示胃腔内的胃管，蓝箭头示已经切除的肿瘤

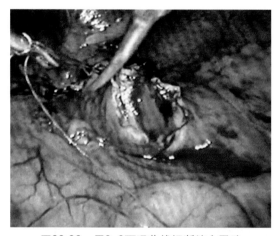

图38-36 用3-0可吸收线间断缝合胃壁

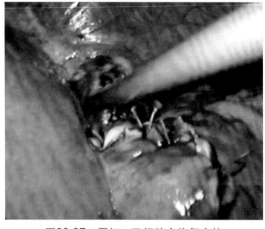

图38-37 胃切口已经缝合修复完毕

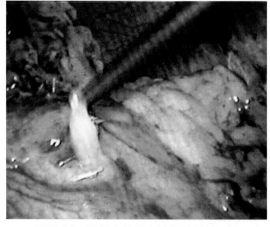

图38-38 可用生物蛋白胶预防胃切口漏

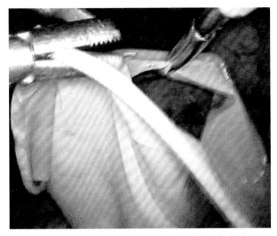

图38-39 切除的标本装入标本袋取出腹腔

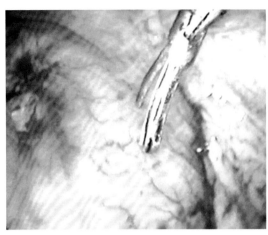

图38-40 另外一例胃体后壁小肿瘤，用超声刀直接切开胃体前壁

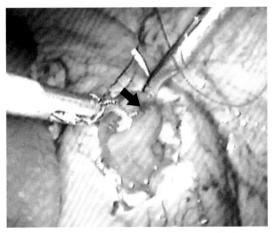

图38-41 找到胃肿瘤（箭头示），缝合牵引线1根

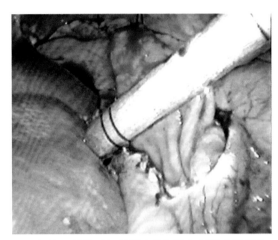

图38-42 用线形切割器直接切除包括肿瘤的部分胃后壁

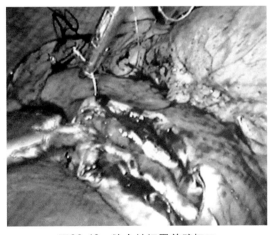

图38-43 缝合关闭胃前壁切口

八、术后观察与处理

1. 保持胃肠减压通畅，术后1～3天肛门排气后，拔除胃管。术后即可拔除尿管。

2. 胃管拔除后，开始进少量流质，逐渐过渡到全量流质、半流质、软饭。

3. 禁食期间，注意水、电解质平衡，给以营养支持治疗。

4. 应给予预防性抗生素治疗3～5天。

第三十九章 腹腔镜胃造口术

一、手术适应证

食管梗阻。食管癌晚期常导致食管梗阻，可行胃造口术灌食；食管良性狭窄的病人可行暂时性的胃造口术维持营养，为进一步手术治疗做准备。

二、手术禁忌证

1. 有上腹部手术史、上腹部广泛粘连者为相对禁忌证。

2. 难以纠正的凝血功能障碍以及合并心、肺等重要脏器功能不全而不能耐受麻醉、手术者。

三、特殊仪器设备

除腹腔镜下胆囊切除术的器械外，还需准备扩张器、16F Foley管等。

四、术前特殊准备

无特殊准备，同开放手术一样，置胃管持续负压吸引；纠正水、电解质平衡失调。

五、麻醉方法

气管插管全身静脉复合麻醉或连续硬膜外麻醉。

六、体位与穿刺口位置

病人取仰卧位，术者站在病人右侧，监视器置于手术台头端左侧，建立气腹。脐部设10mm出入孔置入观察镜，右上腹壁1个操作孔。左上腹设置一个穿刺造瘘口（图39-1）。

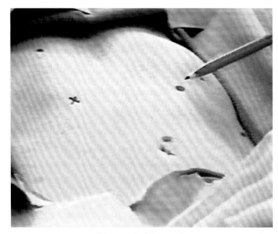

图39-1 穿刺口示意图

七、手术步骤

具体步骤见图39-2～图39-7。

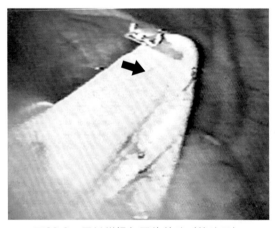

图39-2 用抓钳提起胃体前壁（箭头示）

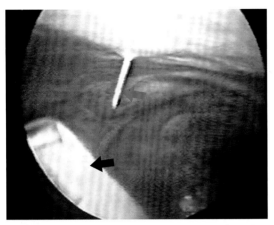

图39-3 将套针（蓝箭头示）从提起的胃前壁刺入胃内（黑箭头示）

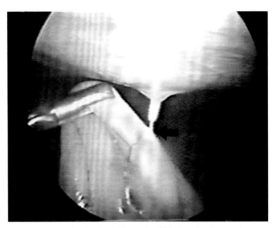

图39-4 沿套针将扩张管（箭头示）插入胃内

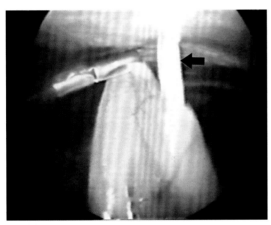

图39-5 沿扩张管将胃造瘘管（箭头示）送入胃腔内，然后拔出扩张管

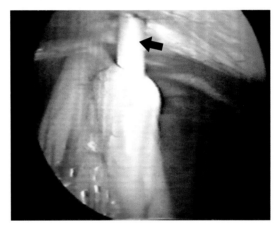

图39-6 将胃造瘘管（箭头示）前端的气囊充气，防止胃造瘘管滑脱

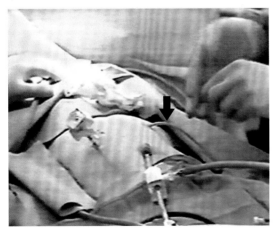

图39-7 拔出腹壁穿刺套管，排出腹腔内的二氧化碳气体，固定胃造瘘管（箭头示）

八、术后观察与处理

1. 若胃造口是以胃肠减压为目的，术后即可接持续负压吸引减压；应注意保持导管的通畅，每日用生理盐水冲洗；胃肠道蠕动功能恢复后即可停止减压，将导管夹住并开始进流质饮食；一般在术后7～10天拔出导管。若胃造口是以灌注营养为目的，则在术后2～3天内应开放引流，待肠蠕动功能恢复后开始灌食。

2. 注意观察伤口有无感染及导管周围皮肤有无糜烂，加强局部清洁及处理。

（本章图片来源于美国外科公司资料）

一、手术适应证

1. 内科治疗失败的顽固性消化性溃疡（现已很少见）。

2. 高选择性迷走神经切除术可与穿孔的胃十二指肠溃疡修补术同时施行。

二、手术禁忌证

1. 内科治疗有效的消化性溃疡。

2. 难以纠正的凝血功能障碍以及合并心、肺等重要脏器功能不全而不能耐受麻醉、手术者。

三、特殊仪器设备

持针钳、扇形牵开器、肠钳及超声刀。

四、术前特殊准备

同开放手术一样，术前应行钡餐和胃镜检查进一步明确诊断，术前置胃管持续负压吸引。

五、麻醉方法

气管内插管全身麻醉。

六、体位与穿刺口位置

多采用头高仰卧截石位，病人双腿分开，术者站立于病人两腿之间，第一助手站于病人左侧，第二助手站于病人右侧，监视器、冲洗器放在病人头侧左上方，右上方另放一监视器。本手术需要4～5个套管。第一个10mm套管位于脐上，右上腹放置一个10mm套管针，放置扇形牵开器向上牵引肝左外叶显露胃底贲门。2～3个操作孔套管分别位上腹部正中及左

上腹（图40-1）。

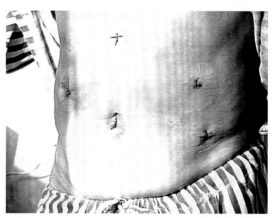

图40-1 腹腔镜胃高选择性迷走神经切断术的腹壁穿刺口位置

七、手术步骤

具体步骤见图40-2～图40-6。

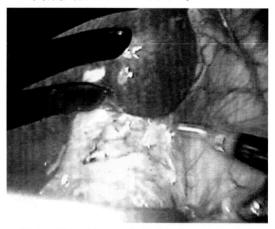

图40-2 用扇形牵开器牵引肝左外叶显露胃小弯，首先辨认Latarjet神经及其鸦爪支，准备保留，助手用Babcock钳向左下方牵拉胃大弯侧，并将大网膜从视野中推开，术者用抓钳向右侧牵拉小网膜，暴露Latarjet神经（鸦爪支）

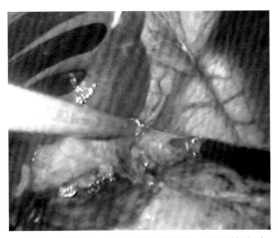

图40-3　用超声刀切开贲门前浆膜，显露迷走神经干

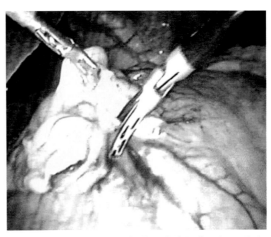

图40-4　用超声刀从胃角的胃边缘向贲门切开分离胃和小网膜

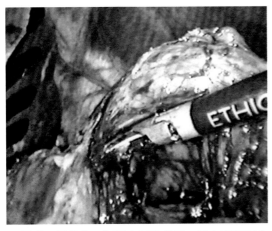

图40-5　用超声刀切开小网膜前层，于小网膜无血管区进入小网膜腔，自鸦爪水平开始，向上分离前叶胃小弯上的血管、神经，直至胃食管交界处，鸦爪上方的3个血管神经束应用超声刀缓慢凝固切断，以避免回缩出血。用同样的方法分离小网膜后层的神经、血管

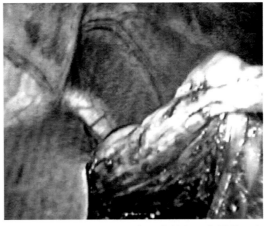

图40-6　小网膜前后层分离至食管与胃交界处，直至His角。最后游离食管下端5～6cm，然后寻找食管左侧壁的迷走神经分支——Grassi分支并将其切断，以防术后溃疡的复发。整个分离过程中，应特别注意避免损伤迷走神经的主干，不要过分靠近胃小弯，以免胃小弯处胃组织坏死和形成胃瘘

八、术后观察与处理

1. 保持胃肠减压通畅，术后1～3天肛门排气后（一般较开放手术早），拔除胃管。术后即可拔除尿管。

2. 胃管拔除后，开始进少量流质，逐渐过渡到全量流质、半流质、软饭。

3. 禁食期间，注意水、电解质平衡，给以营养支持治疗；应给予预防性抗生素治疗3～5天。

第四十一章 腹腔镜远端胃癌根治性切除术

一、手术适应证

早期胃窦癌。进展期胃窦癌也可以进行D2淋巴结清扫手术。

二、手术禁忌证

1. 胃十二指肠溃疡并急性大出血。

2. 估计腹腔镜镜下难以清扫干净的伴有淋巴结转移的胃癌。

3. 有上腹部手术史、上腹部广泛粘连者为相对禁忌证。

4. 有严重出血倾向以及合并心、肺等重要脏器功能不全而不能耐受麻醉和手术者。

三、特殊仪器设备

持针钳、扇形牵开器、超声刀、5mm和10mm腹腔镜胃肠抓钳、线形切割吻合器；需准备45mm、35mm、60mm钉仓，并准备蓝钉、绿钉、白钉分别用于钉合血管和胃壁、12mm穿刺套管。

四、术前特殊准备

1. 纠正贫血，补充营养及维生素。

2. 合并有幽门梗阻的病人，术前洗胃，并改流质3天。必要时需禁食和持续胃减压。

3. 伴有水、电解质失衡者应予纠正。贫血者应输血。

4. 术前晚生理盐水灌肠。

5. 术前留置胃管，抽空胃内容物。

五、麻醉方法

气管内插管全身麻醉。

六、体位与穿刺口位置

仰卧位病人两腿分开，或者截石位。穿刺口位置见图41-1示。

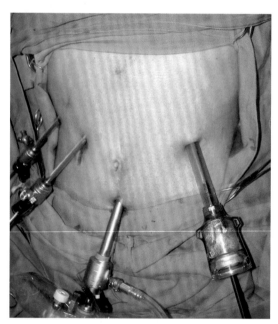

图41-1 腹腔镜胃癌根治切除术的腹壁穿刺口位置，共4～5个，其中脐部需要向下延长以方便取出手术标本

七、手术步骤

具体步骤和相关资料见图41-2～图41-74。

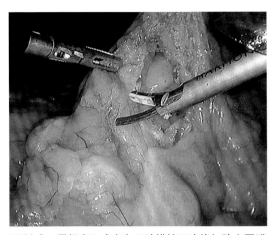

图41-2　用超声刀或者电刀贴横结肠边缘切除大网膜

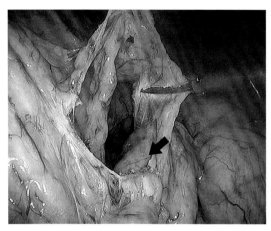

图41-3　箭头示横结肠

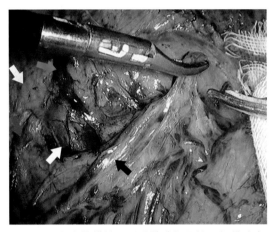

图41-4　向右将横结肠系膜前叶与胃结肠韧带分离
（黄箭头示胰头，蓝箭头示胃网膜右静脉，红箭头
示右结肠静脉，白箭头示亨利干，黑箭头示中结肠
血管）

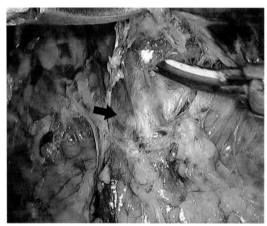

图41-5　黑箭头示胃网膜右静脉，红箭头示胃网膜
右动脉

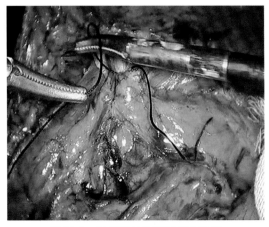

图41-6　从根部结扎胃网膜右静脉

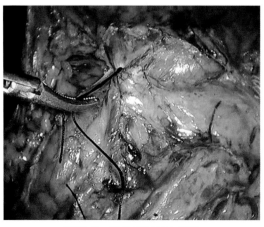

图41-7　结扎胃网膜右动脉

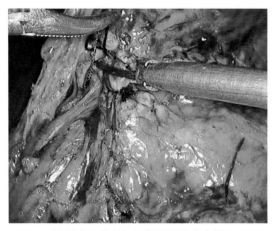

图41-8　超声刀切断胃网膜右血管

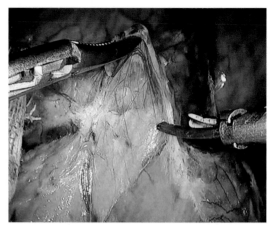

图41-9　分离胰腺被膜（横结肠系膜前叶）

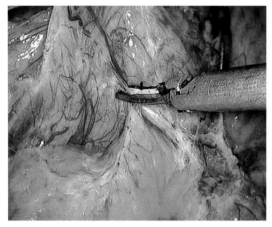

图41-10　继续分离小网膜囊

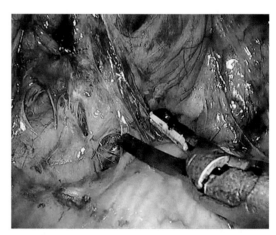

图41-11　继续向胰腺上后方分离胰腺被膜

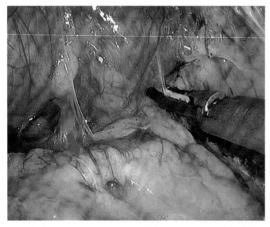

图41-12　向左分离胰腺被膜。箭头示脾动脉

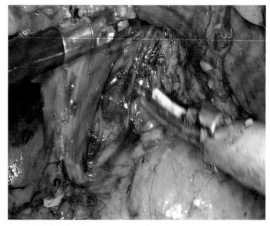

图41-13　向上提起胃，于胰头右后方寻找胃十二指肠动脉及胃右动脉并切断后者

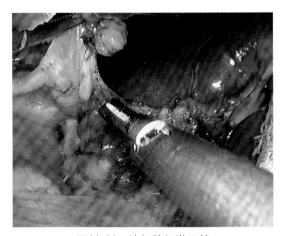

图41-14　清扫脾门淋巴结

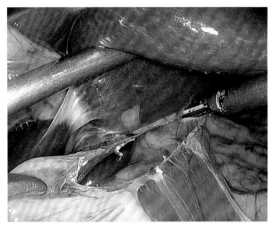

图41-15　从肝边缘游离切除小网膜

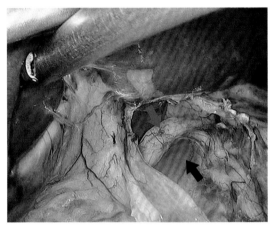

图41-16　切开小网膜囊，红箭头示胃左动脉，黑
箭头示胃左静脉

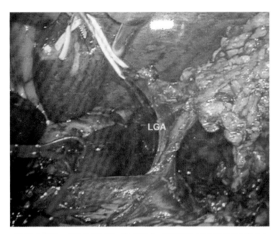

图41-17　胃左动脉（LGA）周围淋巴结已经清扫
干净

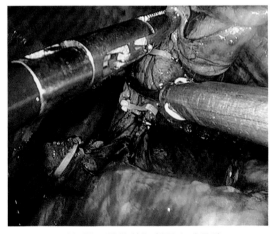

图41-18　结扎并切断胃左动静脉

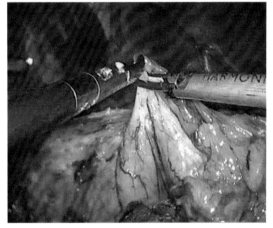

图41-19　清扫1组淋巴结

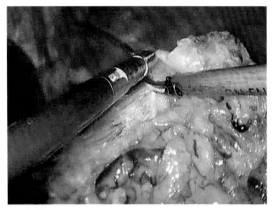

图41-20　注意避免胃壁热损伤致术后延迟性穿孔

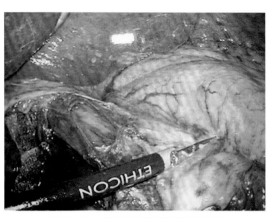

图41-21　贲门右淋巴结清扫完毕

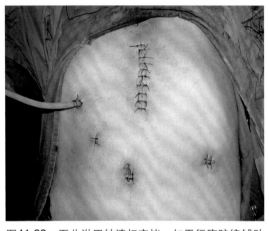

图41-22　至此淋巴结清扫完毕，如果行腹腔镜辅助手术，可在上腹正中做一条辅助切口，将胃从切口拉出体外切除并行胃肠吻合，此为腹腔镜辅助胃癌根治术

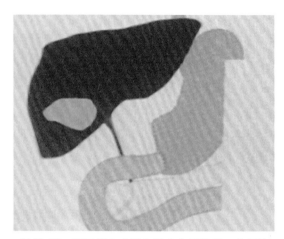

图41-23　图示毕Ⅰ式胃空肠吻合示意图，若切除胃体较多，则不宜行毕Ⅰ式而改行毕Ⅱ式吻合

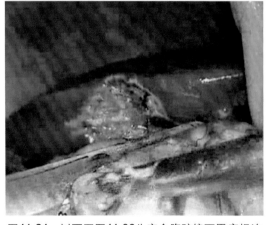

图41-24　以下至图41-36为完全腹腔镜下胃癌根治术切除及毕Ⅰ式胃肠吻合过程。图示为直线切割闭合器切断十二指肠

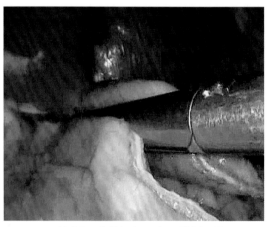

图41-25　直线切割闭合器横断胃体

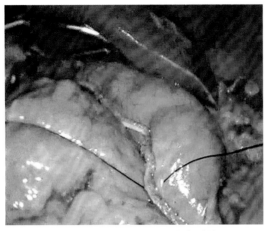

图41-26 于预定吻合处缝牵引线

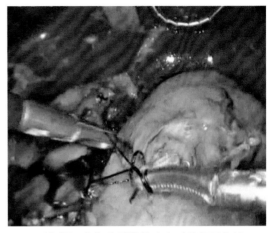

图41-27 收紧牵引线使吻合对端相互靠拢

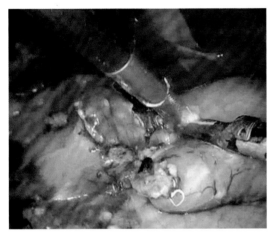

图41-28 切开胃与十二指肠肠壁

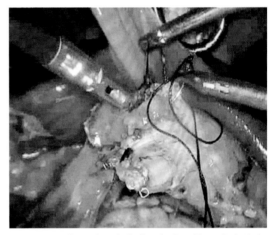

图41-29 镜下手工吻合残胃与十二指肠残端后壁

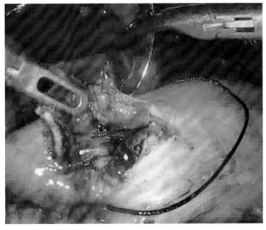

图41-30 胃管通过吻合口少许

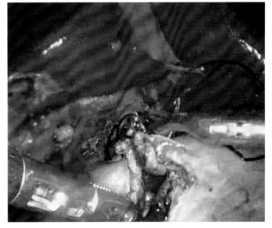

图41-31 吻合前壁

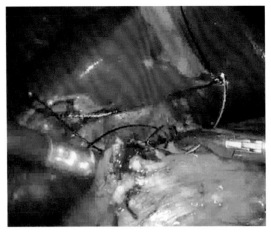

图41-32　浆肌层包埋加强

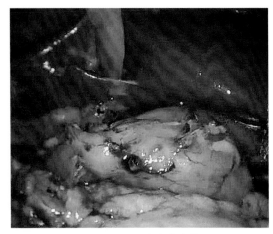

图41-33　至此吻合完毕

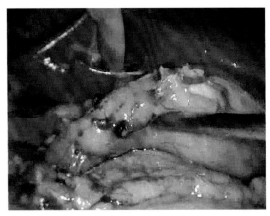

图41-34　检查后壁

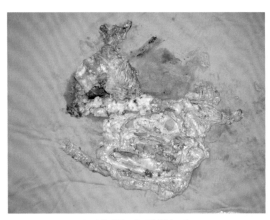

图41-35　切除的标本

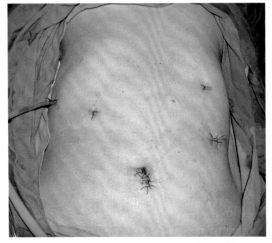

图41-36　此为完全腹腔镜下胃癌根治术后的腹壁
穿刺口和扩大的脐孔情况

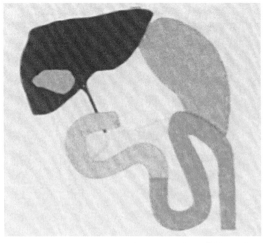

图41-37　毕Ⅱ式吻合示意图，切除胃体较大时宜
行毕Ⅱ式吻合，以下为完全腹腔镜下毕Ⅱ式切除吻
合术式

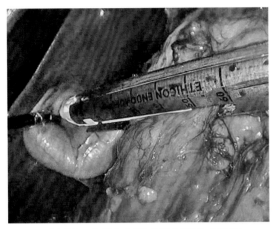

图41-38 直线切割闭合器切断十二指肠

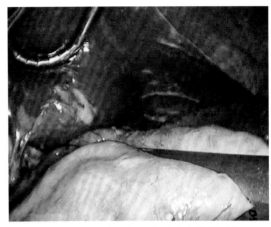

图41-39 直线切割闭合器分次横断胃体

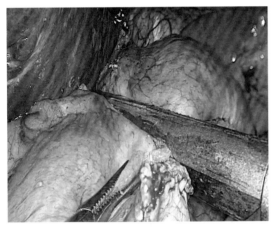

图41-40 完全切断胃体

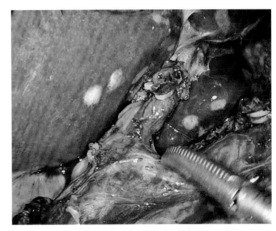

图41-41 清扫7、8、12组淋巴结后骨骼化的血管

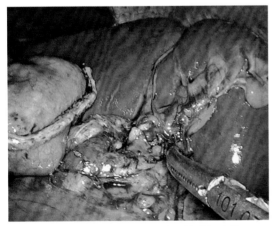

图41-42 清扫10组淋巴结后的脾门血管

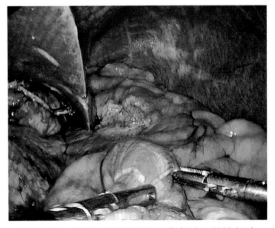

图41-43 寻找空肠起始端，确定输入袢的长度

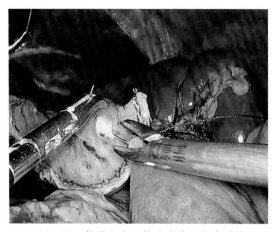

图41-44　将胃和空肠拟吻合处缝合牵引线

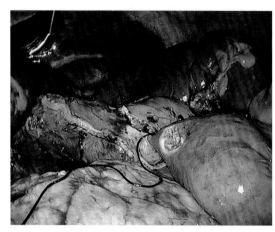

图41-45　将残胃和空肠各用超声刀切开1cm小口
供插入线形切割器用

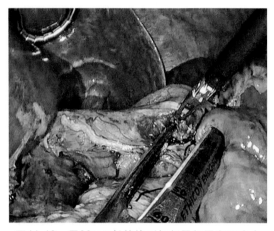

图41-46　用60mm长的线形切割器行胃空肠吻合

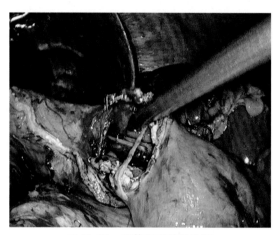

图41-47　调整好胃管的位置

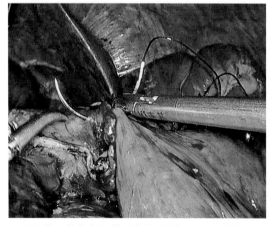

图41-48　将供插入线形切割器的胃和空肠的小口
缝合关闭

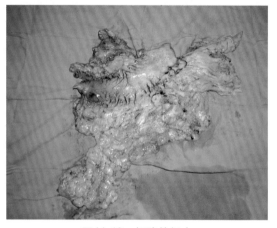

图41-49　切除的标本

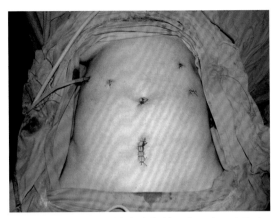

图41-50 图示术后的腹壁穿刺口和下腹正中取出手术标本的小切口

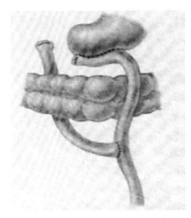

图41-51 胃空肠Roux-en-Y式吻合示意图。结肠后吻合更符合生理，以下为结肠后胃空肠Roux-en-Y式吻合过程

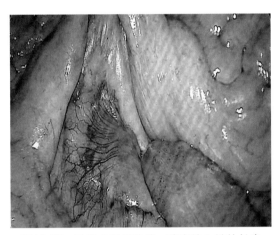

图41-52 寻找空肠起始端，确定输入袢的长度

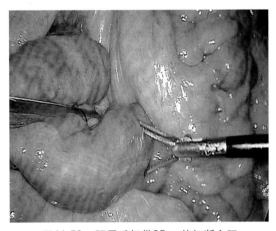

图41-53 距屈氏韧带25cm处切断空肠

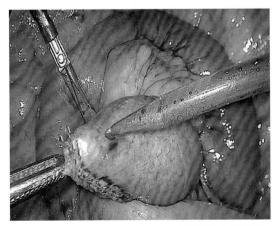

图41-54 于近端空肠壁切开小孔拟行空肠侧侧吻合

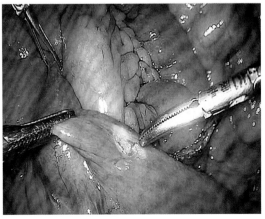

图41-55 于远端空肠壁对应位置（胃肠吻合口无张力情况下）切开小孔

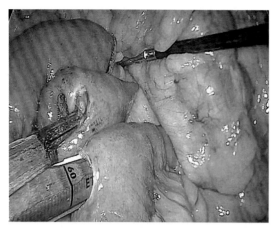

图41-56　用60mm长的线形切割器行空肠空肠吻合

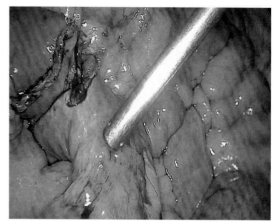

图41-57　吸引干净溢出的肠内容物

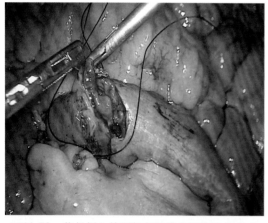

图41-58　将供插入线形切割器的空肠和空肠的小口缝合关闭

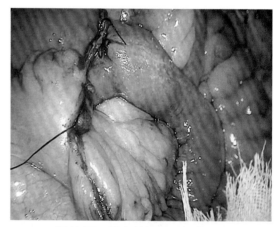

图41-59　缝合关闭小肠系膜裂孔

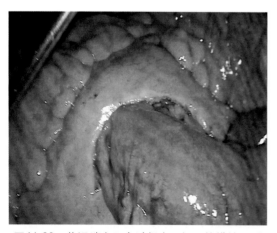

图41-60　将远端空肠穿过超声刀切开的横结肠系膜裂孔提向上腹部

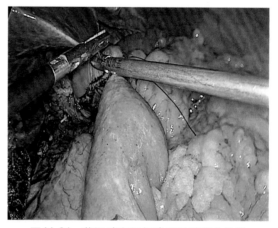

图41-61　将远端空肠与残胃对端缝合拉拢

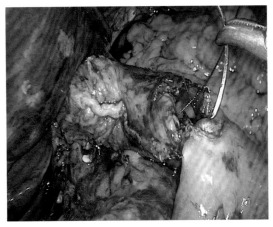

图41-62 将残胃和空肠各用超声刀切开1cm小口
供插入线形切割器用

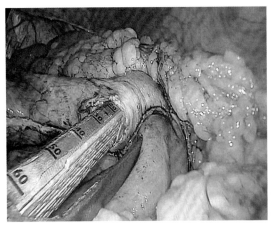

图41-63 用60mm长的线形切割器行胃空肠吻合

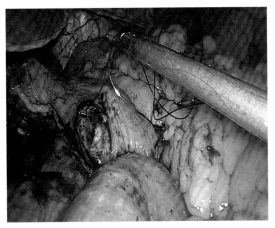

图41-64 将供插入线形切割器的胃和空肠的小口
缝合关闭

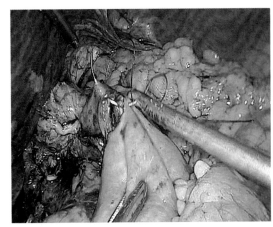

图41-65 浆肌层包埋加强

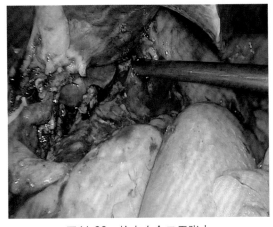

图41-66 检查吻合口无张力

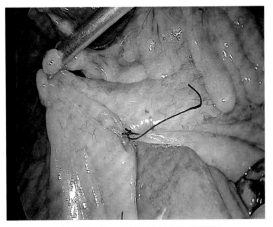

图41-67 缝合关闭横结肠系膜裂孔

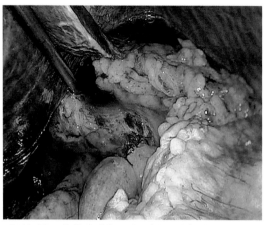

图41-68 蒸馏水或氯己定（洗必泰）溶液冲洗并
吸净腹腔

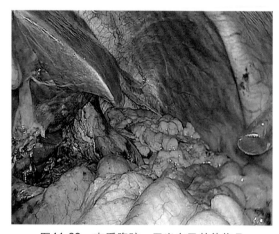

图41-69 查看腹腔，无出血及其他物品

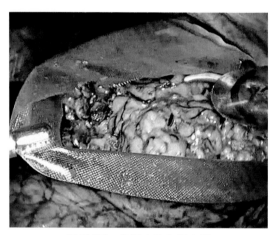

图41-70 将标本装入标本袋

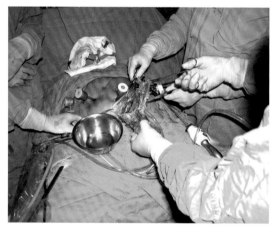

图41-71 由扩大的脐孔取出标本袋和手术标本

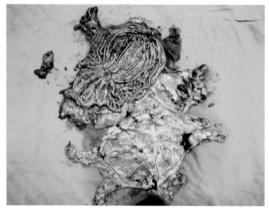

图41-72 胃窦溃疡恶变切除的手术标本，箭头示
溃疡位置

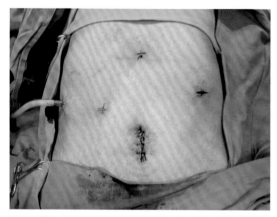

图41-73 图示术后的腹壁穿刺口和扩大的脐孔情况

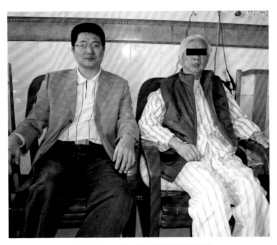

图41-74 术后第2天即可下床

八、术后观察与处理

1. 禁食期间，注意水、电解质平衡及给予静脉营养支持。

2. 保持胃肠减压通畅，术后2～3天肠蠕动恢复，肛门排气后即可拔除胃管。

3. 拔除胃管后，可进少量流质，通常在术后5天可进全量流质，术后8天进半流质，术后14天进食软饭。

4. 应用抗生素。

5. 胃癌病人大多体弱，手术时间长，术后严密观察。

第四十二章

腹腔镜全胃切除术

一、手术适应证

胃底贲门癌侵犯胃体；胃体癌；胃窦癌侵及胃体；皮革样胃癌；多发性胃癌，尤其是病灶分别在胃的远端和近端。

二、手术禁忌证

1. 有上腹部手术史、上腹部广泛粘连者为相对禁忌证。

2. 难以纠正的凝血功能障碍以及合并心、肺等重要脏器功能不全而不能耐受麻醉、手术者。

三、特殊仪器设备

除腹腔镜下胆囊切除术的器械外，还需要持针钳、扇形牵开器、3-0可吸收线、纤维蛋白凝胶、无创伤肠钳、超声刀、45mm和60mm的直线形切割吻合器。

四、术前特殊准备

术前准备与开腹手术相同。术前进行胃镜检查对病灶定位和活检定性；钡餐检查确定病灶位置、大小。肺功能测定等了解病人全身各器官功能状况，评估其对腹腔镜手术的耐受性；此外，应配血备用和行胃肠减压。

五、麻醉方法

气管插管全身静脉复合麻醉。

六、体位与穿刺口位置

患者取仰卧位，头高脚低。脐部为10mm观察孔，用于置入腹腔镜。左肋缘腋前线12mm为主操纵孔，右肋缘下锁骨中线10mm及其右下方5cm处的5mm穿刺孔为辅助操作孔，病人两腿分开，术者站在患者的两腿之间（图42-1～图42-3）。

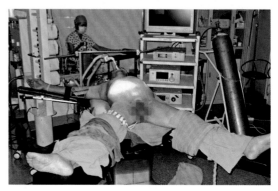

图42-1　手术体位

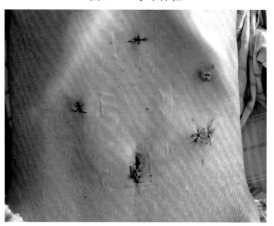

图42-2　4～5个腹壁穿刺口位置

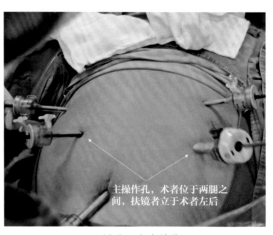

主操作孔，术者位于两腿之间，扶镜者立于术者左后

图42-3　术者体位

七、手术步骤

具体步骤和相关资料见图42-4~图42-54。

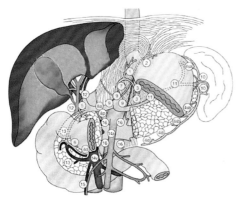

图42-4　胃的16组淋巴结

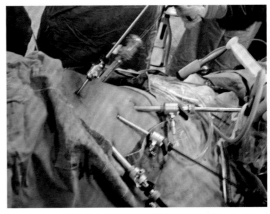

图42-5　侧位图示操作孔的关系

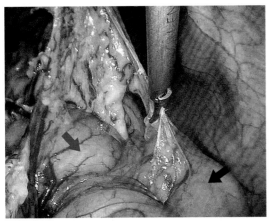

图42-6　提起大网膜，用超声刀贴横结肠边缘切除大网膜，红箭头示胃，黑箭头示横结肠

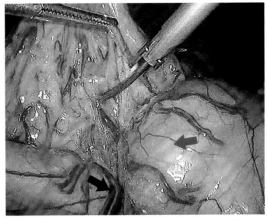

图42-7　向右分离胃结肠韧带与横结肠系膜的粘连，继续切断胃结肠韧带。黑箭头示胃结肠韧带，红箭头示横结肠

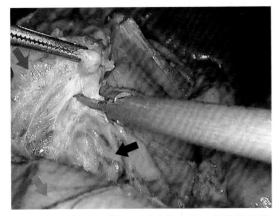

图42-8　黑箭头示横结肠系膜的血管，蓝箭头示横结肠，红箭头示胰头

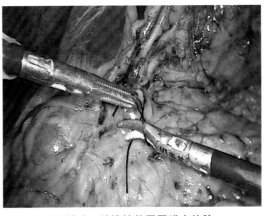

图42-9　丝线结扎胃网膜右静脉

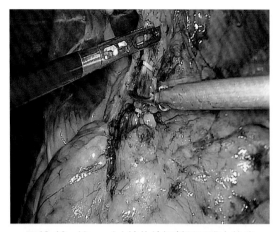

图42-10　Hemo-lok结扎并切断胃网膜右静脉

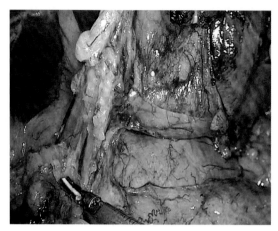

图42-11　清扫幽门下淋巴结

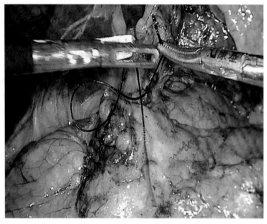

图42-12　丝线结扎胃网膜右动脉

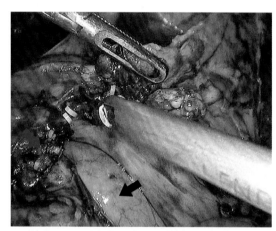

图42-13　Hemo-lok结扎并切断胃网膜右动脉，黑箭头示胰腺，红箭头示胃网膜右静脉断端

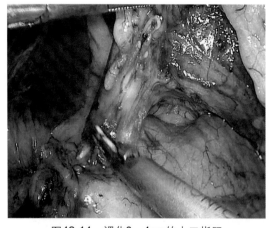

图42-14　裸化3～4cm的十二指肠

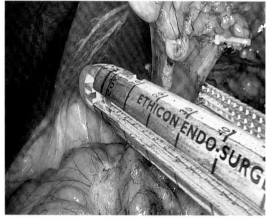

图42-15　线形切割器切断十二指肠

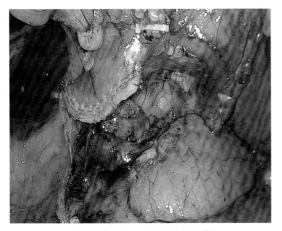

图42-16 十二指肠已经切断

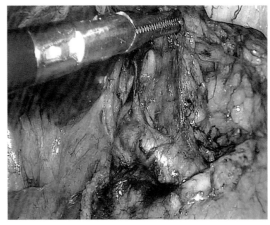

图42-17 向上清扫肝十二指肠韧带（12组）淋巴
结并切断胃右血管

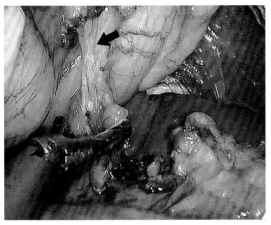

图42-18 切断大网膜和胃短血管，清扫脾门淋巴
结，红箭头示脾脏，黑箭头示胃脾韧带

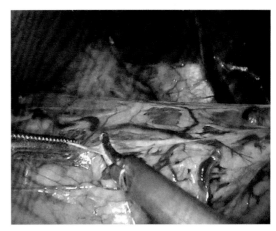

图42-19 沿肝边缘切除小网膜

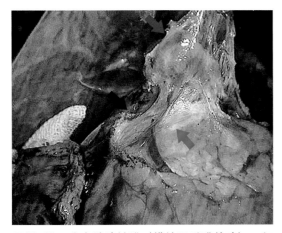

图42-20 分离胰腺被膜（横结肠系膜前叶），红
箭头示肿大的淋巴结，蓝箭头示胰头，黑箭头示胃
十二指肠动脉

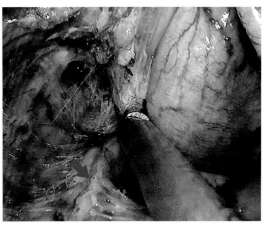

图42-21 分离胃后壁与胰腺的粘连

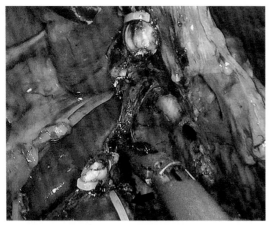

图42-22 妥善结扎并切断胃左动、静脉。红箭头示胃左动脉，黑箭头示胃左静脉

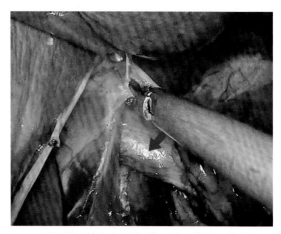

图42-23 清扫1、2组淋巴结，箭头示食管

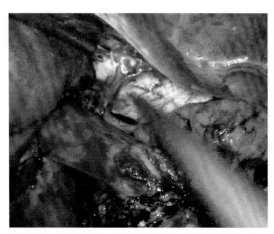

图42-24 下拉食管，将食管固定3~4针在肋膈角上，防止食管断端回缩，线形切割器切断食管下段，切下胃和大、小网膜与淋巴结

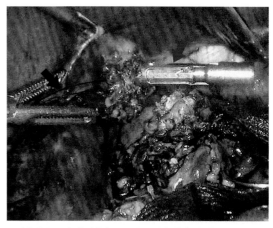

图42-25 由穿刺孔置入圆形吻合器抵钉座于近端食管内，行荷包缝合收紧食管残端。红箭头示抵钉座，黑箭头示荷包线

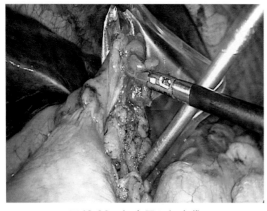

图42-26 标本置入标本袋

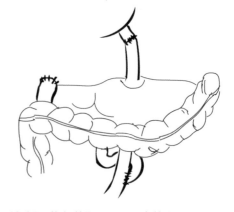

图42-27 拟行的Roux-en-Y食管空肠吻合示意图

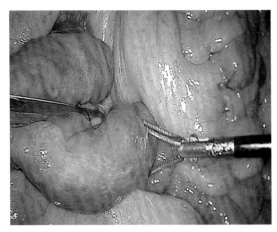

图42-28　距屈氏韧带25cm处切断空肠

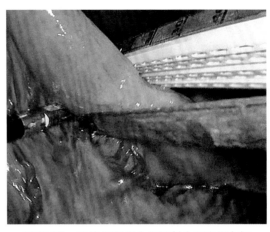

图42-29　直线切割闭合器切断小肠应用白钉

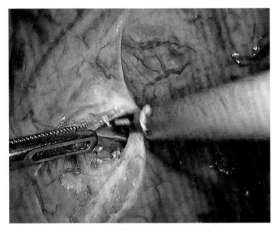

图42-30　于横结肠系膜切开孔洞

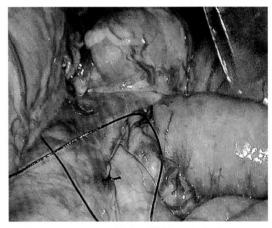

图42-31　将空肠远侧端从横结肠系膜裂口上送，缝合系膜裂口与空肠数针以防止术后出现内疝

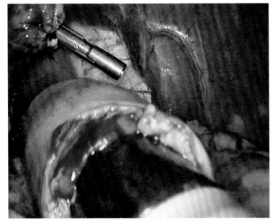

图42-32　将圆形吻合器从左上腹穿刺口插入腹腔，并从超声刀切开的空肠远侧断端插入空肠并从肠壁旋出钉头

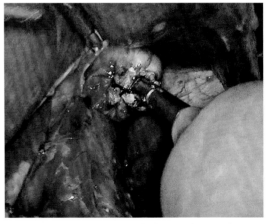

图42-33　圆形吻合器穿刺锥置入抵钉座，查看空肠无扭转，击发吻合器

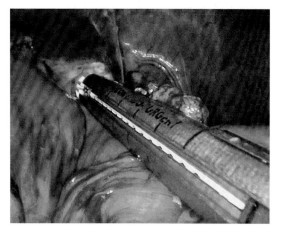

图42-34 拔出圆形吻合器后，直线切割闭合器在食管空肠吻合口旁闭合空肠远端

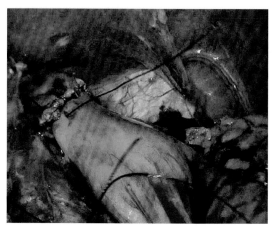

图42-35 浆肌层包埋加强食管空肠吻合口

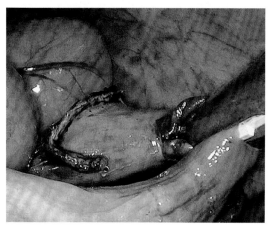

图42-36 直线切割闭合器吻合近端空肠残端与远端空肠肠壁

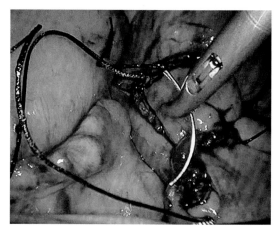

图42-37 缝合插入直线切割闭合器时切开的空肠裂孔

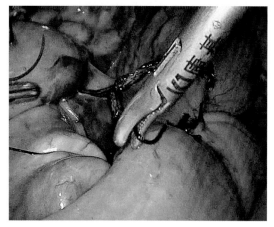

图42-38 关闭小肠系膜裂孔，防止形成内疝

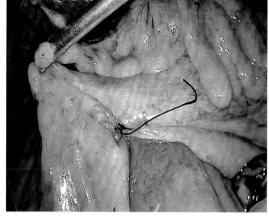

图42-39 检查已经关闭的横结肠系膜裂孔，如果不满意，则加针缝合

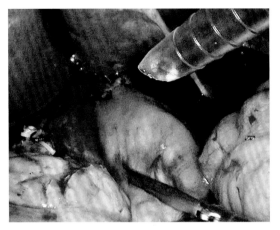

图42-40 用标本袋取出手术标本，冲洗手术野，
放置腹腔引流管

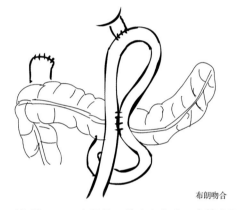

布朗吻合

图42-42 下面介绍另一种吻合方式：食管空肠P形
吻合术

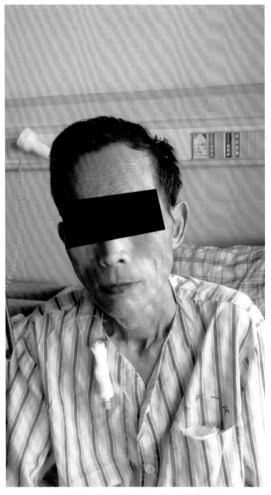

图42-41 术后第1天，病人恢复良好

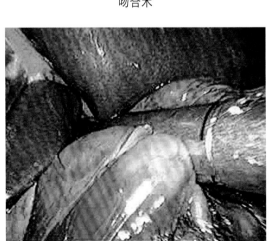

图42-43 切断十二指肠

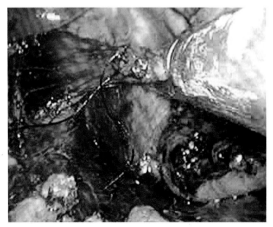

图42-44 切断食管

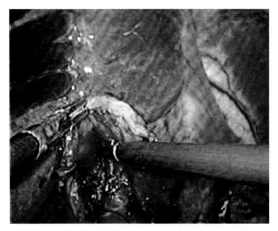

图42-45 用超声刀在食管残端切开

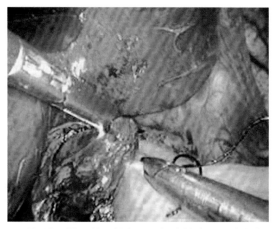

图42-46 结肠前上提空肠，与食管先行后壁缝合
吻合

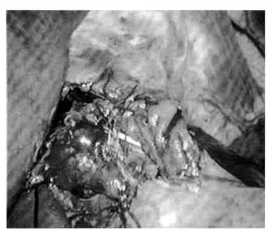

图42-47 调整胃管，使其经过吻合口

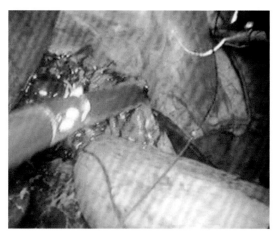

图42-48 缝合吻合前壁

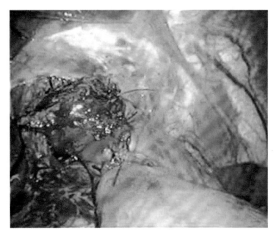

图42-49 吻合完毕

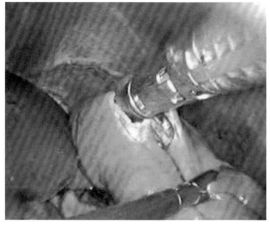

图42-50 食管空肠吻合口下方近端与远端空肠行
侧侧吻合，以利于胆胰液通畅排入远端空肠

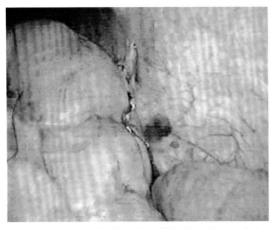

图42-51 缝合关闭插入吻合器的小肠小口，吻合完毕

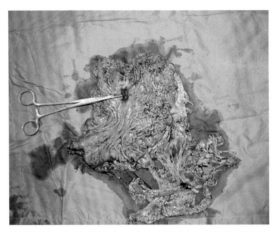

图42-52 切除的标本，止血钳示胃小弯溃疡型胃癌

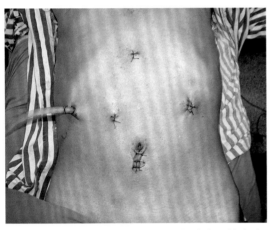

图42-53 图示完全腹腔镜下全胃切除术后的腹壁穿刺口和扩大的脐孔情况

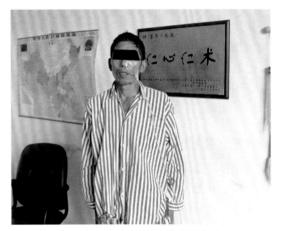

图42-54 术后第2天，病人恢复良好

八、术后观察与处理

1. 禁食期间，注意水、电解质平衡及给予静脉营养支持。

2. 保持胃肠减压通畅，持续减压3天，术后3~4天肠蠕动恢复，肛门排气后即可拔除胃管。

3. 拔除胃管后，可进少量流质，通常在术后5天可进全量流质，术后8天进半流质，术后14天进食软饭。

4. 应用抗生素。

第四十三章　腹腔镜全胃切除+胰体尾、脾切除术

一、手术适应证

胃底、胃体、胃窦癌局部侵犯胰体尾或脾脏，但是还没有明显的远处转移。

二、手术禁忌证

1. 有上腹部手术史、上腹部广泛粘连者为相对禁忌证。

2. 难以纠正的凝血功能障碍以及合并心、肺等重要脏器功能不全而不能耐受麻醉、手术者。

三、特殊仪器设备

除腹腔镜下胆囊切除术的器械外，还需要持针钳、扇形牵开器、3-0可吸收线、纤维蛋白凝胶、无创伤肠钳、超声刀、45mm和60mm的直线形切割吻合器。

四、术前特殊准备

术前准备与开腹手术相同。术前进行胃镜检查对病灶定位和活检定性；钡餐检查确定病灶位置、大小。肺功能测定等了解病人全身各器官功能状况，评估其对腹腔镜手术的耐受性；此外，应配血备用和行胃肠减压。

五、麻醉方法

气管插管全身静脉复合麻醉。

六、体位与穿刺口位置

患者取仰卧位，头高脚低。脐部为10mm观察孔，用于置入腹腔镜。左肋缘腋前线12mm为主操纵孔，右肋缘下锁骨中线10mm及其右下方5cm处的5mm穿刺孔为辅助操作孔，病人两腿分开，术者站在患者的两腿之间（图43-1）。

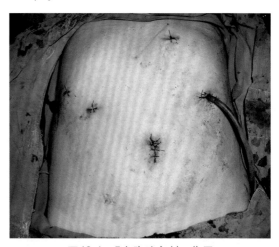

图43-1　5个腹壁穿刺口位置

七、手术步骤

具体步骤见图43-2～图43-66。

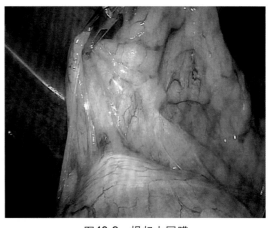

图43-2　提起大网膜

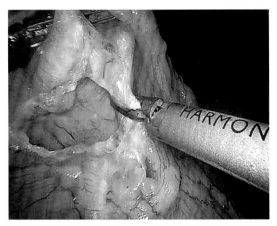

图43-3 用超声刀贴横结肠边缘切除大网膜

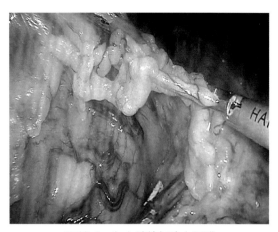

图43-4 向左继续切除大网膜

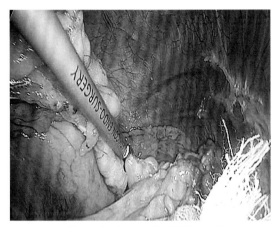

图43-5 超声刀切断胃网膜左血管

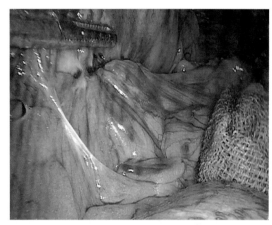

图43-6 胃体后壁肿瘤已经穿透浆膜侵犯胰腺体尾部

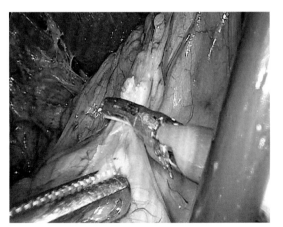

图43-7 继续向右切除大网膜

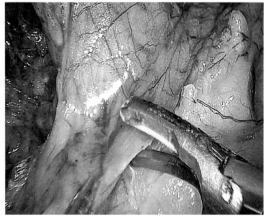

图43-8 分离大网膜与横结肠系膜的粘连

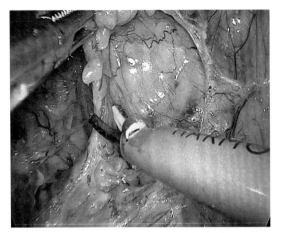

图43-9　继续向左切开胃结肠韧带

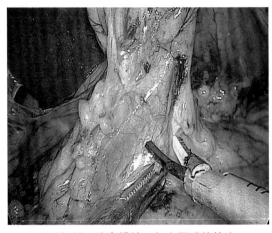

图43-10　分离横结肠与大网膜的粘连

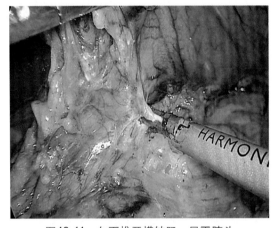

图43-11　向下推开横结肠，显露胰头

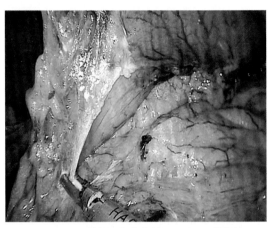

图43-12　继续向右分离并显露胃网膜血管

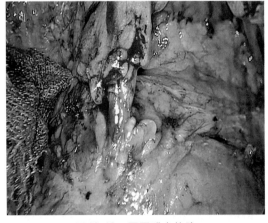

图43-13　胃网膜右静脉

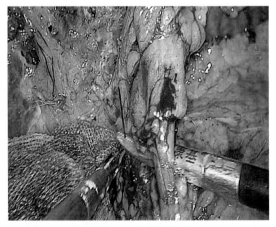

图43-14　穿丝线结扎

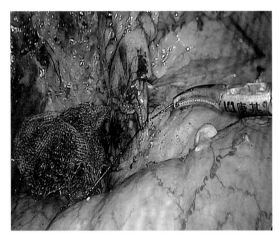

图43-15 近端应牢靠结扎

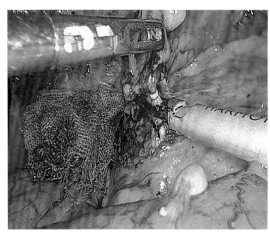

图43-16 Hemo-lok结扎近、远端后，超声刀切断

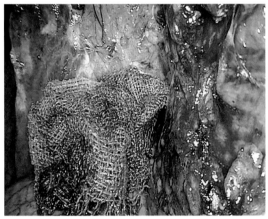

图43-17 于胃网膜右静脉后左方可见胃网膜右动脉

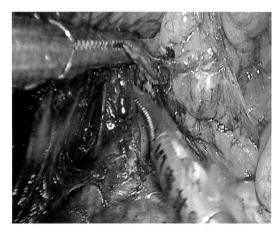

图43-18 从根部分离切断胃网膜右动脉

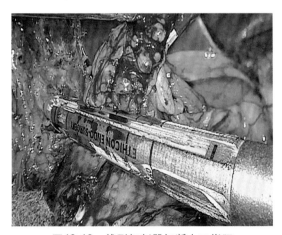

图43-19 线形切割器切断十二指肠

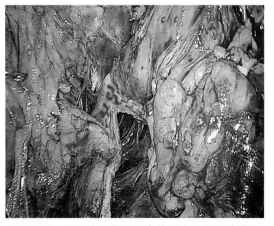

图43-20 可见十二指肠后方的胃十二指肠动脉及肝固有动脉

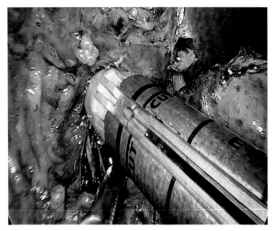

图43-21　完全切断十二指肠

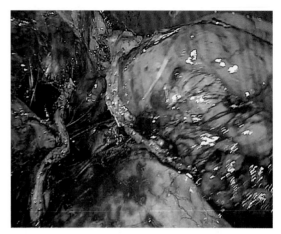

图43-22　可见胰头及肝固有动脉

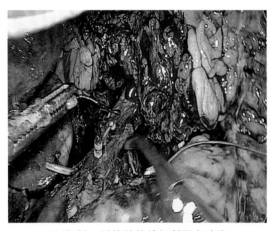

图43-23　丝线结扎并切断胃右动脉

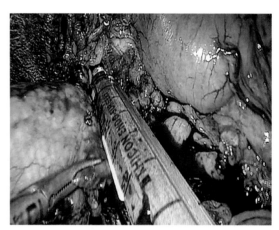

图43-24　因肿瘤侵犯胰尾，直线切割闭合器切断胰体

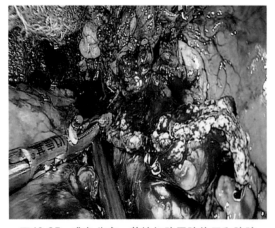

图43-25　准备分离、整块切除胃胰体尾和脾脏

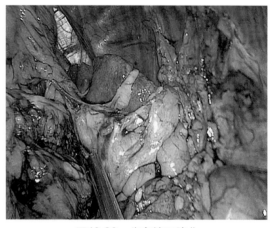

图43-26　分离结肠脾曲

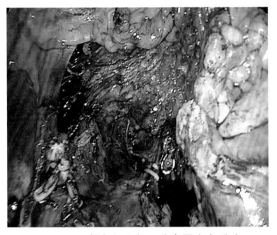

图43-27 提起胃窦部，分离胃小弯后壁

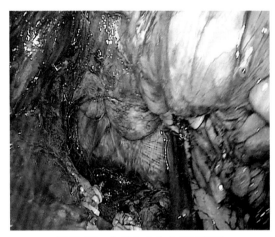

图43-28 向贲门方向分离胃后壁

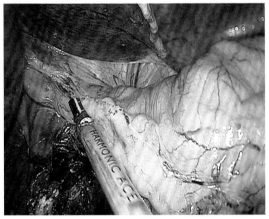

图43-29 清扫1组淋巴结

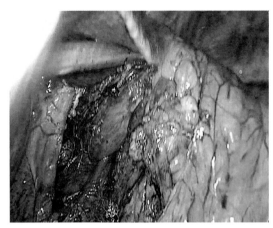

图43-30 继续向上游离一段食管

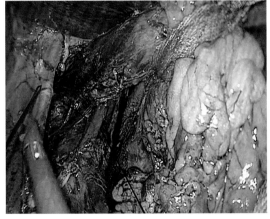

图43-31 缝合关闭部分膈肌脚，减少术后空肠食管反流机会

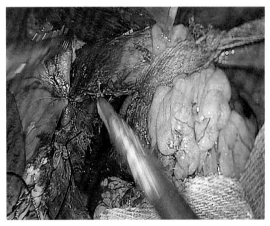

图43-32 可以游离下端6～7cm食管

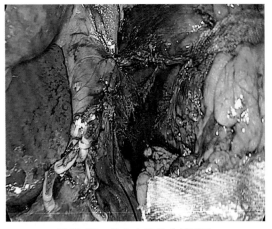

图43-33　缝合完毕的食管裂孔

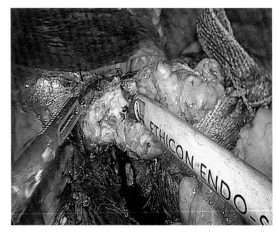

图43-34　超声刀部分切开食管

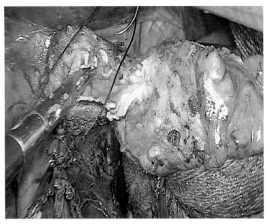

图43-35　缝合食管荷包线

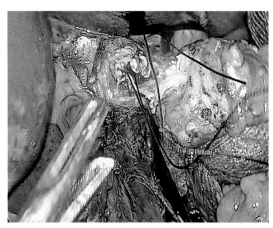

图43-36　妥善缝合是防止术后吻合口瘘的关键

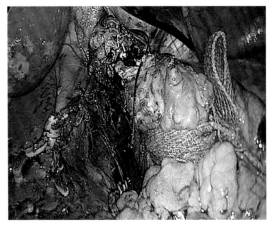

图43-37　回拉胃管至近端食管

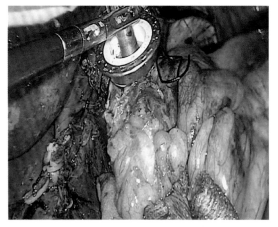

图43-38　置入圆形吻合器抵钉座

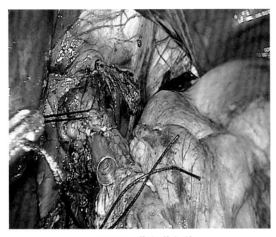

图43-39 收紧荷包线

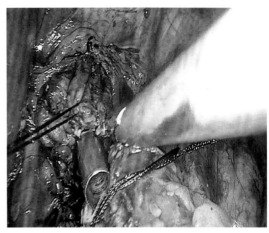

图43-40 超声刀完全切断食管

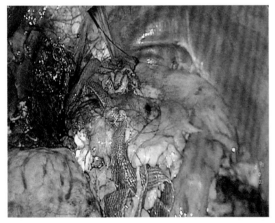

图43-41 至此完成全胃、胰体尾和脾等的切除

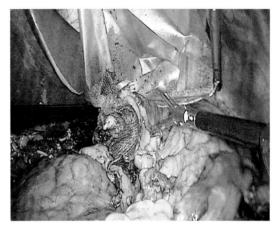

图43-42 导入标本袋

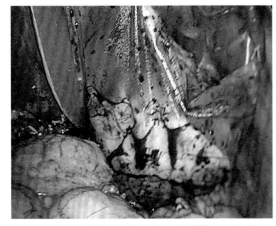

图43-43 切除的胃、胰、脾及网膜淋巴组织置入
标本袋

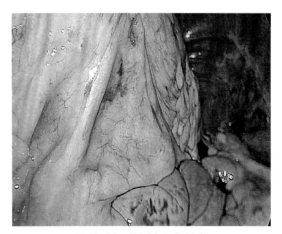

图43-44 找到空肠起始段

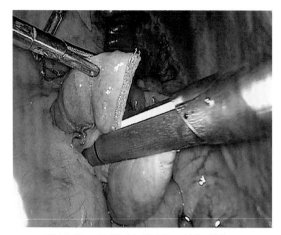

图43-45 距屈氏韧带25cm处切断空肠

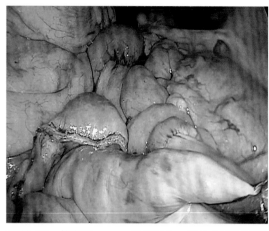

图43-46 拟行Roux-en-Y式吻合，测量小肠切断端以远60cm处空肠与近端空肠行侧侧吻合

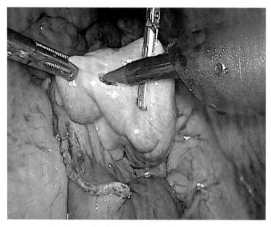

图43-47 电钩在近端空肠切开1cm小口

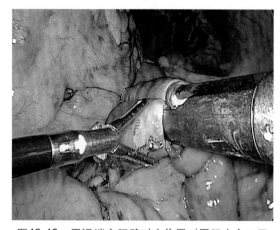

图43-48 于远端空肠壁对应位置（胃肠吻合口无张力情况下）切开小孔并置入直线切割闭合器

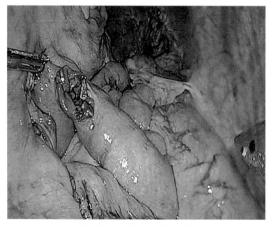

图43-49 击发闭合器后退出

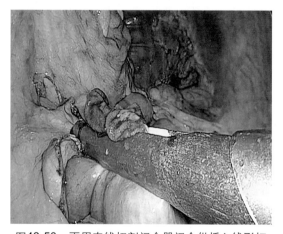

图43-50 再用直线切割闭合器闭合供插入线形切割器的小口

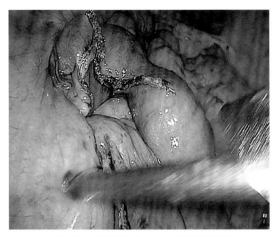

图43-51　还没有关闭的小肠系膜裂孔

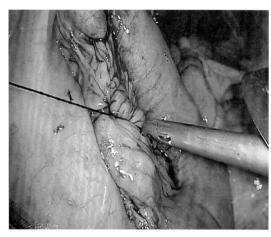

图43-52　缝合关闭小肠系膜裂孔

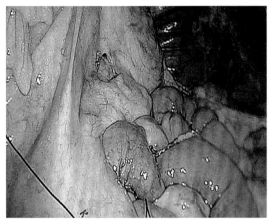

图43-53　切开横结肠系膜，拟行结肠后吻合

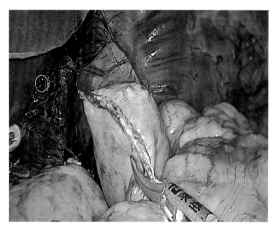

图43-54　远端空肠由横结肠系膜穿过进入上腹部

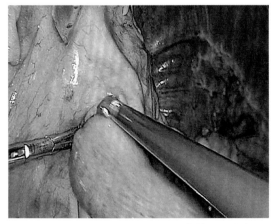

图43-55　由下方向上推送空肠至食管空肠吻合口
　　　　处，要求无明显张力

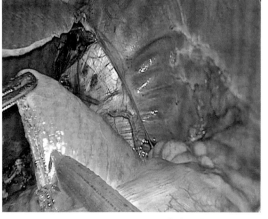

图43-56　于Roux-en小肠支残端用电刀切开

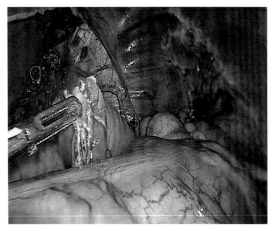

图43-57　准备置入圆形吻合器

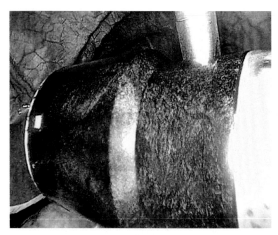

图43-58　扩大左上腹穿刺孔，置入圆形吻合器

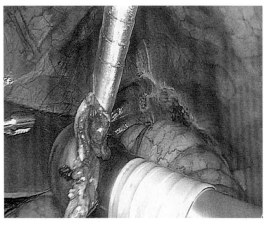

图43-59　圆形吻合器置入Roux-en 小肠支切开的
孔洞

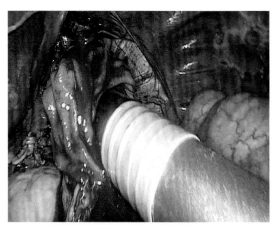

图43-60　圆形吻合器穿刺锥置入抵钉座，查看空
肠无扭转，击发吻合器

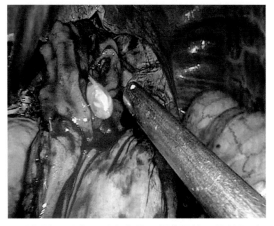

图43-61　退出圆形吻合器，调整胃管，使其经过
吻合口

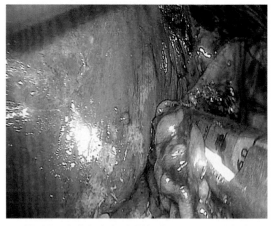

图43-62　直线切割闭合器闭合因置入圆形吻合器
时切开的小肠孔洞

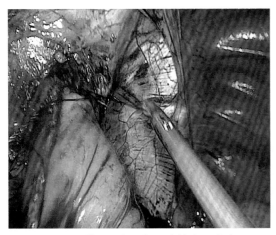

图43-63　浆肌层包埋加强食管空肠吻合口

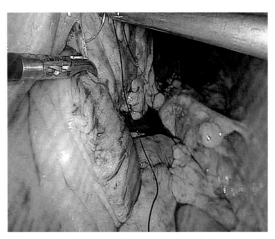

图43-64　关闭横结肠系膜裂孔

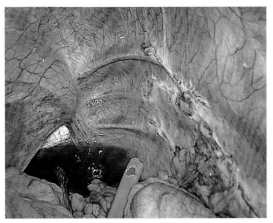

图43-65　冲洗手术野，放置腹腔引流管，从脐部扩大的穿刺口取出手术标本

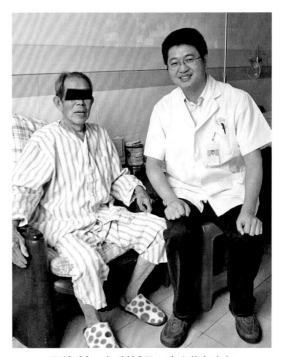

图43-66　术后第3天，病人恢复良好

八、术后观察与处理

1. 禁食期间，注意水、电解质平衡及给予静脉营养支持。

2. 保持胃肠减压通畅，持续减压3天，术后3～4天肠蠕动恢复，肛门排气后即可拔除胃管。

3. 拔除胃管后，可进少量流质，通常在术后5天可进全量流质，术后8天进半流质，术后14天进食软饭。

4. 应用抗生素。

第四十四章 腹腔镜肠粘连松解术

一、手术适应证

1. 有腹部手术史的反复腹痛病人。

2. 诊断明确的粘连性肠梗阻早期，腹胀还不太明显时。

3. 粘连性肠梗阻的缓解期。

二、手术禁忌证

1. 粘连所致肠梗阻急性期伴严重腹胀时。

2. 有严重的心血管疾病、严重的阻塞性肺疾病，不能耐受麻醉的病人。

三、特殊仪器设备

30°观察镜；持针器及缝线；无损伤抓钳；超声刀、电凝器或电凝剪。

四、术前特殊准备

1. 粘连所致急性肠梗阻病人术前必须进行胃肠减压，灌肠，促进腹胀减轻。

2. 根据情况补充水分、电解质，纠正酸碱失衡等。

3. 常规做血生化、血气分析、腹部X线检查和血压、心率、尿量等测定。

五、麻醉方法

常采用连续硬膜外阻滞麻醉。但如病人情况不稳定、估计手术较复杂（曾有多次手术史）时，仍宜用气管内插管全身麻醉。

六、体位与穿刺口位置

体位：平卧位（术中可根据粘连的部位调节病人体位）。

穿刺口的位置：腹腔镜肠粘连松解术，在穿刺第一个穿刺孔时最容易发生并发症。有腹部手术史者，原腹部切口下方一般都有肠管或网膜粘连，且往往超过切口长度4cm左右。选择距离原切口5cm以上处进气腹针及套管针。对难以预料腹腔粘连者，应采用开放法置入套管。选择脐的上缘或下缘，切开皮肤1.2cm，用两把止血钳交替钳夹并逐层切开腹壁直至腹膜，然后食指或小指伸入腹腔探查，推开切口缘粘连，将穿刺鞘插入切口。根据操作需要，选择腹壁相应部位做2～3个穿刺孔，便于操作（图44-1）。

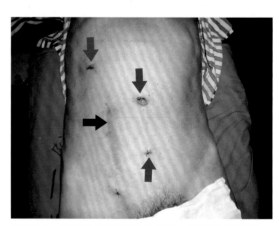

图44-1 黑箭头示陈旧手术瘢痕，红箭头示穿刺口位置

七、手术步骤

具体步骤见图44-2～图44-38。

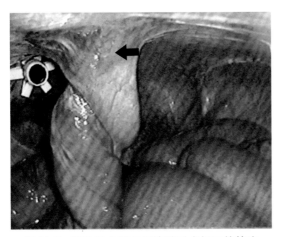

图44-2 箭头示小肠与原腹壁手术切口的粘连

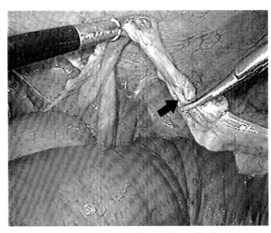

图44-3 用电凝剪刀剪断腹腔粘连带（箭头示）

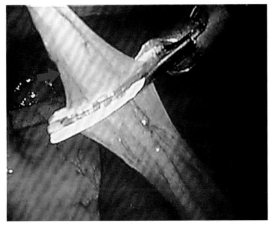

图44-4 用超声刀剪断腹腔粘连带（箭头示）

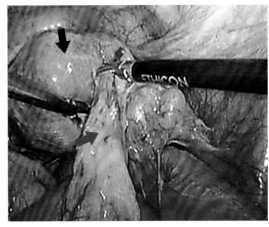

图44-5 示大网膜与子宫的粘连，黑箭头示子宫，红箭头示大网膜

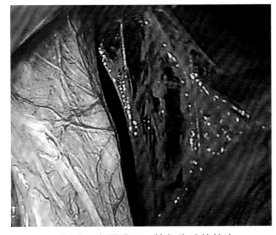

图44-6 大网膜及肠管与腹壁的粘连

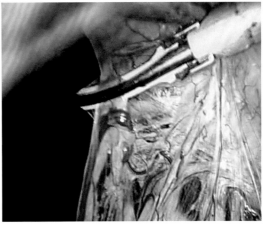

图44-7 超声刀切断大网膜与腹壁的粘连

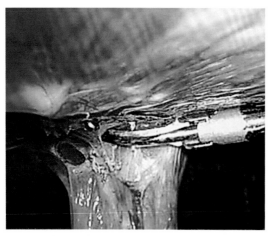

图44-8 超声刀切开肠管与腹壁的粘连

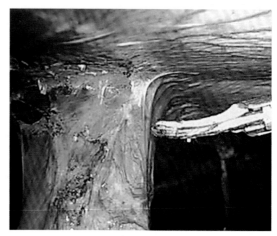

图44-9 分离肠管时要锐性分离,特别注意避免肠管的机械损伤和热损伤

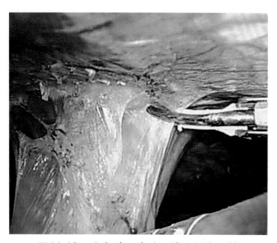

图44-10 注意贴近腹壁,防止损伤肠管

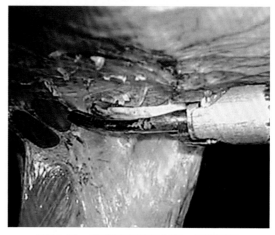

图44-11 清晰地直视下分离、切断粘连

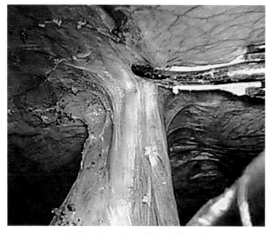

图44-12 防止过度牵拉肠管

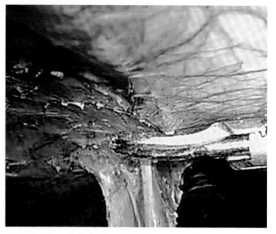

图44-13 注意超声刀的功能刀头方向,防止损伤肠管

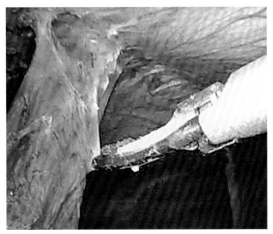

图44-14 有出血可以凝固止血

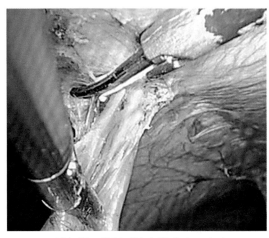

图44-15 剪开时注意防止小肠穿孔

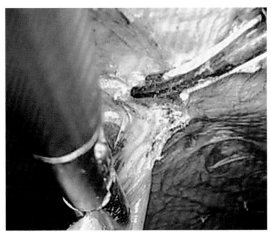

图44-16 用超声刀分离时，刀头要离开肠管

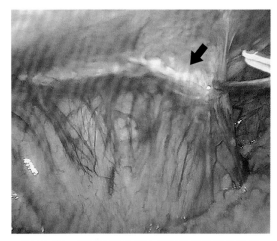

图44-17 用超声刀分离内脏与腹壁切口的粘连
（箭头示）

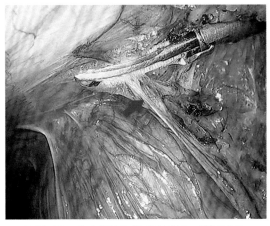

图44-18 分离胆囊与腹壁的粘连（箭头示）

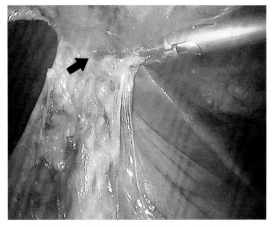

图44-19 分离胃与腹壁的粘连（箭头示）

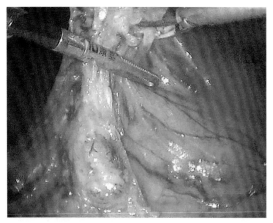

图44-20　注意保护，防止损伤胃壁

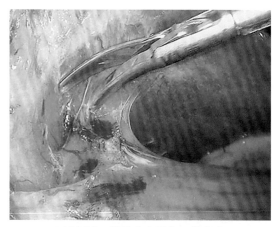

图44-21　锐性分离胃与肝的粘连

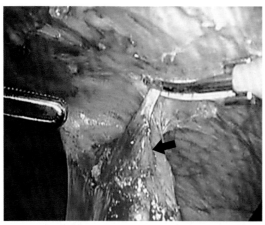

图44-22　用超声刀分离时，刀头需要与肠管保持安全距离，需要防止小肠（箭头示）穿孔

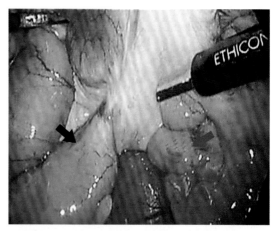

图44-23　已经寻找到引起梗阻的小肠粘连处，黑箭头示梗阻近端扩张的肠管，红箭头示梗阻远端的肠管

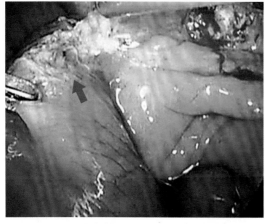

图44-24　如果分离粘连引起肠管穿孔（箭头示），需要尽快用吸引器吸出肠内容物，防止污染腹腔

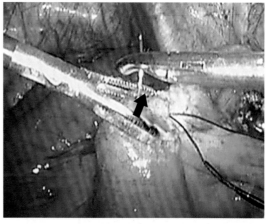

图44-25　用丝线或者可吸收线间断缝合关闭分破的肠壁（箭头示）

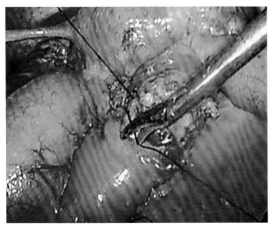

图44-26 缝合时，可以间断缝合或者8字缝合

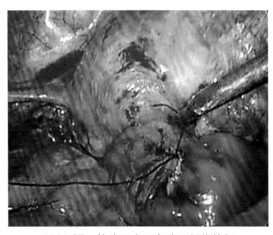

图44-27 箭头示小肠穿孔已经修补好

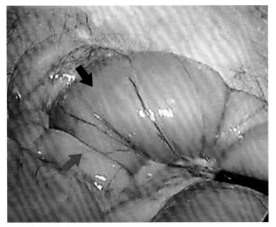

图44-28 寻找小肠梗阻的位置，和开放手术一样，通过寻找肠管由粗（黑箭头）变细（红箭头示）来判断

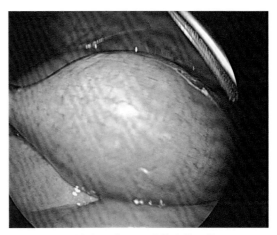

图44-29 梗阻近端扩张的肠管

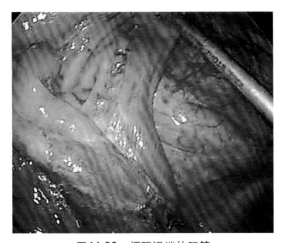

图44-30 梗阻远端的肠管

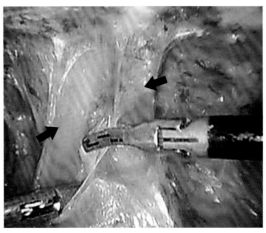

图44-31 小肠（箭头示）之间的粘连，需要注意分清楚层次，避免肠管穿孔

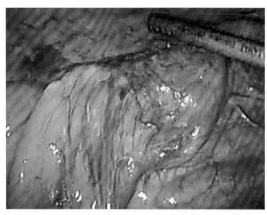

图44-32 小肠之间的粘连，如果粘连广泛而严重，腹腔镜下处理比较困难，就需要中转为开放手术彻底解除梗阻，避免腹腔镜手术后肠梗阻原因没有完全解除

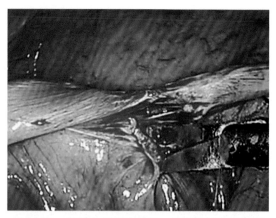

图44-33 肠管之间紧密粘连，用超声刀分离肠管的粘连容易引起肠管穿孔，可用剪刀分离开肠管之间的粘连

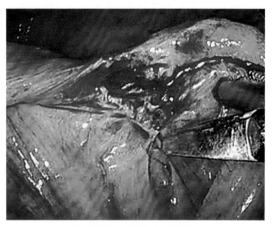

图44-34 锐性分离粘连

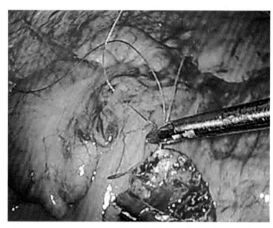

图44-35 肠管分破浆肌层需要缝合，避免术后延迟性肠穿孔

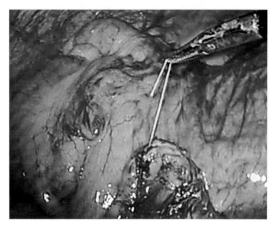

图44-36 肠管浆肌层缝合已经完成

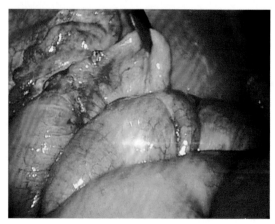

图44-37 已经解除引起肠梗阻的肠粘连，图示梗阻处小肠不一样的肠管直径

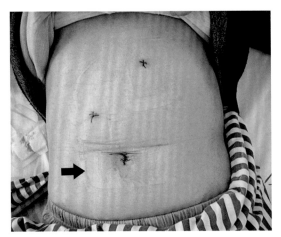

图44-38 腹腔镜肠粘连松解术的腹壁穿刺口位置，箭头示原腹壁切口

八、术后观察与处理

1. 继续胃肠减压。

2. 观察病人体温变化、腹部疼痛、肠功能恢复情况。

3. 鼓励患者早期进食及下地活动，避免再次肠粘连。

4. 根据病人具体情况，术后给予抗生素治疗，补充平衡液、全血或血浆等支持治疗。

5. 术后24小时病人有腹膜炎体征，且有加重趋势，应高度怀疑肠穿孔的可能，需要明确诊断并做相应处理，必要时再次腹腔镜探查或者行开放手术。

第四十五章 腹腔镜肠套叠复位术

一、手术适应证

1. 诊断明确的成人肠套叠病人。

2. 小儿肠套叠经过保守治疗无效，腹胀不是特别严重。

二、手术禁忌证

1. 肠套叠所致肠梗阻急性期伴严重腹胀时。

2. 有严重的心血管疾病、严重的阻塞性肺疾病，不能耐受麻醉的病人。

三、特殊仪器设备、术前特殊准备、麻醉方法、体位与穿刺口位置及术后观察与处理

同第四十四章腹腔镜肠粘连松解术。

四、手术步骤

具体步骤见图45-1～图45-27。

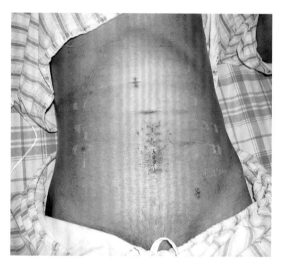

图45-1 腹壁穿刺口与辅助小切口位置

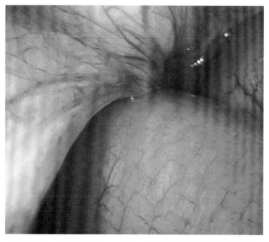

图45-2 探查腹腔，见有少量渗液和部分扩张的肠管

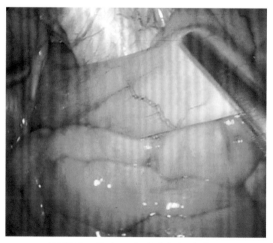

图45-3 从小肠末端逆行探查小肠

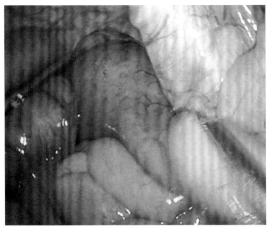

图45-4 可见局部扩张的肠管

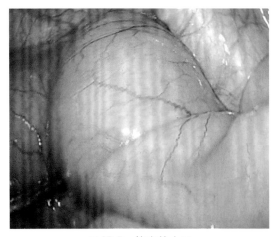

图45-5 扩张的小肠

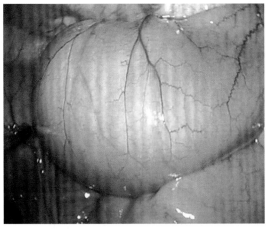

图45-6 探查扩张肠段长度等情况

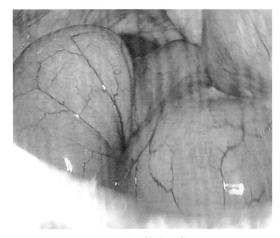

图45-7 扩张肠段

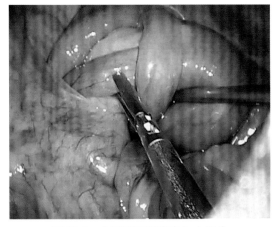

图45-8 小肠连同系膜套入小肠处

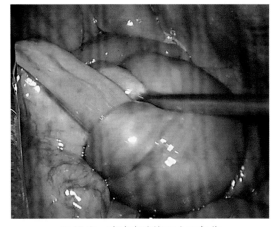

图45-9 试试腹腔镜下小肠复位

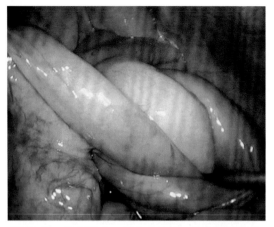

图45-10 已经拉出一部分小肠管，注意不能过分
用力，动作要轻柔

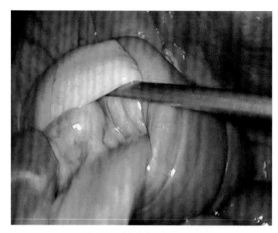

图45-11 拉出部分小肠系膜

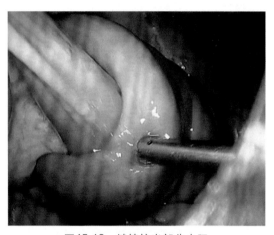

图45-12 继续拉出部分小肠

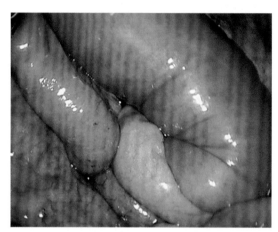

图45-13 套入的小肠段

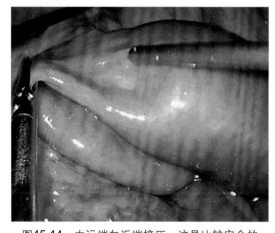

图45-14 由远端向近端挤压，这是比较安全的
方法

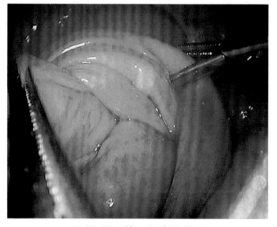

图45-15 挤压与牵拉结合

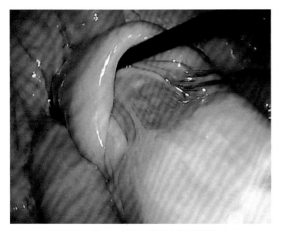

图45-16 挤压肠管,找到合适的着力点

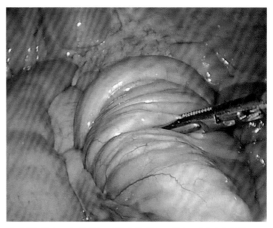

图45-17 由套叠肠段中部挤压并及时向近端拉回已经松解的肠壁

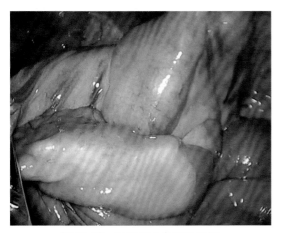

图45-18 已经部分松解的肠管

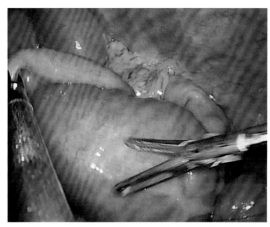

图45-19 牵拉复位

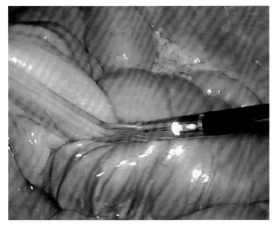

图45-20 注意保护,防止损伤肠管

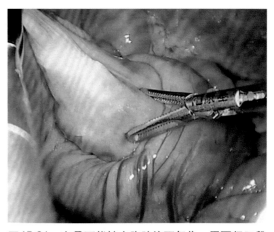

图45-21 套叠不能够在腹腔镜下复位,需要行肠段切除,可在腹腔镜下切除吻合肠管,也可以进行腹腔镜辅助手术

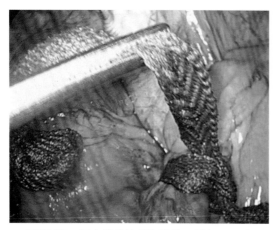

图45-22　用布带将计划切除的肠段标记明确

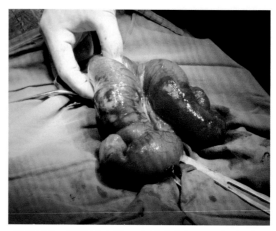

图45-23　下腹正中做一个辅助小切口，将计划切
　　　　　除的肠段牵出体外

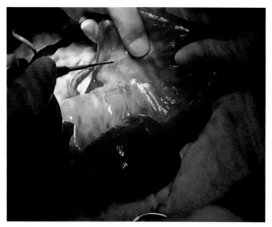

图45-24　体外切除病变肠段，行肠吻合

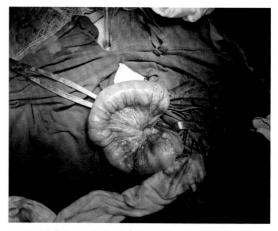

图45-25　已经切除病变肠段，吻合后的肠管

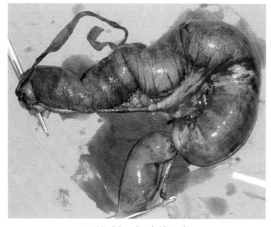

图45-26　切除的肠段

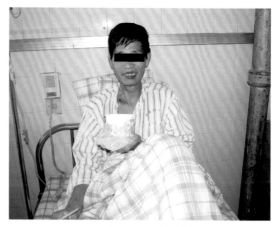

图45-27　术后恢复良好

第四十六章 腹腔镜粪石性肠梗阻解除术

　　手术适应证、手术禁忌证、特殊仪器设备、术前特殊准备、麻醉方法、体位与穿刺口位置及术后观察与处理同第四十四章腹腔镜肠粘连松解术。

手术步骤

　　具体步骤见图46-1～图46-5。

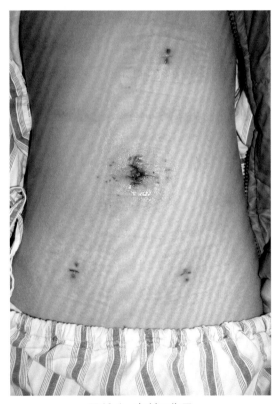

图46-1　穿刺口位置

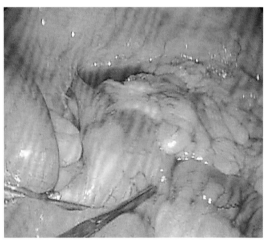

图46-2　探查腹腔，见有少量渗液，从末端回肠开始逆向探查小肠

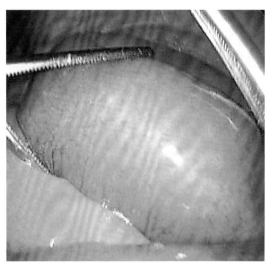

图46-3　发现扩张的肠管

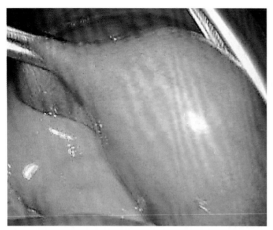

图46-4　用肠钳向前推挤粪石，以与小肠肿瘤鉴别。扩大脐部穿刺口，将有粪石的肠段拉出体外，取出粪石

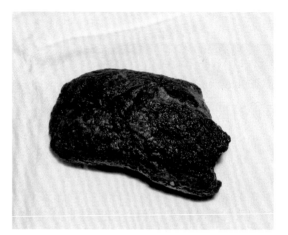

图46-5　引起梗阻的粪石

第四十七章 腹腔镜阑尾切除术

一、手术适应证

1. 有易混淆的右下腹疼痛的临床症状的病人。

2. 诊断明确的急、慢性阑尾炎，包括异位阑尾、早期阑尾类癌的病人。

3. 腹腔镜手术中，发现阑尾有粪石或寄生虫。

二、手术禁忌证

1. 由麻痹性肠梗阻或消化道梗阻/狭窄造成的严重腹胀。

2. 有严重的心血管疾病、严重的阻塞性肺疾病，不能耐受麻醉的病人。

3. 妊娠中后期，子宫底在脐部及脐上的阑尾炎。

三、特殊仪器设备

30°观察镜、5 mm观察镜、无损伤抓钳、腹腔镜缝线套圈、标本取出袋、5 mm的超声刀、电凝器或电凝剪。

四、术前特殊准备

1. 如病情较重，一般情况较差，特别是儿童或老年患者，应适当输液、抗感染，以提高手术耐受性。

2. 术前应用抗生素，可有效地防止术后的切口感染。

3. 术前检查血常规、尿常规、胸腹部透视、心电图，了解病人基本情况。

五、麻醉方法

连续硬膜外麻醉或蛛网膜下腔阻滞麻醉。也可采用全麻。

六、体位与穿刺口位置

体位：仰卧位（手术过程中可采取头低足高、身体左低右高位，以便于暴露阑尾）。穿刺孔的选择见图47-1示。

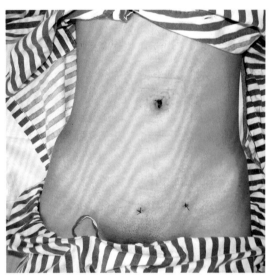

图47-1 穿刺口位置，脐缘切口置入10mm Trocar为观察孔及标本取出孔。两个操作孔分别选择在耻骨联合上方左、右侧，尽量位于会阴部阴毛处，采用5mm Trocar

七、手术步骤

具体步骤见图47-2～图47-33。

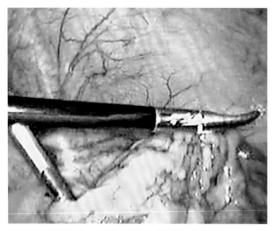

图47-2　进腹后见大网膜包裹阑尾

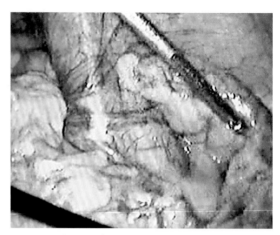

图47-3　分开大网膜，见化脓的阑尾

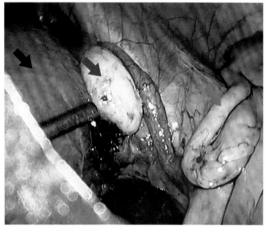

图47-4　腹腔镜探查腹腔，女性需要仔细探查子宫（黑箭头示）附件（红箭头示）有无病变，蓝箭头示阑尾

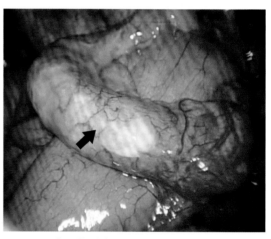

图47-5　先寻找到盲肠，然后寻找到阑尾（箭头示回肠前位阑尾）

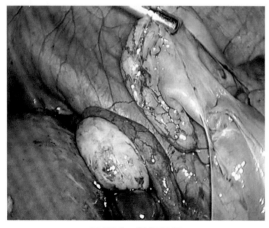

图47-6　提起阑尾

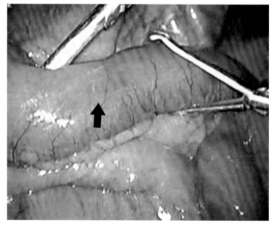

图47-7　逐段探查末段回肠（箭头示），排除其他病变

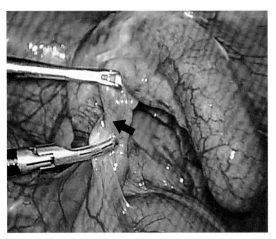

图47-8 用5mm超声刀直接凝固切断阑尾系膜（箭头示）是最好的方法

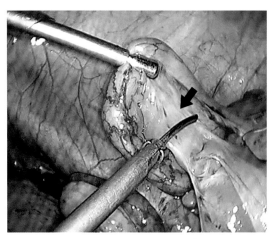

图47-9 超声刀切断阑尾系膜（箭头示）

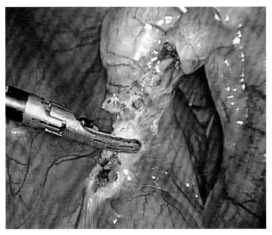

图47-10 凝固切开阑尾系膜，分离到阑尾根部

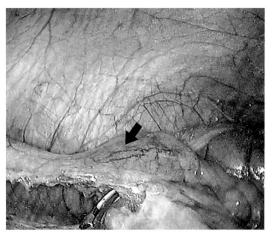

图47-11 黑箭头示盲肠

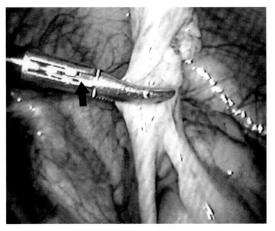

图47-12 也可用分离钳（箭头示）夹住阑尾系膜，用单极电凝凝固阑尾系膜，注意避免电凝损伤肠管

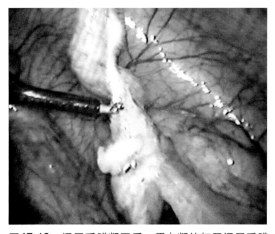

图47-13 阑尾系膜凝固后，用电凝钩切开阑尾系膜

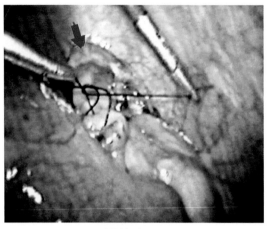

图47-14　还可用丝线结扎阑尾系膜，箭头示阑尾

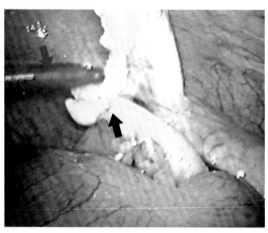

图47-15　阑尾系膜结扎后（黑箭头示结扎线结），再于远侧用电凝钩（红箭头示）切开阑尾系膜

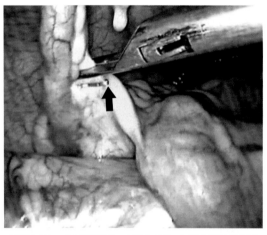

图47-16　也可用钛夹（箭头示）夹闭阑尾系膜后于远侧用电凝钩切开系膜

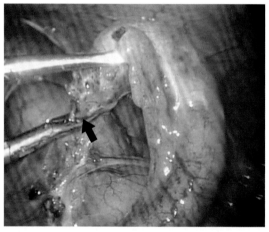

图47-17　用分离钳（箭头示）挤夹阑尾根部，将可能存在的阑尾粪石挤压开

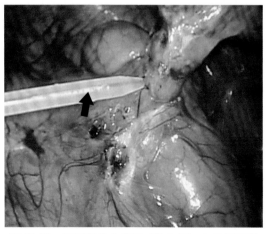

图47-18　用可吸收套扎圈（箭头示）套扎阑尾根部是最安全、简单的方法

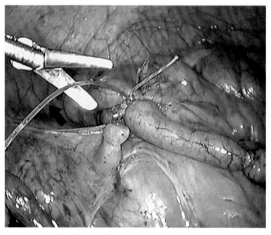

图47-19　套扎后剪断，箭头示套扎线

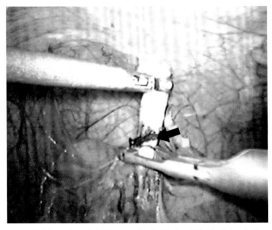

图47-20 也可以用可吸收生物夹（箭头示）夹闭
阑尾根部

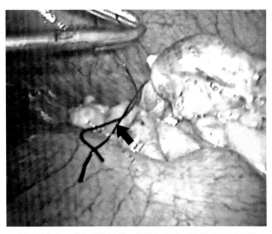

图47-21 也可用丝线（箭头示）结扎阑尾根部

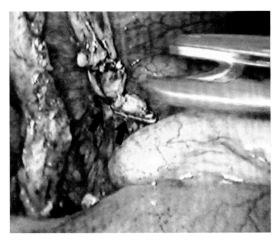

图47-22 还可以用钛夹（箭头示）夹闭阑尾根部

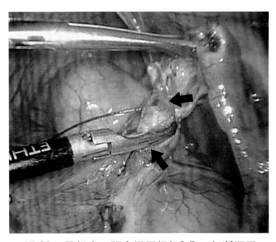

图47-23 用超声刀距离阑尾根部0.5cm切断阑尾，
箭头示阑尾结扎线

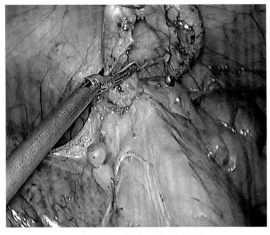

图47-24 超声刀切除阑尾

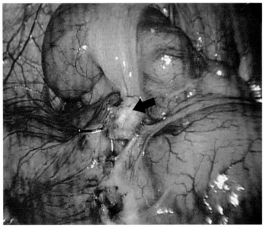

图47-25 阑尾已经被超声刀直接切除，箭头示阑
尾残端

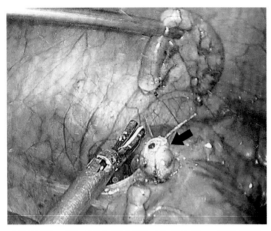

图47-26 阑尾已经被超声刀直接切除，箭头示阑尾残端（另一例）

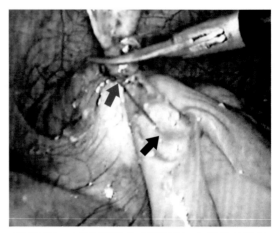

图47-27 也可以用剪刀剪断阑尾，红箭头示阑尾根部结扎结，黑箭头示阑尾系膜

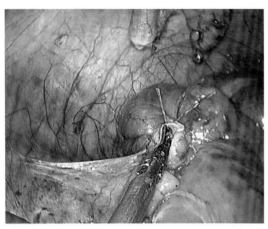

图47-28 阑尾残端黏膜用超声刀凝固破坏

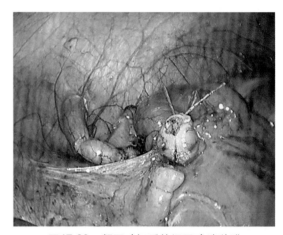

图47-29 凝固破坏后的阑尾残端黏膜

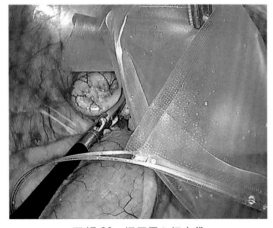

图47-30 阑尾置入标本袋

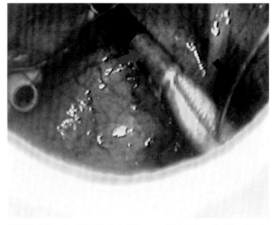

图47-31 如果采取1个10mm、2个5mm套管，可将阑尾标本用分离钳（箭头示）从10mm观察孔送出

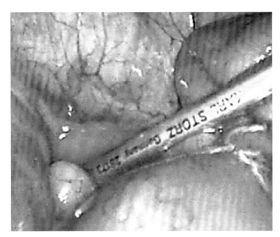

图47-32 用吸引器吸干净腹腔的脓液，特别需要注意盆腔和膈下，箭头示盆腔的脓液

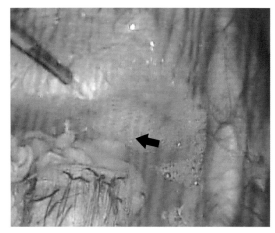

图47-33 用生理盐水（箭头示）冲洗干净腹腔

八、术后观察与处理

1. 观察患者的体温变化、肛门排气等情况。

2. 术后根据阑尾炎症或化脓的程度，若炎症较严重，或有穿孔或坏疽时，应禁食，半坐卧位，给予抗生素、输液、维持水和电解质及酸碱平衡。

3. 多数病人术后第8～12小时就可开始进食，鼓励患者术后早期下床活动。术后48小时内根据情况予以出院。耐受程度好的年轻患者通常能较快地恢复正常活动，而老年人需要1～3周才能恢复他们的正常生活。

第四十八章 腹腔镜阑尾残株切除术

手术适应证、手术禁忌证、特殊仪器设备、术前特殊准备、麻醉方法、体位与穿刺口位置及术后观察与处理同第四十七章腹腔镜阑尾切除术。

手术步骤

具体步骤见图48-1～图48-9。

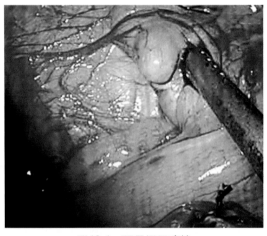

图48-1　可见阑尾残株

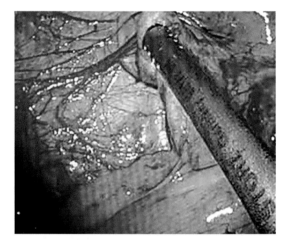

图48-2　提起阑尾，分离到根部

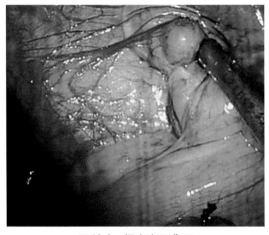

图48-3　探查盲肠背面

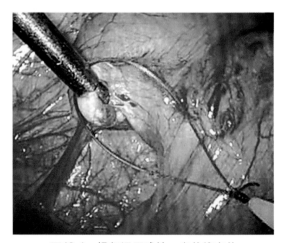

图48-4　提起阑尾残株，套扎线套扎

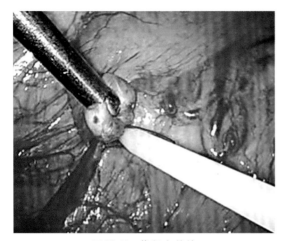

图48-5　收紧套扎线

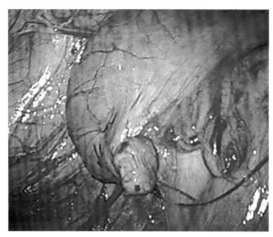

图48-6　剪断套扎线

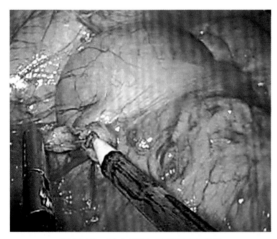

图48-7　用电凝钩切断阑尾残株

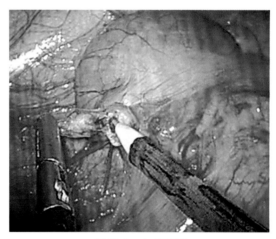

图48-8　电灼残端

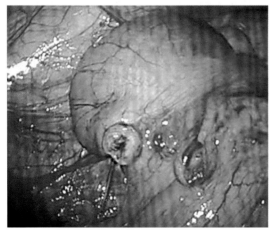

图48-9　手术结束

第四十九章 腹腔镜小肠部分切除术

一、手术适应证

1. 绞窄性疝、肠扭转、肠套叠或肠粘连等引起肠梗阻所致肠管坏死。

2. 肠系膜血管闭塞。

3. 多发性肠穿孔或多处肠破裂。

4. 小肠克罗恩病引起肠狭窄或穿孔。

5. 肠憩室炎或肠瘘。

6. 小肠息肉、肿瘤或肠系膜肿瘤。

7. 罕见的小肠血管畸形所致的出血。

二、手术禁忌证

1. 合并有脓肿、瘘、炎性增生肿块或输尿管粘连等的克罗恩病。

2. 有严重的心血管疾病、严重的阻塞性肺疾病，不能耐受麻醉的病人。

三、特殊仪器设备

无损伤的腹腔镜抓钳。

四、术前特殊准备

1. 施行小肠切除吻合术多属急诊手术，肠腔内大量积液，病人常有呕吐，引起等渗性缺水，术前须行胃肠减压；根据缺水程度补充平衡液及所缺的电解质，以纠正体液和电解质、酸碱失衡，必要时补充白蛋白或输血。

2. 常规测定心率、血压、尿量；需检测血生化、血气分析。

3. 非急诊手术者，术前进行钡餐透视、B超及CT等检查。

4. 术前应用抗生素，常规留置胃管及尿管。

五、麻醉方法

连续硬膜外阻滞麻醉或气管插管全身麻醉。

六、体位与穿刺口位置

手术体位：平卧位。穿刺口的位置：10mm腹腔镜的套管鞘在脐孔下方，3～4个操作穿刺孔根据病变肠段的位置灵活放置。

七、手术步骤

具体步骤见图49-1～图49-9。

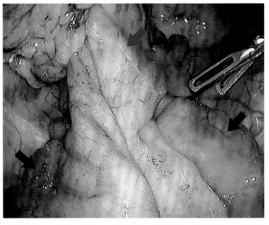

图49-1　首先确定病变肠段，确定切除范围。黑箭头示小肠管，红箭头示肠系膜及部分病变肠段

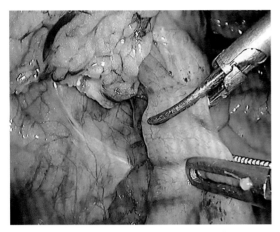

图49-2 用超声刀扇形切开肠系膜

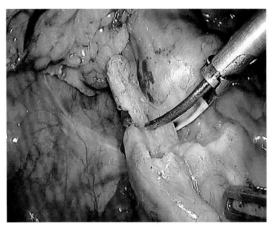

图49-3 注意避免肠系膜出血

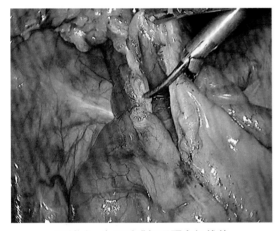

图49-4 小肠系膜切至预定切线处

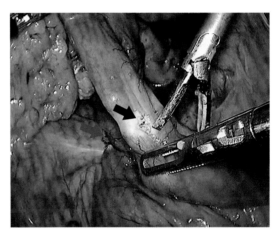

图49-5 超声刀于小肠壁切开小孔（箭头所示）

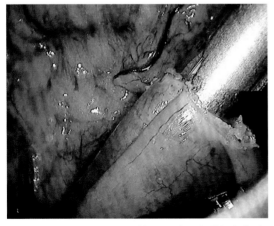

图49-6 直线切割闭合器伸入肠腔闭合并切割行小肠侧侧吻合

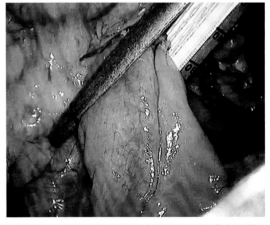

图49-7 再用直线切割闭合器垂直切除病变肠段（包括前面行小肠侧侧吻合的小肠小口）

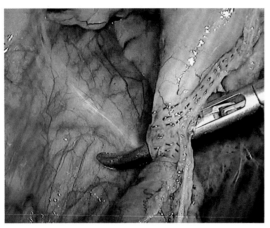

图49-8　闭合妥善时，剪开后完成腹腔镜下小肠部分切除，再缝合关闭小肠系膜裂口

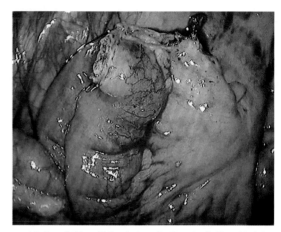

图49-9　术毕，将切除小肠段装入标本袋，从脐部穿刺口取出

八、术后观察与处理

1. 术后常持续胃肠减压48~72小时，至少禁食2~3天。

2. 观察病人体温变化、腹部疼痛、肠功能恢复情况。鼓励患者早期下地活动，避免出现肠粘连等并发症。

3. 术后预防性应用抗生素3~6天。根据术中腹腔污染或感染情况选择适合的抗生素。

4. 继续输液、补充电解质，甚至输血，加强营养支持治疗。

第五十章 腹腔镜移动盲肠固定术

一、手术适应证

诊断明确的移动盲肠症或者腹腔镜阑尾切除术等术中探查发现的移动盲肠患者。

二、手术禁忌证

有严重的心、肝、肺、肾等主要脏器功能不足，全身情况差不能耐受全身麻醉及不能耐受较长时间CO_2气腹的患者；难以纠正的严重凝血功能障碍；腹壁或腹腔内严重感染者；以前有过腹部手术史估计腹腔内粘连严重者。

三、特殊仪器设备

30°腹腔镜、10mm和5mm无损伤抓钳、持针器。

四、术前特殊准备

1. 术前应了解病人的心、肺、肝、肾及凝血功能状况。

2. 肠道准备也一般于术前3日进食流质，术前3日开始服用肠道杀菌剂，如新霉素或红霉素，或二者联合应用；术前1日分早、中、晚3次口服缓泻剂（液状石蜡或番泻叶泡服）；术前晚及术晨清洁灌肠。

五、麻醉方法

硬膜外麻醉或者气管插管全身麻醉。

六、体位与穿刺口位置

平卧位。脐缘为10mm观察孔，左右下腹各置5mm套管针。

七、手术步骤

具体步骤见图50-1～图50-4。

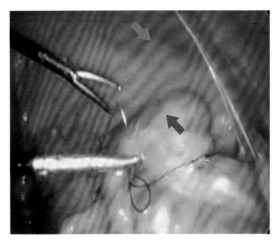

图50-1 用丝线缝合盲肠（红箭头示）和右髂窝处腹壁（蓝箭头示）

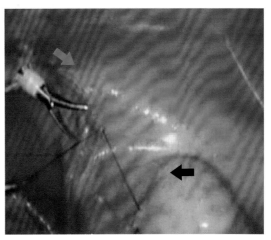

图50-2 缝合已经完毕，准备结扎缝合线，黑箭头示盲肠，蓝箭头示内环处

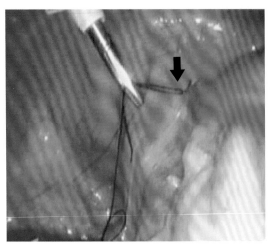

图50-3 结扎后已将盲肠固定在右下腹髂窝处,箭
头示结扎线

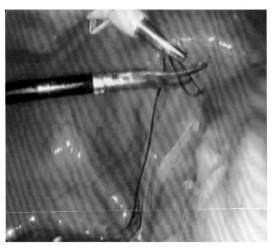

图50-4 剪掉缝合线后完成手术,移动盲肠已经被
固定

八、术后观察与处理

应用抗生素,补液、对症治疗等。术后禁
食到肠道功能恢复即可给予流质,逐渐发展成
低渣常规饮食。

第五十一章 腹腔镜辅助先天性巨结肠切除术

一、手术适应证

诊断明确的常见型、长段型巨结肠。

二、手术禁忌证

有心脏、肺脏疾病不能耐受气腹。

三、特殊仪器设备

超声刀、持针钳。

四、术前特殊准备

1. 术前纠正贫血、水和电解质平衡失调。
2. 术前回流洗肠10～14天。
3. 术前3天进行肠道准备，口服抗生素。
4. 术前留置胃管，清洁洗肠。

五、麻醉方法

可选用气管插管全身麻醉、硬膜外麻醉。

六、体位与穿刺口位置

体位根据具体情况调整，一般常见型巨结肠根治选头低足高、左侧稍高位。CO_2气腹压力6～8mmHg，脐上缘置5mm 30°腹腔镜，左右中腹分别置3个3mm及5mm操作孔（图51-1）。

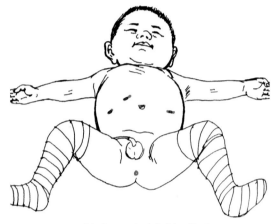

图51-1　示腹壁穿刺口位置

七、手术步骤

具体步骤和相关资料见图51-2～图51-11。

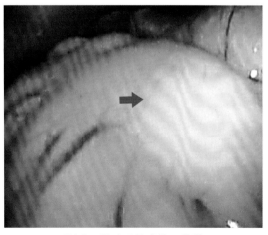

图51-2　箭头示扩张的乙状结肠

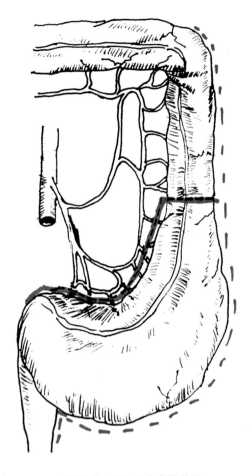

图51-3　红色示分离的范围

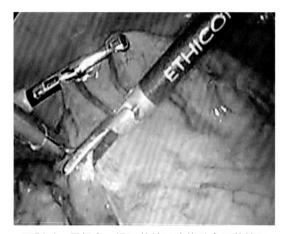

图51-4　用超声刀沿乙状结肠边缘游离乙状结肠

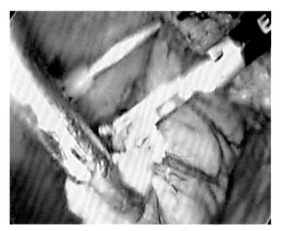

图51-5　系膜血管可以用超声刀直接切断

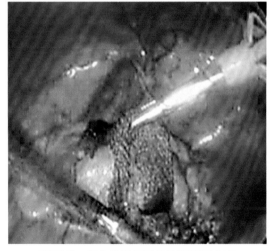

图51-6　用布带提起乙状结肠便于分离

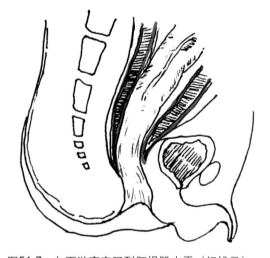

图51-7　向下游离直肠到肛提肌水平（红线示）

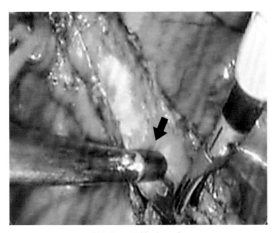

图51-8 黑箭头示直肠

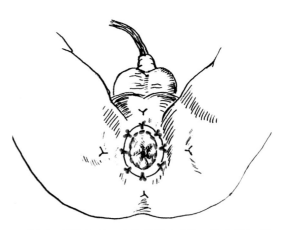

图51-9 从肛门外，在齿状线上方2cm处环形切断直肠

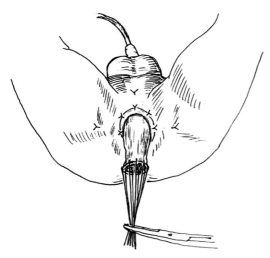

图51-10 将近段直肠向下外拉出

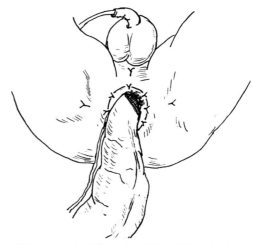

图51-11 在合适的位置切断乙状结肠，将乙状结肠黏膜与直肠远端黏膜间断缝合

八、术后观察与处理

1. 术后胃肠减压、抗感染、补液保持水和电解质平衡。

2. 肠蠕动恢复后，试喂糖水，无呕吐可逐渐过渡到正常喂奶。

3. 定期直肠指诊，检查吻合口情况，必要时扩肛。

第五十二章 腹腔镜辅助右半结肠切除术

一、手术适应证

1. 不适于进行纤维结肠镜息肉切除术的盲肠、升结肠、结肠肝曲息肉。

2. 盲肠、升结肠的广泛创伤。

3. 盲肠、升结肠和结肠肝曲的良、恶性肿瘤等。

二、手术禁忌证

有严重的心、肝、肺、肾等主要脏器功能不足，全身情况差不能耐受全身麻醉及不能耐受较长时间CO_2气腹的患者；难以纠正的严重凝血功能障碍；腹壁或腹腔内严重感染者；以前有过腹部手术史估计腹腔内粘连严重者；伴有腹膜广泛转移或严重腹水的恶性肿瘤病人。

三、特殊仪器设备

30°腹腔镜、10mm和5mm无损伤抓钳、超声刀、线形切割吻合器、套扎线、持针器、标本取出袋。

四、术前特殊准备

1. 和常规开腹手术一样，术前应全面检查病人，了解病人的心、肺、肝、肾及凝血功能状况。

2. 结肠良性或恶性肿瘤患者，由于腹腔镜手术中削弱了用手触摸病变的能力，所以术前应详细进行钡剂灌肠检查、结肠镜检、腹部CT或MRI检查，这不仅有助于了解和确定病变部位及性质，发现肝、腹腔内有无转移，而且可进行全面的术前分期，对于制定手术方案，争取理想的疗效具有十分重要的意义；如果病灶太小，最好术中准备好行纤维结肠镜检查定位。

3. 围手术期抗生素的应用及预防深静脉血栓形成也十分重要。

4. 肠道准备也是必需而重要的准备工作，因为结直肠的内容物很不清洁，容易污染腹腔。一般于术前3日进食流质，术前3日开始服用肠道杀菌剂，如新霉素或红霉素，或二者联合应用；术前1日分早、中、晚3次口服缓泻剂（液状石蜡或番泻叶泡服）；术前晚及术晨清洁灌肠。

5. 术前常规置胃管、导尿管，胃管也可于麻醉后置入，以减少患者的不适。

五、麻醉方法

气管内插管全身麻醉。

六、体位与穿刺口位置

病人处于仰卧体位或截石位，头低足高，向左侧倾斜15°。术者站在病人的左髋旁，监视器放在患者的右手边，助手站在病人的右边。

腹腔镜右半结肠切除术一般要用4个套管针，戳孔的位置及数目没有一致意见，位置可根据病变情况随机设计。我们一般做脐部的10mm穿刺孔为观察孔供插入腹腔镜，12mm主操作孔放置在上腹偏左，5mm辅助穿刺口位于耻骨联合上方，另外一个10mm辅助穿刺口位于右中腹部，供置入10mm肠钳夹持肠管，也可以扩大该穿刺口取出切除的结肠（图52-1）。

七、手术步骤

具体步骤见图52-2～图52-46。

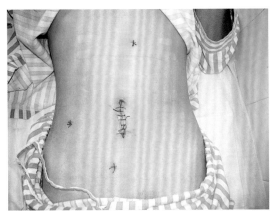

图52-1 腹壁穿刺口位置，脐孔处扩大取出标本

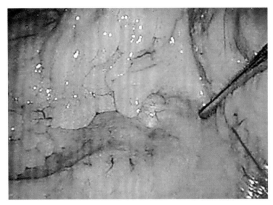

图52-2 病人取头高右侧高体位，小肠通过重力作用移向左侧腹和盆腔，向上翻开横结肠。图中肠钳所指为升结肠癌根部转移肿大淋巴结

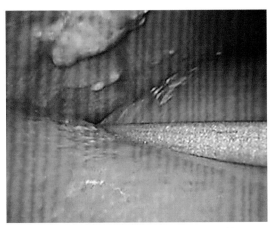

图52-3 腹壁可见结肠癌的种植转移灶

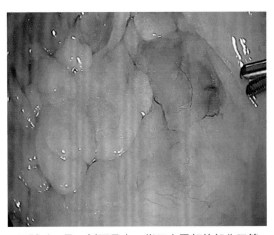

图52-4 另一例可见十二指肠水平部的部分肠管

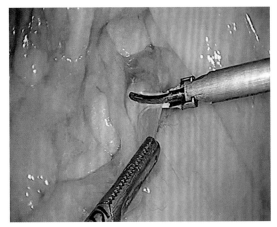

图52-5 超声刀切开十二指肠水平部前面的后腹膜

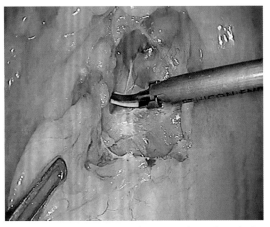

图52-6 在正确的间隙（Toldt间隙）分离后腹膜

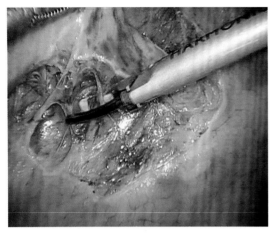

图52-7　可见回结肠血管，游离清扫根部淋巴结后
　　　　从根部结扎、切断

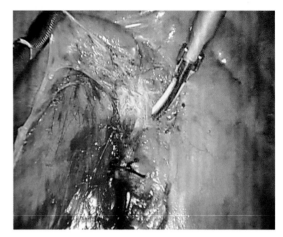

图52-8　分离清扫右结肠血管

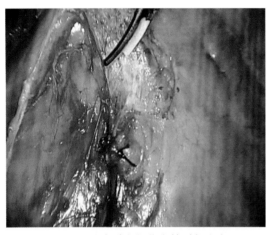

图52-9　注意避免损伤血管引起出血

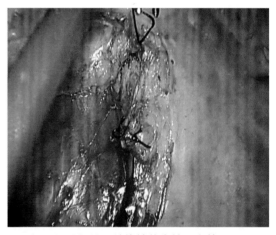

图52-10　丝线结扎右结肠血管

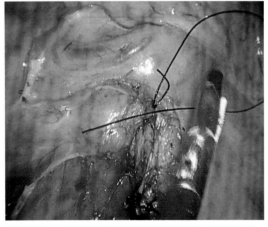

图52-11　已经丝线结扎完右结肠血管。此图上方
　　　　　可见中结肠血管

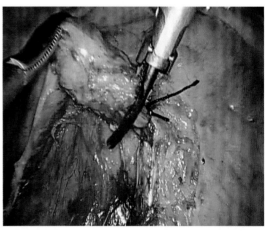

图52-12　用超声刀于右结肠血管根部凝固切断

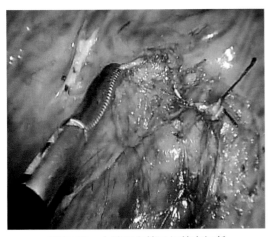

图52-13　右结肠血管已经基本切断

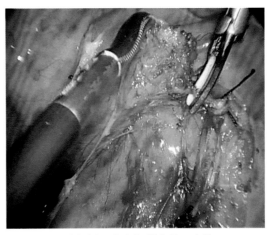

图52-14　完全切断右结肠血管

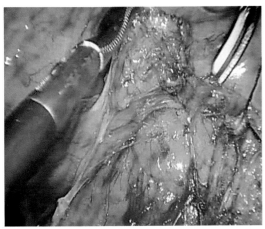

图52-15　可见十二指肠降部下段、水平部及肠系
膜上静脉根部

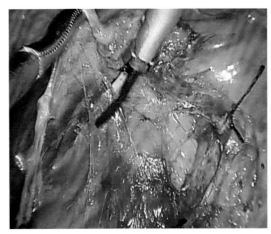

图52-16　继续清扫结肠系膜

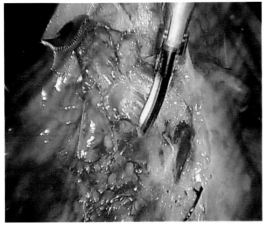

图52-17　用超声刀清扫结肠中血管根部淋巴结

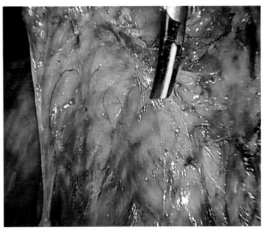

图52-18　于此图上方可见中结肠静脉及其下方的
胰十二指肠下前静脉

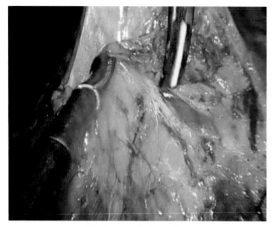

图52-19　中结肠静脉

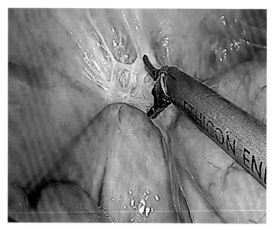

图52-20　切开盲肠与侧腹壁的粘连

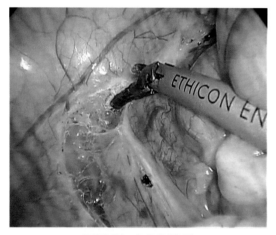

图52-21　切开侧腹膜

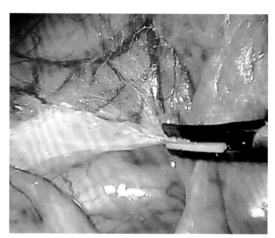

图52-22　游离右半结肠，在正确的层面出血很少

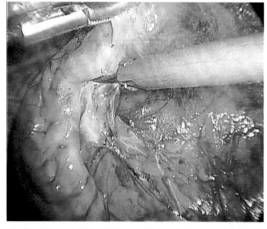

图52-23　根据右半结肠切除范围，用超声刀扇形
　　　　　切开末段回肠的肠系膜

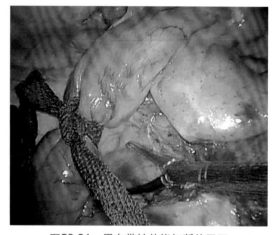

图52-24　用布带结扎拟切断处回肠

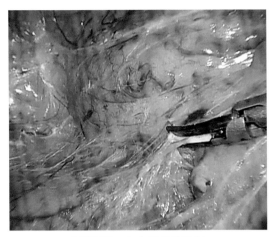

图52-25 向上游离升结肠

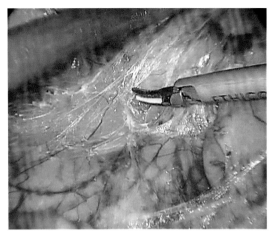

图52-26 在正确的层次间隙剥离出血很少，解剖清楚

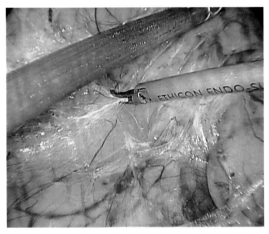

图52-27 将结肠翻向左侧保持张力可以清楚地看到间隙

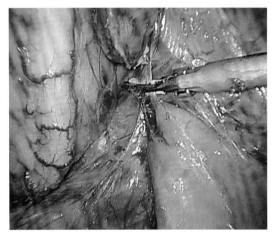

图52-28 分离与十二指肠粘连

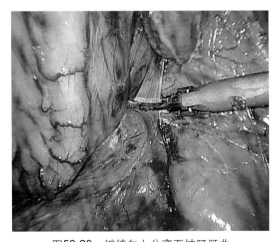

图52-29 继续向上分离至结肠肝曲

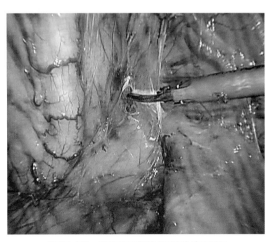

图52-30 图示正确的解剖分离层面

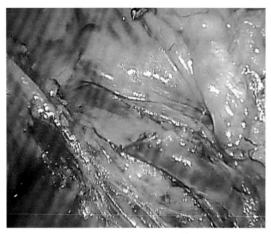

图52-31　中结肠血管

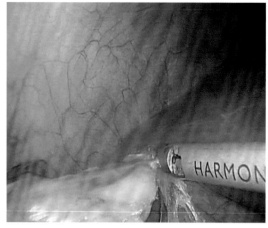

图52-32　用超声刀切断肝结肠韧带，完全游离结肠肝曲

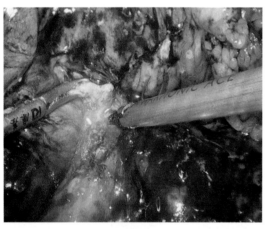

图52-33　这是一例结肠肿瘤与十二指肠紧密粘连的病例

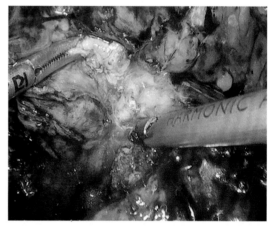

图52-34　将与肿瘤粘连的少许十二指肠同时切除，保持肿瘤不被分破

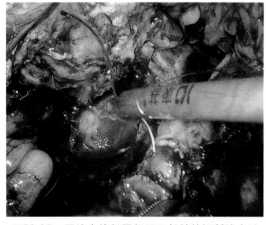

图52-35　用缝合线行平行于肠长轴的间断缝合关闭十二指肠破裂口

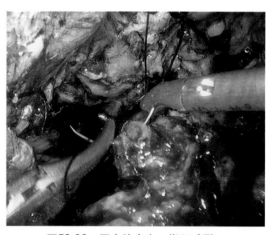

图52-36　正在缝合十二指肠破裂口

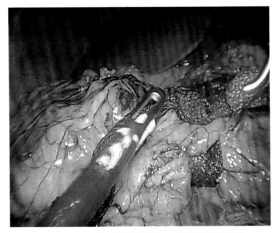

图52-37 用布带结扎拟切断处的横结肠

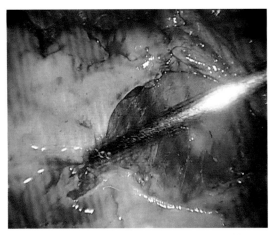

图52-38 扩大脐部穿刺口至3～6cm，在塑料膜保护下拉出右半结肠，在体外切除肿瘤，行回肠横结肠端端或者端侧吻合，然后将肠管放回腹腔内

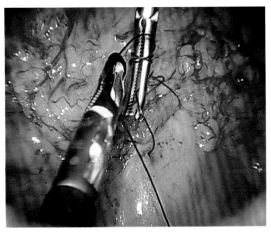

图52-39 重新建立气腹，在腹腔镜下间断缝合关闭肠系膜裂口

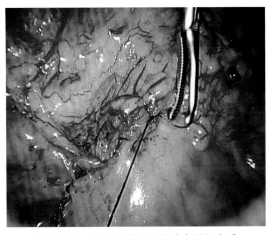

图52-40 肠系膜裂口已经缝合关闭完成

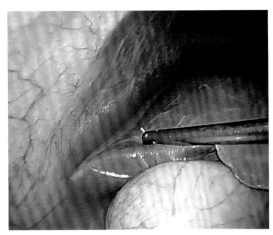

图52-41 用注射用水冲洗腹腔

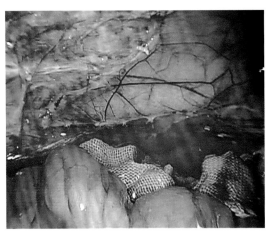

图52-42 检查物品，吸净冲洗液

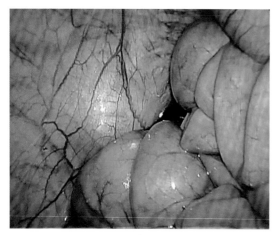

图52-43　复位小肠管

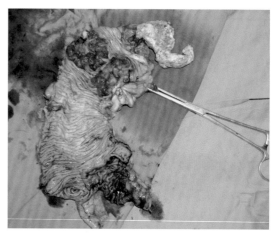

图52-44　图示手术切除的标本

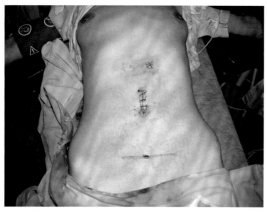

图52-45　穿刺孔位置及取出标本时扩大的脐部穿刺孔

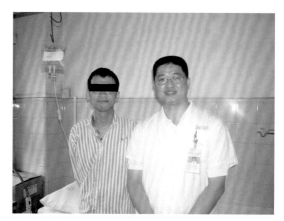

图52-46　术后第2天，病人恢复良好

八、术后观察与处理

如果需要的话，可给予病人止痛药以镇痛，并继续应用抗生素，补液、对症治疗等。术后禁食，保留鼻胃管直到肠道功能恢复即可拔出，肛门排气后可给予病人流质，逐渐发展成低渣常规饮食。

第五十三章　腹腔镜辅助横结肠癌根治术

一、手术适应证

横结肠中段恶性肿瘤。

二、手术禁忌证

有严重的心、肝、肺、肾等主要脏器功能不足，全身情况差不能耐受全身麻醉及不能耐受较长时间CO_2气腹的患者；难以纠正的严重凝血功能障碍；腹壁或腹腔内严重感染者；以前有过腹部手术史估计腹腔内粘连严重者；伴有腹膜广泛转移或严重腹水的恶性肿瘤病人；肿块太大难以从小切口取出者，应列为相对禁忌证。

三、特殊仪器设备

30°腹腔镜、10mm和5mm无损伤抓钳、超声刀、线形切割吻合器、套扎线、持针器、标本取出袋。

四、术前特殊准备

1. 和常规开腹手术一样，术前应全面检查病人，了解病人的心、肺、肝、肾及凝血功能状况。

2. 结肠良性或恶性肿瘤患者，由于腹腔镜手术中削弱了用手触摸病变的能力，所以术前应详细进行钡剂灌肠检查、结肠镜检、腹部CT或MRI检查，这不仅有助于了解和确定病变部位及性质，发现肝、腹腔内有无转移，而且可进行全面的术前分期，对于制定手术方案，争取理想的疗效具有十分重要的意义；如果病灶太小，最好术中准备好行纤维结肠镜检查定位。

3. 围手术期抗生素的应用及预防深静脉血栓形成也十分重要。

4. 肠道准备也是必需而重要的准备工作，因为结直肠的内容物很不清洁，容易污染腹腔。一般于术前3日进食流质，术前3日开始服用肠道杀菌剂，如新霉素或红霉素，或二者联合应用；术前1日分早、中、晚3次口服缓泻剂（液状石蜡或番泻叶泡服）；术前晚及术晨清洁灌肠。

5. 术前常规置胃管、导尿管，胃管也可于麻醉后置入，以减少患者的不适。

五、麻醉方法

气管内插管全身麻醉。

六、体位与穿刺口位置

病人处于仰卧体位或截石位，头高足低。术者站在病人的两腿之间，监视器放在术者的头侧，助手站在病人的左右侧。

戳孔的位置及数目没有一致意见，位置可根据病变情况随机设计。一般认为，最好先在脐部做一10mm穿刺孔，可在此插入腹腔镜行腹腔探查，然后在腹腔镜直视下根据具体情况在腹部做穿刺孔，左右中腹部的套管鞘是操作孔（图53-1）。

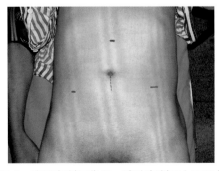

图53-1　腹壁穿刺口位置，脐孔穿刺口向下延长以取出标本

七、手术步骤

具体步骤见图53-2～图53-14。

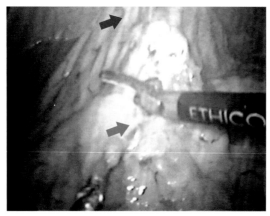

图53-2 用肠钳提起胃（红篮箭头示），用超声刀切开大网膜（蓝箭头示）

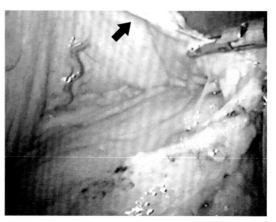

图53-3 继续向左侧切开大网膜，箭头示胃大弯

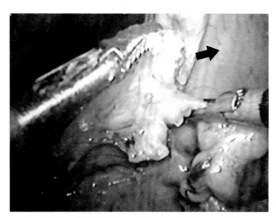

图53-4 向右侧切开大网膜，箭头示胃大弯

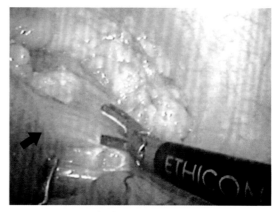

图53-5 游离脾曲和肝曲，箭头示胃大弯

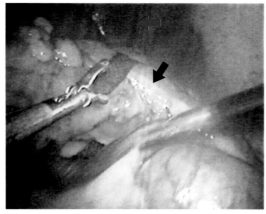

图53-6 在肿瘤近侧拟切断处用布带扎住肠管，黑箭头示横结肠，红箭头示肝脏

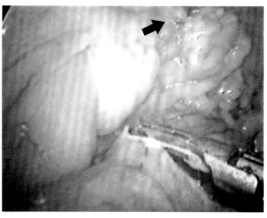

图53-7 从横结肠系膜根部切开，清除淋巴结，箭头示横结肠位置

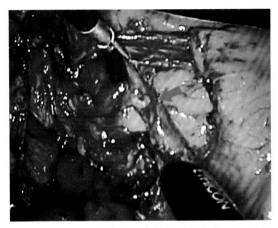

图53-8 丝线结扎横结肠中血管后用超声刀切断血管（箭头示）

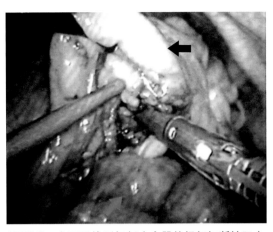

图53-9 也可用线形切割吻合器从根部切断结肠中动脉等血管，蓝箭头示空肠起始部，黑箭头示横结肠位置

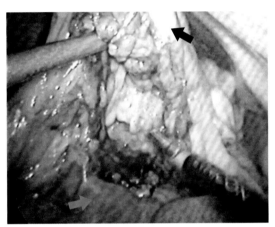

图53-10 扇形切开横结肠系膜，游离横结肠，黑箭头示横结肠，蓝箭头示空肠起始端

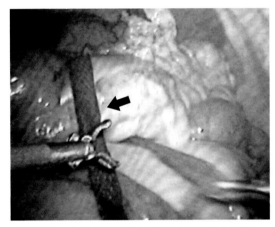

图53-11 在肿瘤远侧拟切断处用布带扎住肠管，黑箭头示横结肠

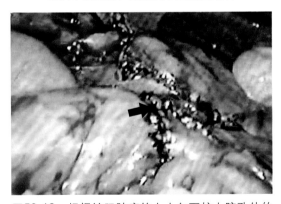

图53-12 根据结肠肿瘤的大小向下扩大脐孔处的穿刺口至4～6cm（也可以在上腹部其他位置扩大切口），用塑料布保护切口，将横结肠拉出体外，切除肿瘤，行结肠端端吻合，然后将肠管放回腹腔，缝合关闭结肠系膜裂口。箭头示吻合口

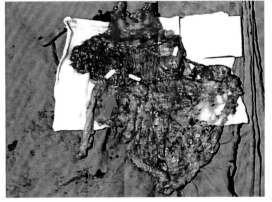

图53-13 标本为一例横结肠3个息肉（白箭头示），中间一个（蓝箭头示）有恶变

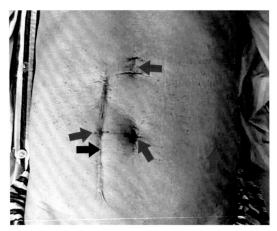

图53-14 一例结肠癌开放右半结肠切除术后（黑箭头示原切口）再发横结肠肿瘤病人行腹腔镜手术后腹壁情况，红箭头示穿刺口，上腹正中切口扩大取出标本

八、术后观察与处理

如果需要的话，可给予病人止痛药以镇痛，并继续应用抗生素，补液、对症治疗等。术后禁食，保留鼻胃管直到肠道功能恢复即可拔出，肛门排气后可给予病人流质，逐渐发展成低渣常规饮食。

第五十四章 腹腔镜辅助左半结肠切除术

一、手术适应证

主要适用于结肠脾曲、降结肠、乙状结肠上段的病变,如憩室炎反复发作,肠扭转、局限性或溃疡性结肠炎及良、恶性肿瘤。

二、手术禁忌证

有严重的心、肝、肺、肾等主要脏器功能不足,全身情况差不能耐受全身麻醉及不能耐受较长时间CO_2气腹的患者;难以纠正的严重凝血功能障碍;腹壁或腹腔内严重感染者;以前有过腹部手术史估计腹腔内粘连严重者;伴有腹膜广泛转移或严重腹水的恶性肿瘤病人;肿块太大难以从小切口取出者,应列为相对禁忌证。

三、特殊仪器设备

30°腹腔镜、10mm和5mm无损伤抓钳、超声刀、线形切割吻合器、套扎线。

四、术前特殊准备

1. 和常规开腹手术一样,术前应全面检查病人,了解病人的心、肺、肝、肾及凝血功能状况。

2. 由于腹腔镜手术中削弱了用手触摸病变的能力,所以术前应详细进行钡剂灌肠检查、结肠镜检、腹部CT或MRI检查,这不仅有助于了解和确定病变部位及性质,发现肝、腹腔内有无转移,而且可进行全面的术前分期,对于制定手术方案,争取理想的疗效具有十分重要的意义;如果病灶太小,最好术中准备好行纤维结肠镜检查定位。

3. 围手术期抗生素的应用及预防深静脉血栓形成也十分重要。

4. 肠道准备也是必需而重要的准备工作,因为结直肠的内容物很不清洁,容易污染腹腔。一般于术前3日进食流质,术前3日开始服用肠道杀菌剂,如新霉素或红霉素,或二者联合应用;术前1日分早、中、晚3次口服缓泻剂(液状石蜡或番泻叶泡服);术前晚及术晨清洁灌肠。

5. 术前常规置胃管、导尿管,胃管也可于麻醉后置入,以减少患者的不适。

五、麻醉方法

气管内插管全身麻醉。

六、体位与穿刺口位置

病人处于仰卧体位或截石位,头低足高,向右侧倾斜15°。术者站在病人的右侧,监视器放在术者的左侧,助手站在病人的右侧。

和腹腔镜右半结肠切除术一样,腹腔镜左半结肠切除术一般也要用4个或5个5~12 mm的套管鞘。戳孔的位置及数目没有一致意见,位置可根据病变情况随机设计。一般认为,最好先在脐部做一10mm穿刺孔,可在此插入腹腔镜行腹腔探查,然后在腹腔镜直视下根据具体情况在腹部各做一个10mm或12mm穿刺孔,这样提供了能触及腹内各脏器的手术径路,以及从各方向都能插入腹腔镜及无损伤钳,而且方便操作。腹腔镜通过位于右上腹或脐部套管鞘插入,左侧的套管鞘是作牵引用的。用通过脐上或右下腹的穿刺孔插入超声刀完成分离(图54-1)。

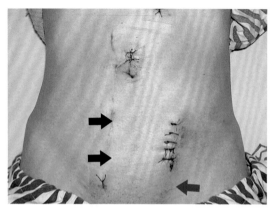

图54-1　左下腹的小切口（红箭头示）为腹腔镜辅助左半结肠切除术的腹壁小切口，该病人曾行开放右半结肠切除术（黑箭头示陈旧手术瘢痕）

七、手术步骤

具体步骤见图54-2～图54-29。

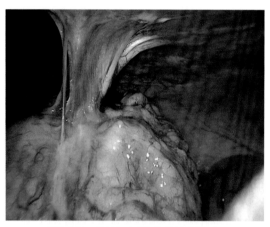

图54-2　横结肠近脾曲的结肠肿瘤

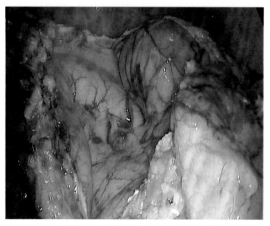

图54-3　超声刀切开胃结肠韧带

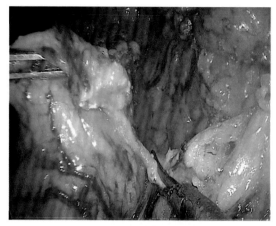

图54-4　胃结肠韧带已经切开

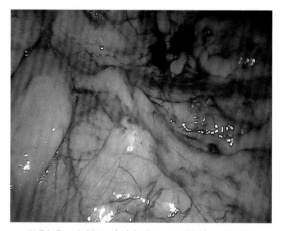

图54-5　左结肠动脉根部可见1枚肿大淋巴结

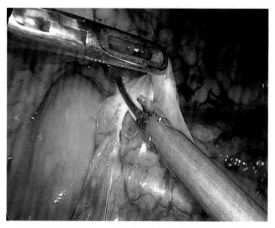

图54-6　超声刀清扫左结肠动脉根部淋巴结

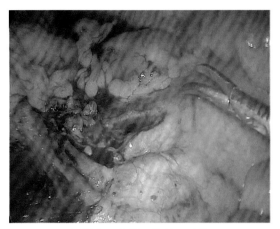

图54-7 保留乙状结肠动脉

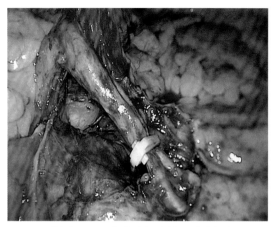

图54-8 可吸收夹夹闭左结肠动脉根部

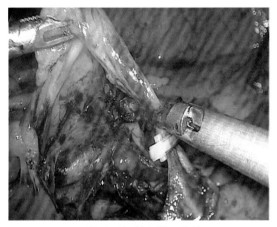

图54-9 切断左结肠血管

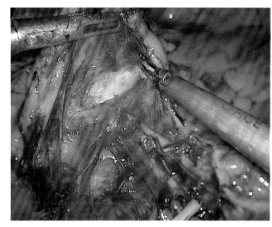

图54-10 游离降结肠系膜

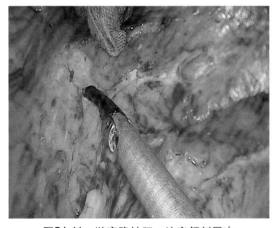

图54-11 游离降结肠，注意解剖层次

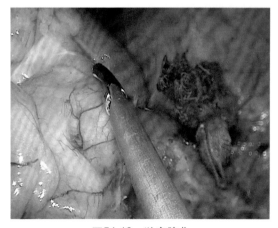

图54-12 游离脾曲

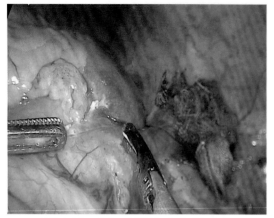

图54-13　注意不要损伤脾脏引起出血

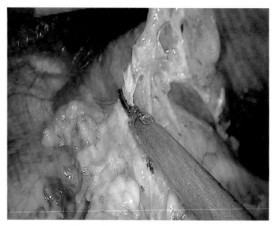

图54-14　接近脾门时要特别注意脾血管和胰尾

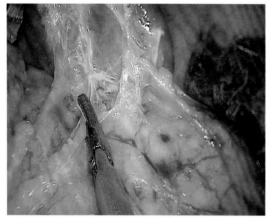

图54-15　保持术野的清晰

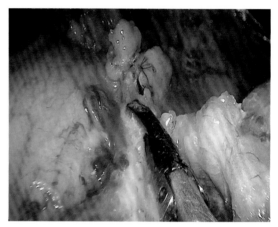

图54-16　从横结肠中部切开横结肠系膜

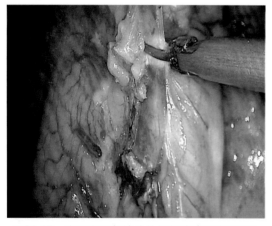

图54-17　靠近空肠起始处从根部胰腺下缘切开左侧横结肠系膜

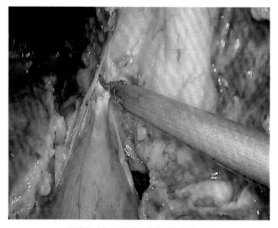

图54-18　注意避免损伤空肠

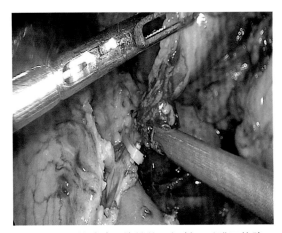

图54-19　从胰腺下缘结扎、切断肠系膜下静脉

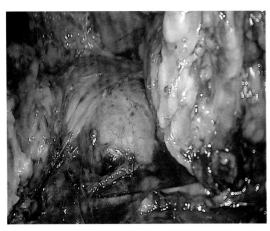

图54-20　左半结肠已经完全游离

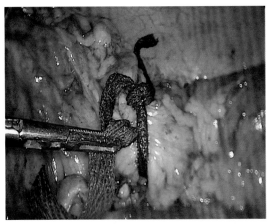

图54-21　在拟切断的降结肠与乙状结肠交界处用
布带做一标志

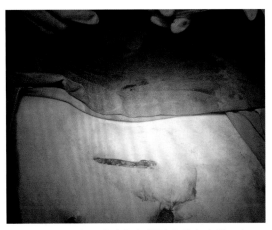

图54-22　在左中腹部根据肿瘤的大小做一个
4~6cm长的辅助切口

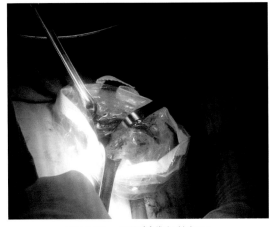

图54-23　用塑料袋保护切口

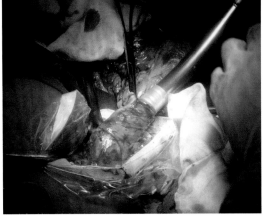

图54-24　提出肿瘤肠段，在体外切除病变肠段，
用手工或者吻合器行结肠吻合

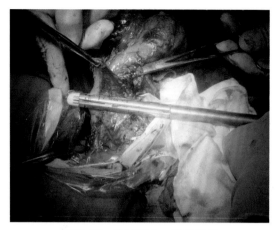

图54-25　完成吻合，切下肿瘤

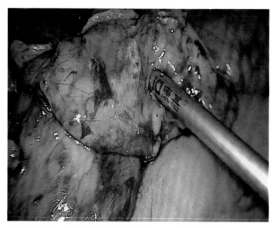

图54-26　缝合腹壁辅助切口，重新建立气腹，
检查腹腔

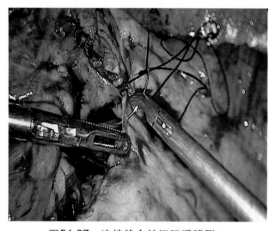

图54-27　连续缝合关闭肠系膜裂口

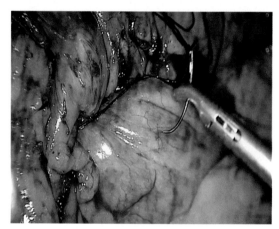

图54-28　系膜裂口已经成功关闭

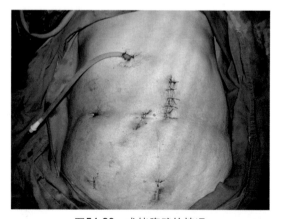

图54-29　术毕腹壁的情况

八、术后观察与处理

如果需要的话，可给予病人止痛药以镇痛，并继续应用抗生素，补液、对症治疗等。术后禁食，保留鼻胃管直到肠道功能恢复即可拔出，肛门排气后可给予病人流质，逐渐发展成低渣常规饮食。

第五十五章 腹腔镜辅助直乙结肠癌骶前切除吻合术

一、手术适应证

乙状结肠中下段和直肠中上段的肿瘤，最近随着腹腔镜手术技术的提高和器械的更新，肿瘤下缘距肛缘4～5cm的部分下段直肠癌也可以行腹腔镜低位直肠全系膜切除超低位保肛术。和传统开腹手术一样，关于选择低位前切术还是腹会阴联合切除术，有待于术中盆腔分离结束后才能最后决定，因此，术前需要向病人交代清楚。

二、手术禁忌证

有严重的心、肝、肺、肾等主要脏器功能不足，全身情况差不能耐受全身麻醉及不能耐受较长时间CO_2气腹的患者；难以纠正的严重凝血功能障碍；腹壁或腹腔内严重感染者；以前有过腹部手术史估计腹腔内粘连严重者；伴有腹膜广泛转移或严重腹水的恶性肿瘤病人；肿块太大难以从小切口取出者，应列为相对禁忌证。

三、特殊仪器设备

30°腹腔镜、10mm和5mm无损伤抓钳、超声刀、线形切割吻合器、圆形吻合器、套扎线、持针器、标本取出袋。

四、术前特殊准备

1. 和常规开腹手术一样，术前应全面检查病人，了解病人的心、肺、肝、肾及凝血功能状况。

2. 由于腹腔镜手术中削弱了用手触摸病变的能力，所以术前应详细进行钡剂灌肠检查、结肠镜检、腹部CT或MRI检查，这不仅有助于了解和确定病变部位及性质，发现肝、腹腔内有无转移，而且可进行全面的术前分期，对于制定手术方案，争取理想的疗效具有十分重要的意义；如果病灶太小，最好术中准备好行纤维结肠镜检查定位。

3. 围手术期抗生素的应用及预防深静脉血栓形成也十分重要。

4. 肠道准备也是必需而重要的准备工作，因为结直肠的内容物很不清洁，容易污染腹腔。一般于术前3日进食流质，术前3日开始服用肠道杀菌剂，如新霉素或红霉素，或二者联合应用；术前1日分早、中、晚3次口服缓泻剂（液状石蜡或番泻叶泡服）；术前晚及术晨清洁灌肠。

5. 术前常规置胃管、导尿管，胃管也可于麻醉后置入，以减少患者的不适。

五、麻醉方法

气管内插管全身麻醉。

六、体位与穿刺口位置

置病人于改良截石位、脚高头低体位，便于腹部和会阴部操作。可以采用上述腹腔镜下腹会阴联合切除术的四孔法，如果操作困难，也可以增加1个5mm穿刺口为五孔法。

置病人于改良截石位并置脚高头低体位，便于腹部和会阴部操作。可以采用上述的四孔法或者五孔法，即脐部置10/12mm观察孔一个，耻骨联合上方右侧置12mm主操作孔、左中上腹部及右中腹部分别置5mm辅助操作孔2个，有时左下腹再置5mm辅助操作孔1个。但这并不是固定不变的，在操作熟练后可根据具体情况自己决定穿刺部位以方便暴露和操作（图55-1）。

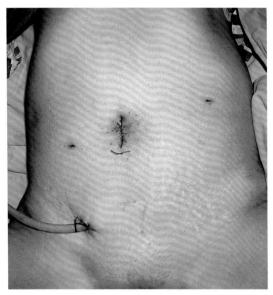

图55-1　示腹壁穿刺口位置，从脐孔扩大取标本

七、手术步骤

具体步骤见图55-2～图55-83。

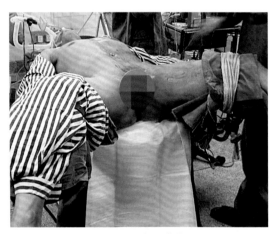

图55-2　病人体位

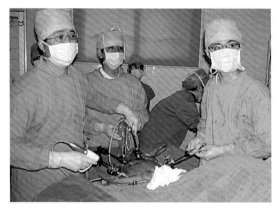

图55-3　术者位置

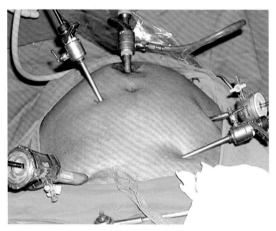

图55-4　穿刺口的位置情况

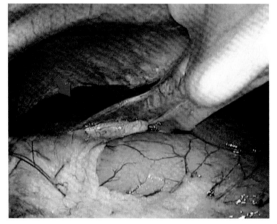

图55-5　探查腹腔，箭头示肝脏

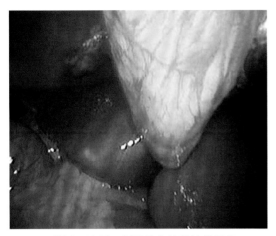

图55-6 这是一例肝脏有转移灶的图像

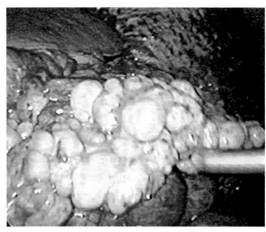

图55-7 这是一例结肠癌腹膜广泛转移的图像

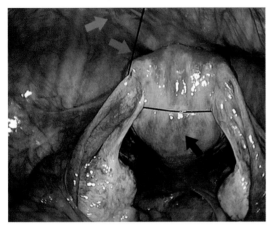

图55-8 如果病人为女性，需要将子宫向前腹壁悬吊。红箭头示悬吊丝线，黑箭头示子宫，蓝箭头示前腹壁

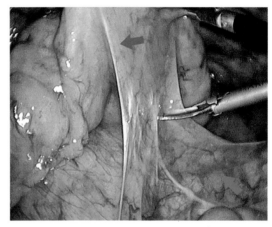

图55-9 提起乙状结肠系膜（红箭头示），从右侧分离乙状结肠直肠系膜。蓝箭头示右髂总动脉

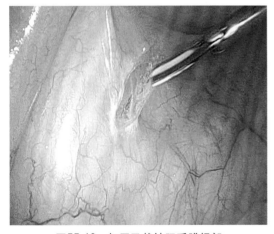

图55-10 切开乙状结肠系膜根部

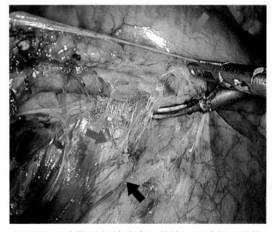

图55-11 在Toldt间隙分离乙状结肠系膜根。蓝箭头示乙状结肠，红箭头示左侧髂外动脉，黑箭头示输尿管

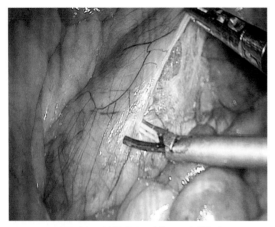

图55-12　继续向近端切开系膜根部

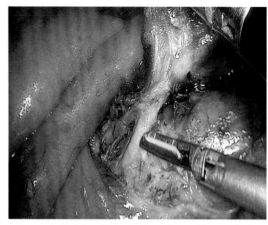

图55-13　解剖肠系膜下血管，清扫血管周围脂肪及淋巴结，在根部用丝线结扎肠系膜下动脉

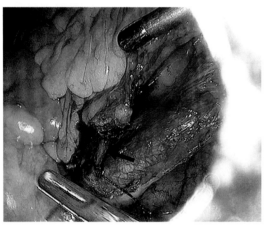

图55-14　正用丝线结扎肠系膜下动脉（黑箭头示）的根部

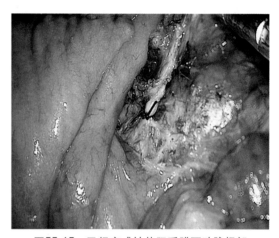

图55-15　已经完成结扎肠系膜下动脉根部

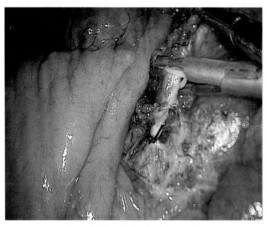

图55-16　血管夹夹闭远端

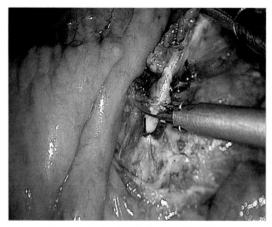

图55-17　超声刀切断肠系膜下动脉

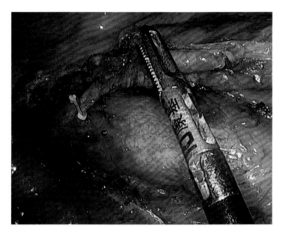

图55-18 也可以直接用夹夹闭肠系膜下动脉根部

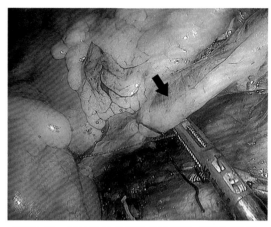

图55-19 用丝线结扎肠系膜下静脉（箭头所示）

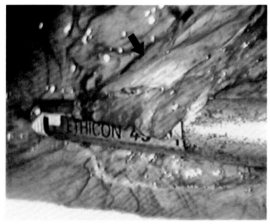

图55-20 也可用线形切割器从根部直接切断、结扎肠系膜下动、静脉（箭头示）

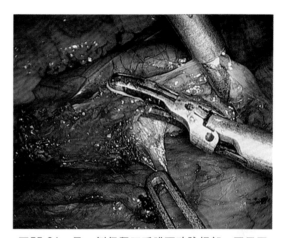

图55-21 另一例保留肠系膜下动脉根部。图示正在游离左结肠血管

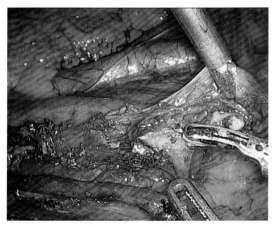

图55-22 清扫左结肠血管周围淋巴组织

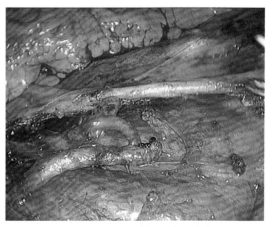

图55-23 图示保留左结肠动脉

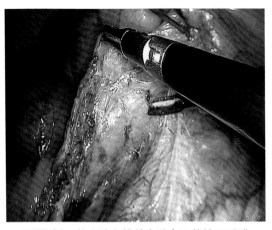

图55-24　从左髂血管前方游离乙状结肠系膜

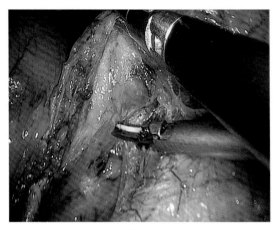

图55-25　特别要注意解剖层次，正确的层次可以
减少出血和损伤

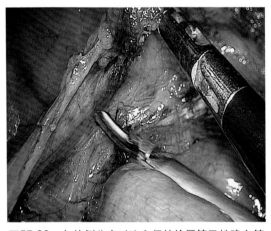

图55-26　向外侧分离时注意保护输尿管及性腺血管

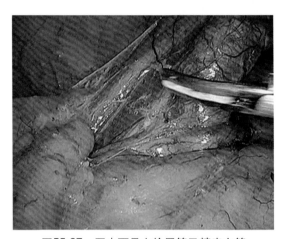

图55-27　图中可见左输尿管及精索血管

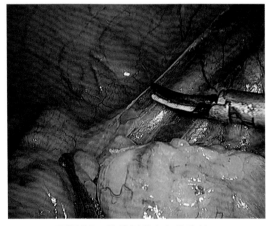

图55-28　从外侧游离部分降结肠

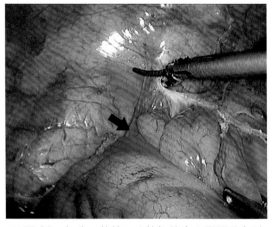

图55-29　部分乙状结肠比较短的病人需要游离到
结肠脾曲

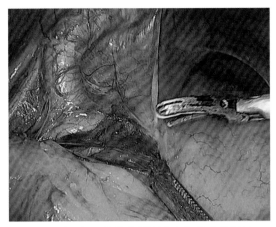

图55-30　向下方分离需要注意保护左输尿管

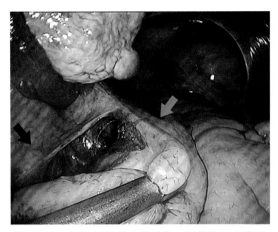

图55-31　从外侧游离乙状结肠，黑箭头示左输尿管，蓝箭头示直乙状结肠交界处

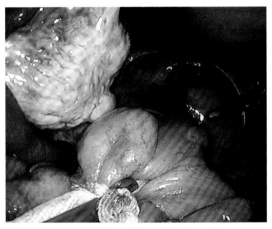

图55-32　在肿瘤的近端用布带结扎乙状结肠及其系膜作为牵引用

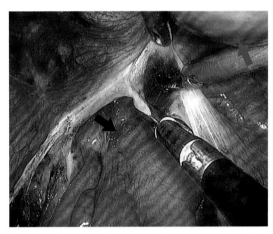

图55-33　用超声刀游离直肠，黑箭头示子宫直肠陷窝，红箭头示子宫

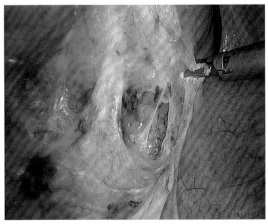

图55-34　在直视下沿盆筋膜脏壁两层之间的疏松结缔组织间隙用超声刀锐性分离

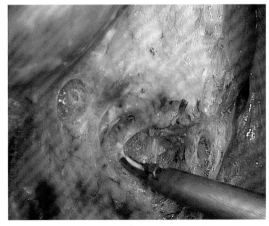

图55-35　直视下沿盆筋膜脏壁两层之间的疏松结缔组织间隙用超声刀锐性分离，保留直肠系膜光滑外表面的完整性

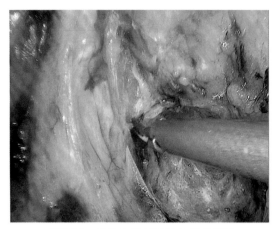

图55-36　分离直肠后壁进入骶前间隙

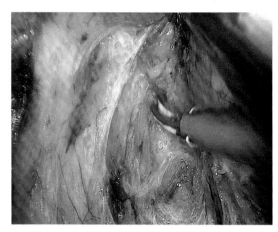

图55-37　分离直肠两侧时注意保护输尿管。图中
　　　　　左上方可见左侧输尿管

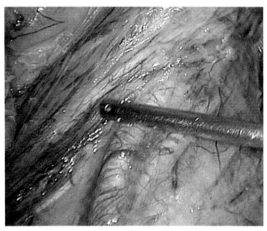

图55-38　图示正确层面分离后的左侧输尿管

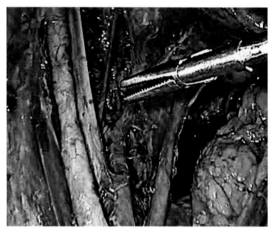

图55-39　进行了侧方淋巴结清扫后的左侧髂血管
　　　　　图像

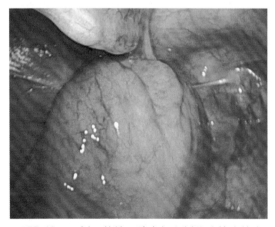

图55-40　一例乙状结肠肿瘤与左侧盆壁粘连的患
　　　　　者图像

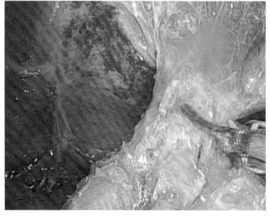

图55-41　分离时需要将与肿瘤粘连的部分腹膜与
　　　　　腹膜外脂肪同时切除

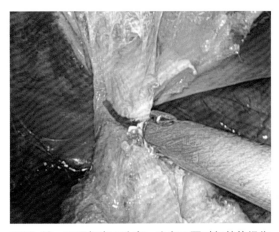

图55-42　正用超声刀分离，注意不要引起其他损伤

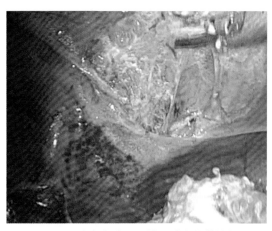

图55-43　分离完成，保持了肿瘤的整块切除

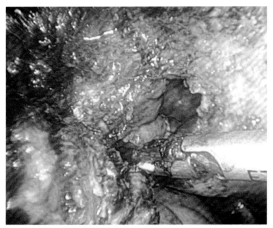

图55-44　一例肿瘤侵犯了少部分膀胱的患者，需要将部分膀胱同时切除

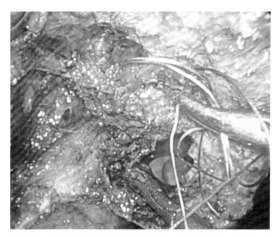

图55-45　用可吸收缝合线缝合修补膀胱，图中可见膀胱内的导尿管气囊

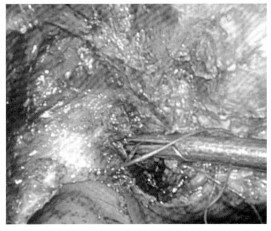

图55-46　缝合要仔细，避免术后尿漏

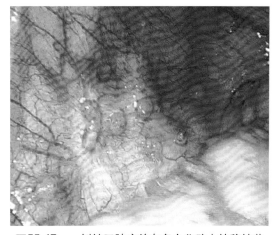

图55-47　一例结肠肿瘤并有多个盆壁小转移结节

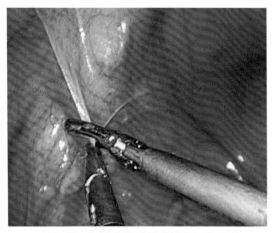

图55-48 切除有盆壁转移灶的部分腹膜

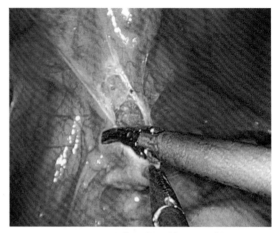

图55-49 注意保护血管及输尿管

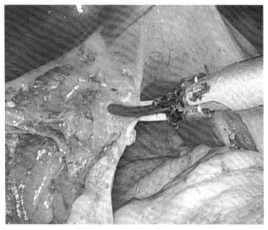

图55-50 切除的部分腹膜尽量与肿瘤肠段整块切除

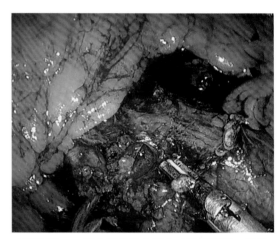

图55-51 一例直肠癌并有腹主动脉周围淋巴结转移的患者图像

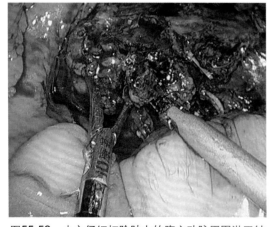

图55-52 小心仔细切除肿大的腹主动脉周围淋巴结

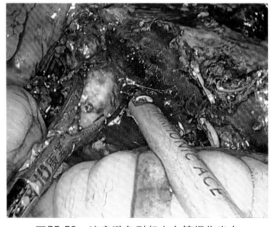

图55-53 注意避免引起大血管损伤出血

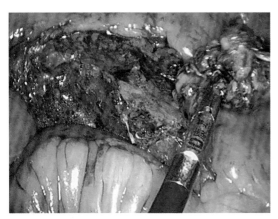

图55-54 已经成功切除腹主动脉周围多个肿大的转移淋巴结

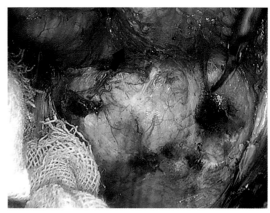

图55-55 全系膜切除（TME）在正确的间隙分离出血很少，箭头示直肠系膜

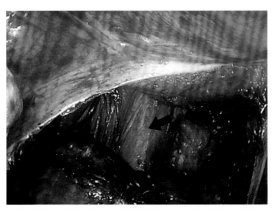

图55-56 用超声刀切开直肠骶骨筋膜、肛尾韧带，于远端肛尾附着处切断直肠系膜，后方沿骶前间隙到达尾骨尖下方；分离后可显示壁层盆筋膜覆盖的肛提肌，直肠远端断离/吻合部位需将肠管"骨骼化"（黑箭头示）

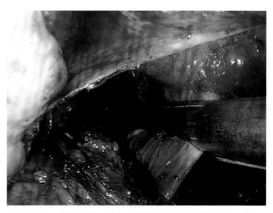

图55-57 然后用切割吻合器分1~3次切断直肠，应切除肿瘤下端以远2~5cm直肠及直肠系膜。肿瘤下端距离肛门10cm以下的直肠癌需要进行直肠全系膜切除，黑箭头示直肠系膜

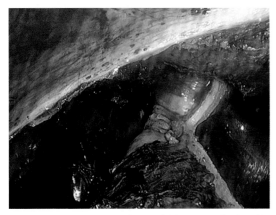

图55-58 正用切割吻合器切断直肠，黑箭头示直肠系膜

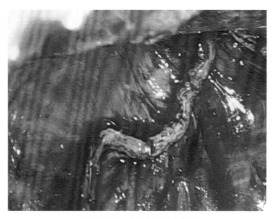

图55-59 远端直肠残端

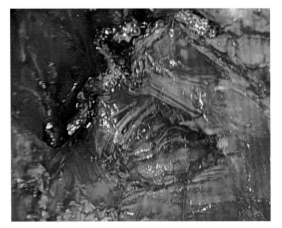

图55-60 另一例，可见盆底肌层

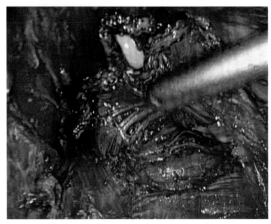

图55-61 肛门伸指检查发现漏洞

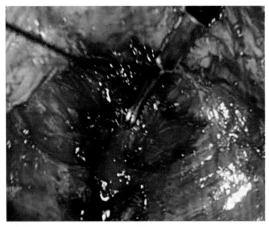

图55-62 丝线缝合修补

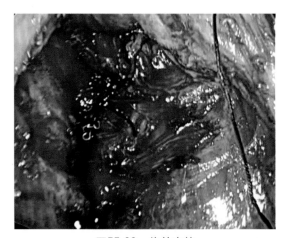

图55-63 修补完毕

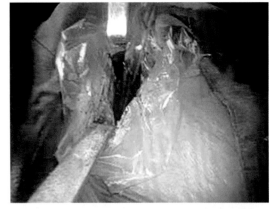

图55-64 延长脐部穿刺口切口，或者延长耻骨联合上方右侧的主操作孔至3～6cm作为肿瘤取出孔

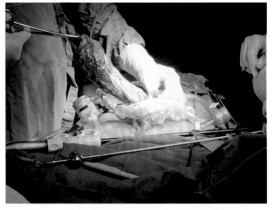

图55-65 放入塑料袋保护切口、隔离肿瘤，经套内取出肿瘤及肠管

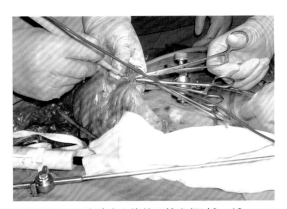

图55-66 切除肿瘤上缘的肠管应超过8～12cm，结肠近端置入吻合器抵钉座，荷包缝合后还纳腹腔；缝合切口，重建气腹

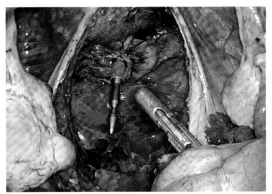

图55-67 在腹腔镜直视下经肛门放入29～33号吻合器，穿刺锥（红箭头示）经远端闭合线中点刺入，黑箭头示直肠切割断端

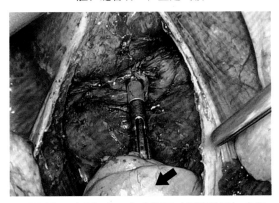

图55-68 对合钉座，完成结肠（黑箭头示）直肠或者低位/超低位结直肠吻合。进行结肠J形贮袋构建时，将肿瘤拉出腹壁外切除肿瘤并将肠端缝合封闭，将远端结肠5cm反曲，反曲处用超声刀切开一个3cm的切口，从切口插入45mm的线形切割器将反曲的结肠腔和没有反曲的结肠腔之间的肠壁切割开，再从切开处放入吻合器钉座，荷包缝合后还纳腹腔进行结肠直肠吻合

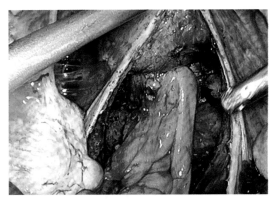

图55-69 完成吻合后的盆腔，箭头示吻合口位置，吻合口要没有张力，如果有，需要继续游离降结肠脾曲至吻合口张力消失，黑箭头示吻合口位置

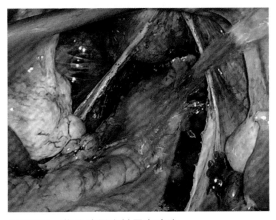

图55-70 将盆腔用注射用水冲洗

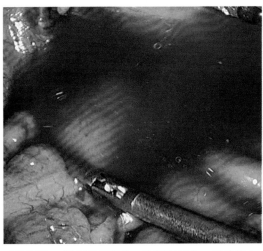

图55-71 将盆腔充满水，从肛门插入一根胶管向直肠腔内注射100ml空气，观察吻合口有无漏

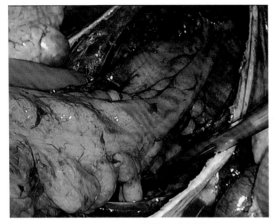

图55-72　盆腔放置引流管

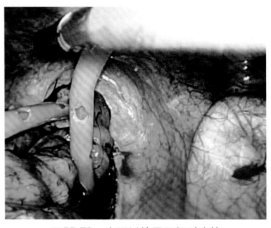

图55-73　也可以放置两根引流管

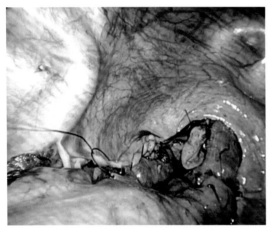

图55-74　缝合关闭盆底腹膜

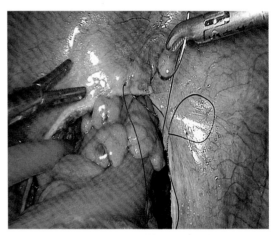

图55-75　也可重建缝合盆底腹膜

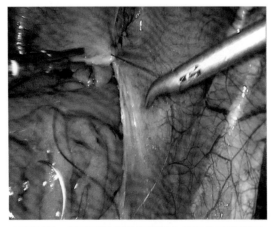

图55-76　用可吸收缝线连续缝合关闭盆底腹膜可
使手术更加完善

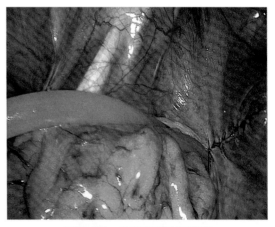

图55-77　盆底腹膜关闭完毕

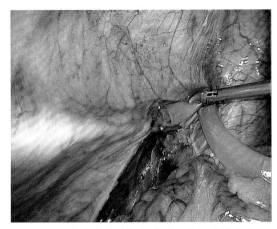

图55-78 盆底腹膜关闭完成后，将腹膜外吻合口旁引流管引出体外

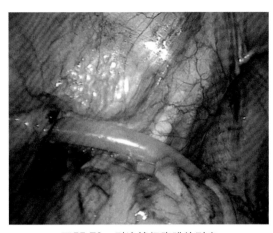

图55-79 引流管经腹膜外引出

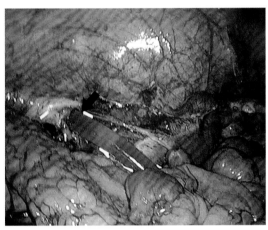

图55-80 箭头示经侧腹膜外引出腹腔引流管

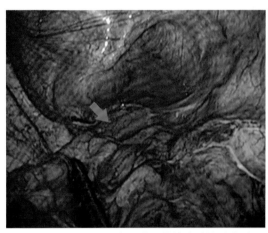

图55-81 术后2年，病人进行其他腹腔镜手术时见吻合口(箭头示)处无粘连

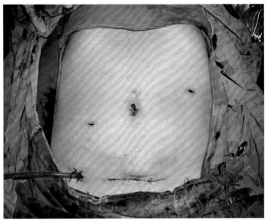

图55-82 一例延长耻骨联合上方的主操作孔作为肿瘤取出孔的病人的腹壁情况

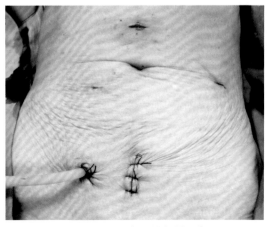

图55-83 比较常用的穿刺口位置

八、术后观察与处理

如果需要的话，可给予病人止痛药以镇痛，并继续应用抗生素，补液、对症治疗等。术后禁食，鼻胃管术后即可拔出，肛门排气后可给予病人流质，逐渐发展成低渣常规饮食；保持盆腔引流管通畅，无吻合口漏者术后7天拔管出院，如果有吻合口漏，引流液少且无腹膜炎可保持引流管通畅到无引流物时拔出，如果引流出肠内容物，多有腹膜炎症状，需要及时开腹行结肠造瘘术。

第五十六章

腹腔镜辅助直肠癌腹会阴联合切除术

一、手术适应证

与直肠传统开腹手术的适应证一致，即肿瘤下缘距离肛门4~5cm以下的低位直肠癌。

二、手术禁忌证

有严重的心、肝、肺、肾等主要脏器功能不足，全身情况差不能耐受全身麻醉及不能耐受较长时间CO_2气腹的患者；难以纠正的严重凝血功能障碍；腹壁或腹腔内严重感染者；以前有过腹部手术史估计腹腔内粘连严重者；伴有腹膜广泛转移或严重腹水的恶性肿瘤病人。

三、特殊仪器设备

30°腹腔镜、10mm和5mm无损伤抓钳、超声刀、线形切割吻合器、套扎线、持针器、标本取出袋。

四、术前特殊准备

1. 和常规开腹手术一样，术前应全面检查病人，了解病人的心、肺、肝、肾及凝血功能状况。

2. 围手术期抗生素的应用及预防深静脉血栓形成也十分重要。

3. 肠道准备也是必需而重要的准备工作，因为结直肠的内容物很不清洁，容易污染腹腔。一般于术前3日进食流质，术前3日开始服用肠道杀菌剂，如新霉素或红霉素，或二者联合应用；术前1日分早、中、晚3次口服缓泻剂（液状石蜡或番泻叶泡服）；术前晚及术晨清洁灌肠。

4. 术前常规置胃管、导尿管，胃管也可于麻醉后置入，以减少患者的不适。

五、麻醉方法

气管内插管全身麻醉。

六、体位与穿刺口位置

置病人于改良截石位并头侧降低体位，便于腹部和会阴部操作。因为腹腔镜医生很大程度依赖重力作为暴露和牵引的方式，而头低脚高体位可使小肠与大网膜垂落出盆腔到达上腹腔达到盆腔暴露的目的。此时最好给病人垫上沙袋，有助于阻止病人在极陡位置时滑离手术台。监视器放于患者左脚处，有条件时可放置两个监视器。一般采用四孔法，先在脐部做一10mm穿刺孔为观察孔，插入10mm腹腔镜，然后在直视下穿刺插入其他套管鞘，避免刺伤内脏。另外2个5mm穿刺口分别位于左、右中下腹，1个12mm的套管鞘位于耻骨联合上右侧（图56-1，图56-2）。

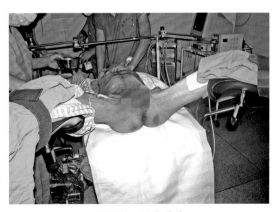

图56-1 手术体位

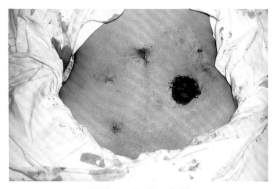

图56-2　造瘘口位置

七、手术步骤

具体步骤见图56-3～图56-28。

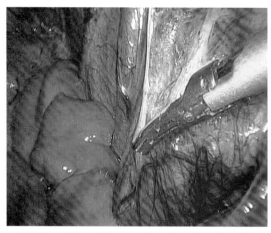

图56-3　提起乙状结肠，从右侧开始分离乙状结肠系膜

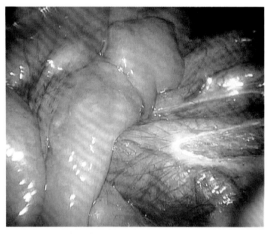

图56-4　继续分离乙状结肠系膜至肠系膜下动脉根部

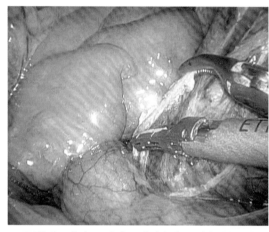

图56-5　游离肠系膜下动脉根部，清扫淋巴结

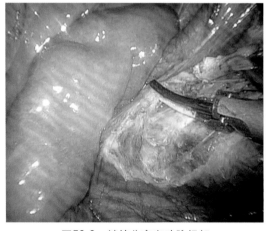

图56-6　继续分离出动脉根部

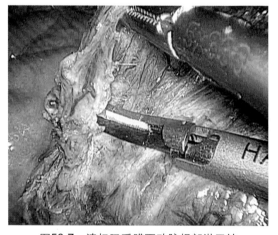

图56-7　清扫肠系膜下动脉根部淋巴结

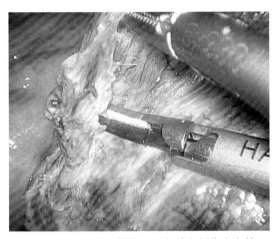

图56-8　继续清扫操作，注意避免损伤大血管

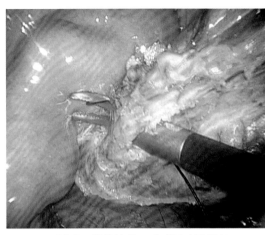

图56-9　丝线结扎肠系膜下动脉根部

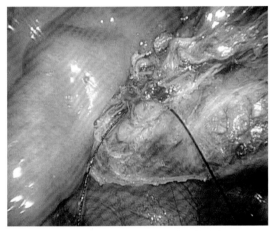

图56-10　结扎线已经穿过血管根部

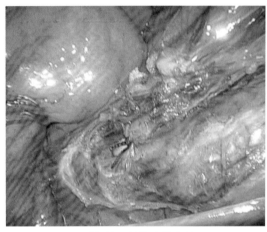

图56-11　结扎血管完毕

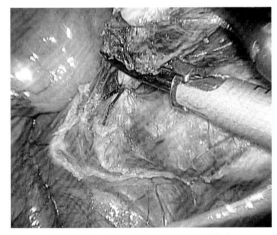

图56-12　超声刀切断肠系膜下动脉

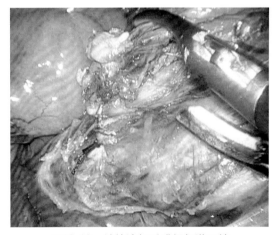

图56-13　继续清扫系膜根部淋巴结

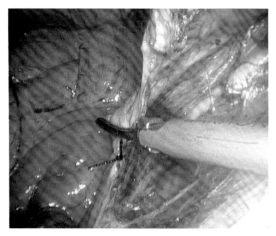

图56-14 结扎并切断肠系膜下静脉

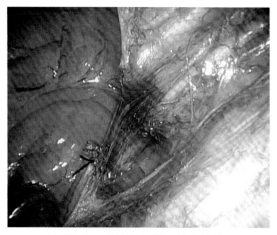

图56-15 可见输尿管，注意保护

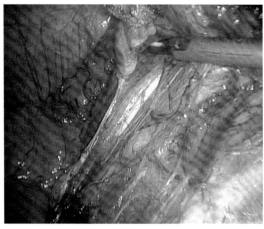

图56-16 继续在正确的层面游离结肠系膜

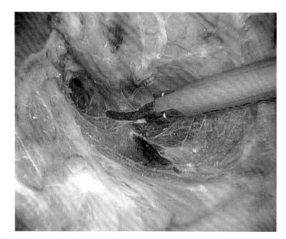

图56-17 在正确的层面分离直肠后骶前间隙

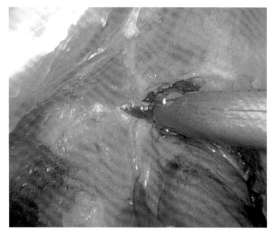

图56-18 分离膀胱直肠间隙

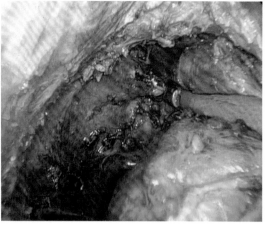

图56-19 用超声刀直接凝固切断直肠侧韧带

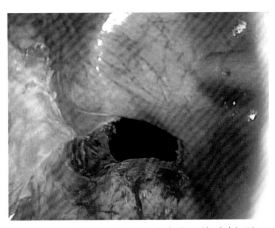

图56-20　用超声刀直接切开分离直肠前列腺间隙，游离到肛提肌水平。将左下腹人工肛门处腹壁切开一个4cm大的切口，拉出乙状结肠，切断乙状结肠，将远端放回腹腔，近端行常规人工肛门术，会阴组医生切开肛门周围皮肤肌肉，与常规挖肛门术相同

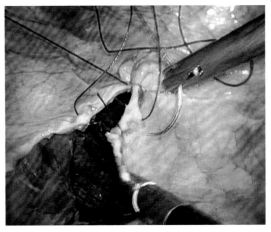

图56-21　用可吸收缝合线连续缝合关闭盆底腹膜，关闭后可以减少盆腔粘连，抬高盆腔底位置等

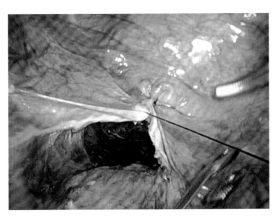

图56-22　盆底腹膜缝合关闭中，缝合要求严密，以防止内疝的发生

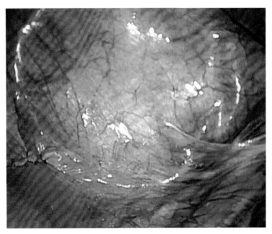

图56-23　盆底腹膜关闭完毕

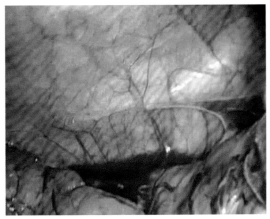

图56-24　用蒸馏水冲洗浸泡盆腔

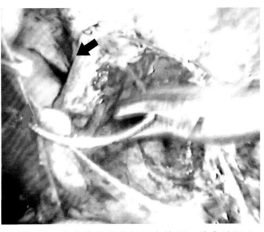

图56-25　盆底腹膜缝合关闭完毕后，缝合关闭人工肛门处的侧腹膜（黑箭头示）与结肠系膜（蓝箭头示），以防止内疝的发生

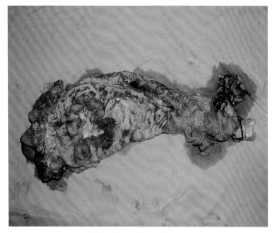

图56-26　切除的标本

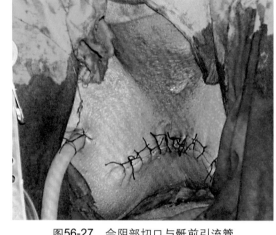

图56-27　会阴部切口与骶前引流管

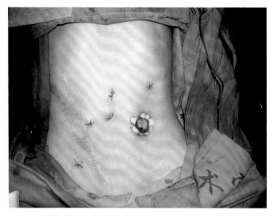

图56-28　术后穿刺口与人工肛门的位置

八、术后观察与处理

1. 术后禁食至结肠造口排气。

2. 术后保持盆腔腹膜外引流管通畅。

第五十七章　腹腔镜辅助全结肠切除术

一、手术适应证

1. 溃疡性结肠炎经内科治疗无效或者并发癌变。

2. 结肠结核，病变范围广，累及全结肠。

3. 家族性息肉病、黑斑息肉病（Peutz-Jeghers综合征）、息肉病合并多发性骨髓瘤和多发性软组织瘤（Gardner综合征）。

4. 结肠慢传输性便秘，全结肠无力且经肠道传输试验证实，饱受便秘痛苦者，包括先天性巨结肠症全结肠型和延误治疗致全结肠高度扩张的常见型等。

5. 少数用于多发性结肠癌、广泛性结肠憩室和广泛性结肠创伤。

二、手术禁忌证

1. Crhon病，误将全结肠切除，有晚期发展成Crhon病回肠炎的可能。因1/3病人同时有小肠Crhon病变。

2. 直肠肌层狭窄及纤维化。

三、特殊仪器设备

超声刀、线形切割吻合器、圆形吻合器。

四、术前特殊准备

腹腔镜全结肠切除术的术前准备与常规开腹手术的准备基本相同。全面检查病人，制定治疗及手术方案。做B超、CT、结肠镜检查，确定病变的部位和性质。检查有无心、肺疾病或糖尿病，必要时请内科医师会诊。重视病人的营养状况，贫血、低蛋白血症及凝血功能异常均需于术前纠正。病人的生理指标应保持于基本正常状态。术前肠道准备，预防深静脉血栓形成以及围手术期抗生素的应用均十分重要。应该让病人及家属了解病情和拟采用的手术方案，并阐明可能由于许多因素致强迫性或被迫性中转开腹手术，使其理解可能需要的中转手术。

五、麻醉方法

气管内插管全身麻醉。

六、体位与穿刺口位置

取截石位，头低足高15°～20°，适当向两侧倾斜，以利于暴露手术视野。腹壁需行5个戳孔，以便于操作。第一戳孔选择在脐上，剑突下及耻骨联合上正中分别戳一孔，两侧下腹壁各戳一孔。各戳孔间距应在10cm左右，至少应大于5cm，以免相互干扰，不利于协同操作。5个戳孔均选择10～12mm Trocar，以便于各型操作器械使用（图57-1）。

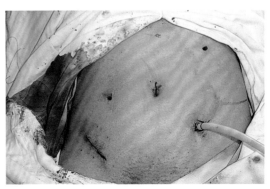

图57-1　腹壁穿刺口位置及取出标本的腹壁切口

七、手术步骤

具体步骤见图57-2～图57-33。

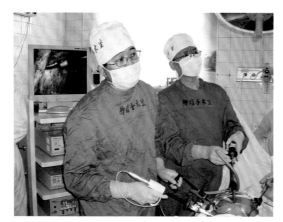

图57-2　术者的位置

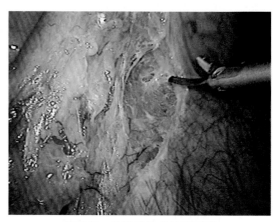

图57-3　先游离乙状结肠系膜

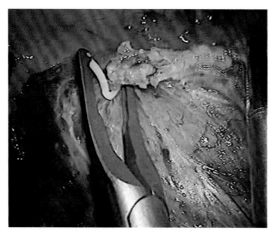

图57-4　结扎肠系膜下动脉根部

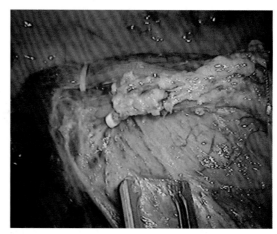

图57-5　结扎肠系膜下静脉

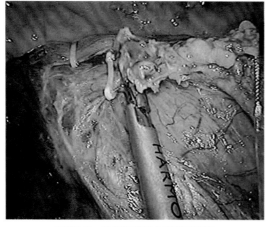

图57-6　根部切断肠系膜下动脉

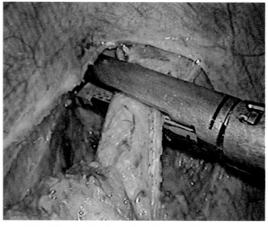

图57-7　直线切割闭合器分次切断直肠上段

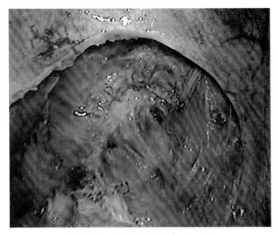

图57-8　已经完全切断了直肠

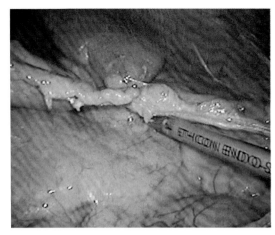

图57-9　用超声刀切开胃结肠韧带

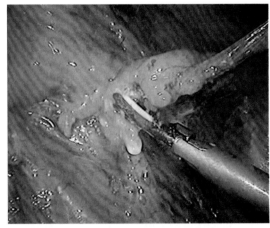

图57-10　结扎、切断结肠血管分支

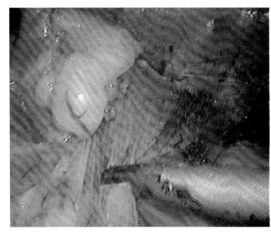

图57-11　用超声刀切开、游离结肠脾曲

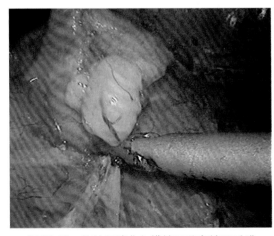

图57-12　从结肠脾曲向横结肠游离结肠系膜

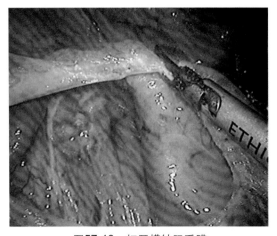

图57-13　切开横结肠系膜

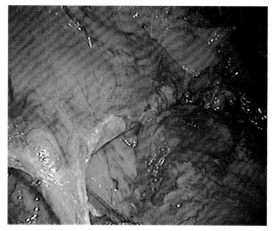

图57-14 横结肠系膜已经部分切开，其上可以见
胰腺体尾部

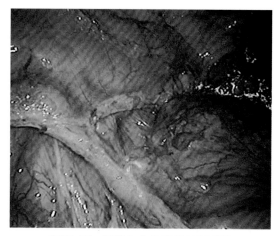

图57-15 继续向右分离横结肠系膜

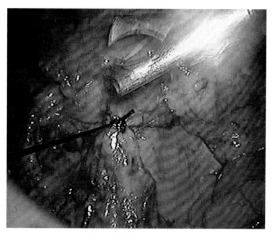

图57-16 丝线结扎结肠中血管

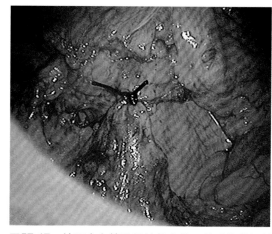

图57-17 结肠中血管已经结扎完毕，然后将其切断

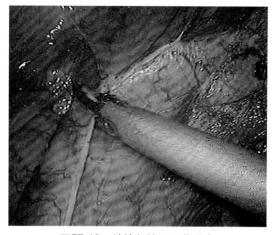

图57-18 继续向结肠肝曲游离

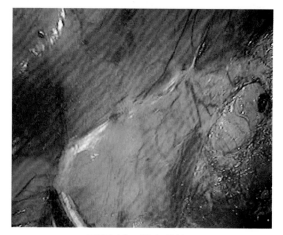

图57-19 游离升结肠

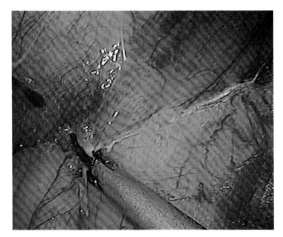

图57-20　正在游离盲肠

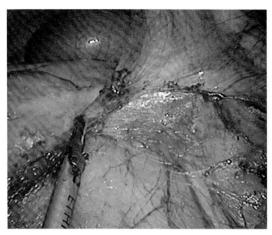

图57-21　盲肠基本已经游离完成，然后结扎、切断
结肠右血管、结肠中血管和回结肠血管

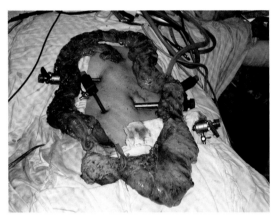

图57-22　右下腹穿刺口扩大，将已经游离的全结
肠移至体外

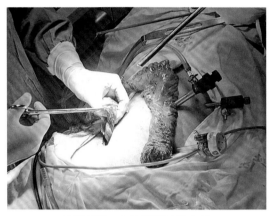

图57-23　体外切断回肠末端

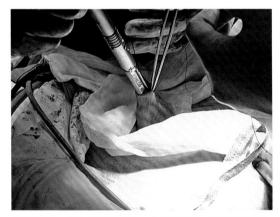

图57-24　于回肠断端做一个J形贮袋，再将圆形吻
合器抵钉座放入

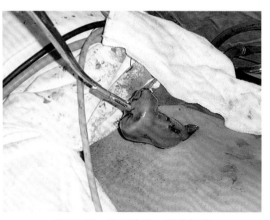

图57-25　送回腹腔，重建气腹

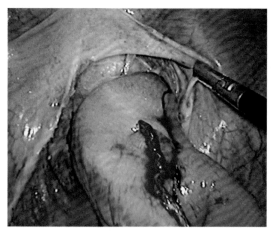

图57-26 由肛门置入圆形吻合器吻合直肠与回肠

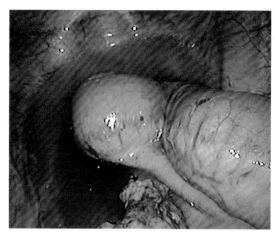

图57-27 冲洗腹腔，肛门注入空气检查证明吻合口无漏气

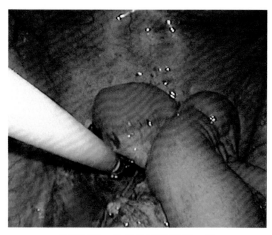

图57-28 放置盆腔引流管一根

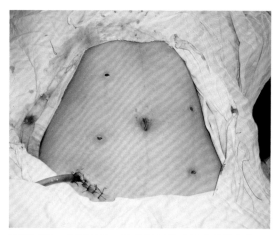

图57-29 术后穿刺口的位置与取出标本的腹部切口

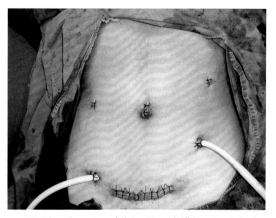

图57-30 这是另一病例，从下腹横切口取出标本

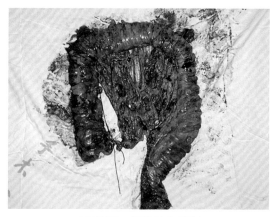

图57-31 切除的全结肠

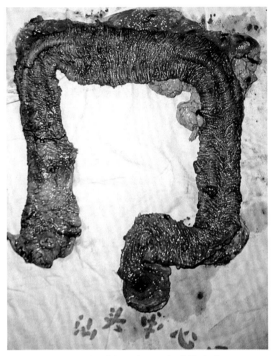

图57-32 剖开后显示多发性息肉

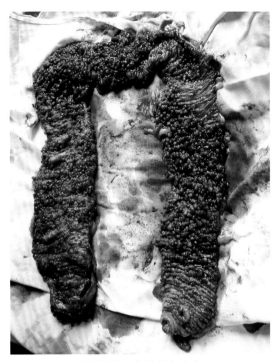

图57-33 家族性息肉病

八、术后观察与处理

1. 体位：麻醉清醒，血压平稳后半卧位，利于渗出液吸收，并尽早下床活动。

2. 禁食水，持续胃肠减压，第3天肠道功能恢复正常后拔除胃管。逐渐进食流质、半流质至正常饮食。术后第1天开始应每天扩肛一次，至排气为止。

3. 补充液体，必要时输血或人血白蛋白。

4. 使用广谱抗生素抗感染。

5. 2～4天腹腔引流液减少，可拔除引流管。

6. 根据病情进行综合治疗，如抗结核、抗肿瘤等治疗。

7. 如果是息肉病，需要定期检查肛门，残存的直肠下端黏膜如果有息肉复发，需要定期电凝切除。

第五十八章 手辅助腹腔镜结直肠切除术

一、手术适应证

1. 结直肠良、恶性肿瘤肿块直径大于7cm。

2. 手术者腹腔镜技术不熟练，不能够完成常规的腹腔镜辅助结直肠手术时。

3. 病人肥胖明显，或者结直肠肿瘤伴有肠梗阻等常规腹腔镜手术较困难时。

二、手术禁忌证

有严重的心、肝、肺、肾等主要脏器功能不足，全身情况差不能耐受全身麻醉及不能耐受较长时间CO_2气腹的患者；难以纠正的严重凝血功能障碍；腹壁或腹腔内严重感染者；以前有过腹部手术史估计腹腔内粘连严重者；伴有腹膜广泛转移或严重腹水的恶性肿瘤病人（图58-1）。

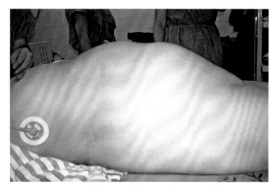

图58-1　乙状结肠癌伴梗阻病人，腹胀明显

三、特殊仪器设备

30°腹腔镜、10mm和5mm无损伤抓钳、超声刀、线形切割吻合器、套扎线、持针器、手助器装置。

四、术前特殊准备

1. 和常规开腹手术一样，术前应全面检查病人，了解病人的心、肺、肝、肾及凝血功能状况。

2. 肠道准备也是必需而重要的准备工作，因为结直肠的内容物很不清洁，容易污染腹腔。一般于术前3日进食流质，术前3日开始服用肠道杀菌剂，如新霉素或红霉素，或二者联合应用；术前1日分早、中、晚3次口服缓泻剂（液状石蜡或番泻叶泡服）；术前晚及术晨清洁灌肠。

3. 术前常规置胃管、导尿管，胃管也可于麻醉后置入，以减少患者的不适。

五、麻醉方法

气管内插管全身麻醉。

六、体位与穿刺口位置

病人处于仰卧体位或截石位。小切口一般放在脐上下方的腹白线上，再放置10mm观察孔一个，10/12mm操作孔一个（图58-2）。

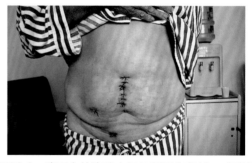

图58-2　脐下方的腹壁小切口和两个穿刺口（观察孔和操作孔）位置

七、手术步骤

具体步骤和相关装置见图58-3~图58-20。

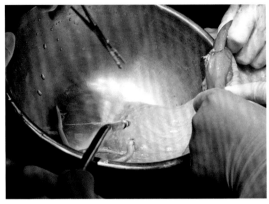

图58-3 先切开脐下方的小切口，拉出扩张的小肠切开进行肠管减压，排出大部分小肠内的肠内容物

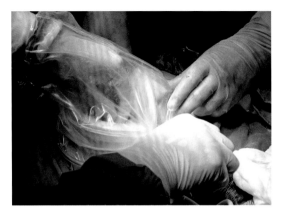

图58-4 肠减压后，将手辅助装置放在脐下方的小切口上

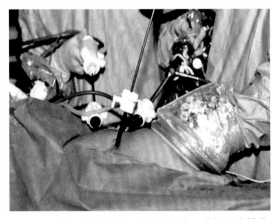

图58-5 放置穿刺套管，充CO_2气体，进行手术操作

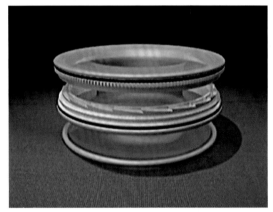

图58-6 美国强生公司生产的手助装置

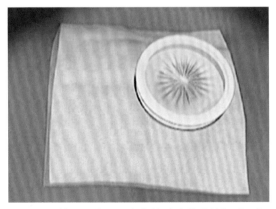

图58-7 美国强生公司生产的手助装置关闭时无气体漏出

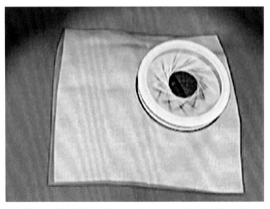

图58-8 美国强生公司生产的手助装置开放可使术者的手伸进腹腔，也可放置套管针

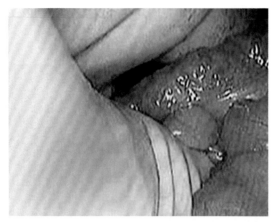

图58-9 在手辅助下进行手术操作,可用手扣查腹腔内脏

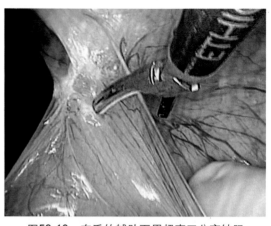

图58-10 在手的辅助下用超声刀分离结肠

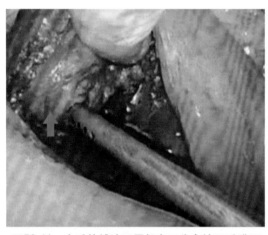

图58-11 在手的辅助下用超声刀分离结肠系膜下血管到根部(箭头示),清扫淋巴结

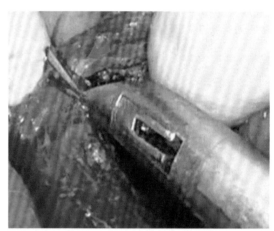

图58-12 用钛夹从根部夹闭肠系膜下血管(箭头示),双重夹闭后用超声刀于远侧切断血管,也可以再用套扎圈套扎血管根部一次

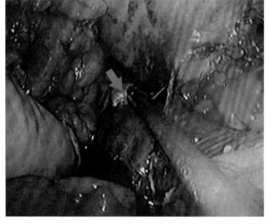

图58-13 分离降结肠时,不小心将肠管分破,用吸引器吸干净肠内容物(箭头示)

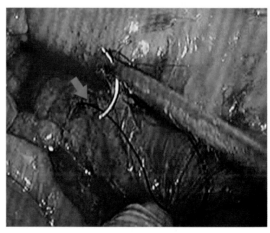

图58-14 用丝线缝合修补结肠的破裂口(箭头示)

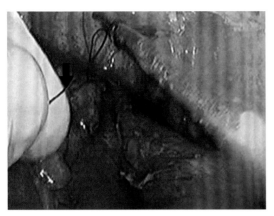

图58-15 丝线缝合修补结肠的破裂口（箭头示）后结扎丝线，如果修补不满意，可加针缝合到满意为止

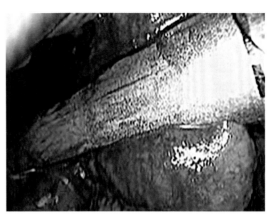

图58-16 在手辅助下用线形切割器在肿瘤远侧5cm外切断直肠

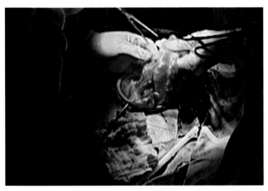

图58-17 然后将带肿瘤肠段从腹壁的手助小切口拿出体外，于肿瘤近侧8cm以上切断肠管，切除肿瘤，将吻合器抵钉座放入结肠远端内，再将其放回腹腔内

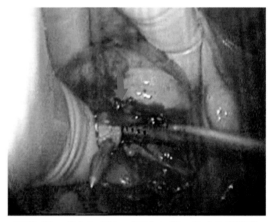

图58-18 从肛门插入圆形吻合器，从直肠断端旋出钉头（箭头示）

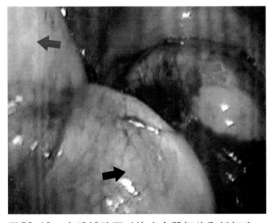

图58-19 在手辅助下对接吻合器钉头和抵钉座，行结直肠吻合，冲洗盆腔，完成手术。盆腔放置引流管一根。红箭头示术者的手，蓝箭头示远端直肠，黑箭头示近端结肠

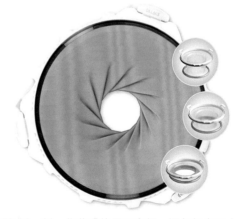

图58-20 新一代蓝碟使用更方便，漏气机会更小

八、术后观察与处理

如果需要的话，可给予病人止痛药以镇痛，并继续应用抗生素，补液、对症治疗等。术后禁食，保留鼻胃管直到肠道功能恢复即可拔出，肛门排气后可给予病人流质，逐渐发展成低渣常规饮食。

第五十九章 腹腔镜辅助结肠间质瘤切除术

一、手术适应证

结肠间质瘤。

二、手术禁忌证

有严重的心、肝、肺、肾等主要脏器功能不足，全身情况差不能耐受全身麻醉及不能耐受较长时间CO_2气腹的患者；难以纠正的严重凝血功能障碍；腹壁或腹腔内严重感染者；以前有过腹部手术史估计腹腔内粘连严重者。

三、特殊仪器设备

30°腹腔镜、10mm和5mm无损伤抓钳、超声刀、套扎线、持针器。

四、术前特殊准备

1. 和常规开腹手术一样，术前应全面检查病人，了解病人的心、肺、肝、肾及凝血功能状况。

2. 围手术期抗生素的应用及预防深静脉血栓形成也十分重要。

3. 肠道准备也是必需而重要的准备工作，一般于术前3日进食流质，术前3日开始服用肠道杀菌剂，如新霉素或红霉素，或二者联合应用；术前1日分早、中、晚3次口服缓泻剂（液状石蜡或番泻叶泡服）；术前晚及术晨清洁灌肠。

4. 术前常规置胃管、导尿管，胃管也可于麻醉后置入，以减少患者的不适。

五、麻醉方法

气管内插管全身麻醉。

六、体位与穿刺口位置

膀胱截石位。脐缘为10mm观察孔，左右下腹各置5mm套管针（图59-1）。

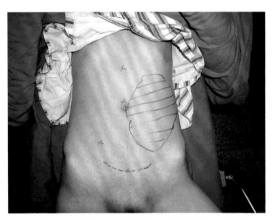

图59-1 穿刺口、间质瘤、取出部位的位置

七、手术步骤

具体步骤和相关资料见图59-2～图59-25。

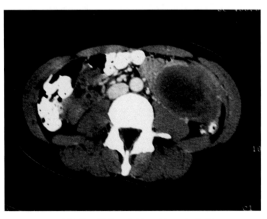

图59-2 CT示降结肠的巨大占位

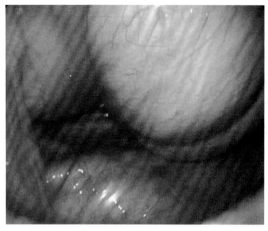

图59-3　镜下见巨大间质瘤

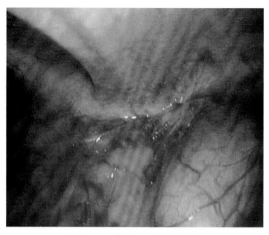

图59-4　肿块与腹壁有粘连

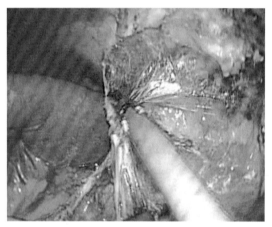

图59-5　分离瘤体与腹壁的粘连

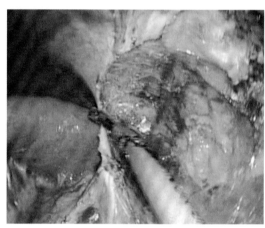

图59-6　根据肿块侵犯情况，既要切除干净肿瘤，又尽量不要破坏腹壁的完整性

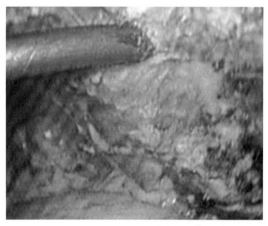

图59-7　用电凝处理腹壁创面

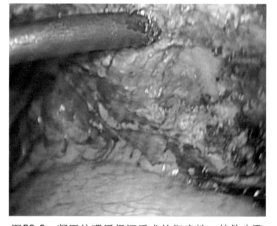

图59-8　凝固处理后保证手术的彻底性，其他步骤和肠癌的手术步骤相类似

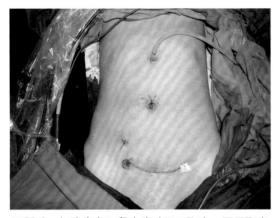

图59-9 切除病变肠段由腹壁开口取出，图示取出
标本的腹部横切口

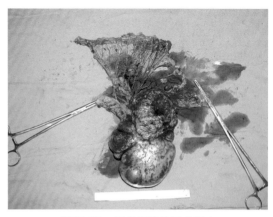

图59-10 手术切除的手术标本

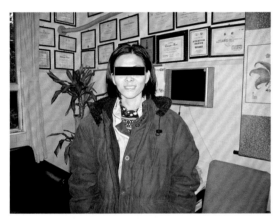

图59-11 病人术后恢复良好

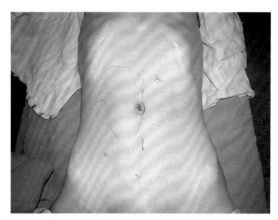

图59-12 这是一例位于右侧中腹部的结肠肝曲间
质瘤

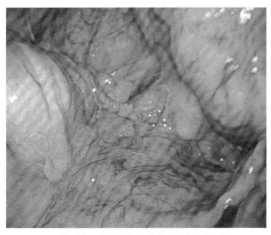

图59-13 镜下见瘤体位于结肠肝曲

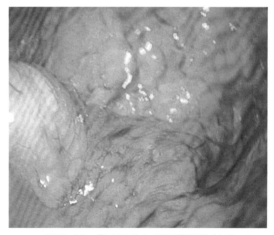

图59-14 探查肿块与周围脏器的关系

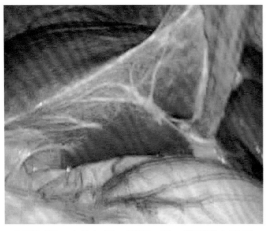

图59-15 瘤体与肝、胆囊、胃、胰腺没有关系

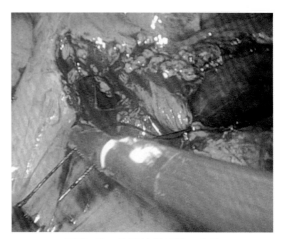

图59-16 丝线结扎回结肠血管

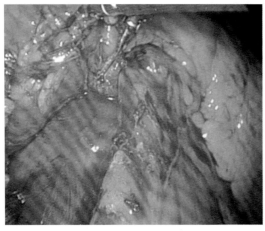

图59-17 切断回结肠血管，间质瘤很少有淋巴结转移，故淋巴结的清扫没有结肠癌要求严格

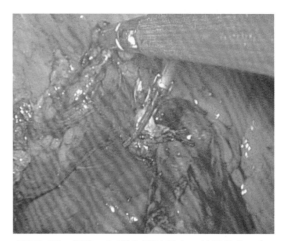

图59-18 超声刀切断血管过程中，然后分离、切断右结肠血管

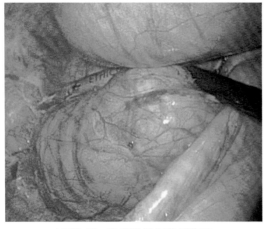

图59-19 游离升结肠外侧腹膜

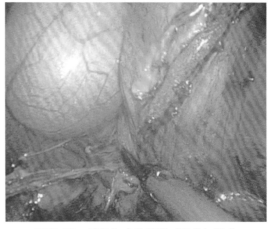

图59-20 继续向瘤体背侧（肝曲）游离

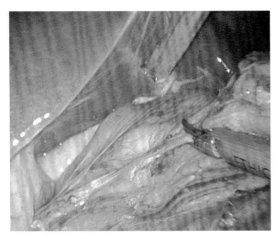

图59-21 基本完成了右半结肠的游离

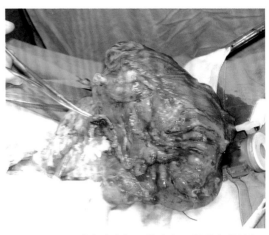

图59-22 通过腹壁小切口将病变肠段移出体外切除、吻合

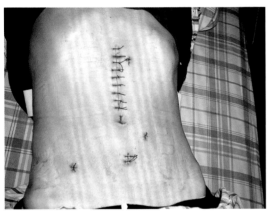

图59-23 这是术后穿刺口及取出标本的腹部切口

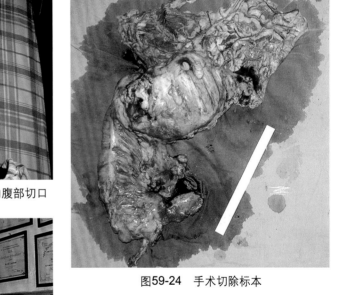

图59-24 手术切除标本

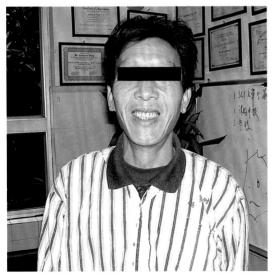

图59-25 术后第4天

八、术后观察与处理

手术后3日内进流质饮食，卧床休息，放置肛管排气。3日后每天服液状石蜡，保持排便通畅。2周后开始逐渐离床活动。逐步增强体力锻炼。

第六十章

腹腔镜辅助结肠造瘘术

一、手术适应证

不能切除的晚期结肠、直肠或盆腔肿瘤形成的梗阻。

二、手术禁忌证

有严重的心、肝、肺、肾等主要脏器功能不足，全身情况差不能耐受全身麻醉及不能耐受较长时间CO_2气腹的患者；难以纠正的严重凝血功能障碍；腹壁或腹腔内严重感染者；以前有过腹部手术史估计腹腔内粘连严重者。

三、特殊仪器设备

30°腹腔镜、10mm和5mm无损伤抓钳、超声刀、套扎线。

四、术前特殊准备

1. 术前了解病人的心、肺、肝、肾及凝血功能状况。

2. 肠道准备一般于术前3日进食流质，术前3日开始服用肠道杀菌剂，如新霉素或红霉素，或二者联合应用；术前1日分早、中、晚3次口服缓泻剂（液状石蜡或番泻叶泡服）；术前晚及术晨清洁灌肠。

3. 术前常规置胃管、导尿管，胃管也可于麻醉后置入，以减少患者的不适。

五、麻醉方法

气管内插管全身麻醉。

六、体位与穿刺口位置

病人处于仰卧体位或截石位，头高足低。

术者站在病人的两腿之间，监视器放在术者的头侧，助手站在病人的左右侧。戳孔的位置及数目没有一致意见，位置可根据病变情况随机设计。一般认为，最好先在脐部做一10mm穿刺孔，可在此插入腹腔镜行腹腔探查，然后在腹腔镜直视下根据具体情况在腹部做穿刺孔，左右中腹部的套管鞘是操作孔。

七、手术步骤

具体步骤见图60-1～图60-5。

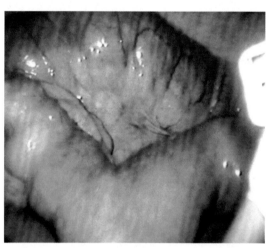

图60-1 先行腹腔镜探查，确定肿瘤不能够切除，然后在肿瘤的近端寻找到拟造瘘的乙状结肠或横结肠

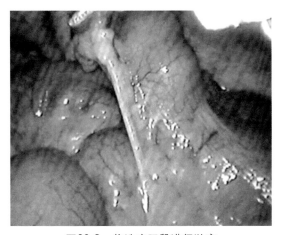

图60-2 将造瘘肠段进行游离

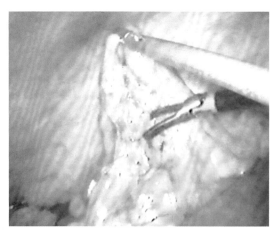

图60-3 用超声刀切开肠系膜

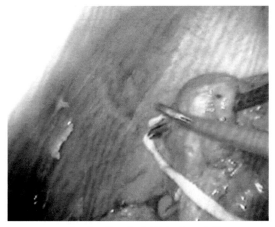

图60-4 将一根布带穿过肠系膜

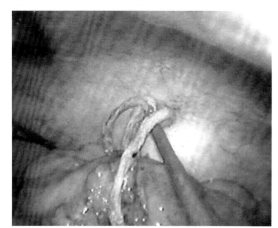

图60-5 提起布带，在该处腹壁切开，行双腔造瘘

八、术后观察与处理

1. 术后禁食、胃肠减压至结肠造口排气。

2. 注意人工肛门的护理。

第六十一章　腹腔镜直肠悬吊术

一、手术适应证

直肠重度脱垂（图61-1）。

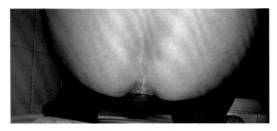

图61-1　直肠脱垂

二、手术禁忌证

有严重的心、肝、肺、肾等主要脏器功能不足，全身情况差不能耐受全身麻醉及不能耐受较长时间CO_2气腹的患者；难以纠正的严重凝血功能障碍；腹壁或腹腔内严重感染者；以前有过腹部手术史估计腹腔内粘连严重者。

三、特殊仪器设备

30°腹腔镜、10mm和5mm无损伤抓钳、超声刀、套扎线、持针器。

四、术前特殊准备

1. 和常规开腹手术一样，术前应全面检查病人，了解病人的心、肺、肝、肾及凝血功能状况。

2. 围手术期抗生素的应用及预防深静脉血栓形成也十分重要。

3. 肠道准备也是必需而重要的准备工作，一般于术前3日进食流质，术前3日开始服用肠道杀菌剂，如新霉素或红霉素，或二者联合应用；术前1日分早、中、晚3次口服缓泻剂（液状石蜡或番泻叶泡服）；术前晚及术晨清洁灌肠。

4. 术前常规置胃管、导尿管，胃管也可于麻醉后置入，以减少患者的不适。

五、麻醉方法

气管内插管全身麻醉。

六、体位与穿刺口位置

膀胱截石位。脐缘为10mm观察孔，左右下腹各置5mm套管针（图61-2，图61-3）。

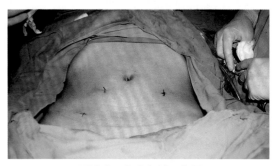

图61-2　腹壁穿刺口位置

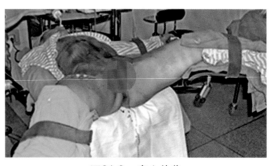

图61-3　病人体位

七、手术步骤

具体步骤见图61-4～图61-26。

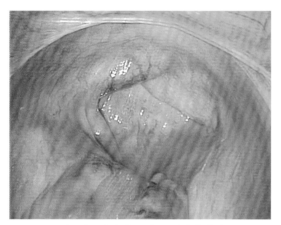

图61-4 膀胱直肠陷凹形成盆底疝

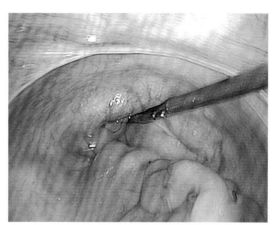

图61-5 检查见盆腔底组织比较疏松

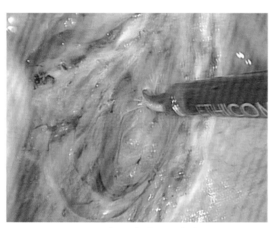

图61-6 切开腹膜，游离直肠

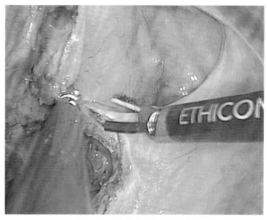

图61-7 注意保护盆腔神经

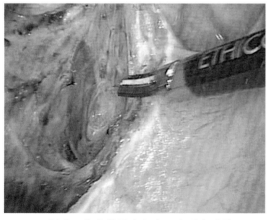

图61-8 分离的层次和直肠癌手术类似

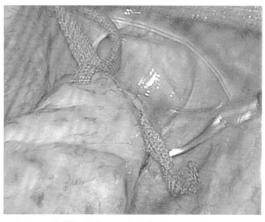

图61-9 布带捆绑直肠上段供提拉用，以避免损伤直肠

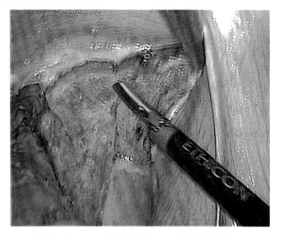

图61-10 向近端牵拉直肠，继续游离直肠

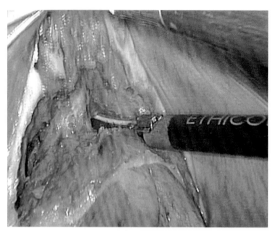

图61-11 正在分离直肠膀胱间隙，一直将直肠分离到肛提肌水平

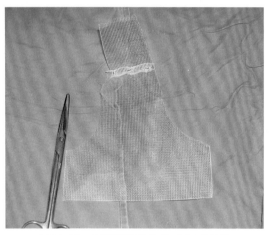

图61-12 聚丙烯补片修剪成如图形状

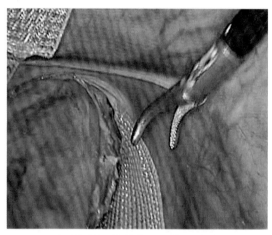

图61-13 将补片置于直肠后壁

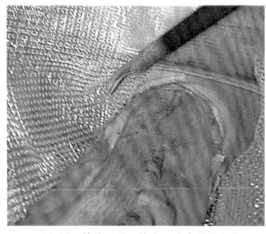

图61-14 补片两翼环绕直肠分离的最低位

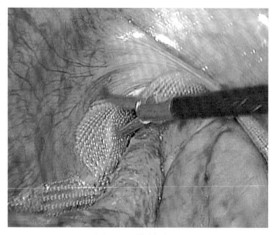

图61-15 将补片展平

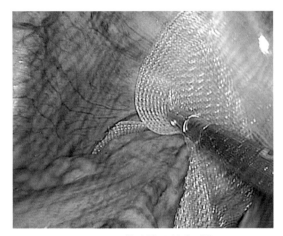

图61-16 补片放置基本到位

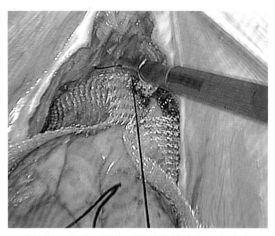

图61-17 补片两翼分别用缝合线缝合固定在直肠前壁

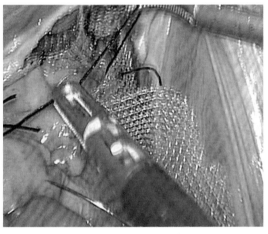

图61-18 补片两侧在直肠前方不能够重叠，中间要留下5mm的间隙，以避免术后排便困难

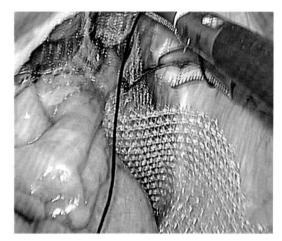

图61-19 缝合线也不要穿透肠壁

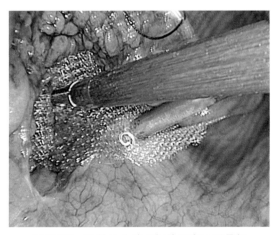

图61-20 将补片头端用钉枪固定于骶骨岬

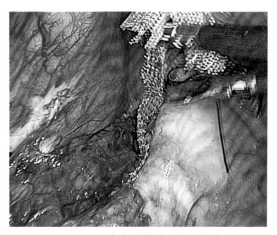

图61-21 多余的补片用剪刀剪除

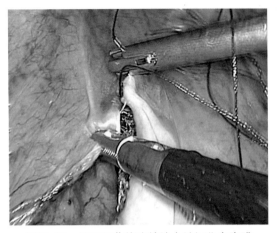

图61-22 用可吸收线连续缝合关闭盆底腹膜

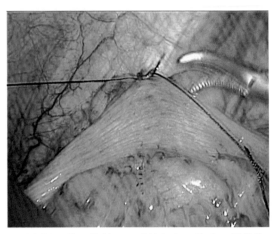

图61-23 将乙状结肠下端拉向左下腹壁，用丝线将肠管浆肌层与侧腹壁间断缝合固定

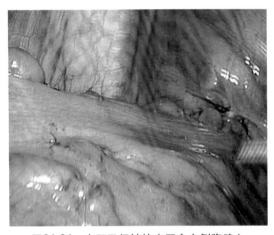

图61-24 直肠已经被拉直固定在侧腹壁上

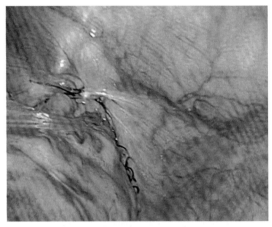

图61-25 直肠侧壁与盆底腹膜缝合后将补片完全与腹腔隔离

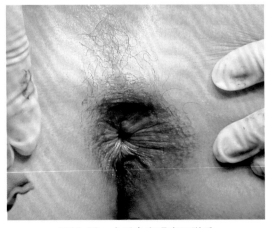

图61-26 术后未出现直肠脱垂

八、术后观察与处理

手术后3日内进流质饮食，卧床休息，放置肛管排气。3日后每天服液状石蜡，保持排便通畅。2周后开始逐渐离床活动。逐步增强体力锻炼。继续做提肛运动。3个月内暂不参加重体力劳动。

第六十二章　腹腔镜Roux-en-Y胃旁路术

一、手术适应证

1. BMI大于或等于$35kg/m^2$。

2. BMI大于$30kg/m^2$，合并有糖尿病、高血压、高血脂、睡眠呼吸暂停综合征及关节炎之一者。

3. BMI大于$28kg/m^2$，合并有2型糖尿病。

4. 既往曾行其他手术方式减肥失败，最常见为可调节胃束带术。

5. 无内分泌疾病史，无消化性溃疡史，无酗酒史，在5年内经保守治疗失败者，妇女在术后两年内暂不需要妊娠，精神心理评估术后能配合饮食指导者。

二、手术禁忌证

年龄小于14岁；不能耐受全身麻醉、腹腔内有严重感染、粘连、合并肺肝肾功能不全者、有严重的凝血异常、酒精中毒者及药物滥用者均被列入手术禁忌证。胃体、幽门及十二指肠球部有溃疡、息肉者，可同时行远端胃切除术。

三、特殊仪器设备

30°或45°腹腔镜，肠钳、抓钳、分离钳、扇形牵开器、超声刀、持针钳、冲洗吸引器械，直线形切割吻合器、直径2～2.5cm的环形吻合器。所有器械加长型尤其合适。

四、术前特殊准备

病人心、肝、肾、肺功能检查，术前给予静脉注射抗生素预防感染，手术前还需留置胃管和尿管。

五、麻醉方法

气管内插管全身麻醉。

六、体位与穿刺口位置

患者取仰卧位，头高脚低。脐部为10mm观察孔，用于置入腹腔镜。左腋前线肋缘下10cm处12mm为主操纵孔，右锁骨中线肋缘下8cm处12mm、剑突下5cm处5mm及左锁骨中线肋缘下5cm处5mm穿刺孔为辅助操作孔，病人两腿分开，术者站在患者的两腿之间（图62-1）。

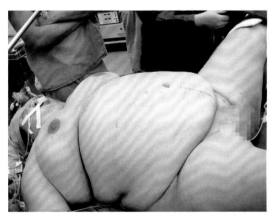

图62-1　"大"字形体位，术者站在病人的两腿之间进行手术操作

七、手术步骤

具体步骤见图62-2～图62-59。

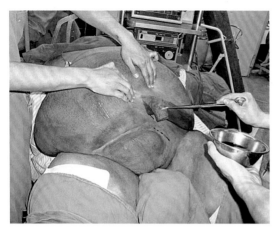

图62-2 腹型肥胖者，下腹部脂肪皮肤皱褶明显，需先由助手拉开下腹部皮肤，显露皱褶进行消毒，然后再消毒上腹部皮肤

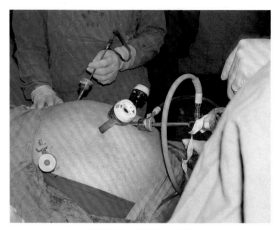

图62-3 穿刺孔位置

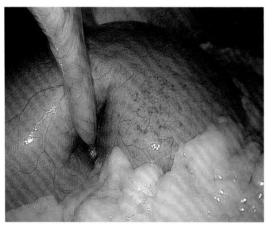

图62-4 探查见重度脂肪肝及腹腔脂肪堆积

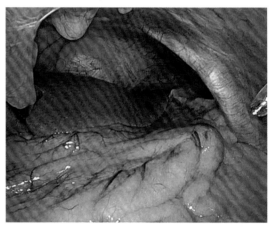

图62-5 经口置入专用胃管，排空胃囊

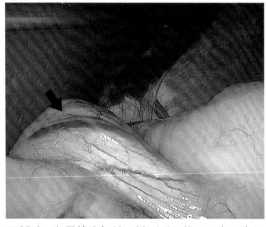

图62-6 向胃管注气10～20ml后回拉，固定于贲门部，用以指引贲门位置，箭头示贲门

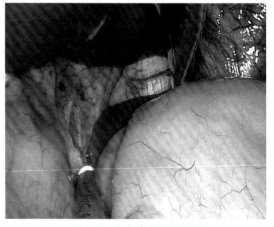

图62-7 分离贲门左侧腹膜

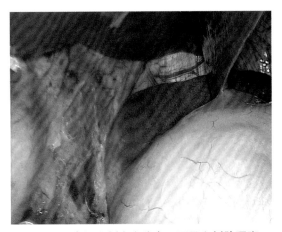

图62-8 贲门左侧完全分离，可见左侧肋膈脚

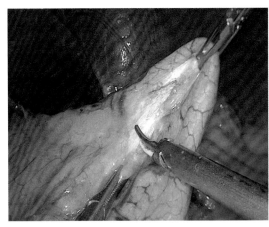

图62-9 距离贲门2cm处分离胃小弯，注意避免损伤胃壁

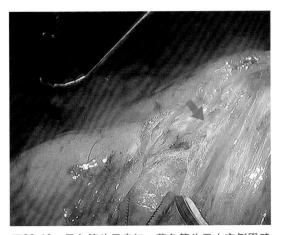

图62-10 黑色箭头示贲门，蓝色箭头示小弯侧胃壁

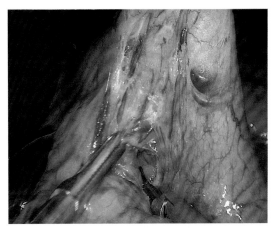

图62-11 进入小网膜囊内

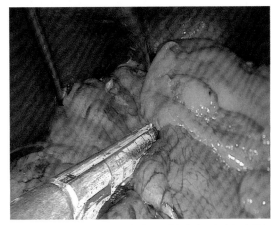

图62-12 直线形切割吻合器（蓝钉）垂直切割胃前后壁，制作胃小囊

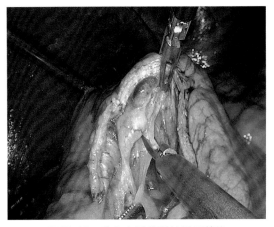

图62-13 分离小网膜囊的胃后粘连

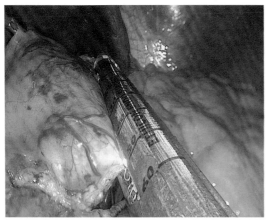

图62-14 专用胃管紧贴胃小弯侧作为指引，直线形切割吻合器向贲门胃底方向切割胃，制作胃小囊

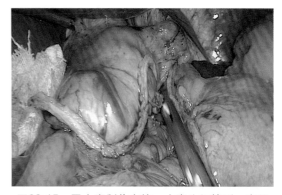

图62-15 胃小囊制作完毕，小囊为细管型，容量10~30ml

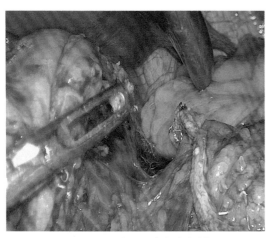

图62-16 确认胃底完全离断

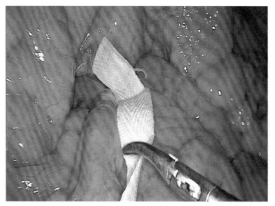

图62-17 上翻大网膜和横结肠，找到空肠起始端。以25cm长的布带测量Treitz韧带以下胆胰袢长度，常规取25cm

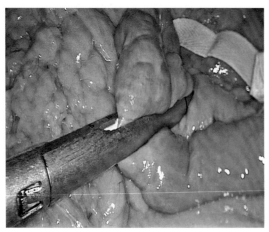

图62-18 用直线形切割吻合器（白钉）切断空肠和部分小肠系膜，再以超声刀分离部分小肠系膜

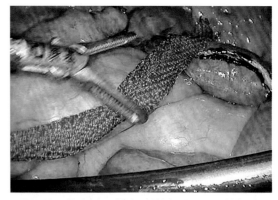

图62-19 从空肠远断端开始测量Roux肠袢长度。Roux肠袢的长度取决于患者的BMI及有无糖尿病：BMI28~40kg/m²，Roux袢125cm；BMI40~60kg/m²，Roux袢150cm；BMI>60kg/m²，Roux袢175cm。同时合并糖尿病，Roux袢增加25cm。在空肠断端以远125~200cm处及空肠近侧断端对系膜缘以电钩各做一切口

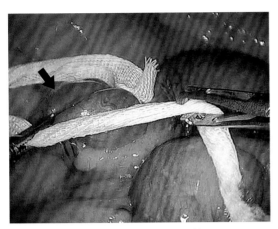

图62-20 测量Roux肠袢

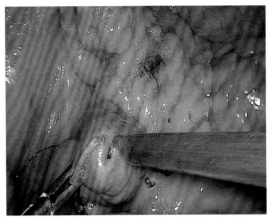

图62-21 电钩在空肠近断端对系膜缘及远端空肠拟吻合处对系膜缘做切口，用以置入腔镜直线形切割吻合器

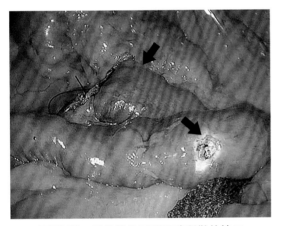

图62-22 黑色箭头示两肠端所做的缺口

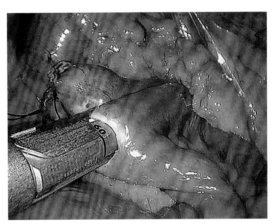

图62-23 直线形切割吻合器（白钉）做空肠空肠侧侧吻合，吻合口6cm

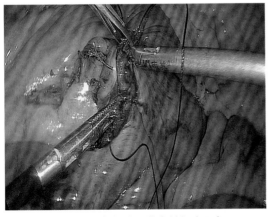

图62-24 完全手工缝合关闭空肠切口

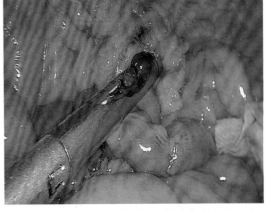

图62-25 直线形切割吻合器（白钉）切割关闭空肠切口

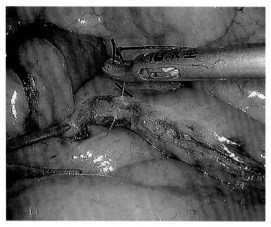

图62-26 缝合关闭小肠系膜裂孔，预防术后内疝的发生

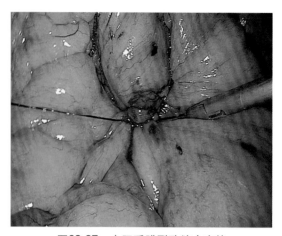

图62-27 小肠系膜裂孔缝合完毕

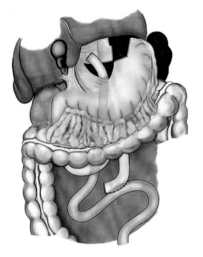

图62-28 胃空肠结肠后胃后吻合示意图

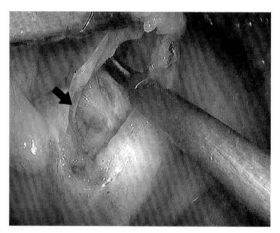

图62-29 在横结肠系膜无血管区（常位于Treitz韧带上方）做一小口，直径约3cm。黑色箭头示横结肠系膜无血管区

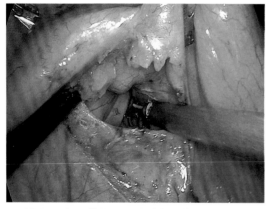

图62-30 切开横结肠系膜裂孔，进入胃后小网膜囊内

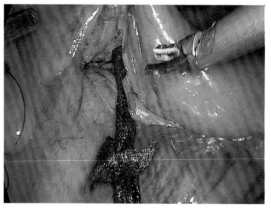

图62-31 进入小网膜囊内，把预先置入的布带一端拉到横结肠下区

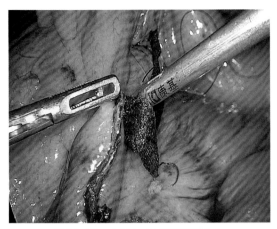

图62-32 布带与空肠远断端缝合

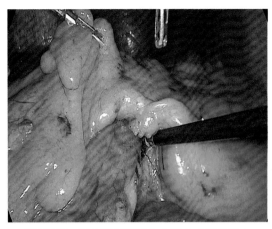

图62-33 将空肠远断端向上送入小网膜囊内

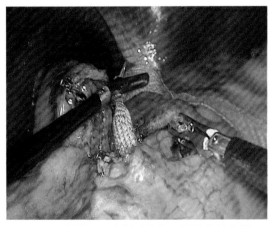

图62-34 横结肠及大网膜归位，通过牵拉布带，
将空肠远端上提

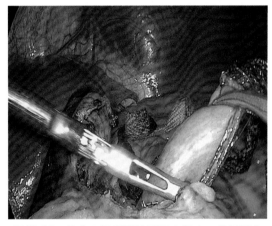

图62-35 将空肠远断端拉到胃小囊旁，拟行胃空
肠吻合

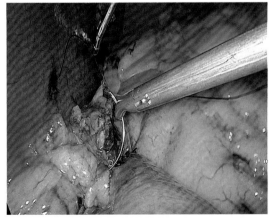

图62-36 丝线缝合空肠远断端及胃小囊，以固定
空肠

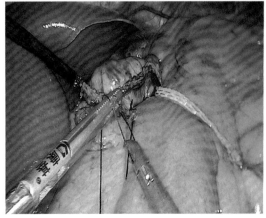

图62-37 丝线缝合空肠远断端起始部和近端胃小
囊，减少胃空肠吻合口张力，并有预防胃空肠吻合
口后壁漏的作用

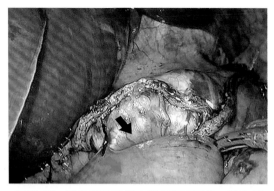

图62-38 黑色箭头示胃小囊拟切开部位,蓝色箭头示空肠拟切开部位

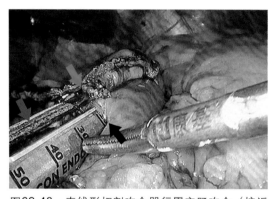

图62-40 直线形切割吻合器行胃空肠吻合(接近端端吻合),尽量消除空肠盲端,减少因盲端扩张引起饮食量增加的机会。切割时吻合口大小一般为1.5～2.0cm。蓝色箭头示胃小囊及空肠切开的位置,黑色箭头示从切割器上可见吻合口大小为2cm,红色箭头示闭合切割器

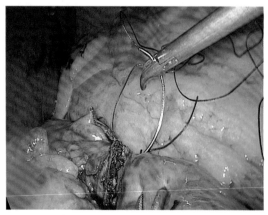

图62-42 专用胃管经过吻合口,作为吻合口支撑。2-0可吸收线全层间断缝合关闭胃空肠小口,在胃管支撑下缝合,避免了胃空肠吻合口狭窄的可能(胃管外径1.27cm),再以丝线连续缝合浆肌层

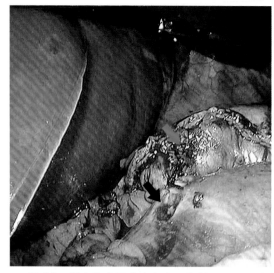

图62-39 用电钩在胃小囊和空肠各做一小口,蓝色及黑色箭头示胃小囊及空肠上所做的切口

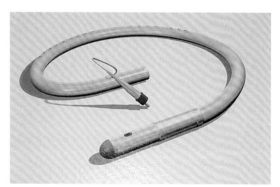

图62-41 图示专用胃管,外径为1.27cm,顶端可注气

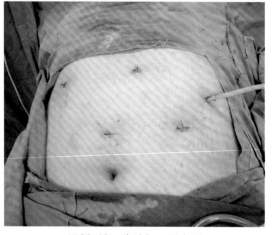

图62-43 腹壁切口示意图

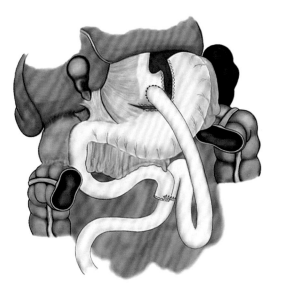

图62-44 结肠后胃前胃空肠吻合示意图

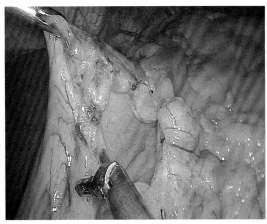

图62-45 将胃大弯中部胃结肠韧带切开

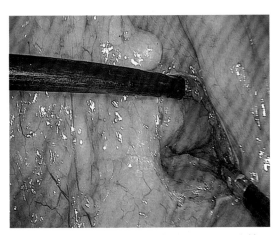

图62-46 在横结肠系膜无血管区切开3cm左右缺口

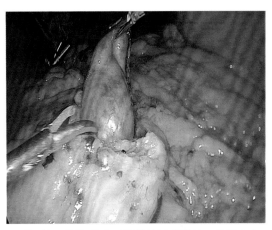

图62-47 将远端空肠经横结肠系膜缺口及胃大弯侧缺口拉到胃小囊旁,行胃空肠吻合。步骤同结肠后胃后吻合法

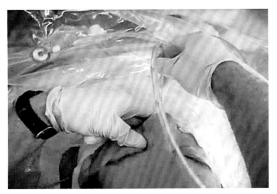

图62-48 经口腔通过胃管将圆形吻合器抵钉座送入胃小囊内,拟行圆形吻合器胃空肠吻合

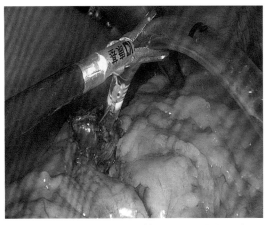

图62-49 抵钉座已经由胃管置入胃小囊内,并已拉出胃小囊

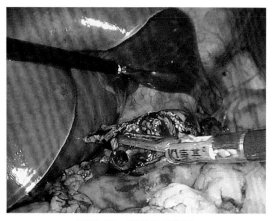

图62-50　箭头示抵钉座

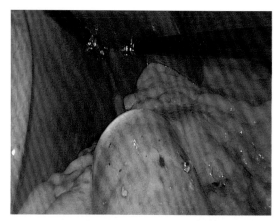

图62-51　拔除主操作孔Trocar并适当扩张此孔，经此置入圆形吻合器，在空肠断端以远8～10cm处做一小口，置入吻合器，拟行胃空肠吻合

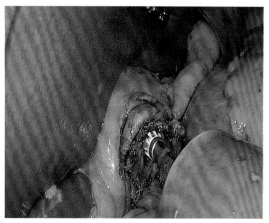

图62-52　圆形吻合器行胃空肠端端吻合

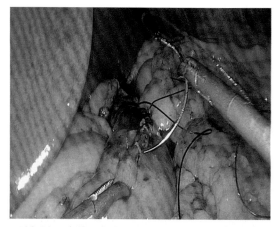

图62-53　直线形切割器关闭空肠小口，再以2-0可吸收线缝合加固

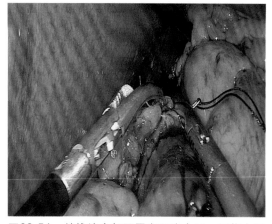

图62-54　丝线缝合加固胃空肠吻合口，可将大网膜或小网膜组织一起缝合，减少吻合口张力，预防吻合口漏

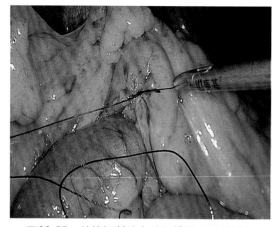

图62-55　丝线间断缝合关闭横结肠系膜裂孔

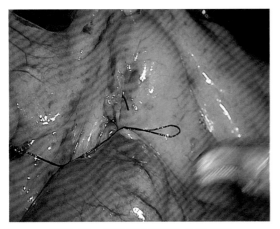

图62-56 横结肠系膜裂孔关闭完毕

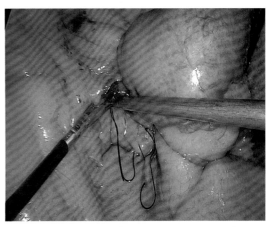

图62-57 丝线连续缝合关闭Peterson孔

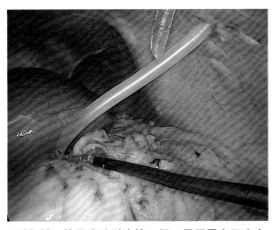

图62-58 放置腹腔引流管一根，置于胃空肠吻合口旁

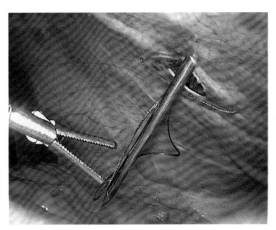

图62-59 疝修补器缝合关闭12mm穿刺孔

八、术后处理

1. 术后第1天行上消化道造影，明确无吻合口漏及梗阻后，给予少量饮水，每小时给饮20ml水，24小时以后可给予清流质。

2. 当病人可以行走，没有发热或心动过速，能吃软食等，就可以出院。

3. 糖尿病患者术后根据血糖情况，逐渐减少胰岛素用量或停用。

4. 术后如果能耐受，可允许病人逐渐恢复活动。

5. 坚持长期口服复合维生素片。

6. 所有的术后患者必须养成良好的饮食习惯，一日3~4餐，不另外加餐，建议进高蛋白饮食及蔬菜、水果，杜绝高热量饮料等饮食。

7. 长期随访，接受医生的饮食运动指导。

第六十三章 腹腔镜袖状胃切除术

一、手术适应证

1. 30kg/m^2≤BMI<35kg/m^2。

2. 28kg/m^2≤BMI<30kg/m^2，合并有糖尿病、高血压、高血脂、睡眠呼吸暂停综合征及关节炎之一者。

3. BMI≥60kg/m^2，心、肺功能不全，不能耐受较长时间麻醉及手术者，可作为分步减肥手术的第一步，待体重下降情况好转后再行胃旁路手术。

4. 无内分泌疾病史，无消化性溃疡史，无酗酒史，在5年内经保守治疗失败者，妇女在术后两年内暂不需要妊娠。

二、手术禁忌证

不能耐受全身麻醉、胃部疾病、腹腔内有严重感染、粘连、合并肺肝肾功能不全者、有严重的凝血异常、酒精中毒者及药物滥用者均被列入手术禁忌证。

三、特殊仪器设备

30°或45°腹腔镜，抓钳、分离钳、扇形牵开器、超声刀、持针钳、冲洗吸引器械、直线形切割吻合器。所有器械加长型尤其合适。

四、术前特殊准备

病人心、肝、肾、肺功能检查，术前给予静脉注射抗生素预防感染，手术前还需留置胃管和尿管。

五、麻醉方法

气管内插管全身麻醉。

六、体位与穿刺口位置

患者取仰卧位，头高脚低。脐部为10mm观察孔，用于置入腹腔镜。左肋缘腋前线12mm为主操纵孔，右锁骨中线肋缘下10cm处12mm、右锁骨中线肋缘下5cm处5mm及左锁骨中线肋缘下5cm处5mm穿刺孔为辅助操作孔，病人两腿分开，术者站在患者的两腿之间（图63-1）。

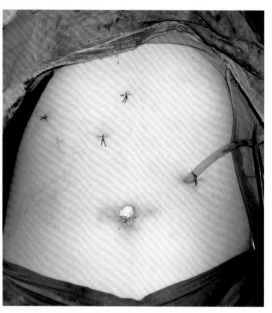

图63-1　穿刺口位置示意图

七、手术步骤

具体步骤见图63-2～图63-31。

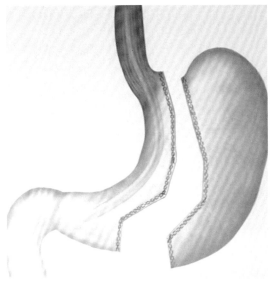

图63-2 手术切除范围示意图

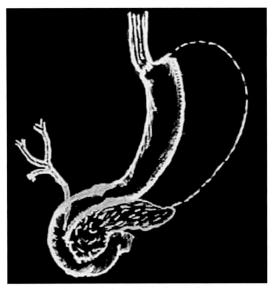

图63-3 同图63-2手术切除范围

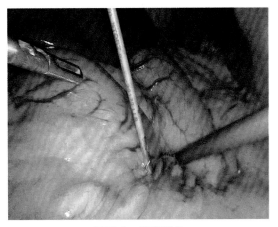

图63-4 进镜所见

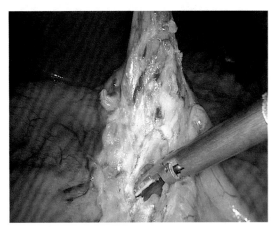

图63-5 贴胃大弯切开胃结肠韧带

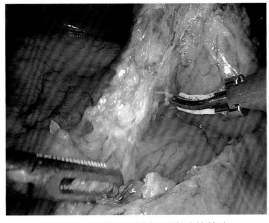

图63-6 分离胃后壁与后腹壁的粘连

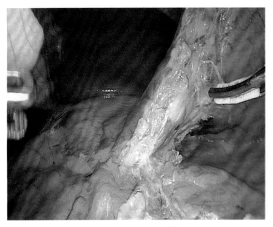

图63-7 继续向左侧分离

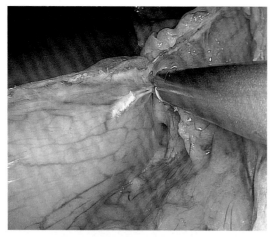

图63-8　向上方分离

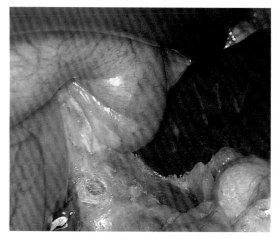

图63-9　游离胃底与脾脏的粘连

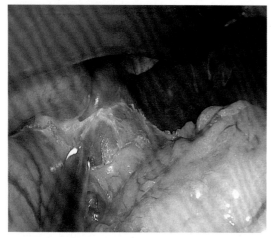

图63-10　继续游离胃底部

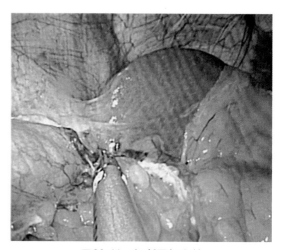

图63-11　切断胃短血管

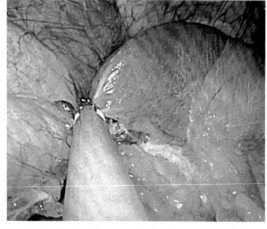

图63-12　切断胃短血管时注意避免损伤脾脏

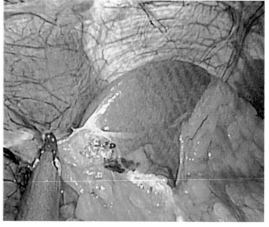

图63-13　切断胃脾韧带后到贲门左侧

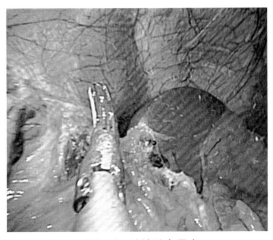

图63-14　继续游离胃底

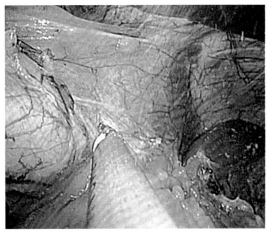

图63-15　已经游离到左肋膈角

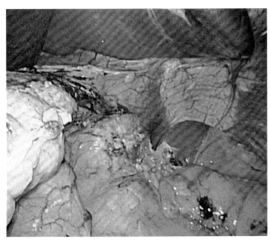

图63-16　将胃向右侧翻开检查分离是否到位

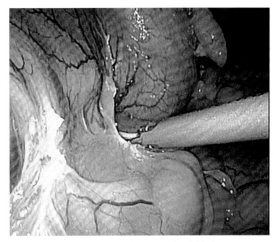

图63-17　分离胃后的部分粘连

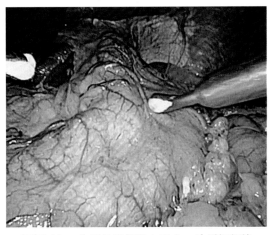

图63-18　将引导胃管插入胃内，计划切割线

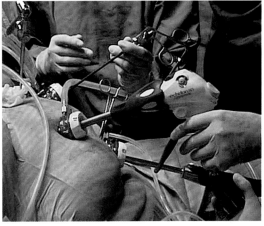

图63-19　由右上腹12mm主操作孔置入直线切割闭合器

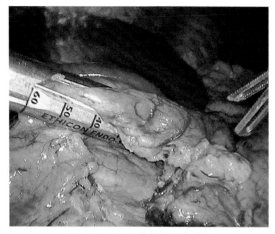

图63-20 从胃窦部开始切割胃

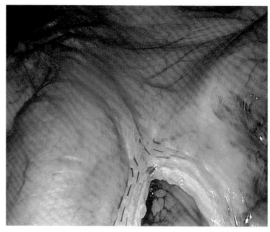

图63-21 在贴胃小弯的粗胃管指引下，继续向上切断胃体

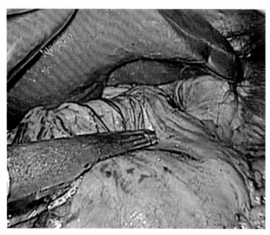

图63-22 继续切断胃体

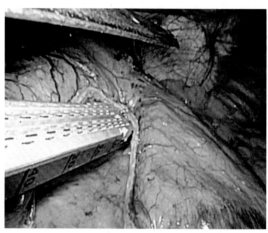

图63-23 切割胃壁后观察有无出血或者钛钉成钉不佳情况

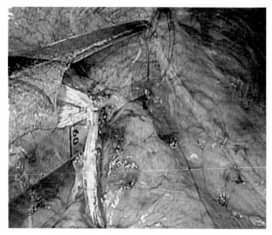

图63-24 也不要过大张力撕扯胃壁

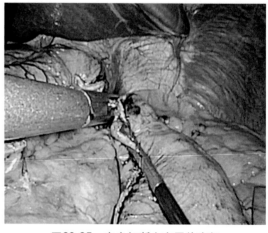

图63-25 完全切断大弯胃体底部

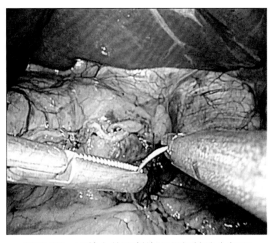

图63-26 不放心的胃断缘需要加针缝合加固

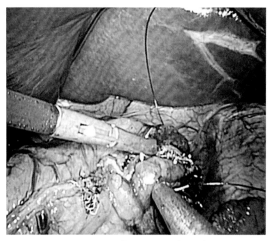

图63-27 浆肌层包埋加固中

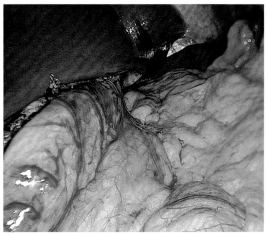

图63-28 最后再将引导胃管拔除，完成袖状胃切除

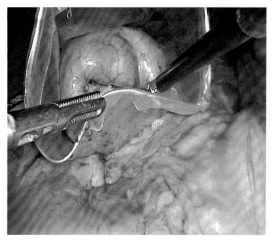

图63-29 切除胃组织置入标本袋取出

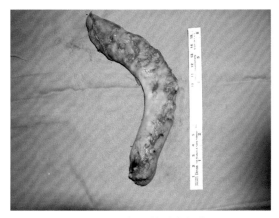

图63-30 切下的手术标本

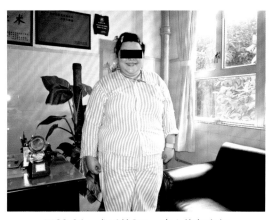

图63-31 术后第2天，病人恢复良好

八、术后处理

1. 术后第1天行上消化道造影，如无异常，可予喝水，每小时给饮30ml水，24小时以后可给予全流质，第3天可进食软食并出院。

2. 当病人可通过口服止痛药控制疼痛，可以行走，没有发热或心动过速，能吃软食等，就可以出院。

3. 术后1天如果能耐受的话，可允许病人恢复活动。

4. 所有的术后患者必须养成良好的饮食习惯，一日3～4餐，不另外加餐，建议进高蛋白饮食及蔬菜、水果，杜绝高热量饮料等饮食。

5. 长期随访，接受医生的饮食运动指导。适当口服多种维生素片。

第六十四章　腹腔镜可调节胃束带术

一、手术适应证

1. BMI大于或等于30kg/m²。

2. BMI大于或等于28kg/m²，合并有糖尿病、高血压、高血脂、睡眠呼吸暂停综合征及关节炎之一者。

3. 无内分泌疾病史，无消化性溃疡史，无酗酒史，在5年内经保守治疗失败者，妇女在术后两年内暂不需要妊娠。

二、手术禁忌证

不能耐受全身麻醉、胃部疾病、腹腔内有严重感染、粘连、合并肺肝肾功能不全者、有严重的凝血异常、酒精中毒者及药物滥用者均被列入手术禁忌证。

三、特殊仪器设备

30°或45°腹腔镜，抓钳、分离钳、扇形牵开器、超声刀、持针钳、冲洗吸引器械，专用可控减肥环及配套器械。所有器械加长型尤其合适。

四、术前特殊准备

病人心、肝、肾、肺功能检查，术前给予静脉注射抗生素预防感染，手术前还需留置胃管和尿管。

五、麻醉方法

气管内插管全身麻醉。

六、体位与穿刺口位置

患者取仰卧位，头高脚低。脐部为10mm观察孔，用于置入腹腔镜。左肋缘腋前线12mm为主操纵孔，右肋缘下锁骨中线5mm及其右下方5cm处的5mm穿刺孔为辅助操作孔，有需要可在剑突下置一5mm穿刺孔牵拉肝脏（图64-1）。病人两腿分开，术者站在患者的两腿之间。

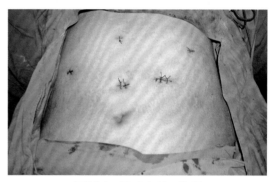

图64-1　腹壁穿刺口位置

七、手术步骤

具体步骤见图64-2～图64-32。

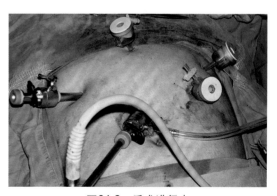

图64-2　手术进行中

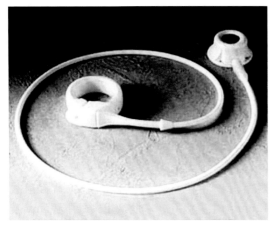

图64-3　专用可调节胃束带，内端为捆扎胃底部的环，捆扎环内侧有水囊与皮下泵相通，通过向皮下泵注射不同量的盐水，控制胃捆扎环的内径

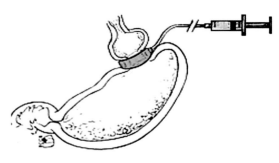

图64-4　手术示意图

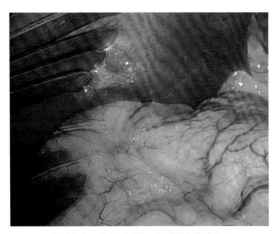

图64-5　牵开肝脏，显露胃底贲门

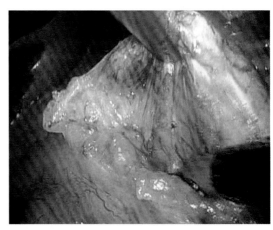

图64-6　沿着胃壁分离胃底贲门周围结构，分离一胃后通道

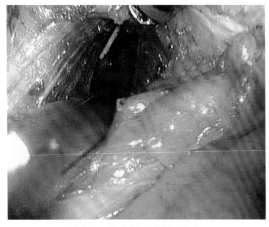

图64-7　注意避免损伤胃后壁

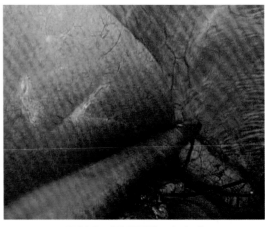

图64-8　胃后通道已经完成

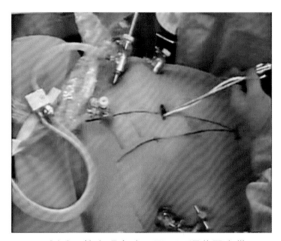

图64-9　扩大观察孔，置入可调节胃束带

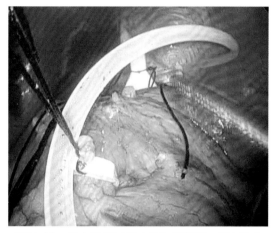

图64-10　胃束带经过胃底贲门后通道，置入已分
离间隙

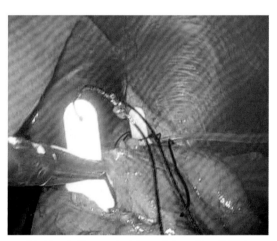

图64-11　捆扎环距离贲门下方2cm处环扎胃底及
胃小弯

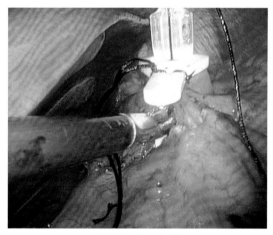

图64-12　扣上捆扎环

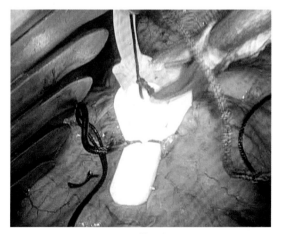

图64-13　收紧捆扎环

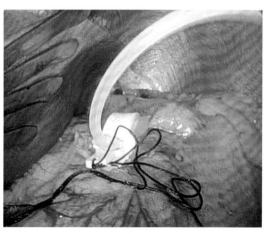

图64-14　捆扎环已置好

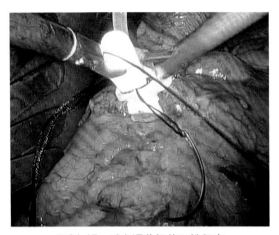

图64-15 适当调节捆扎环松紧度

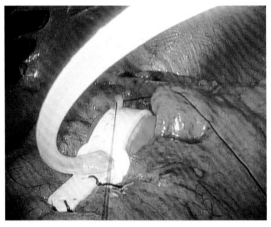

图64-16 胃前壁间断缝合3～4针，包裹捆扎环，以防止可控环移位

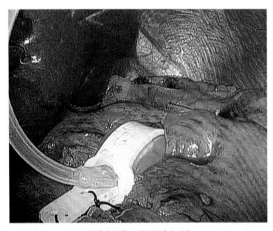

图64-17 同图64-16

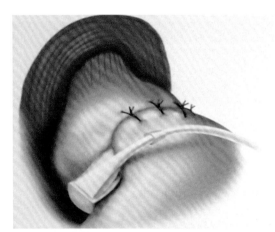

图64-18 胃前壁缝合示意图

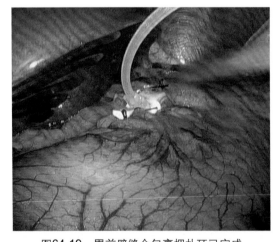

图64-19 胃前壁缝合包裹捆扎环已完成

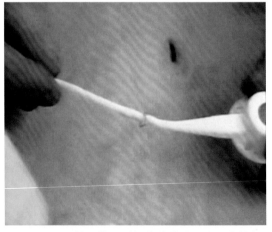

图64-20 剪掉可控环过长的体外端，然后将其与皮下分离泵固定连接

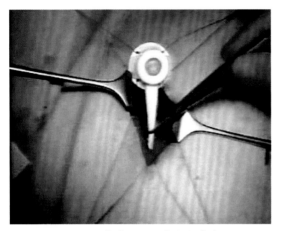

图64-21 将皮下泵埋在左上腹皮下

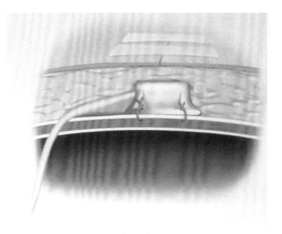

图64-22 腹壁皮下泵示意图

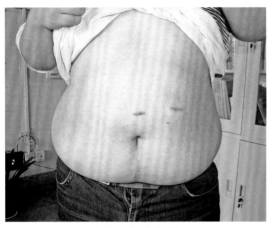

图64-23 术后腹壁切口

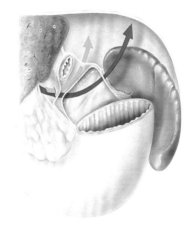

图64-24 目前更多的医生为了减少术后胃束带移位和胃壁腐蚀，采用小网膜囊外放置胃束带

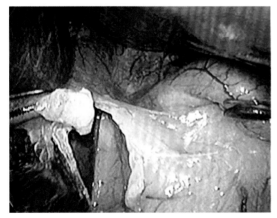

图64-25 不从小弯侧胃边缘开始分离，而是从小网膜右侧开始分离

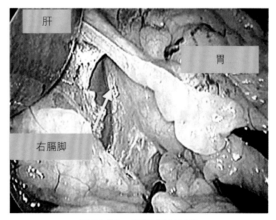

图64-26 图示解剖结构

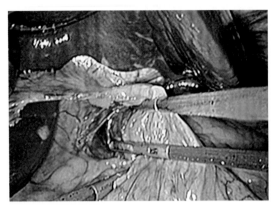

图64-27 分离右肋膈角

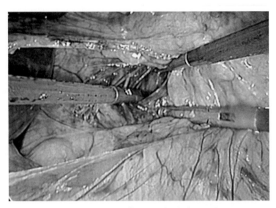

图64-28 从贲门后方分离通道

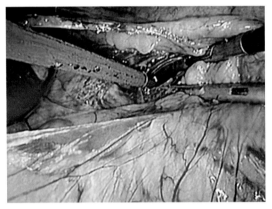

图64-29 胃后通道比前述方法要高

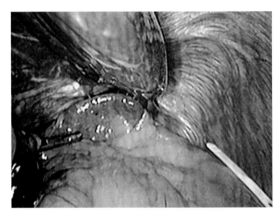

图64-30 胃后通道已经完成

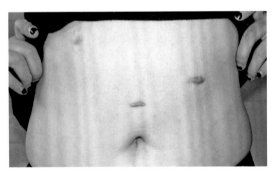

图64-31 术后腹瘢痕情况

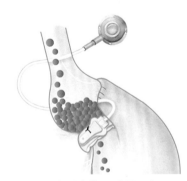

图64-32 术后食物通过胃示意图

八、术后处理

1. 术后可去除胃管。每小时给饮30ml水，24小时以后可给予清流质，第3天可进食软食并出院。

2. 当病人可通过口服止痛药控制疼痛，可以行走，没有发热或心动过速，能吃软食等，就可以出院。

3. 术后如果能耐受的话，可允许病人恢复活动。

4. 术后1个月开始向皮下泵注射生理盐水，调节可控环内径到合适的大小。

（本章图64-4、图64-9、图64-18、图64-20～图64-22、图64-24～图64-30、图64-32来自Dr. Bernd Ablassmaier）

第六十五章

腹腔镜胃束带转胃旁路术

一、手术适应证

胃束带手术后减重效果差，复胖或者出现严重并发症。

二、手术禁忌证

不能耐受全身麻醉、胃部疾病、腹腔内有严重感染、粘连、合并肺肝肾功能不全者、有严重的凝血异常、酒精中毒者及药物滥用者均被列入手术禁忌证。

三、特殊仪器设备

30°腹腔镜，肠钳，扇形牵开器、超声刀、持针钳、冲洗吸引器械、线形切割吻合器、直径2～2.5cm的环形吻合器。

四、术前特殊准备

病人心、肝、肾、肺功能检查，术前给予静脉注射抗生素预防感染，手术前还需留置胃管和尿管。

术前需要进行胃镜、上消化道造影等明确束带的情况、小胃囊的大小和形状。

五、麻醉方法

气管内插管全身麻醉。

六、体位与穿刺口位置

患者取仰卧位，头高脚低（图65-1）。脐部为10mm观察孔，用于置入腹腔镜。左肋缘腋前线12mm为主操纵孔，右肋缘下锁骨中线10mm及其右下方5cm处的5mm穿刺孔为辅助操作孔，病人两腿分开，术者站在患者的两腿之间。

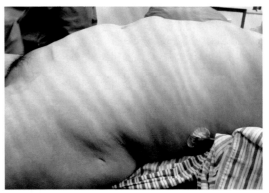

图65-1　病人体位

七、手术步骤

具体步骤见图65-2～图65-63。

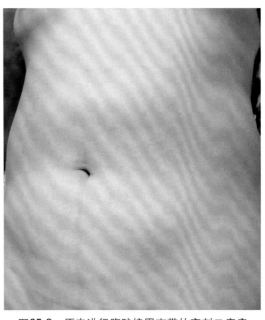

图65-2　原来进行腹腔镜胃束带的穿刺口瘢痕

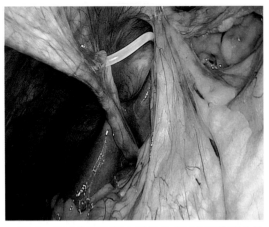

图65-3　腹腔镜下可见由圆韧带引至皮下的胃束带
调节管

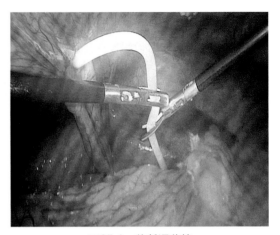

图65-4　剪断调节管

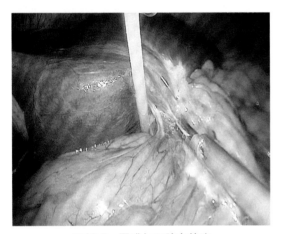

图65-5　网膜与肝脏有粘连

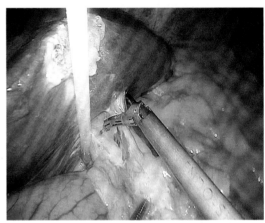

图65-6　用超声刀仔细分离粘连，注意避免胃壁血
管、胰腺的损伤

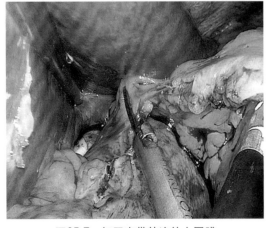

图65-7　切开束带粘连的大网膜

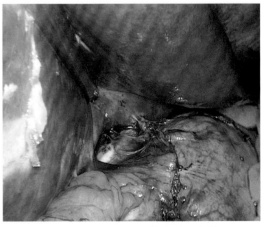

图65-8　可见与周围粘连的胃束带

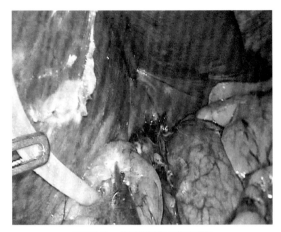

图65-9　循调节管剪开网膜

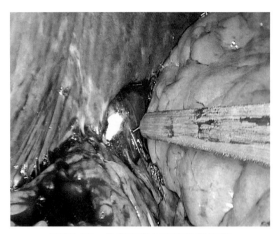

图65-10　分离束带与周围的粘连带

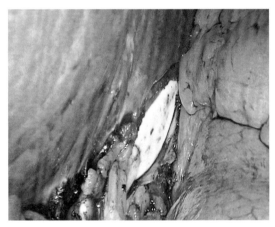

图65-11　电凝钩贴胃束带切开表面的组织

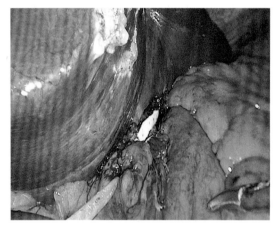

图65-12　显露胃束带

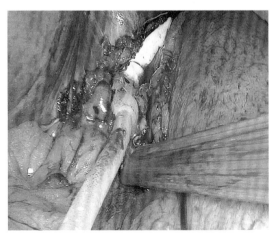

图65-13　特别注意不要损伤胃壁

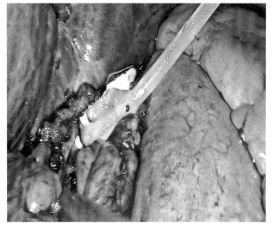

图65-14　分离胃束带周围的组织

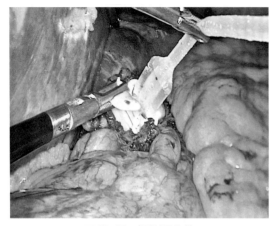

图65-15　提拉胃束带

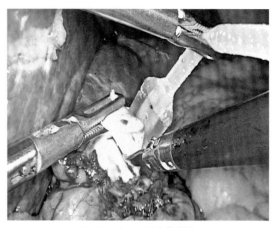

图65-16　打开胃束带的扣环

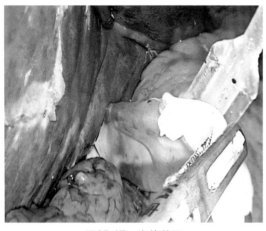

图65-17　直接剪开

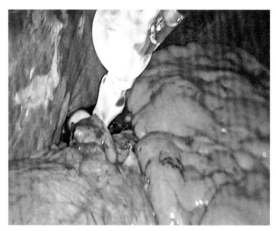

图65-18　小心拉出胃束带，避免拉伤周围组织

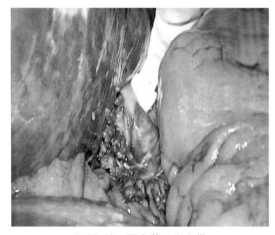

图65-19　要完整取出束带

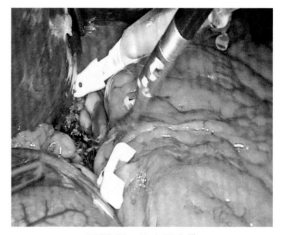

图65-20　取出胃束带

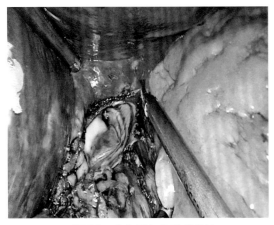

图65-21 分离胃与肝脏的粘连

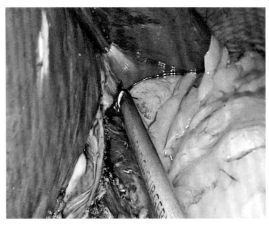

图65-22 在固定束带时进行的胃缝合粘连后会使胃底部变形，明显增加手术的困难

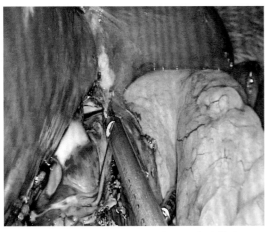

图65-23 分离His角处胃底与肝脏的粘连

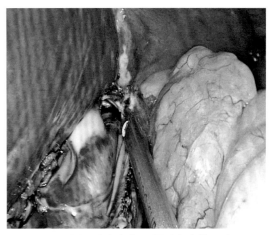

图65-24 注意勿切开胃壁和食管下端

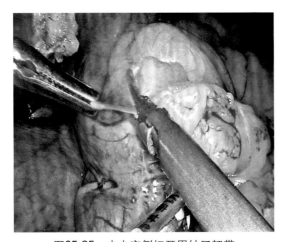

图65-25 由大弯侧切开胃结肠韧带

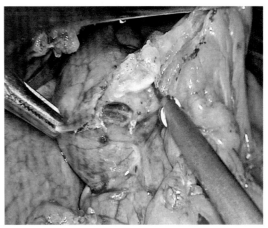

图65-26 游离出胃底部，明确正确的解剖结构

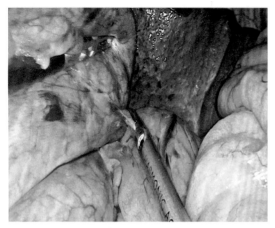

图65-27　切断胃脾韧带

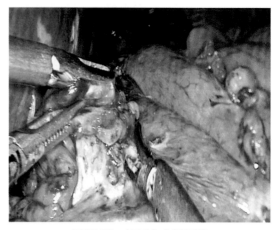

图65-28　切开小弯侧网膜

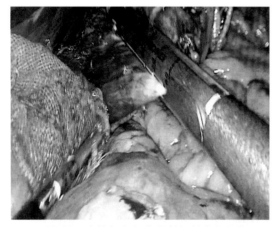

图65-29　直线切割闭合器断胃制造小胃囊

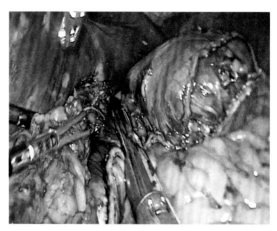

图65-30　放置引导胃管很重要

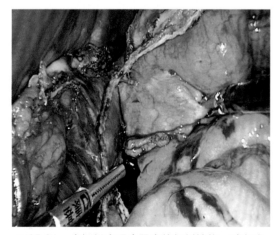

图65-31　边切割边明确胃底的解剖结构，避免发生错误

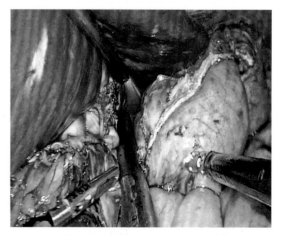

图65-32　继续用切割器制造小胃囊

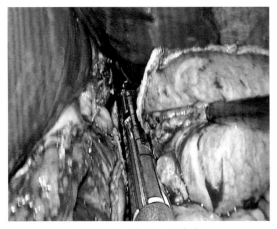

图65-33 避免损伤脾脏

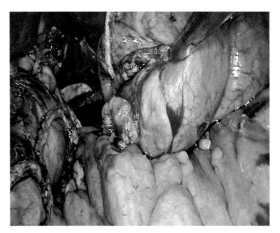

图65-34 完全横断胃，小胃囊制造完成

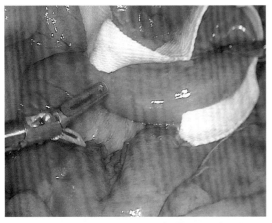

图65-35 测量距Treitz韧带25cm处

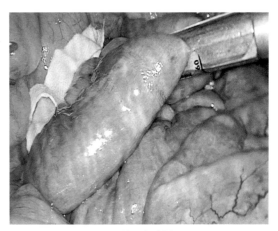

图65-36 切断空肠

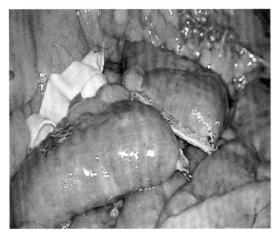

图65-37 小肠已经切断

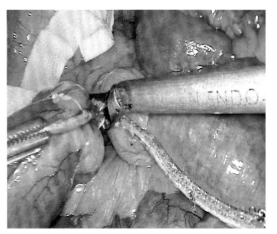

图65-38 超声刀切开小肠系膜

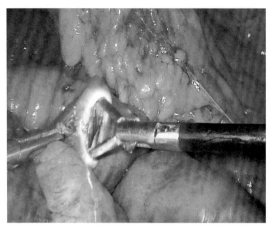

图65-39　近端空肠与距切断处125cm的空肠贴近戳洞

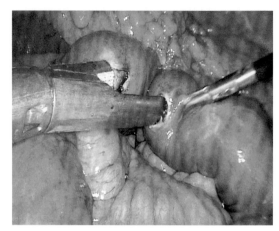

图65-40　切割闭合器击发进行空肠侧侧吻合

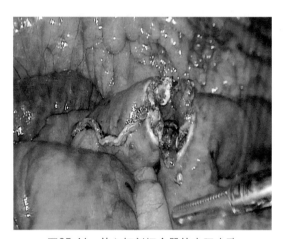

图65-41　伸入切割闭合器的小肠小孔

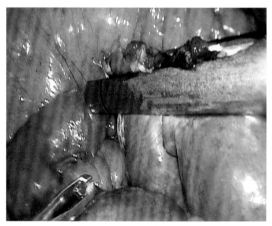

图65-42　用切割器闭合该孔

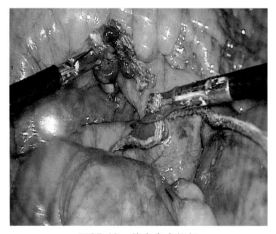

图65-43　剪去多余组织

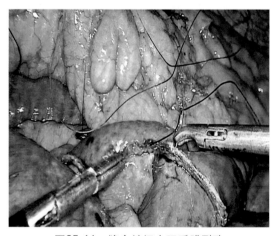

图65-44　缝合关闭小肠系膜裂孔

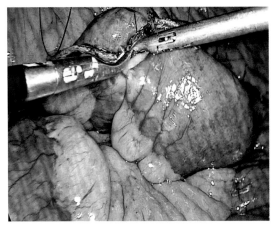

图65-45 注意切割器是否已经完全闭合了小肠小口

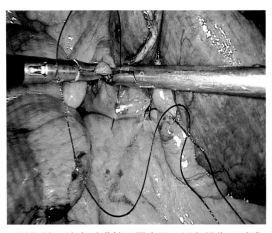

图65-46 缝合时进针不要太深，以免损伤肠系膜血管引起出血和血肿

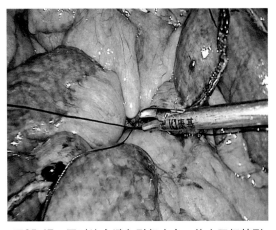

图65-47 同时注意避免引起吻合口处小肠扭转形成肠梗阻

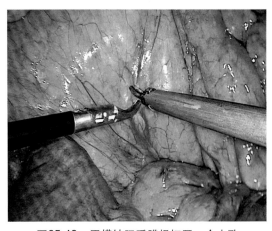

图65-48 于横结肠系膜根切开一个小孔

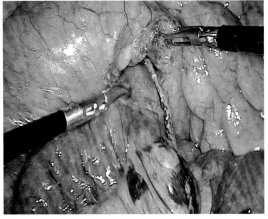

图65-49 将远端空肠从横结肠系膜小口送入小网膜囊

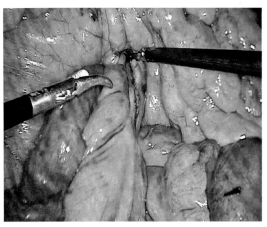

图65-50 该处小肠系膜也同时送入

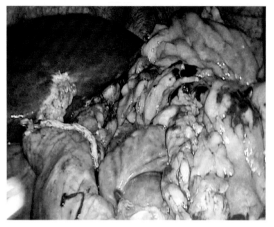

图65-51　从结肠后旷置胃前方将远端空肠提拉至胃小囊处

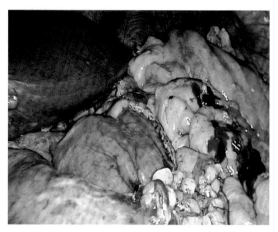

图65-52　上提的空肠血供良好，没有张力

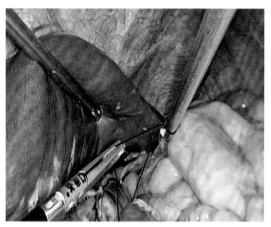

图65-53　缝牵引线靠拢小胃囊和空肠

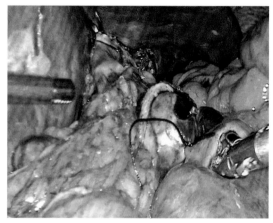

图65-54　用电钩在小胃囊和空肠各切开一个小口

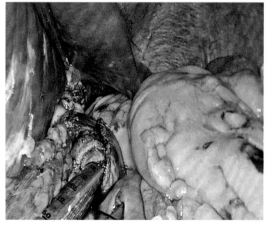

图65-55　将闭合器插入小口2cm击发吻合

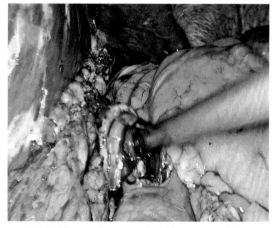

图65-56　检查吻合口吻合情况，有无出血

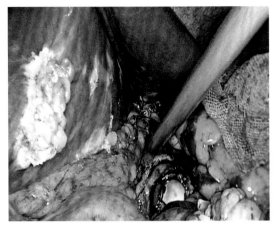

图65-57　将直径1.3cm左右引导胃管通过吻合口，以保证吻合口的大小

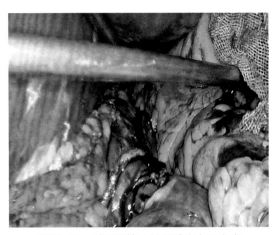

图65-58　引导胃管已经经过吻合口少许

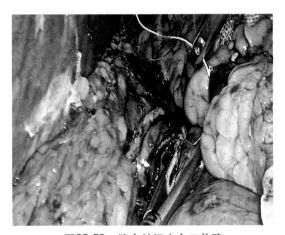

图65-59　缝合关闭吻合口前壁

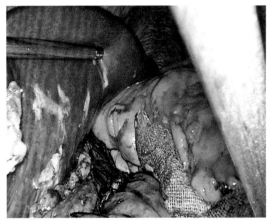

图65-60　吻合完毕，从引导胃管注射空气或者亚甲蓝液体，观察没有渗漏，拔除引导胃管

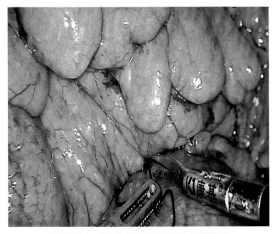

图65-61　缝合关闭横结肠系膜裂孔

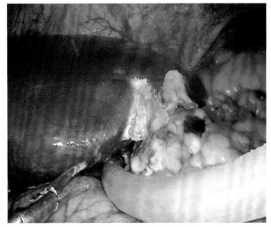

图65-62　置引流管一根于胃空肠吻合口处

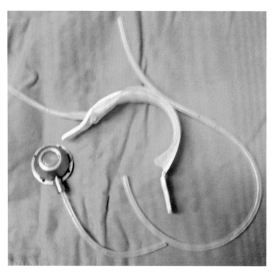

图65-63　取出的可调胃束带

八、术后处理

1. 术后第2天可每小时给饮30ml水，第3天以后可给予清流质。

2. 当病人可通过口服止痛药控制疼痛，可以行走，没有发热或心动过速，能吃软食等，就可以出院。

3. 术后如果能耐受的话，可允许病人逐渐恢复活动。

4. 坚持长期口服多种维生素片。

第六十六章 腹腔镜垂直束带胃间隔捆扎术

一、手术适应证

1. 体重指数（BMI）大于或等于40kg/m²。

2. BMI大于30kg/m²，合并有糖尿病、高血压、高血脂、睡眠呼吸暂停综合征及关节炎之一者。

3. 无内分泌疾病史，无消化性溃疡史，无酗酒史，在5年内经保守治疗失败者，妇女在术后两年内暂不考虑妊娠。

二、手术禁忌证

不能耐受全身麻醉，腹腔内有严重感染、粘连，合并肺、肝、肾功能不全者，有严重的凝血异常，酒精中毒者及药物滥用者均被列入手术禁忌证。

三、特殊仪器设备

10mm30°腹腔镜，5mm及10mm肠钳、扇形牵开器、超声刀、聚丙烯补片、持针钳、冲洗吸引器械、线形切割吻合器（带切开刀及不带切开刀都需要准备）、直径2～2.5cm的圆形吻合器。

四、术前特殊准备

病人心、肝、肾、肺功能检查，术前给予静脉注射抗生素预防感染，不需要进行肠道准备，手术前还需留置胃管和尿管。

五、麻醉方法

气管内插管全身麻醉。

六、体位与穿刺口位置

患者取仰卧位，头高脚低。脐部或稍上方为10mm观察孔，用于置入腹腔镜。左肋缘腋前线12mm为主操纵孔(术中扩大到2.5cm以置入圆形吻合器)，其他几个辅助操作孔见图66-1示。病人两腿分开，术者站在患者的两腿之间。

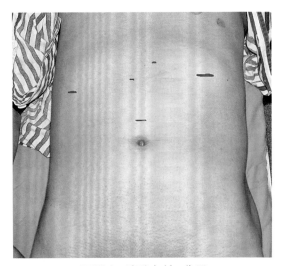

图66-1　腹壁穿刺口位置

七、手术步骤

具体步骤见图66-2～图66-19。

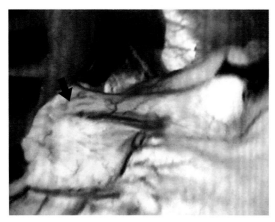

图66-2 用扇形牵开器上翻肝脏，显露胃小弯，箭头示贲门位置

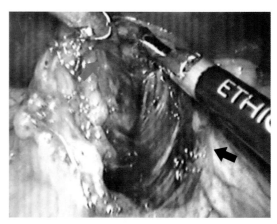

图66-3 用超声刀在贲门下方6cm处沿胃小弯切开小网膜，红箭头示肝左外叶，蓝箭头示小网膜，黑箭头示胃

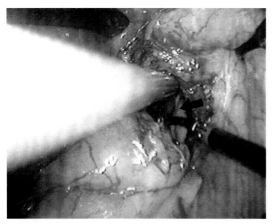

图66-4 小网膜已经切开，已经到达胃后方，箭头示胃后壁

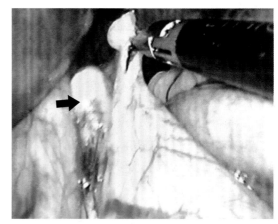

图66-5 用超声刀切开胃底大弯侧网膜，箭头示胃大弯边缘

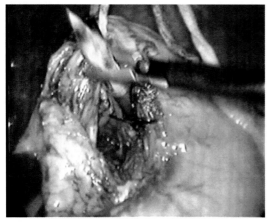

图66-6 将一根布带穿过胃后方，用布带提起贲门胃上端；将左上腹主操作孔扩大到3cm，将25mm的圆形吻合器抵钉座放入腹腔

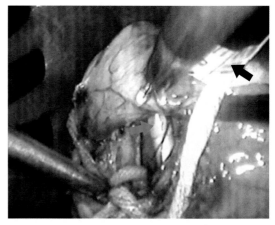

图66-7 将抵钉座通过胃小弯的切口放在胃后方，向前刺穿胃后壁前壁，蓝箭头示抵钉座，黑箭头示软尺

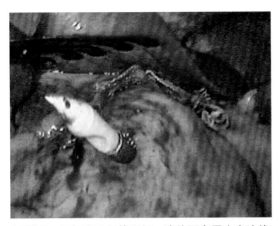

图66-8 抵钉座已经放置好，该处距离胃小弯边缘3cm，距离胃底边缘6cm

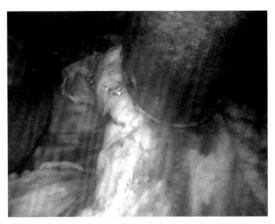

图66-9 从扩大的主操作孔插入圆形吻合器击发

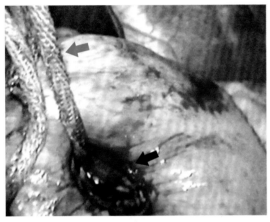

图66-10 吻合器在胃壁上切开一个直径25mm的孔，黑箭头示吻合口边缘，蓝箭头示从小弯侧穿入吻合孔提起胃的布带

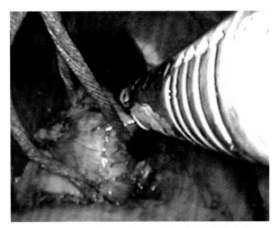

图66-11 用不带刀的线形闭合器从吻合孔向靠近贲门的胃底边缘击发，闭合胃腔

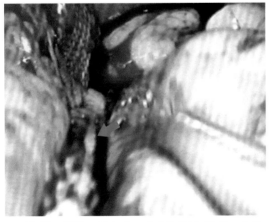

图66-12 胃腔已经闭合，在贲门下方形成一个体积约30ml的小胃囊，箭头示闭合处

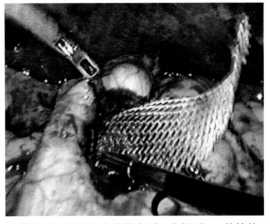

图66-13 圆形吻合孔的内侧，直径15mm的管状胃壁通道连接胃小囊和下方的胃腔镜，用一块宽2cm、长6cm的网片环绕胃壁通道

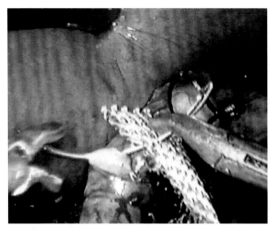

图66-14　用丝线间断缝合网片，缝合时带胃壁浆肌层，以防止网片移位

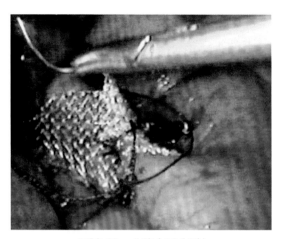

图66-15　共缝合网片3针

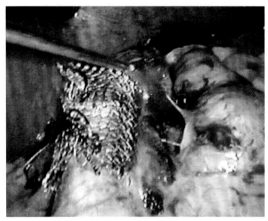

图66-16　缝合完成后，用纤维蛋白胶涂抹吻合孔等

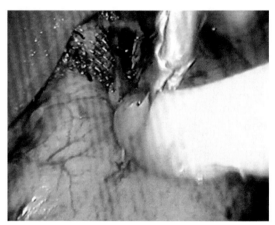

图66-17　从胃的吻合孔向胃后方置引流管一根，引流管从穿刺口引出腹腔

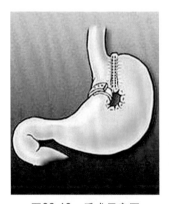

图66-18　手术示意图

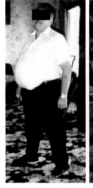

图66-19　一例病人术前和术后1年的照片

八、术后处理

1.术后第2天可去除胃管。每小时给饮30ml水，24小时以后可给予全流质，第3天可进食软食并出院。

2.当病人可通过口服止痛药控制疼痛，可以行走，没有发热或心动过速，能吃软食等，就可以出院。

3.术后1天如果能耐受的话，可允许病人恢复活动。

第六十七章 腹腔镜食管裂孔疝修补、胃底折叠术

一、手术适应证

1. 诊断明确的胃食管反流症，经过至少6个月的药物和饮食治疗而无效的患者，包括停止治疗时再次出现症状、在治疗时间持续出现症状和尽管治疗仍有食管炎者。

2. 出现食管反流的并发症，包括食管狭窄、严重的食管炎和复发性肺炎者。

3. 胃食管反流性疾病合并有食管裂孔疝的患者。

二、手术禁忌证

1. 有上腹部手术史、上腹部广泛粘连者为相对禁忌证；

2. 难以纠正的凝血功能障碍以及合并心肺等重要脏器功能不全而不能耐受麻醉和手术者。

三、特殊仪器设备

持针钳、扇形牵开器、超声刀、硅胶管等。

四、术前特殊准备

同开放手术一样，首先要正确的诊断，包括24小时动态pH测定，上消化道内镜检查，以了解食管的长度，食管炎、裂孔疝的程度。食管动力学检查，以评价食管运动和食管括约肌功能，拟订手术计划。若食管蠕动振幅大于45mm，行360°胃底折叠术（LTF）。若低于该值，可行部分胃底折叠术（LPF）。拍摄胸部平片，评价心肺功能。另外，术前纠正水、电解质紊乱和酸碱失衡，预防性地

应用抗生素及低分子肝素预防深静脉血栓形成。

五、麻醉方法

气管内插管全身麻醉。

六、体位与穿刺口位置

病人取截石位，术者站于病人两腿之间，持镜者站于病人右侧，另一助手站于病人左侧。在脐孔上缘插入10mm套管针，放入30°腹腔镜；其他4个套管位置见图67-1示。

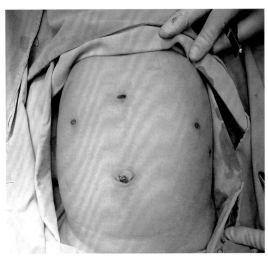

图67-1 穿刺口位置。病人取截石位，主刀站在病人两腿之间，一助站在右边，护士或另一助手站在左边，监视器放在病人头的左边或右边。手术开始时，置入胃管

七、手术步骤

具体步骤和相关资料见图67-2～图67-37。

-357-

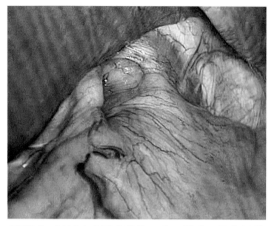

图67-2 通过右上腹套管放入牵开器或无损伤抓钳牵开肝脏左叶，暴露出胃底贲门部，可见部分胃疝入胸腔

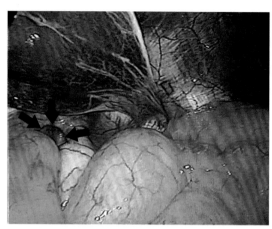

图67-3 胃复位后可见食管裂孔疝疝囊（黑箭头示）

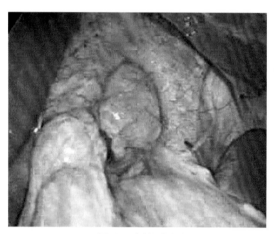

图67-4 食管裂孔疝

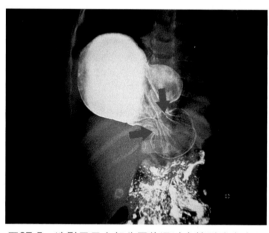

图67-5 造影显示大部分胃体通过食管裂孔疝疝入胸腔，箭头示疝环处

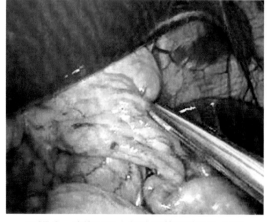

图67-6 腔镜下见大部分胃等内脏疝入胸腔

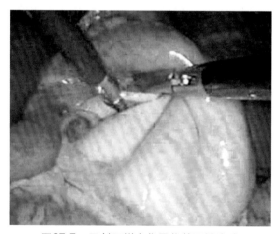

图67-7 无创肠钳夹住胃将其回纳腹腔

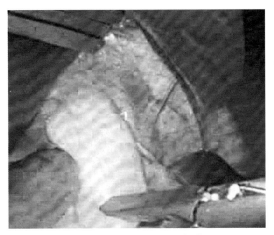

图67-8 继续回纳疝内容物，操作要仔细

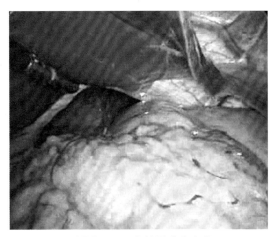

图67-9 显示食管裂孔疝疝囊

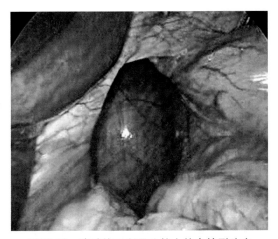

图67-10 腹腔镜下所见比较大的食管裂孔疝

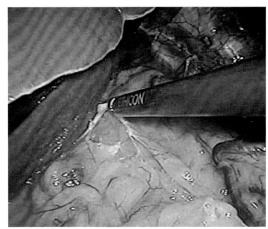

图67-11 用超声刀在贲门右侧分离

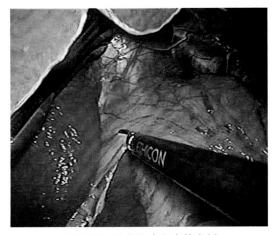

图67-12 游离出贲门食管右侧

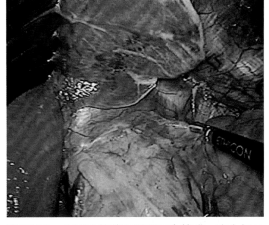

图67-13 在裂孔的前面切开膈食管膜，这个切口向右延伸至能够确认出右膈脚，然后沿着此膈脚的内面，游离出食管的右侧壁部分

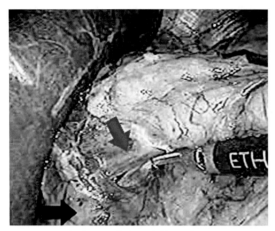

图67-14　超声刀游离贲门食管的后方，黑箭头示肋膈角，红箭头示食管后壁

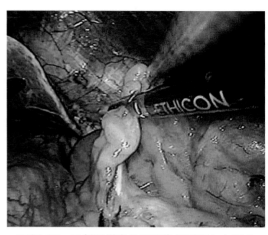

图67-15　无创肠钳夹住胃将贲门部牵向右下方向，用超声刀从脾门开始向上切断大网膜

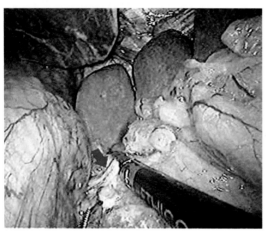

图67-16　用超声刀切断胃短血管（红箭头示）

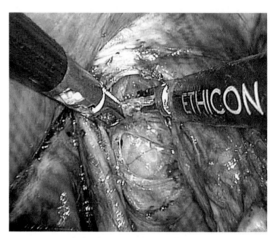

图67-17　分离裂孔处食管与右肋膈脚间隙，显露右肋膈脚，游离食管

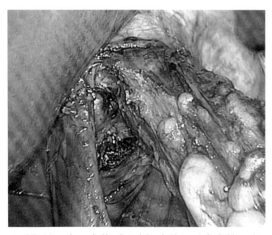

图67-18　在下方找到膈脚汇合处，游离食管后方

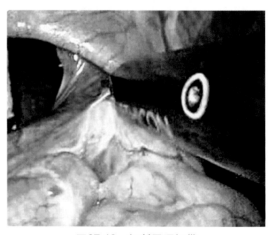

图67-19　切断胃膈韧带

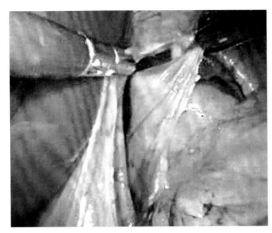

图67-20　游离贲门与食管下段

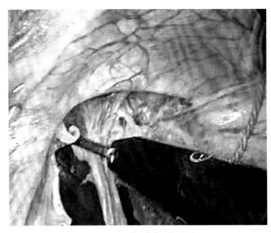

图67-21　切除部分疝囊

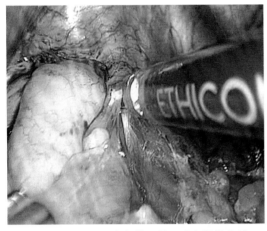

图67-22　继续游离食管下段，避免损伤食管

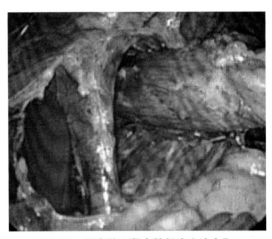

图67-23　游离的下段食管长度应该有5cm

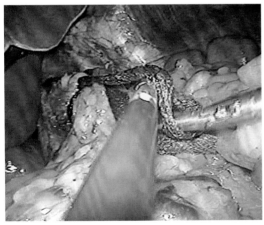

图67-24　将一条布带穿过贲门后方，打一个松结，利用布带牵引贲门

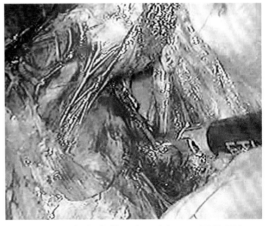

图67-25　提起布带，牵开贲门，显露肋膈角

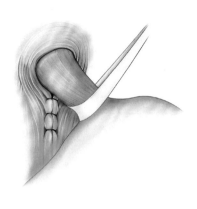

图67-26　修补肋膈角示意图

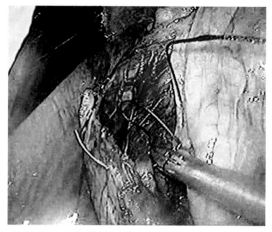

图67-27　在食管后方用7号丝线8字缝合膈肌脚2～4针，缝合修补肋膈角

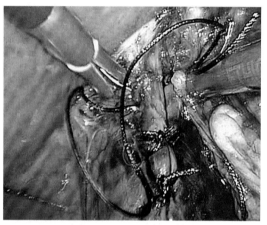

图67-28　在食管与最上一针缝线之间应保持1cm的距离

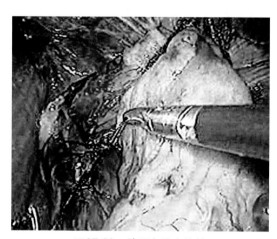

图67-29　肋膈角缝合修补

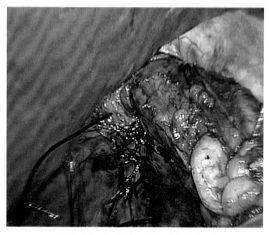

图67-30　已经完成肋膈角的修补

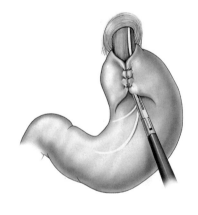

图67-31　胃底折叠示意图

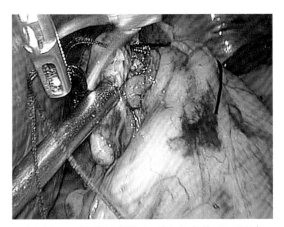

图67-32　无损伤抓钳从右到左在食管后面通过，无损伤抓钳在食管的左侧抓住胃底部，将胃底部从食管的后方拖出，环绕着食管，胃底的胃壁通过食管的后方到食管的右侧，此时术前被放置的胃管被拉到贲门处。作为胃底折叠术的标志，缝合3针形成一个安全的袖套

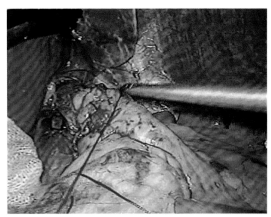

图67-33　缝合线结扎后该处应该有一定的松度，不能够太紧，松紧度以能从包绕的胃底和食管前壁之间顺利伸入一至少直径为5mm探条为度。每一针缝线都从胃底左侧的胃壁浆肌层、食管环形肌（不要穿过食管腔），再穿过胃底右侧浆肌层

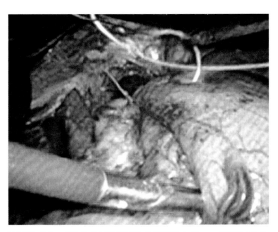

图67-34　缝合时顺带缝合胃壁少许，将拉至食管后的胃底与胃短血管处胃前壁用不可吸收缝线在食管前缝合3针，建立一2～2.5cm的胃底完全性（360°）包绕食管圈

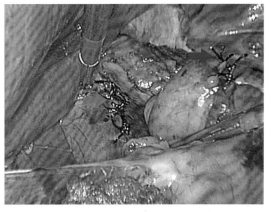

图67-35　手术已经完成，蓝箭头示肋膈角修补处，红箭头示胃底折叠处

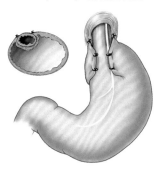

图67-36　进行270°的部分胃底折叠示意图，可以选择开展

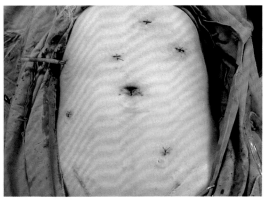

图67-37　一例同时进行了腹腔镜食管裂孔疝修补、胃底折叠、胆囊切除、复发疝修补和肠粘连松解手术病人的腹壁穿刺口情况

八、术后观察与处理

1. 观察有无呼吸困难，当病人出现呼吸窘迫时才考虑行胸腔闭式引流。

2. 观察腹部体征，注意消化道穿孔。术后第1天可用水溶性造影剂进行胃食管造影，检查有无胃食管漏，如无胃食管漏，可给予少量流质，逐渐过渡到全量流质、半流质、软饭。

3. 观察有无深静脉血栓及心肌梗死征象。

4. 观察有无吞咽困难，通常术后4～8周可缓解症状。

5. 肛门排气后，拔除胃管。

6. 应给予预防性抗生素治疗3～5天。

第六十八章 腹腔镜腹股沟疝疝囊高位结扎术

一、手术适应证

1. 婴幼儿斜疝（一般无继发的内环扩大）；

2. 腹腔镜手术腹腔探查发现的无症状的腹股沟隐性疝。

二、手术禁忌证

有腹壁缺损。

三、特殊仪器设备

5mm腹腔镜；腹腔镜手术用持针器；长直针。

四、术前特殊准备

1. 术前嘱病人排尿，排空膀胱，以减少术时损伤膀胱的机会。

2. 如有引起腹内压增高的因素存在，如慢性咳嗽、顽固性便秘、前列腺增生症等，应先予以治疗，再考虑手术，否则术后极易复发。

五、麻醉方法

小儿可选择气管插管全身麻醉或静脉麻醉，成人可用连续硬膜外阻滞麻醉。

六、体位与穿刺口位置

平卧位。穿刺口位置见图68-1示。

七、手术步骤

具体步骤见图68-2～图68-8。

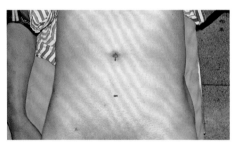

图68-1 腹壁穿刺口位置，脐孔置5mm观察孔后插入5mm腹腔镜，下腹正中置入5mm套管针一个

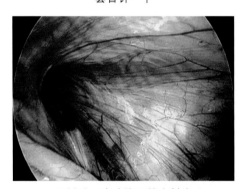

图68-2 腹腔镜下的小斜疝

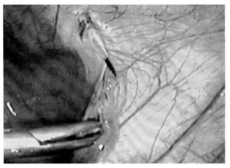

图68-3 在疝环体表投影处皮肤上切开一个2mm长的皮肤切口，将一根带长7号丝线的直针从皮肤切口刺向疝环，荷包缝合疝环半周，注意不要损伤输精管和精索血管

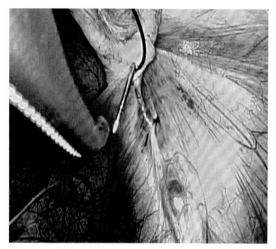

图68-4　荷包缝合疝环半周后，出针

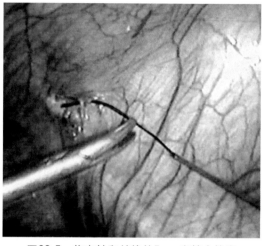

图68-5　将直针和丝线从5mm套管内拉出

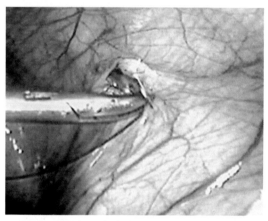

图68-6　再用相同方法缝合疝环另外半周，也将直针和丝线从相同的5mm套管内拉出体外

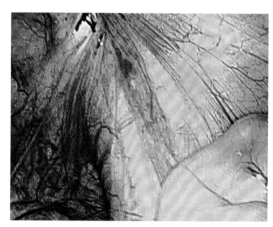

图68-7　在体外将两根直针去掉，将疝环处两线打结

八、术后处理

1. 术后平卧12～24小时，麻醉清醒后6小时可进食流质。

2. 常规应用抗生素预防感染。

3. 术后必须及时治疗咳嗽、便秘等增加腹内压的疾患。术后3个月内应避免重体力活动。

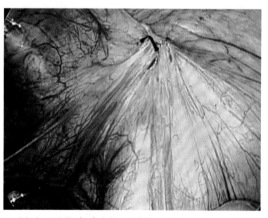

图68-8　再将皮肤小切口处的两根线拉出抽紧并打结，将线结埋于皮下，手术即完成。如果疝环关闭不满意，可重复缝合一次

第六十九章　经腹腔腹膜前腹腔镜腹股沟疝修补术(TAPP)

一、手术适应证

成人的腹股沟直疝、斜疝、股疝，包括难复性疝、复发性疝、滑动性疝。

二、手术禁忌证

绝对禁忌证：不能够耐受全身麻醉和硬膜外麻醉及气腹者；重度出血倾向。

相对禁忌证：嵌顿疝、出血倾向、腹腔手术后引起的腹腔粘连、严重肥胖、腹膜炎。

三、特殊仪器设备

30°腹腔镜；5mm和10mm套管针；腹腔镜手术用抓钳和分离钳；腹腔镜手术用持针器；聚丙烯补片，有大、中、小号，以中号比较合适；腹腔镜专用疝钉合器。

四、术前特殊准备

了解清楚腹壁疝的性质、大小、单侧还是双侧，以前的手术史，有无胆囊结石、慢性阑尾炎等可以同时行腹腔镜手术的疾病。术前治疗可引起疝复发的疾病，如前列腺肥大、慢性咳嗽等。术前一般需要留置尿管(可于麻醉后进行)。其他准备与传统手术相同。

五、麻醉方法

连续硬膜外麻醉，或者气管插管全身麻醉。

六、体位与穿刺口位置

平卧位，穿刺口位置见图69-1示。

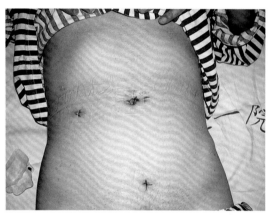

图69-1　套管针位置为脐孔置10mm观察孔，患侧腹直肌外缘平脐处置5mm、耻骨联合上置5mm套管针各一个

七、手术步骤

具体步骤和相关资料见图69-2～图69-55。

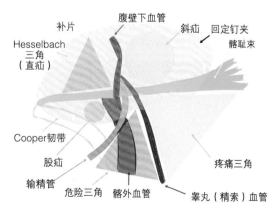

图69-2　右侧腹股沟区解剖（腹腔内），输精管和精索血管之间的红色三角区为死亡三角，内有髂血管，固定补片的钉夹不要在该区内使用；精索血管和髂耻束之间的黄色三角区为疼痛三角，内有神经通过，钉夹在该区域使用有可能夹住神经引起疼痛

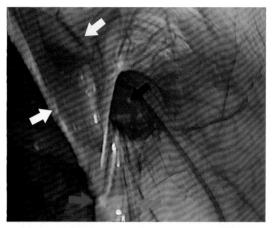

图69-3 在腹腔镜下，从腹膜腔内窥见的腹股沟疝为一洞穴状（黑箭头示疝囊，红箭头为输精管，蓝箭头示精索血管，黄箭头为腹壁下血管，白箭头为脐内侧襞）

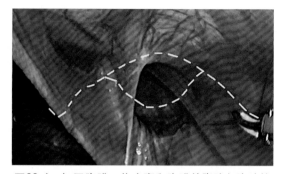

图69-4 切开腹膜，将疝囊和腹膜前脂肪向腹腔拉出于疝环处切除；对降入阴囊的疝，将疝囊留在原位，从疝环边缘腹壁缺损的上方2cm处开始解剖切开（黄色虚线示切开范围）

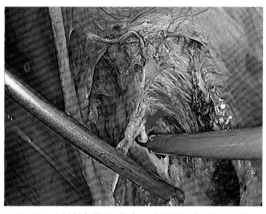

图69-5 锐性或钝性分离，解剖出腹壁下血管、联合肌腱、精索血管、输精管、Cooper韧带等结构 （红箭头示内环口处横断疝囊）

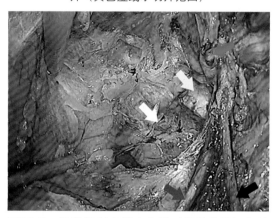

图69-6 已经解剖出精索血管（黑箭头示）和输精管（红箭头示），注意避免用分离钳夹持输精管，以防止损伤。蓝箭头示腹壁下血管，黄箭头示Cooper韧带，白箭头示Retzius间隙（铺放补片的内侧参考界限）

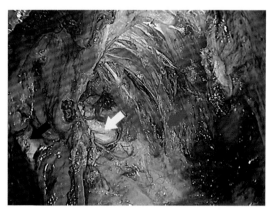

图69-7 继续向外侧分离，解剖出髂耻束（黄箭头示），Bogrus间隙（红箭头示），黑箭头示Cooper韧带

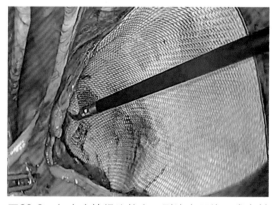

图69-8 如直疝缺损比较大，到达内环处；或者斜疝已经破坏了内环，需将补片包绕精索，将补片修剪一个小口；否则，将补片直接盖在缺损区。一般使用聚丙烯网片，大小不应该小于10cm×6cm；将其卷成一个卷，经10mm套管内送入腹腔

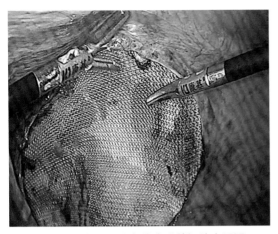

图69-9　在已经游离的腹膜前间隙内展平

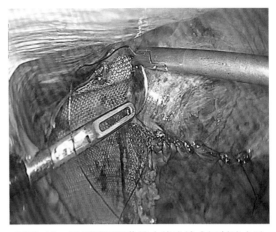

图69-10　最后用可吸收缝合线连续或间断缝合关闭腹膜

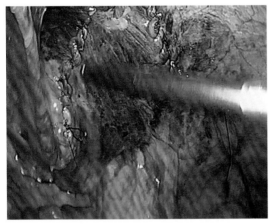

图69-11　腹膜已经缝合关闭完成，不要留下间隙以防形成内疝

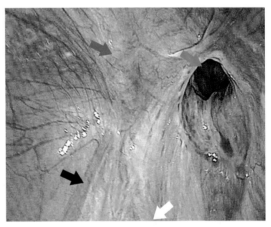

图69-12　蓝箭头示左侧直疝（红箭头示腹壁下动脉，黑箭头示精索，白箭头示输精管）

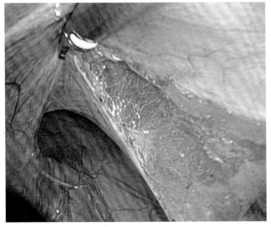

图69-13　在疝环周围2cm处斜行切开游离腹膜

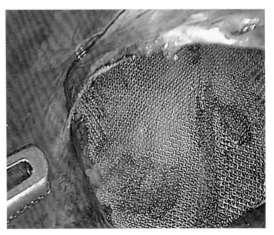

图69-14　直疝已经用网片修补完毕

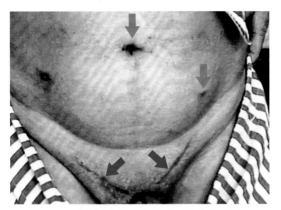

图69-15　一例3次开放疝修补术后复发的直疝病人的腹腔镜疝修补术腹壁穿刺口位置（蓝箭头示），红箭头示原开放手术瘢痕

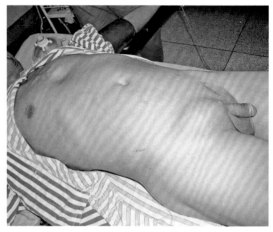

图69-16　一例右侧嵌顿斜疝病人，伴有右腹股沟管隐睾病人（左侧隐睾已经行开放隐睾切除术）

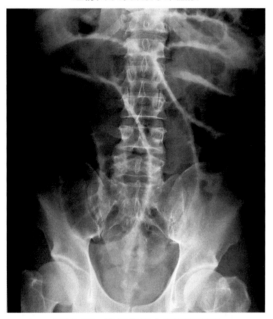

图69-17　腹平片示小肠梗阻明显

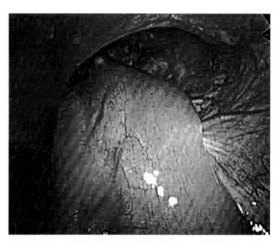

图69-18　腹腔镜下可见嵌顿的小肠（蓝箭头示）

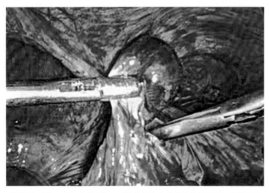

图69-19　将疝复位，见嵌顿小肠已经坏死（蓝箭头示）

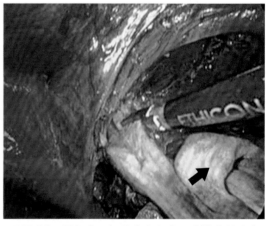

图69-20　用超声刀切除疝囊和腹股沟管内的隐睾（黑箭头示）

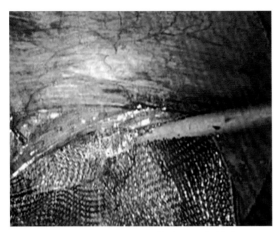

图69-21 修补腹股沟斜疝，固定补片

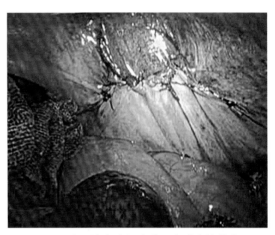

图69-22 缝合关闭腹膜，完成疝修补术

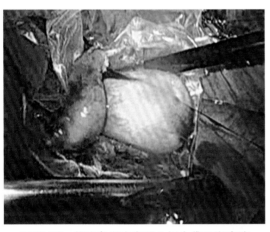

图69-23 将隐睾和疝囊装入标本袋取出腹腔

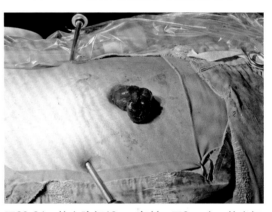

图69-24 扩大脐部10mm穿刺口至3cm大，拉出坏死段小肠，在体外切除坏死的小肠，行小肠端端吻合，然后将肠管放回腹腔

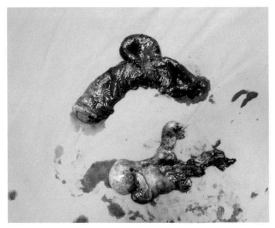

图69-25 切除的隐睾和部分小肠

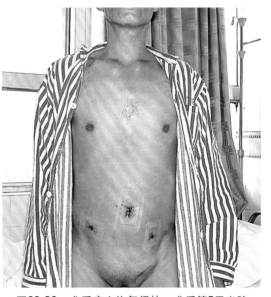

图69-26 术后病人恢复很快，术后第5天出院

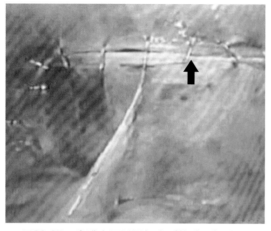

图69-27 腹膜也可以用钉夹（箭头示）关闭

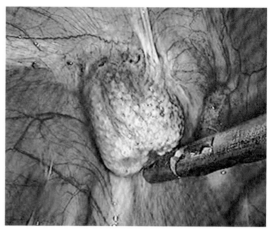

图69-28 一例行开放无张力疝修补术后复发的病人（示网塞）

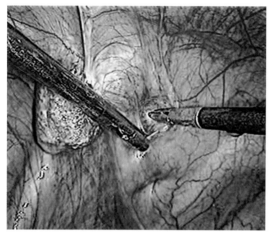

图69-29 示闭孔疝的位置

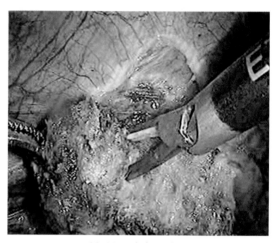

图69-30 分离切除网塞

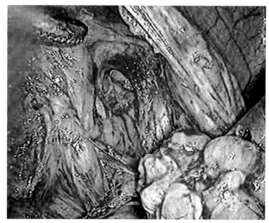

图69-31 将疝囊和腹膜前脂肪向腹腔拉出，钝性或锐性分离，解剖出腹膜前闭孔疝周围结构

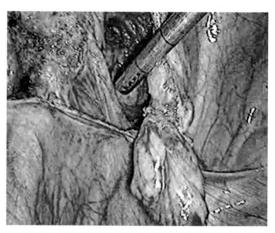

图69-32 继续分离疝环口周围腹膜前间隙，可见输精管、脐内侧襞、髂血管等

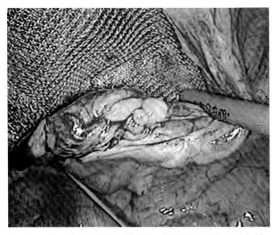

图69-33 在已经游离的腹膜前间隙展平，固定补片（图示将补片固定于Cooper韧带）

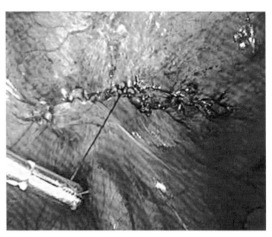

图69-34 用可吸收缝合线连续或间断缝合壁腹膜

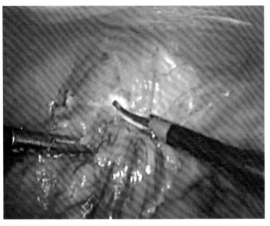

图69-35 一例难复性疝的病例，将疝内容物向腹腔拉出，分离大网膜与疝囊的粘连

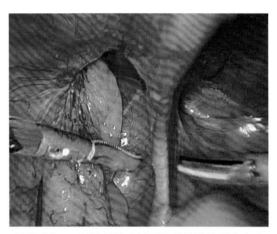

图69-36 一例注射治疗后无效的腹股沟斜疝患者

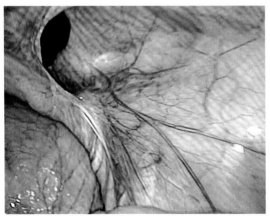

图69-37 斜疝内环口

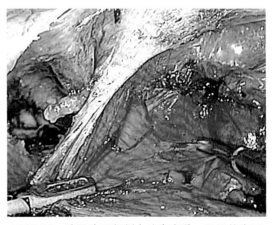

图69-38 腹股沟区解剖方法有多种，显示从疝环上方切开，切开腹膜后，从腹膜前方分离解剖疝囊

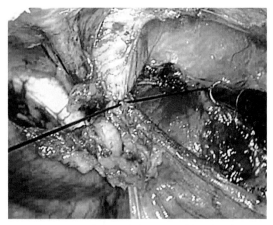

图69-39　分离好疝囊后，丝线结扎疝囊

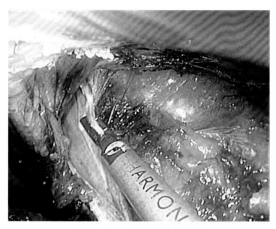

图69-40　超声刀横断疝囊

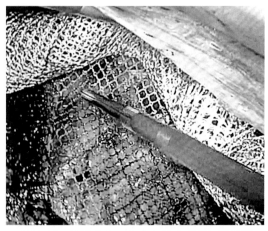

图69-41　将补片在已分离好的腹膜前间隙展平

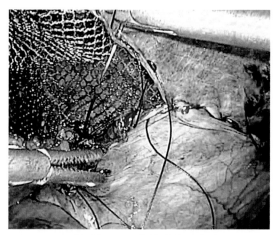

图69-42　可吸收线缝合壁腹膜

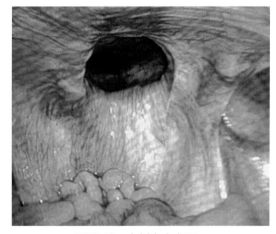

图69-43　右侧直疝疝环口

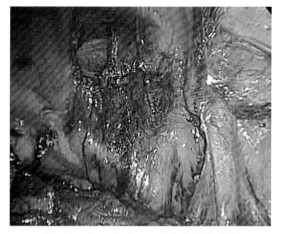

图69-44　打开腹膜，可见直疝的腹壁缺损

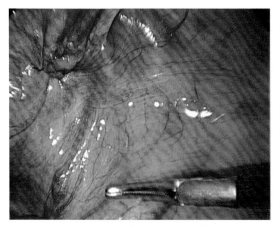

图69-45　一例股疝病人，腹壁的缺损比较小

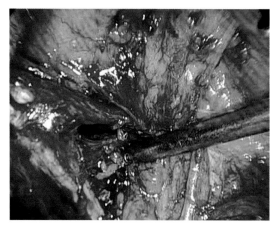

图69-46　解剖后可见股疝的腹壁缺损

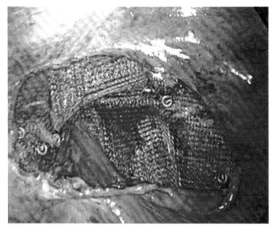

图69-47　置入补片，展平，并用钉夹固定（在缺损外2cm上钉，下缘至Cooper韧带中间、髂耻束，上外侧到联合肌腱），注意髂耻束下方不要放钉夹，以免损伤髂血管及神经

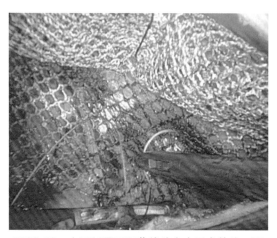

图69-48　也可以用可吸收线缝合来固定补片，现在固定补片外下角

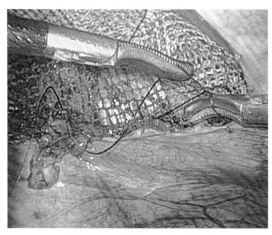

图69-49　结扎缝合线固定补片

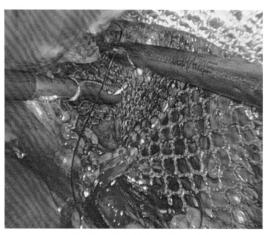

图69-50　缝合固定补片内下角

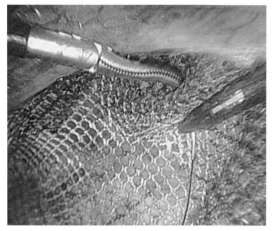

图69-51　缝合固定补片外上角

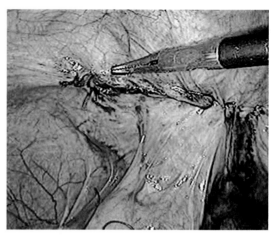

图69-52　可吸收线缝合壁腹膜，修补完毕

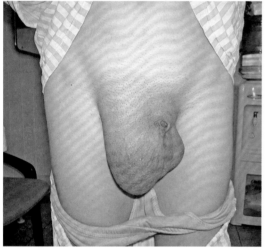

图69-53　右侧巨大斜疝

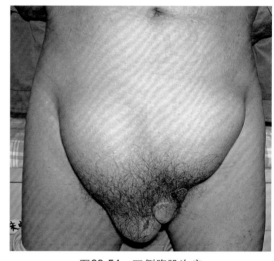

图69-54　双侧腹股沟疝

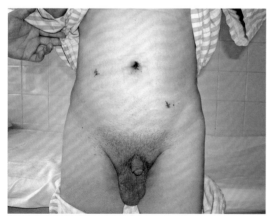

图69-55　右斜疝术后

八、术后观察与处理

比较常见的并发症是疝囊处积液，一般不需要特别处理，3个月内多可自行吸收，如果3个月后仍然没有完全吸收，可以穿刺抽液治愈。术后可比较早下床活动；定期复查，观察有无术后复发。

一、手术适应证

成人的腹股沟直疝、斜疝、股疝，疝囊不是太大者。

二、手术禁忌证

不能够耐受全身麻醉和硬膜外麻醉者、难复性疝、嵌顿疝、出血倾向、下腹手术史、急性腹膜炎、滑动性疝。

三、特殊仪器设备

30°腹腔镜；5mm和10mm套管针；腹腔镜手术用抓钳和分离钳；腹腔镜手术用持针器；聚丙烯补片，有大、中、小号，以中号比较合适；腹腔镜专用疝钉合器；TEP专用水囊或气囊。

四、术前特殊准备

了解清楚腹壁疝的性质、大小，单侧还是双侧，以前的手术史；有无胆囊结石、慢性阑尾炎等可以同时行腹腔镜手术的疾病，如有，可以选择经腹腔腹膜前腹腔镜腹股沟疝修补术。术前治疗可引起疝复发的疾病，如前列腺肥大、慢性咳嗽等。术前可留置尿管(可于麻醉后进行)。其他准备与传统手术相同。

五、麻醉方法

连续硬膜外麻醉或者气管插管全身麻醉。

六、体位与穿刺口位置

平卧位，穿刺口位置见图70-1示。

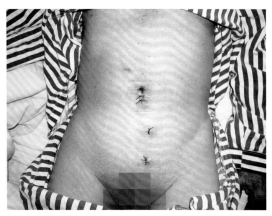

图70-1　腹壁穿刺口位置

七、手术步骤

具体步骤见图70-2～图70-26。

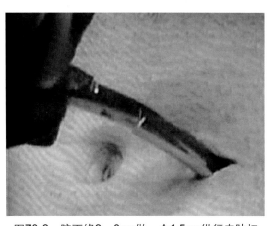

图70-2　脐下缘2～3cm做一个1.5cm纵行皮肤切口，深达腹直肌前鞘，切开腹直肌前鞘，打开两束腹直肌间的正中间隙，从腹直肌后鞘与腹膜之间的平面用手指向下钝性分出一个小间隙

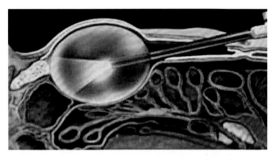

图70-3　也可以将分离囊套管针插入，将囊充入气体300~500ml，然后将囊排空取出

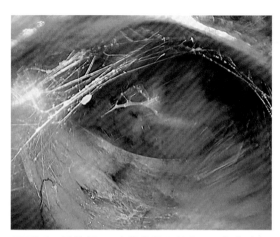

图70-4　再将10mm套管针放入并充入二氧化碳气体，形成一个"腹膜外的气腹状态"

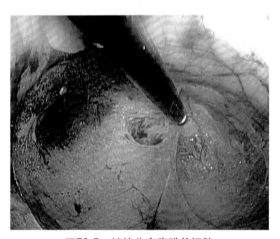

图70-5　继续分离腹膜前间隙

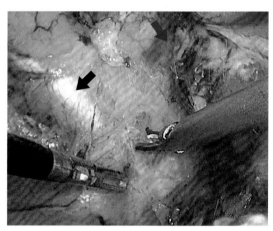

图70-6　解剖出耻骨梳韧带（黑箭头示），红箭头示腹壁下动脉

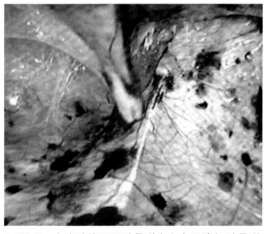

图70-7　在腹腔镜下于耻骨联合上方及脐与耻骨联合连线中点插入5mm套管

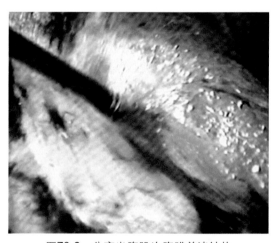

图70-8　分离出腹股沟腹膜前诸结构

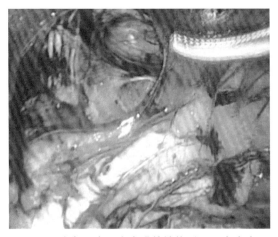

图70-9　分离开腹股沟腹膜前结构后，见直疝疝环

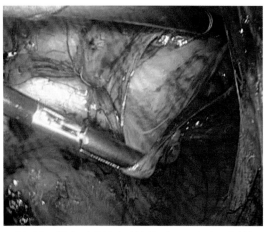

图70-10　斜疝形成的腹壁缺损（可见腹壁下血管）

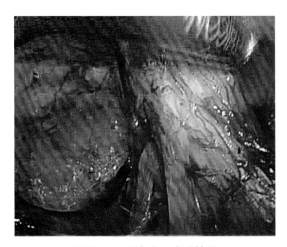

图70-11　疝囊疝入腹壁缺损

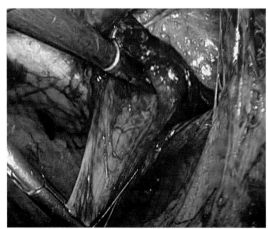

图70-12　解剖分离疝囊，尽量避免分破疝囊，以免形成气腹影响手术空间

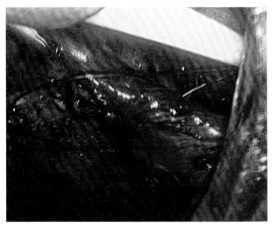

图70-13　于疝囊颈部用线圈高位结扎疝囊

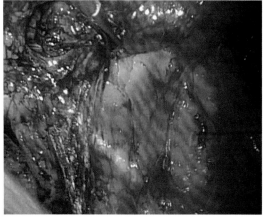

图70-14　图示腹壁缺损

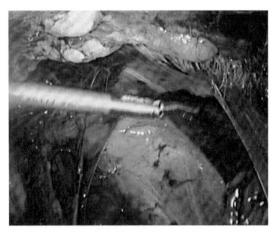

图70-15　分离腹膜前间隙空间要足够大，特别是向下方分离范围要足够

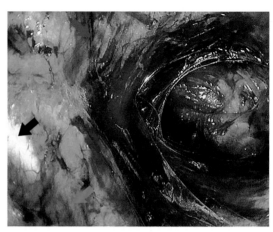

图70-16　腹股沟腹膜前结构（黑箭头示Cooper韧带，红箭头示腹壁下血管，蓝箭头示输精管）

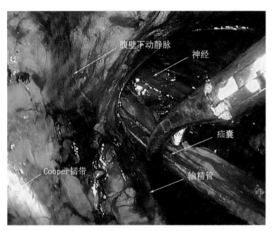

图70-17　腔镜下斜疝疝囊与周围组织解剖关系

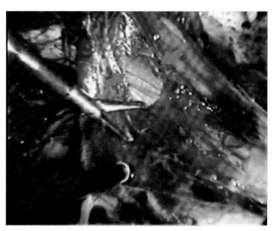

图70-18　蓝箭头示已经分破腹膜，可将其缝合关闭或者用线圈套扎

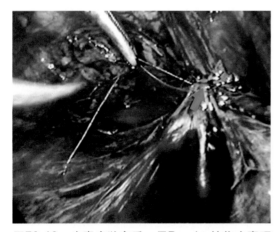

图70-19　疝囊底游离后，用Roeder结将疝囊颈（蓝箭头示）结扎后切除疝囊。如果疝囊已进入阴囊，则不必将疝囊完全分出，在颈部结扎疝囊，然后以剪刀将疝囊切断，将疝囊体和底部留在原位

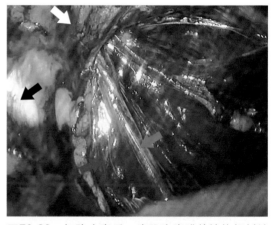

图70-20　切除疝囊后，腹股沟腹膜前结构解剖关系（黑箭头示Cooper韧带，红箭头示输精管，蓝箭头示精索，白箭头示腹壁下血管）

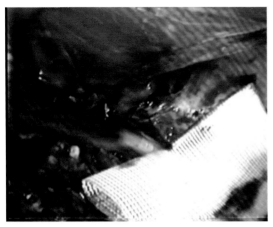

图70-21　将补片送入腹膜前已游离的间隙内展平，如果在上面已剪出一道小孔以容精索通过，则需用补片包绕精索再展平

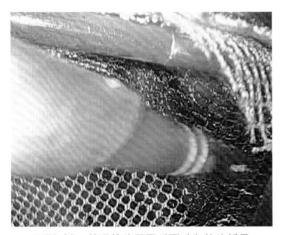

图70-23　普通补片展平后要避免补片折叠

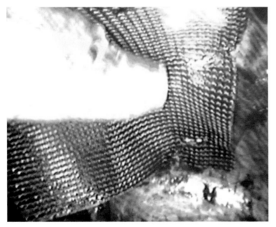

图70-25　用10mm B形钉夹固定补片

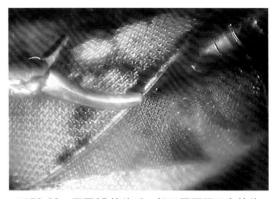

图70-22　展平3D补片后一般不需要再固定补片

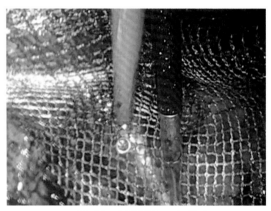

图70-24　用螺旋钉固定补片

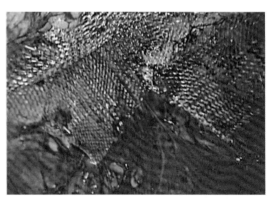

图70-26　补片已经固定完成，术毕拔除套管，放出二氧化碳，缝合腹壁穿刺孔

八、术后观察与处理

术后可较早下床活动；定期复查，观察有无术后复发。

第七十一章

腹腔镜腹壁切口疝修补术

一、手术适应证

各种腹部切口疝。

二、手术禁忌证

估计腹腔粘连非常严重者。

三、特殊仪器设备

足够大的专用防粘连补片、疝修补钉枪、专用钩线针。

四、术前特殊准备

对近期内做过钡剂检查者，应设法排尽肠腔内遗钡，手术前1~2天给以无渣饮食，以防手术后便结。

五、麻醉方法

气管插管全身麻醉。

六、体位与穿刺口位置

平卧位，术中酌情调整手术床位置，以利暴露视野。穿刺口位置见图71-1、图71-2示。

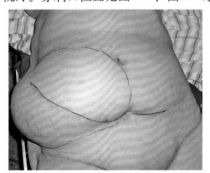

图71-1　比较大的切口疝（图示）需要体内外结合固定补片，共3~4个穿刺口

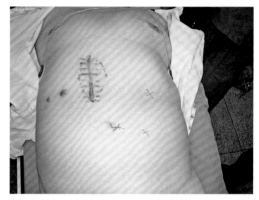

图71-2　穿刺口位置

七、手术步骤

具体步骤和相关资料见图71-3~图71-39。

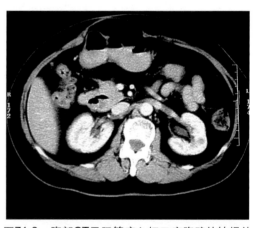

图71-3　腹部CT示肠管疝入切口疝腹壁的缺损处

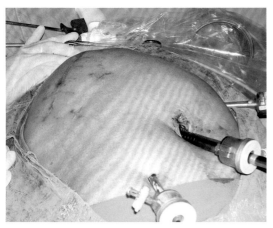

图71-4 套管针放置位置（实景）

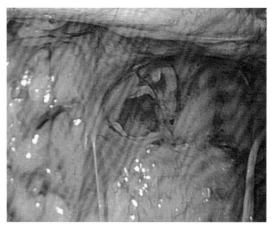

图71-5 腹腔镜下可见大网膜与疝囊粘连

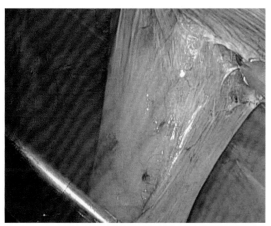

图71-6 超声刀分离腹壁粘连

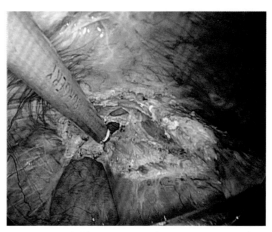

图71-7 分离粘连后见腹壁缺损，特别要注意避免损伤肠管

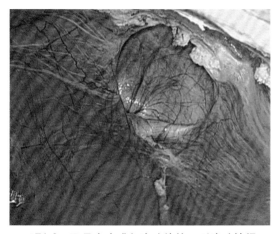

图71-8 可见由腹膜向腹壁外的圆形腹壁缺损

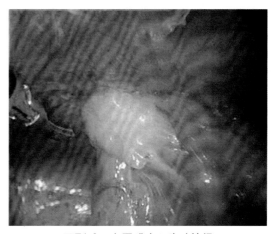

图71-9 大网膜疝入腹壁缺损

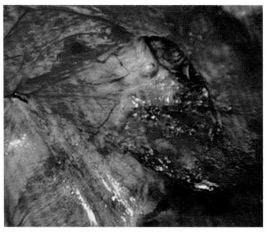

图71-10　分离粘连，回纳疝内容物后，显示腹壁缺损

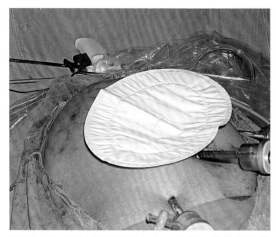

图71-11　根据腹壁缺损大小，选用一张防粘连补片（一面为特氟龙材料，光滑面，将其面对内脏）

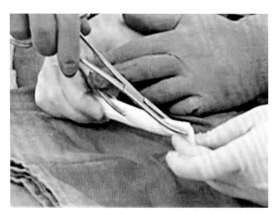

图71-12　将补片卷成长条状从穿刺口放入腹腔内

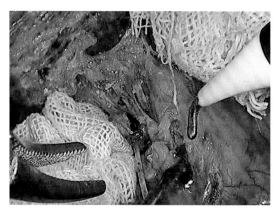

图71-13　在腹壁缺损处展平，用疝钉枪在腹壁上固定补片

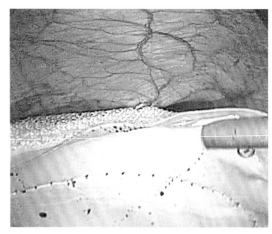

图71-14　补片已经固定在腹壁上，边缘用疝修补枪钉消灭补片与腹壁之间的空隙，以避免术后形成内疝

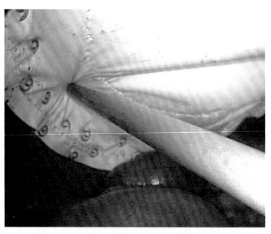

图71-15　补片边缘固定后，可再绕腹壁缺损钉合一圈固定补片

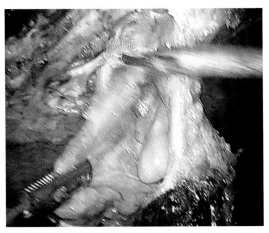

图71-16 图示腹壁缺损比较大的切口疝，分离疝囊与网膜的粘连

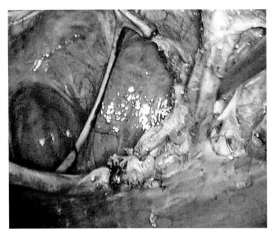

图71-17 分离粘连后，回纳疝内容物后，可见巨大腹壁缺损

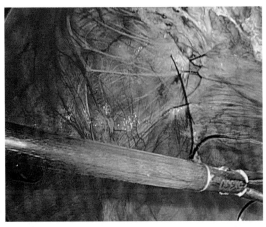

图71-18 可用专用钩线针粗丝线间断缝合腹膜缺损

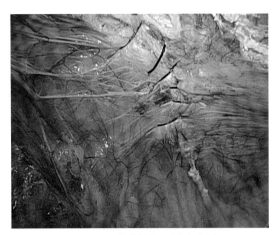

图71-19 腹膜缺损已缝合完毕

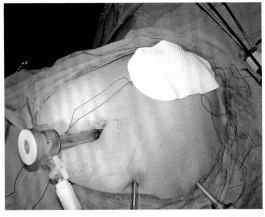

图71-20 根据腹壁缺损大小，选用一张防粘连补片，补片边缘距离腹壁缺损要求大于5cm，将补片边缘缝合固定几条缝合线

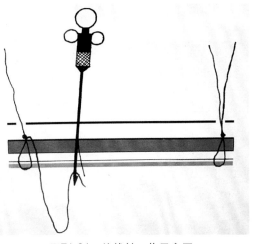

图71-21 钩线针工作示意图

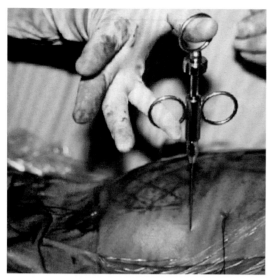

图71-22 使用钩线针将固定在补片边缘上的数根
缝合线缝合固定在腹壁上

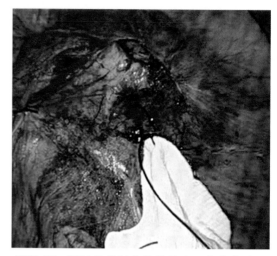

图71-23 通过钩线针将补片缝合固定在腹壁上

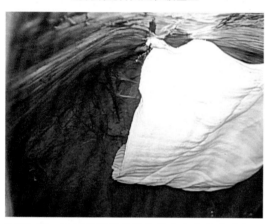

图71-24 已用钩线针将补片缝合固定在腹壁上，
边缘可以用疝修补枪钉消灭补片与腹壁之间的空隙

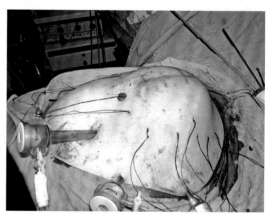

图71-25 腹腔镜巨大切口疝修补术中，正在进行
补片的腹壁缝合固定（外景图）

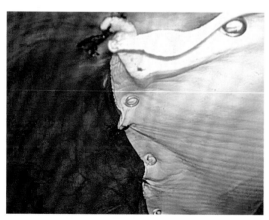

图71-26 用钉夹消灭补片边缘与腹壁之间的空隙

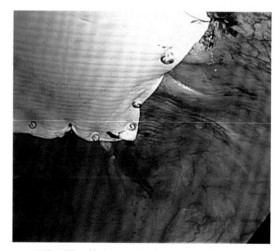

图71-27 补片已经固定，需要将补片展平

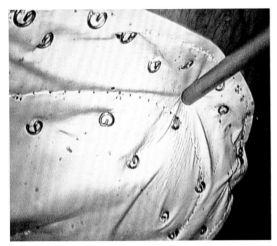

图71-28 钉枪固定并消灭补片边缘空隙

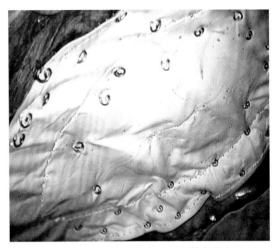

图71-29 已经用补片将腹壁巨大缺损修补完毕

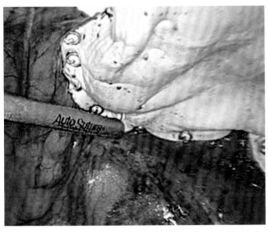

图71-30 钉枪固定补片边缘时，在腹股沟处要注意避免钉枪钉在大血管、神经与膀胱等结构上

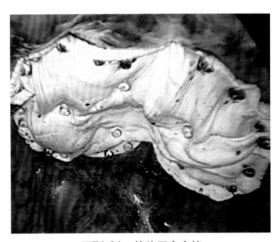

图71-31 补片固定完毕

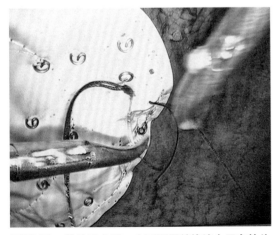

图71-32 补片固定后，也可再用丝线缝合固定补片

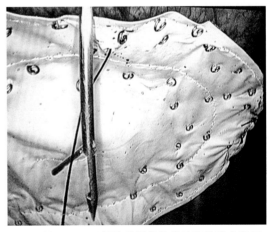

图71-33 图示正用钩线针将补片边缘的缝合线固定在腹壁上

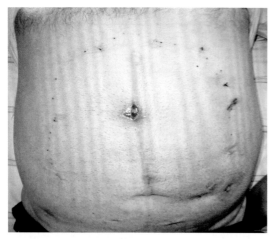

图71-34 腹腔镜巨大切口疝修补术已经完成

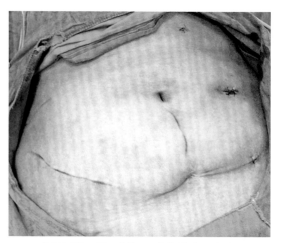

图71-35 另一例切口疝修补术已完成

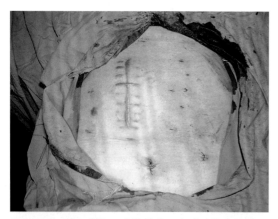

图71-36 另一例切口疝修补术已完成后的腹壁情况

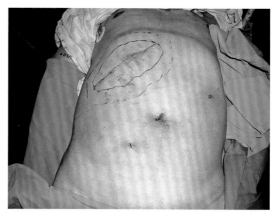

图71-37 右上腹切口疝修补术已完成的腹壁

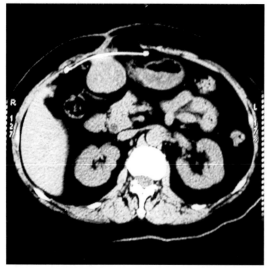

图71-38 术后腹腔CT示腹壁缺损已被修补（图示补片位置）

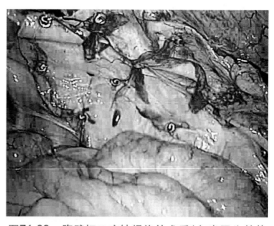

图71-39 腹壁切口疝缺损修补术后1年半因为其他疾病进行腹腔镜手术所见补片情况

八、术后观察与处理

胃肠减压直至肠蠕动恢复、肛门排气时为止，然后开始进食。手术后数周内应防止腹压增加。

（图71-21、图71-22来源于Peter W.Geis, MD）

第七十二章

腹腔镜腹壁造口旁疝修补术

一、手术适应证

各种腹部造口旁疝。

二、手术禁忌证

估计腹腔粘连非常严重者。

三、特殊仪器设备

足够大的专用防粘连补片、疝修补钉枪。

四、术前特殊准备

对近期内做过钡剂检查者，应设法排尽肠腔内遗钡，手术前1～2天给以无渣饮食，以防手术后便结。

五、麻醉方法

气管插管全身麻醉。

六、体位与穿刺口位置

平卧位，术中酌情调整手术床位置，以利暴露视野。穿刺口位置见图72-1、图72-2示。

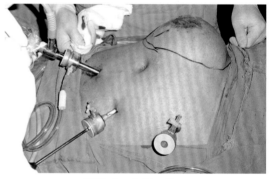

图72-2 穿刺口位置

七、手术步骤

具体步骤见图72-3～图72-14。

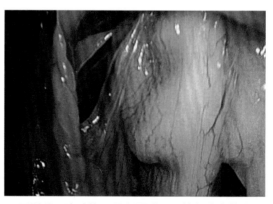

图72-3 腹腔镜下见大网膜、肠管与疝囊粘连

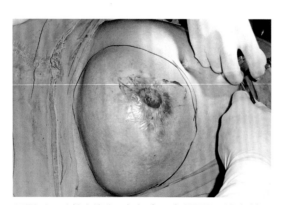

图72-1 比较大的造口旁疝（图示）需要2～4个穿刺口

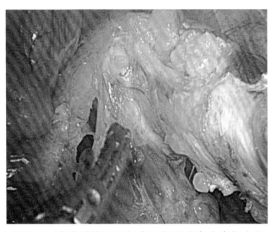

图72-4 在腹腔镜下用超声刀仔细分离疝囊与大网膜和肠管的粘连

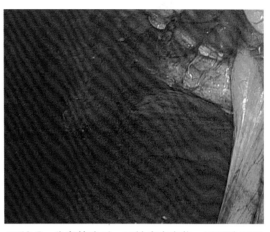

图72-5 分离粘连后，回纳疝内容物，可见造口肠段旁腹壁缺损

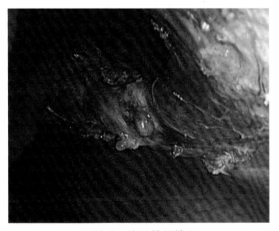

图72-6 腹壁缺损情况

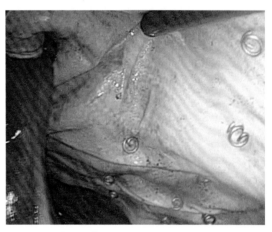

图72-7 若腹壁缺损不大，可直接用双面补片修补腹壁缺损（注意使补片光滑面朝向内脏）

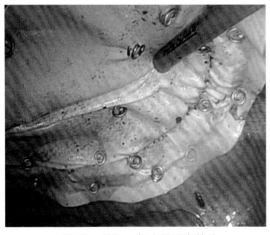

图72-8 用5mm钉合器固定补片

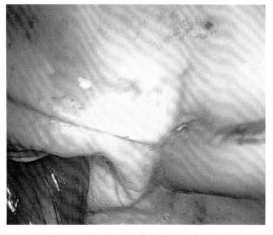

图72-9 注意消灭补片与腹壁之间的空隙

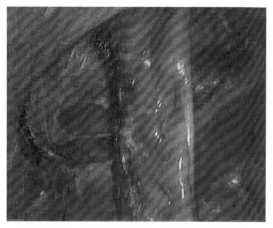

图72-10　图示修补前造口旁巨大腹壁缺损

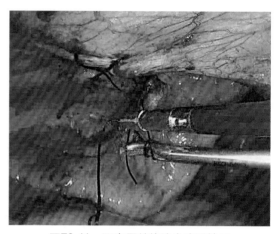

图72-11　可先用丝线缝合腹膜缺口

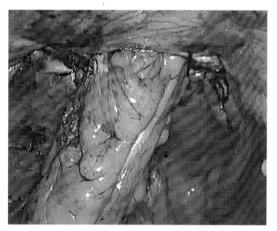

图72-12　腹膜缺口已用丝线缝合缩小

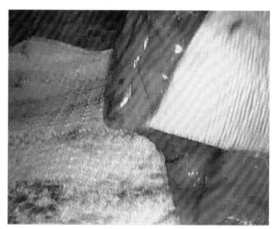

图72-13　根据腹壁缺损大小，通过穿刺口置入一张防粘连补片

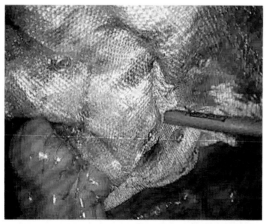

图72-14　将补片腹壁缺损处展平，用钉合器固定补片，完成造口旁疝修补

八、术后观察与处理

胃肠减压直至肠蠕动恢复、肛门排气时为止，然后开始进食。手术后数周内应尽量防止腹压增加。

术后卧床1周，坚持用腹带1个月。

第七十三章 腹腔镜白线疝修补术

一、手术适应证

腹部白线疝。

二、手术禁忌证

估计腹腔粘连非常严重者。

三、特殊仪器设备

足够大的专用防粘连补片、疝修补钉枪。

四、术前特殊准备

对近期内做过钡剂检查者，应设法排尽肠腔内遗钡，手术前1~2天给以无渣饮食，以防手术后便结。

五、麻醉方法

气管插管全身麻醉。

六、体位与穿刺口位置

平卧位，穿刺口位置见图73-1示。

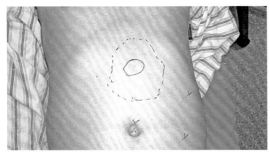

图73-1　一般需要3个穿刺口，穿刺口位置如图示，实线为白线疝范围，虚线为补片放置范围

七、手术步骤

具体步骤见图73-2～图73-9。

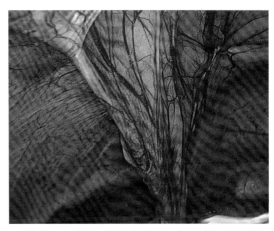

图73-2　腹腔镜下所见白线疝，疝内容物（通常为大网膜、肝圆韧带、腹膜外脂肪团）疝入疝囊中

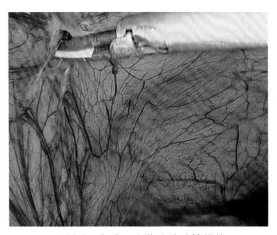

图73-3　超声刀所指为腹壁缺损处

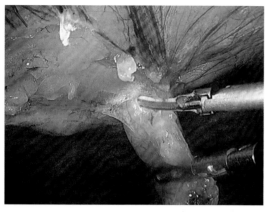

图73-4　沿疝环周围3～5cm切开腹膜，分离切除
　　　　疝囊及脂肪团块，切断肝圆韧带

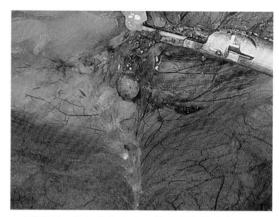

图73-5　仔细分离疝囊，将疝囊完整分离切除

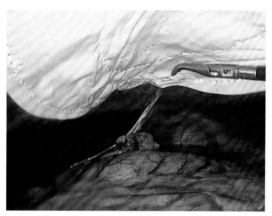

图73-6　根据腹壁缺损大小，将一张防粘连补片通
　　　　过穿刺口置入腹腔

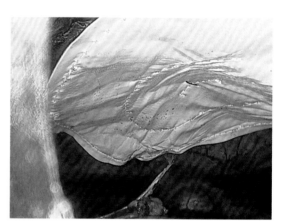

图73-7　将补片在腹壁缺损处展平

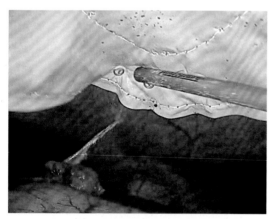

图73-8　使用5mm钉合器固定补片

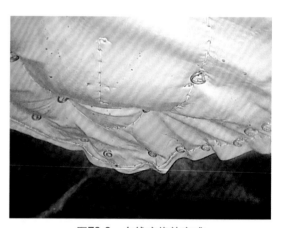

图73-9　白线疝修补完成

八、术后观察与处理

胃肠减压直至肠蠕动恢复、肛门排气时为

止，然后开始进食。手术后数周内应尽量防止腹压
增加。

第七十四章

腹腔镜脐疝修补术

一、手术适应证

各种脐疝。

二、手术禁忌证

估计腹腔粘连非常严重者；有脐炎。

三、特殊仪器设备

专用防粘连补片。

四、术前特殊准备

对近期内做过钡剂检查者，应设法排尽肠腔内遗钡，手术前1～2天给以无渣饮食，以防手术后便结。

五、麻醉方法

气管插管全身麻醉。

六、体位与穿刺口位置

平卧位，术中酌情调整手术床位置，以利暴露视野。

七、手术步骤

具体步骤见图74-1～图74-5。

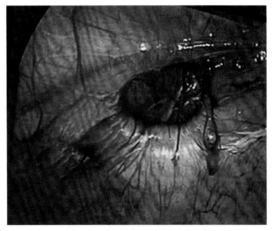

图74-1　腹腔镜下见脐环处腹壁缺损

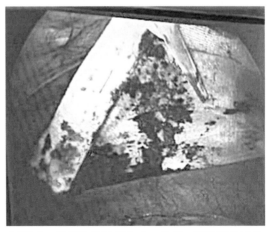

图74-2　根据腹壁缺损大小，选用一张防粘连补片通过穿刺口置入腹腔

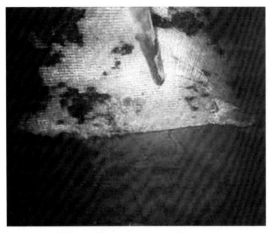

图74-3　将补片在腹壁缺损处展平

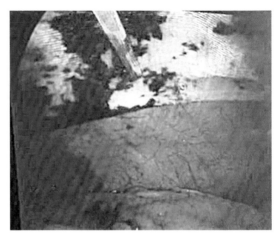

图74-4　用5mm钉合器固定补片

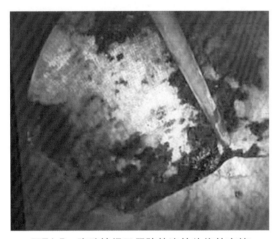

图74-5　腹壁缺损已用防粘连补片修补完毕

八、术后观察与处理

胃肠减压直至肠蠕动恢复、肛门排气时为止，然后开始进食。手术后数周内应防止腹压增加。

第七十五章　腹腔镜膈疝修补术

一、手术适应证

各种膈疝（图75-1）。

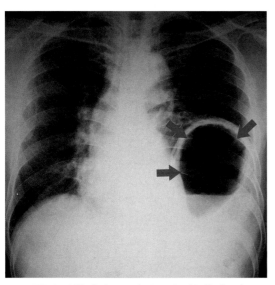

图75-1　X线胸片示巨大左膈疝（红箭头示）

二、手术禁忌证

病人一般情况差不能够耐受全身麻醉、凝血功能差等。

三、特殊仪器设备

专用防粘连补片。

四、术前特殊准备

对近期内做过钡剂检查者，应设法排尽肠腔内遗钡，手术前1～2天给以无渣饮食，以防手术后便结。

五、麻醉方法

气管插管全身麻醉。

六、体位与穿刺口位置

平卧，头高脚低两腿分开，术者站在病人两腿之间。腹壁穿刺口位置见图75-2示。

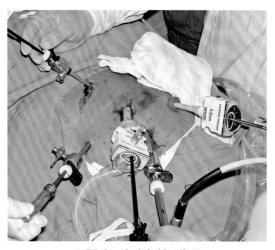

图75-2　腹壁穿刺口位置

七、手术步骤

具体步骤见图75-3～图75-13。

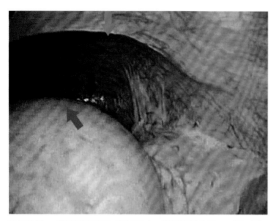

图75-3 腹腔镜下见疝囊巨大（蓝箭头示），胃（红箭头示）和脾脏（黑箭头示）疝入胸腔

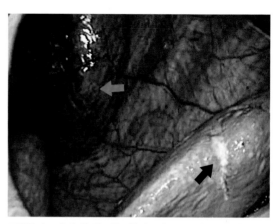

图75-4 小心将脾（黑箭头示）和胃复位，蓝箭头示隔着疝囊可以看见左肺

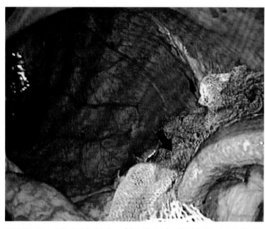

图75-5 用几块纱布（箭头示）保护防止损伤脾脏，用扇形牵开器向下牵引脾脏和胃，防止再次疝入疝囊

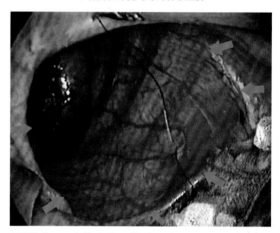

图75-6 巨大的疝囊，箭头示疝环，用一根粗丝线测量疝环的直径

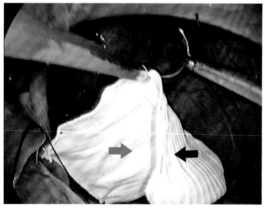

图75-7 按照疝环直径修剪补片大小，使二者直径相同，然后将补片放入腹腔内，蓝箭头面为光滑面，面对内脏；黑箭头面为非光滑面，面对胸腔

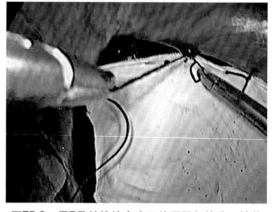

图75-8 用7号丝线缝合疝环处膈肌与补片，结扎缝合线

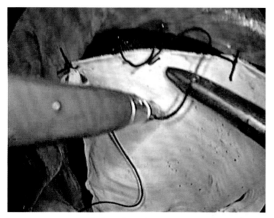

图75-9 继续间断缝合疝环膈肌和补片

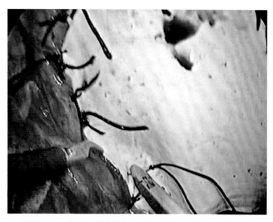

图75-10 疝环与补片间不要留下空隙，需要缝合紧密

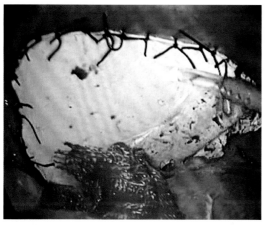

图75-11 补片已经缝合完毕，膈疝已经修补完成，检查补片的张力，并用生理盐水冲洗干净

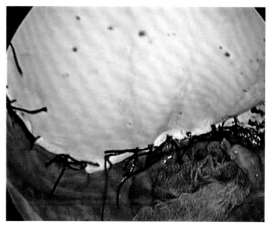

图75-12 取出腹腔内的纱布，手术完成，膈肌缺损被完整修补

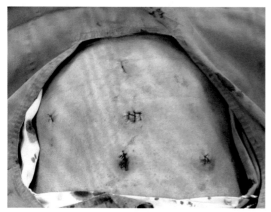

图75-13 术毕

八、术后观察与处理

胃肠减压直至肠蠕动恢复、肛门排气时为止，然后开始饮食。手术后数周内应防止腹压增加。

第七十六章 完全乳晕入路腔镜甲状腺次全切除术

一、手术适应证

甲状腺的一侧叶或者两叶有腺瘤或者结节性甲状腺肿，可连同肿瘤及同侧叶的大部分腺体组织一并切除。

二、手术禁忌证

1. 甲状腺过大、实质肿块直径超过6cm，无足够的手术操作空间者。

2. 甲状腺术后复发的比较大而固定的实质性肿物为相对禁忌证。

三、特殊仪器设备

30°腹腔镜；超声刀，并配有5mm及10mm刀头；标本取出袋；腹腔镜手术用抓钳和分离钳；冲洗/吸引器；专用皮下分离棒（三和公司生产）；无损伤抓钳和分离钳；腹腔镜用持针器。

四、术前特殊准备

一般不需要特殊准备。如果腺瘤较大而软，术前可服用复方碘溶液，每日3次，每次5～10滴，为时1周，使甲状腺变硬，利于手术操作，减少出血。充分休息，避免各种刺激因素。精神紧张、不安或失眠者，予以镇静剂。

五、麻醉方法

气管插管全身麻醉。

六、体位与穿刺口位置

体位见图76-1示，穿刺口位置见图76-2示。

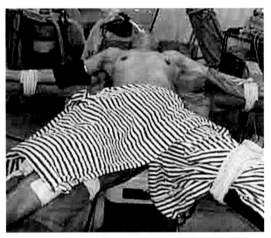

图76-1 病人的体位，术者站在病人两腿之间，肩部稍垫高

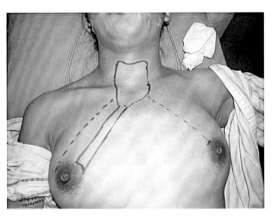

图76-2 观察孔位置和皮下分离范围（蓝色实线），虚线为两个操作套管的置入方向

七、手术步骤

具体步骤和相关资料见图76-3～图76-55。

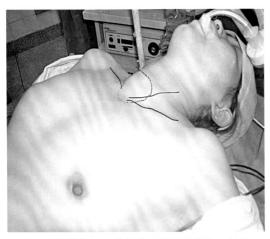

图76-3 蓝线标示胸锁乳突肌，黑线标示锁骨

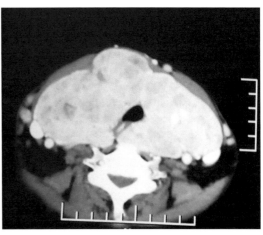

图76-4 甲状腺CT示双叶甲状腺比较大，气管有受压

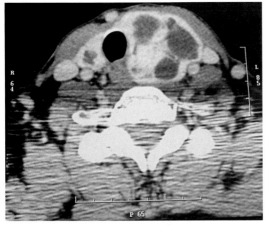

图76-5 甲状腺CT示甲状腺双叶多发囊实性肿块，气管偏移

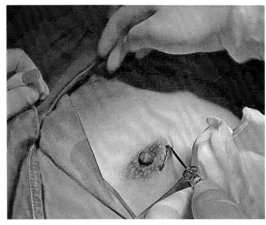

图76-6 右侧乳晕内侧边缘处做一弧形切口，长约1.2cm，注水针穿刺皮下层

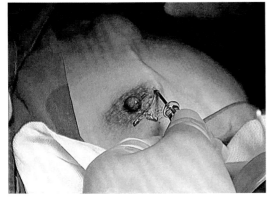

图76-7 用50ml的注射器将50～100ml "膨胀液" 用专用注水针在胸骨上段皮下分离的区域进行注射

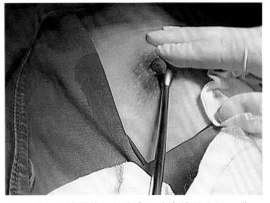

图76-8 用特制的无损伤皮下分离棒从小切口进入皮下层，多次穿刺胸前壁皮下预分离范围

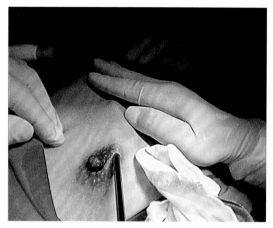

图76-9　特制的无损伤皮下分离棒穿刺胸前壁皮下预分离范围

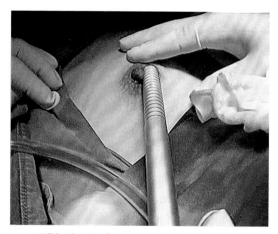

图76-10　通过1.2cm切口置入10mm套管

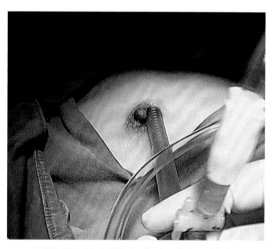

图76-11　注入CO_2气体（压力6mmHg）

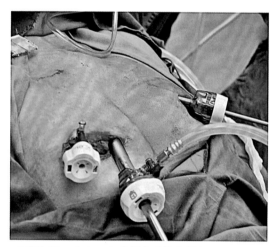

图76-12　在左、右乳晕上边缘各做5mm弧形切口，直视下于乳腺前皮下置入套管

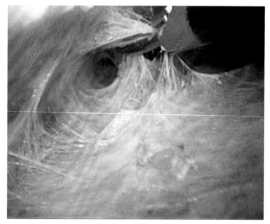

图76-13　直视下用超声刀分离颈阔肌的深面，分离棒穿刺分离后剩余的组织（箭头示）

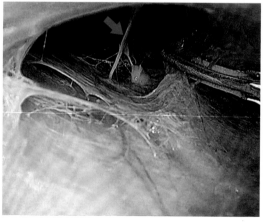

图76-14　继续分离颈阔肌深面的疏松结缔组织（箭头示）

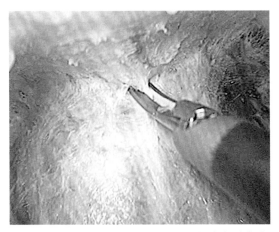

图76-15 向上分离达甲状软骨，两侧分离到胸锁乳突肌外侧，完成皮下手术操作空间的建立

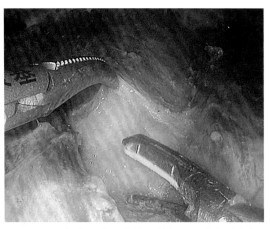

图76-16 超声刀在颈白线开始切开，注意避免损伤气管

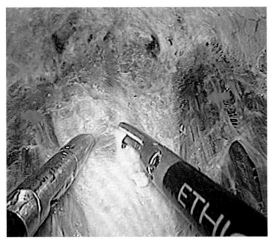

图76-17 切开颈白线（箭头示胸锁乳突肌）

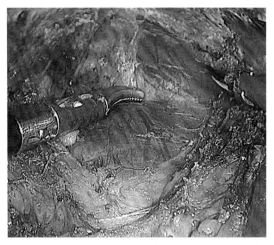

图76-18 继续向两侧分离舌骨下肌群深面与甲状腺间隙

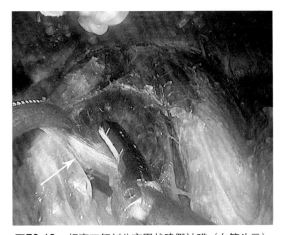

图76-19 超声刀解剖分离甲状腺假被膜（白箭头示）

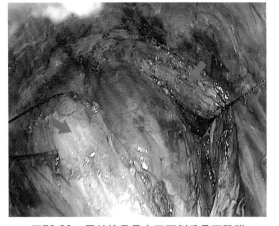

图76-20 用丝线悬吊牵开两侧舌骨下肌群（蓝箭头示）

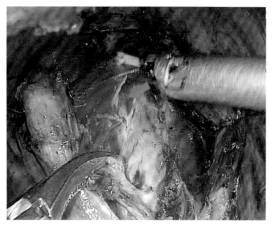

图76-21 超声刀分离、显露气管及甲状腺峡部
（蓝箭头示峡部）

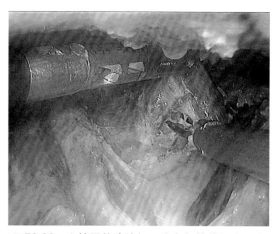

图76-22 上抬甲状腺峡部，分离气管前间隙，注
意超声刀功能头朝上，以避免损伤气管

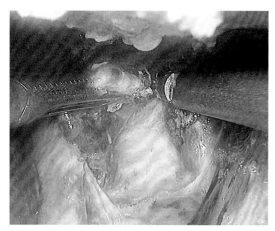

图76-23 切开峡部

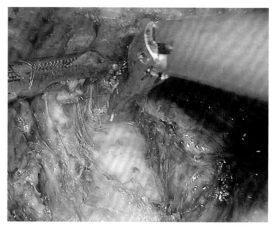

图76-24 切开峡部，显露气管

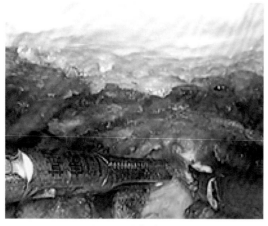

图76-25 注意避免出血

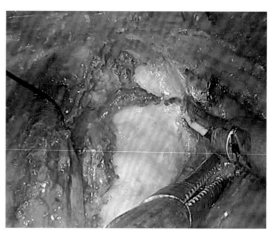

图76-26 切断甲状腺悬韧带

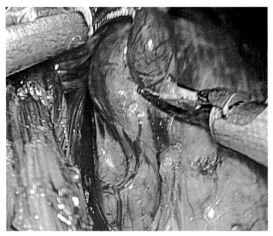

图76-27 超声刀直接切断甲状腺下极血管，保留
后壁少量腺体

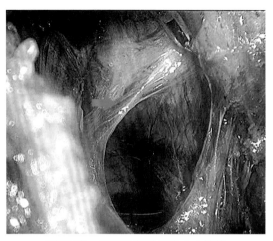

图76-28 显露切断甲状腺右中静脉

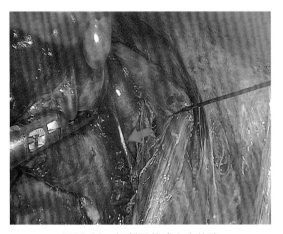

图76-29 切断甲状腺左中静脉

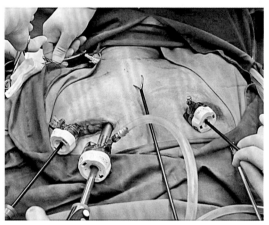

图76-30 手术外景，第二助手负责牵拉牵引线，
悬吊牵开舌骨下肌，暴露术野

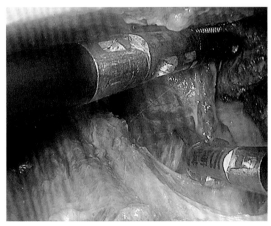

图76-31 分离甲状腺后间隙

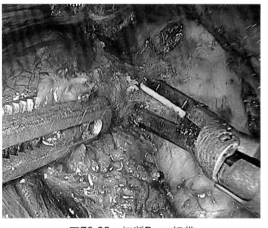

图76-32 切断Berry韧带

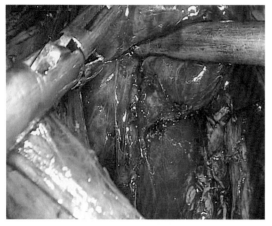

图76-33 在切开腺体时，需将肿瘤上抬，超声刀功能头远离喉返神经，以防止损伤神经

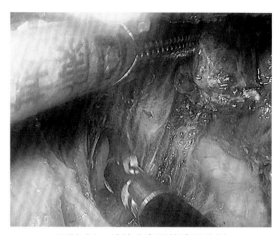

图76-34 继续分离甲状腺后外侧

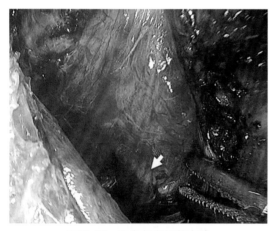

图76-35 注意保留甲状旁腺

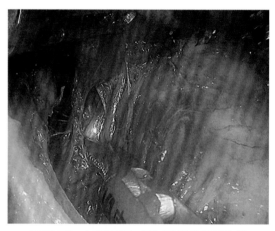

图76-36 如果需要，可以显露出喉返神经

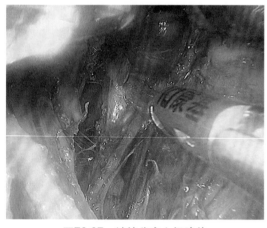

图76-37 继续分离上极腺体

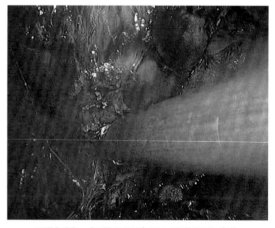

图76-38 保留喉返神经入喉处部分腺体

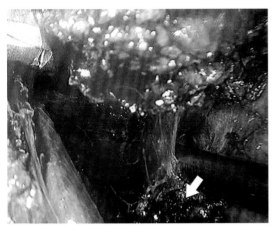

图76-39　从后方紧贴腺体切断甲状腺上极血管

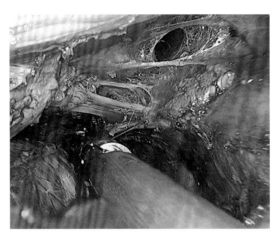

图76-40　从前方紧贴腺体切断甲状腺上极血管

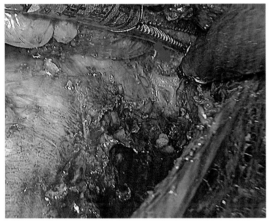

图76-41　超声刀切断左上极血管

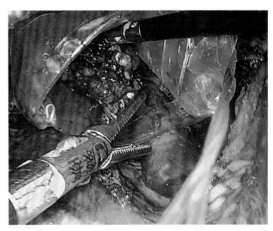

图76-42　将切下的手术标本装入标本袋

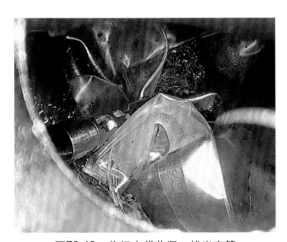

图76-43　将标本袋收紧，拔出套管

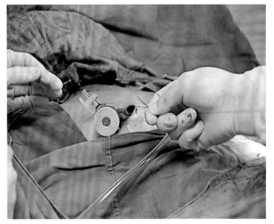

图76-44　从1.2cm观察孔中取出标本，如果良性肿瘤比较大，可以在标本袋内破碎取出，但要预防标本袋破裂

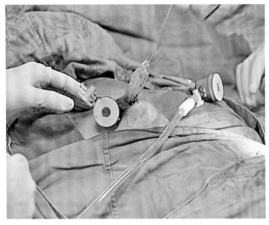

图76-45　直接从观察孔中取出装有肿瘤的标本袋

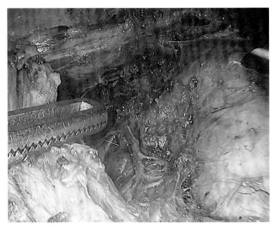

图76-46　甲状腺次全切除后右叶剩余腺体

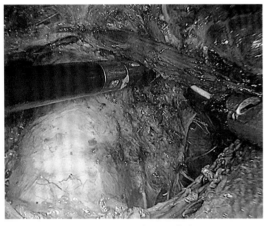

图76-47　左叶剩余腺体

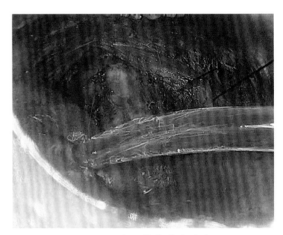

图76-48　生理盐水冲洗手术野

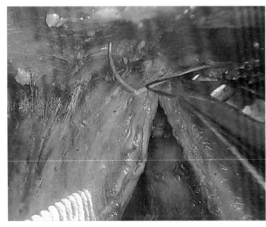

图76-49　用3-0可吸收线间断缝合颈白线

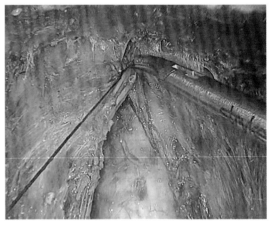

图76-50　结扎缝合线。缝合打结时需要将患者的
头垫高，以减少舌骨下肌肉层的张力

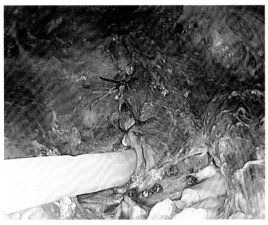

图76-51 将引流管从操作孔送进皮下间隙，再从缝合的颈白线间隙插入甲状腺创面进行引流

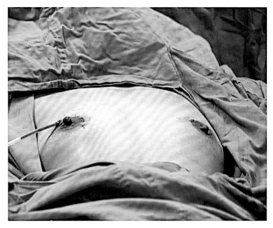

图76-52 缝合乳晕旁皮肤切口，完全乳晕入路腔镜甲状腺次全切除术完成

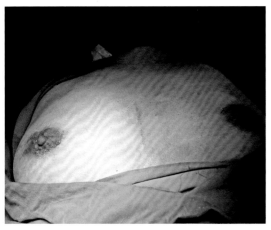

图76-53 也可不缝合而直接用生物胶水粘合切口

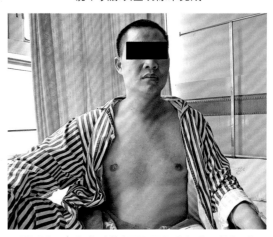

图76-54 病人术后第1天即可下床行走，第2~3天后就可拔出引流管

八、术后观察与处理

1. 待清醒后，改为半坐位。最初24小时严密观察病人呼吸、脉搏及血压。

2. 床边备有气管切开包、吸引器及氧气装置，以备应急之用。

3. 给予雾化吸入，有助于咳出气管内的分泌物。

4. 保持引流管通畅，持续负压引流，术后48小时后拔出。

5. 术后6小时可进半流质饮食，并根据需要酌情静脉输液。

6. 术后1周避免进食较热的食物，避免过度大声说话和剧烈咳嗽。

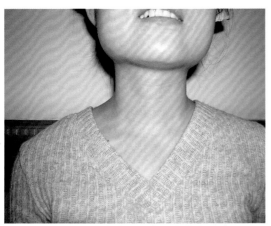

图76-55 患者术后颈部不留任何瘢痕

一、手术适应证

Ⅰ度或者Ⅱ度肿大的原发性甲状腺功能亢进。技术熟练后可以进行Ⅲ度肿大的甲状腺功能亢进的手术。

二、手术禁忌证

Ⅲ度肿大的甲状腺功能亢进（相对禁忌证），无足够的手术操作空间者，手术难度大；甲状腺功能亢进术后复发等。

三、特殊仪器设备

30°腹腔镜；超声刀，并配有5mm及10mm刀头；标本取出袋；腹腔镜手术用抓钳和分离钳；冲洗/吸引器；专用皮下分离棒（三和公司生产）；无损伤抓钳和分离钳；腹腔镜用持针器。

四、术前特殊准备

甲状腺功能亢进病人的神经系统、心、肝等常有损害，以及甲状腺组织脆弱、血管供应丰富，手术时易出血，故手术前应做好充分准备，待条件具备时再行手术。

1. 充分休息，避免各种刺激因素。

2. 精神紧张、不安或失眠者，予以镇静剂，如氯氮䓬（利眠宁）每日3次，每次10mg或苯巴比妥每日3次，每次0.03g等。

3. 定期测量体重、基础代谢率和血浆中甲状腺素的含量。

4. 检查肝、肾功能及心电图。怀疑有胸骨后甲状腺肿大时，应做胸部X线检查。

5. 检查声带有无异常。

6. 碘剂：能使甲状腺复旧，血液循环减少，脆性降低及缩小、变硬等，有利于手术操作。用药的有效时间短，约2～3周。碘剂对重症及并发心脏病的病人效果差。因此，目前除轻症者外，一般不单独使用。常用的碘剂是复方碘化钾溶液（即Lugol液）。用法：每日3次，每次5～15滴，用药时间3周。

7. 抗甲状腺药物：可使甲状腺增生肿大、血液循环增加、质地变脆，不利于手术操作。用药准备时间较长，一般须服药8周，可能并发白细胞减少，但效果肯定且不受时间限制。适用于中度以上及并发心脏病的病人。常用的药物有甲巯咪唑（他巴唑）或卡比马唑（甲亢平），用法：每日3次，每次10～20mg，待病情好转后改为每次5～10mg；甲硫氧嘧啶或丙硫氧嘧啶，用法：每日3次，每次100～200mg，待症状减轻后改为每次100mg。服药期间应勤查白细胞计数，如白细胞降至3.5×10^9/L以下时，改用其他抗甲状腺药物。

常用的准备方法是：先服抗甲状腺药物，确定手术前2～3周加服碘剂，重叠用药7～10天后停服抗甲状腺药物，单独服碘至手术日。经上述方法准备后，如甲状腺功能亢进的症状消失，体重加重，甲状腺缩小、变硬、震颤消失、杂音消失或减轻、甲状腺功能检查结果正常，即可进行手术。

五、麻醉方法

气管插管全身麻醉。

六、体位与穿刺口位置

体位、穿刺口位同第七十六章图示。

七、手术步骤

具体步骤和相关资料见图77-1～图77-30。

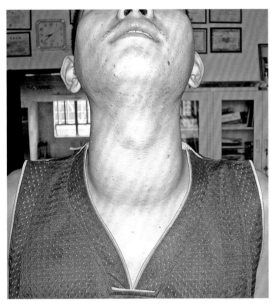

图77-1 一例Ⅲ度肿大的甲状腺功能亢进症病例

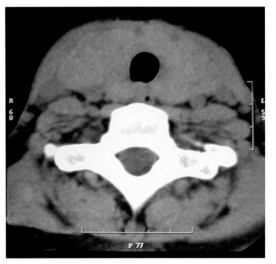

图77-2 甲状腺CT平扫片示Ⅲ度肿大的甲状腺

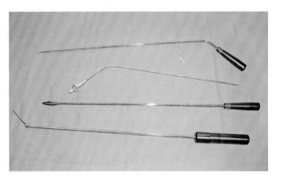

图77-4 暨南大学微创外科研究所发明的腔镜甲状腺手术专用器械

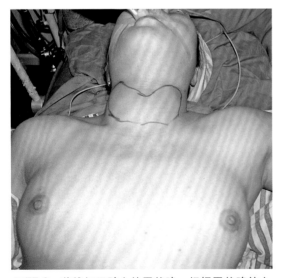

图77-3 蓝线标示肿大的甲状腺，根据甲状腺的大小决定皮下分离空间的大小，甲状腺越大，需要分离的空间也越大

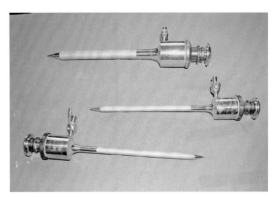

图77-5 各型专用加长的穿刺套管

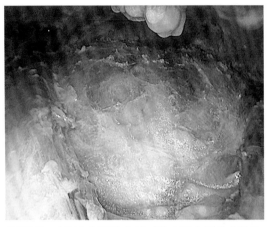

图77-6　皮下空间制造完毕（造皮下空间的方法和第七十六章的方法相同）

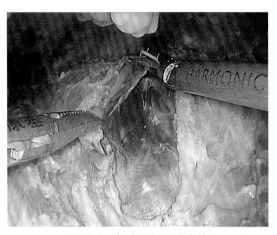

图77-7　超声刀切开颈白线

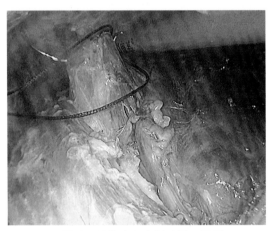

图77-8　缝线牵开右侧舌骨下肌群

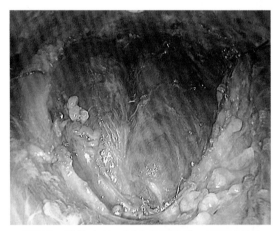

图77-9　缝线牵开双侧舌骨下肌群，显露甲状腺

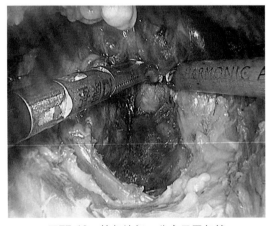

图77-10　抬起峡部，分离显露气管

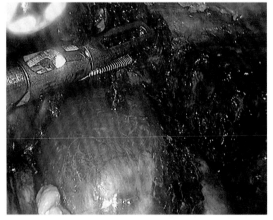

图77-11　切除增厚的峡部

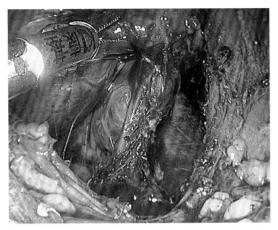

图77-12　分离出甲状腺右下静脉，超声刀贴近腺体凝固切断甲状腺下血管

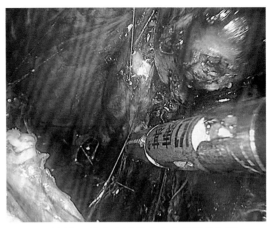

图77-13　分离出甲状腺右中静脉并切断

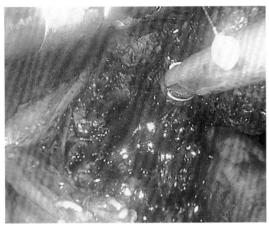

图77-14　由于腺体大，手术空间有限，可采取分次切割技术，先切除右叶下极及中部

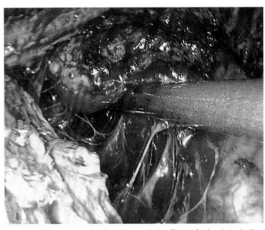

图77-15　切除右叶下极及中部背侧腺体（注意保留甲状腺体部后侧0.5cm厚度的腺体）

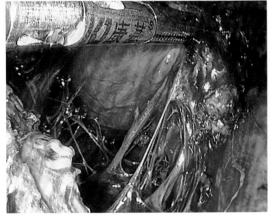

图77-16　注意将腺体抬起后再用超声刀切除腺体，功能头远离喉返神经

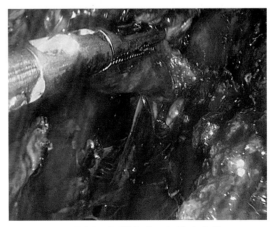

图77-17　保留旁腺，切除右上极

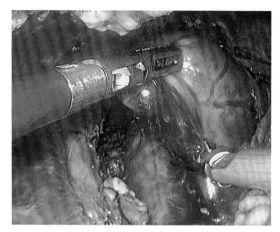

图77-18 紧贴腺体切断甲状腺左下极血管

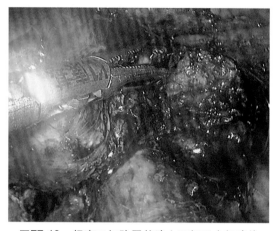

图77-19 超声刀切除甲状腺左下极及中部腺体

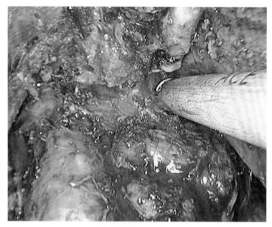

图77-20 切除甲状腺左上极

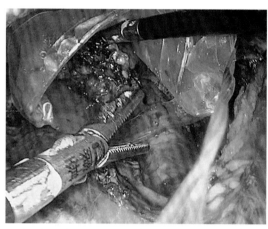

图77-21 将手术标本分块、分次装入标本袋取出

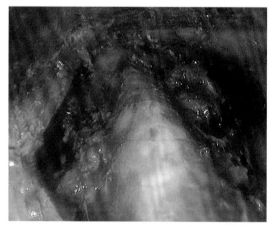

图77-22 保留双侧靠后壁的少量腺体，厚0.5cm

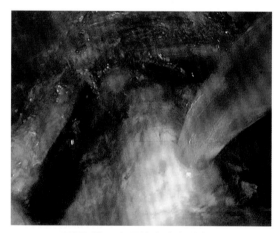

图77-23 生理盐水冲洗手术野

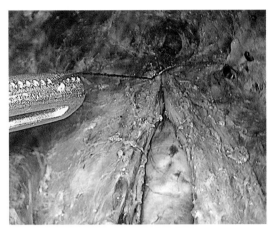

图77-24 用3-0可吸收线缝合颈白线

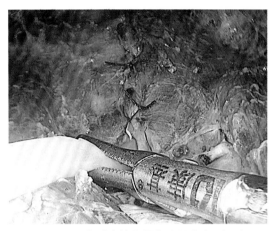

图77-25 将引流管从操作孔送进皮下间隙

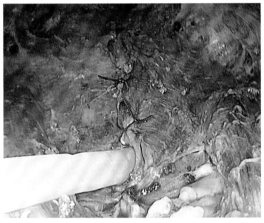

图77-26 引流管从缝合的颈白线间隙插入甲状腺
创面进行引流

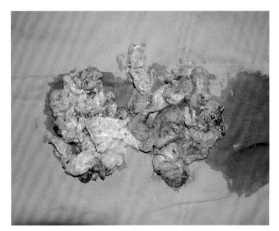

图77-27 手术切除的甲状腺标本

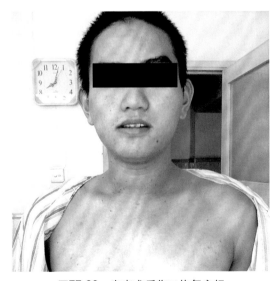

图77-28 患者术后伤口恢复良好

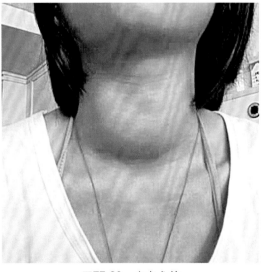

图77-29 患者术前

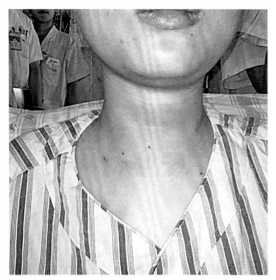

图77-30　患者术后

八、术后观察与处理

1. 行全身麻醉者，待清醒后，改为半坐位。最初24小时严密观察病人呼吸、脉搏及血压。

2. 保持环境安静，若病人烦躁不安，可给予镇静剂，如肌内注射哌替啶50mg等。

3. 床边备有气管切开包、吸引器及氧气装置、以备应急之用。

4. 给予雾化吸入，有助于咳出气管内的分泌物。

5. 术后24~48小时取出乳胶片引流物。

6. 术后1~2天内进流质饮食，并根据需要酌情静脉输液。

7. 对甲状腺功能亢进症病人应特别注意防止输液反应，以免诱发甲状腺危象。术前用碘剂准备者，术后可以继续口服复方碘化钾溶液，每日递减，至术后7天停药；用普萘洛尔（心得安）准备者，术后继续服药，3~4天后开始减量，5~6天后停药。

一、手术适应证

无明显淋巴结肿大的甲状腺微小癌。

二、手术禁忌证

有淋巴结肿大转移的甲状腺癌,需要进行淋巴结清扫,腔镜手术还在进行技术探索,目前仍然为手术禁忌证。

三、特殊仪器设备

30°腹腔镜;超声刀,并配有5mm及10mm刀头;标本取出袋;腹腔镜手术用抓钳和分离钳;冲洗/吸引器;专用皮下分离棒;无损伤抓钳和分离钳;腹腔镜用持针器。

四、术前特殊准备

术前怀疑为甲状腺癌的病人,需要CT、B超明确有无淋巴结肿大,备血,术中冰冻切片检查。

五、麻醉方法

气管插管全身麻醉。

六、体位与穿刺口位置

体位及穿刺口位置大致同第七十六章图示。

七、手术步骤

具体步骤见图78-1~图78-46。

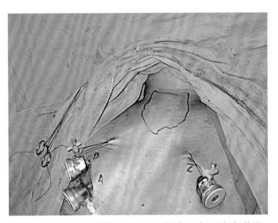

图78-1 图示套管放置位置,蓝线示皮下分离范围

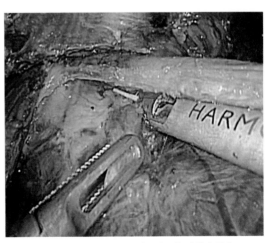

图78-2 全切除甲状腺锥状叶(钳夹处)

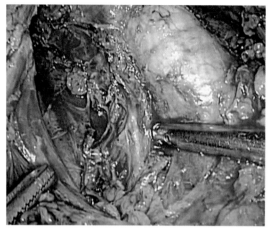

图78-3　甲状腺右叶腺体近全切除后，可见右侧喉返神经

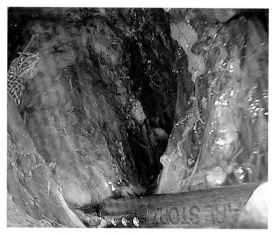

图78-4　甲状腺左叶近全切除完成

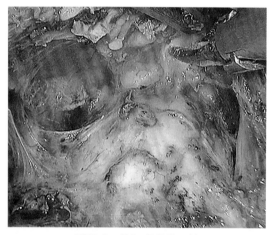

图78-5　清扫喉前淋巴结

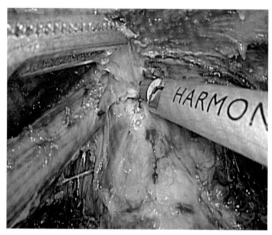

图78-6　注意避免损伤气管

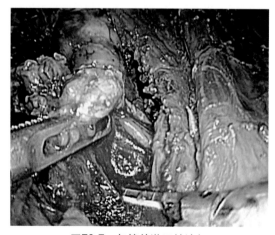

图78-7　气管前淋巴结清扫

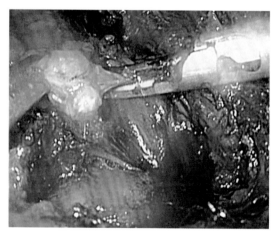

图78-8　注意左手提拉组织的力度

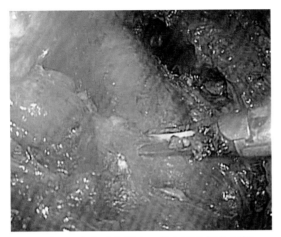

图78-9　注意避免超声刀头向下方损伤气管

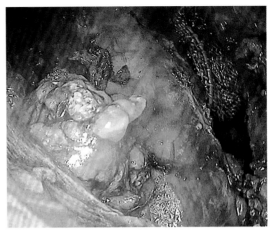

图78-10　气管前淋巴结清扫完毕

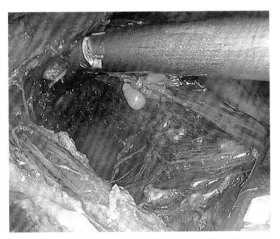

图78-11　继续清扫中央区（Ⅵ）淋巴结

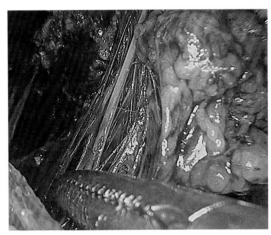

图78-12　清扫中央区淋巴结，注意喉返神经

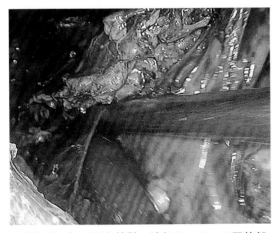

图78-13　打开颈血管鞘，清扫Ⅱ、Ⅲ、Ⅳ区的部分淋巴结

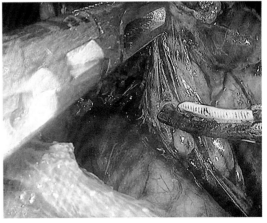

图78-14　继续清扫Ⅱ、Ⅲ、Ⅳ区的部分淋巴结

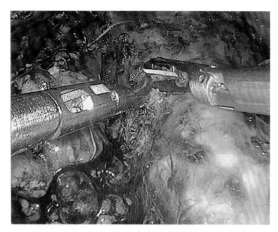

图78-15　切除甲状腺紧贴气管处残余腺体

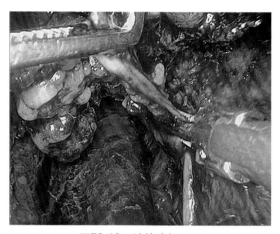

图78-16　继续清扫Ⅵ区

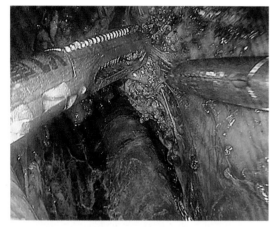

图78-17　切除甲状腺紧贴气管处残余腺体

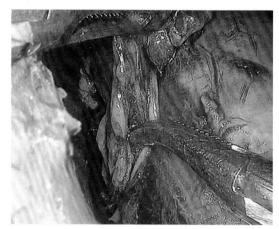

图78-18　显露喉返神经，清扫Ⅵ区

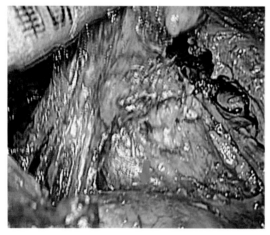

图78-19　清扫Ⅵ区，箭头示颈总动脉

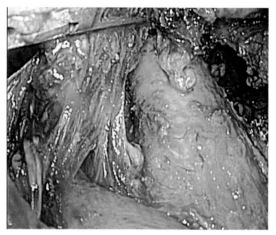

图78-20　清扫Ⅵ区，注意超声刀的热损伤

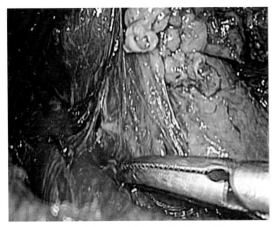

图78-21 用分离钳分离清扫Ⅵ区

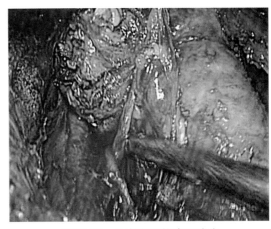

图78-22 分离出甲状腺下动脉

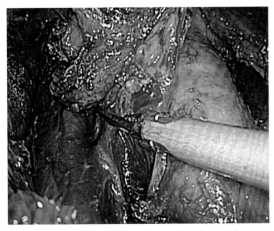

图78-23 超声刀凝固切断甲状腺下动脉

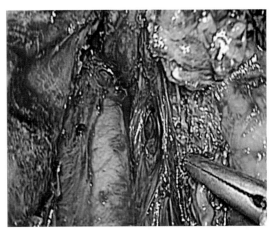

图78-24 继续向上清扫Ⅵ区淋巴结

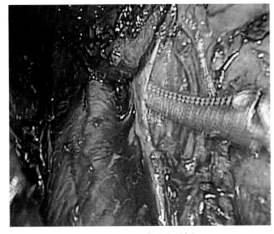

图78-25 示右喉返神经

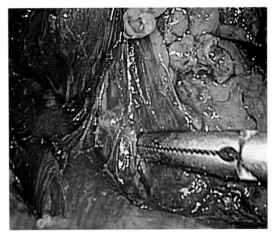

图78-26 需要仔细操作保护喉返神经

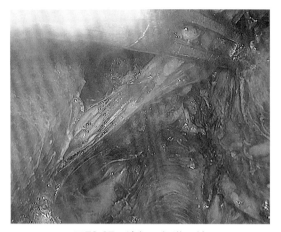

图78-27　清扫Ⅲ组淋巴结

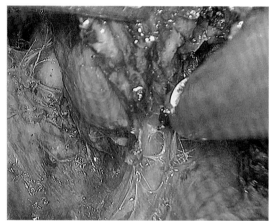

图78-28　清扫Ⅲ组淋巴结

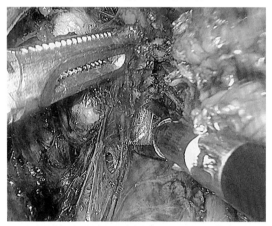

图78-29　继续向上清扫Ⅱ组淋巴结

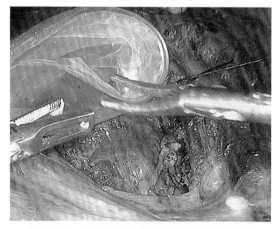

图78-30　将清扫下来的手术标本装入标本袋

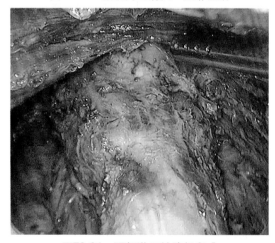

图78-31　颈部淋巴结清扫完成

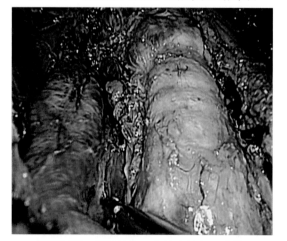

图78-32　仔细检查，有无未清扫干净处

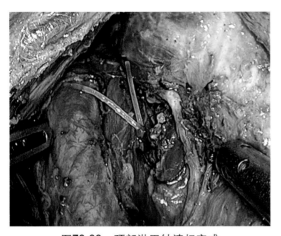

图78-33 颈部淋巴结清扫完成

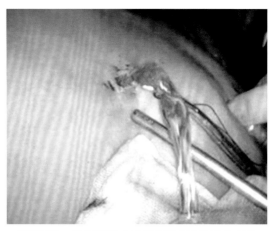

图78-34 甲状腺癌术毕用蒸馏水冲洗手术创面

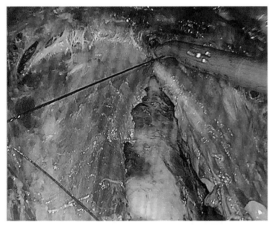

图78-35 用3-0可吸收线缝合颈白线

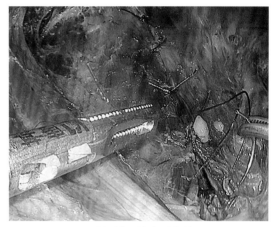

图78-36 缝合颈白线

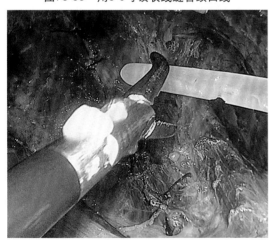

图78-37 甲状腺术野置入一根引流管

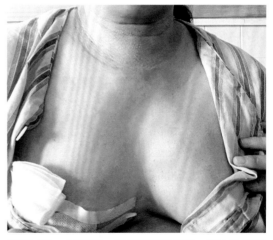

图78-38 术后3天，引流管已经拔除，病人恢复顺利，颈部不留任何手术瘢痕

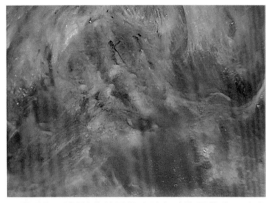

图78-39 1例结节性甲状腺肿行腔镜甲状腺双叶次全切除（术中冰冻切片为结节性甲状腺肿）术，术后3天石蜡切片报告有左叶微小癌，术后6天来院行腔镜甲状腺全切除+中央区淋巴结清扫术，从原穿刺口进入，可见胸骨上窝少量积液

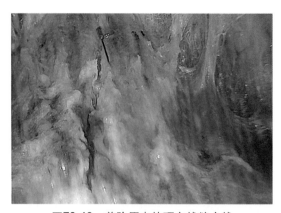

图78-40 剪除原来的颈白线缝合线

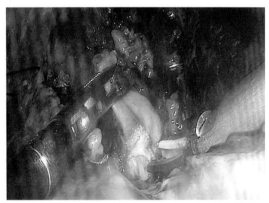

图78-41 正在清扫气管前淋巴结，切除少量分离出的胸腺组织

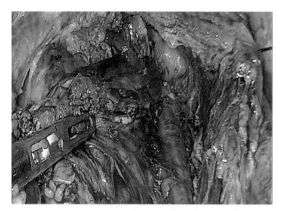

图78-42 切除左叶腺体并清扫中央区淋巴结

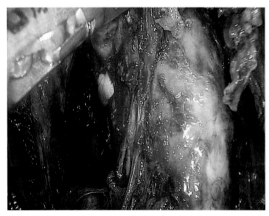

图78-43 切除右叶腺体并清扫中央区淋巴结，图中可见黄色的右上甲状旁腺，予以保留

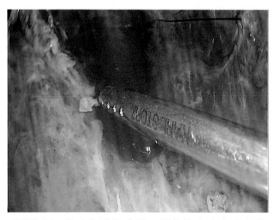

图78-44 取出切除标本后，用蒸馏水冲洗手术野

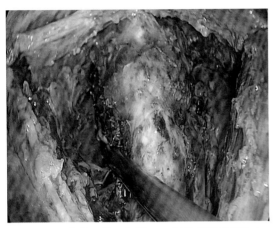

图78-45 术毕图像，保留了双侧的喉返神经和上甲状旁腺

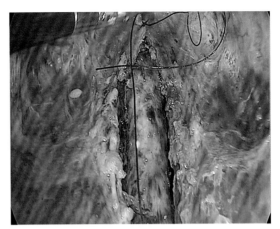

图78-46 术毕，缝合颈白线

八、术后观察与处理

1. 待清醒后，改为半坐位。最初24小时严密观察病人呼吸、脉搏及血压。

2. 保持环境安静，若病人烦躁不安，可给予镇静剂对症处理。

3. 床边备有气管切开包、吸引器及氧气装置，以备应急之用。

4. 给予雾化吸入，有助于咳出气管内的分泌物。

5. 保持引流管通畅，持续负压引流，术后48小时后拔出。

6. 术后1~2天内进流质饮食，并根据需要酌情静脉输液。

7. 可于术后根据情况进行放射性核素治疗。

第七十九章 腋乳入路腔镜甲状腺部分切除术

一、手术适应证

甲状腺单侧单个肿瘤，肿瘤直径小于4cm，只摘除腺瘤而不包括甲状腺组织，但必须将其包膜完整地切除；如果为甲状腺腺叶部分切除术，多用于甲状腺的一个侧叶有良性肿瘤，甲状腺可连同肿瘤及同侧叶的部分腺体组织一并切除。

二、手术禁忌证

甲状腺过大、实质肿块太大超过4cm，无足够的手术操作空间者。

三、特殊仪器设备

30°腹腔镜；超声刀，并配有5mm及10mm刀头；标本取出袋；腹腔镜手术用抓钳和分离钳；冲洗/吸引器；专用皮下分离棒（三和公司生产）；无损伤抓钳和分离钳；腹腔镜用持针器。

四、术前特殊准备

一般不需要特殊准备。如果腺瘤较大而软，术前可服用复方碘溶液，每日3次，每次5～10滴，为时一周，使甲状腺变硬，利于手术操作，减少出血。充分休息，避免各种刺激因素。精神紧张、不安或失眠者，予以镇静剂，如氯氮䓬每日3次，每次10mg或苯巴比妥每日3次，每次0.03g等。

五、麻醉方法

气管插管全身麻醉。

六、体位与穿刺口位置

体位见图79-1示，穿刺口位置见图79-2、图79-3示。

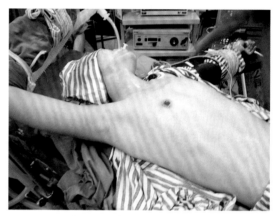

图79-1 右侧甲状腺手术的体位

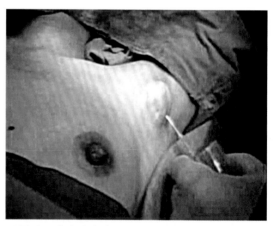

图79-2 先在腋窝皮下注射加有肾上腺素的"膨胀液"，然后和经胸乳入路一样，用皮下分离棒分离皮下间隙

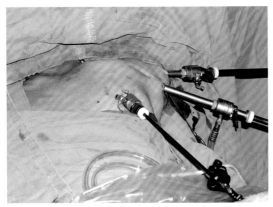

图79-3 一个操作孔在同侧乳晕上缘

七、手术步骤

具体步骤见图79-4～图79-10。

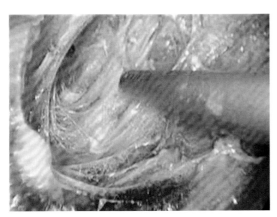

图79-4 用超声刀分离皮下间隙,然后切开舌骨下
肌肉层

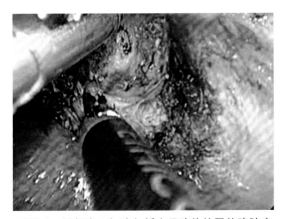

图79-5 用超声刀切除包括少量腺体的甲状腺肿瘤

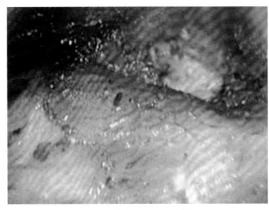

图79-6 肿瘤已经被完整切除

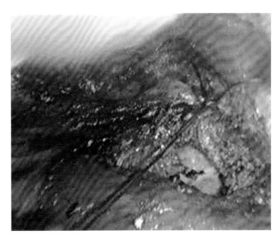

图79-7 用可吸收线间断缝合舌骨下肌肉层

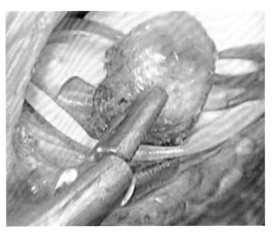

图79-8 将手术标本装入标本袋取出

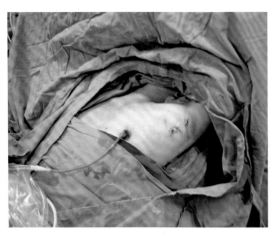

图79-9 左叶甲状腺手术后的情况

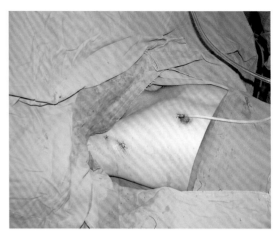

图79-10 右叶甲状腺手术后的情况

八、术后观察与处理

1. 待清醒后，改为半坐位。最初24小时严密观察病人呼吸、脉搏及血压。

2. 保持环境安静，若病人烦躁不安，可给予镇静剂。

3. 床边备有气管切开包、吸引器及氧气装置，以备应急之用。

4. 给予雾化吸入，有助于咳出气管内的分泌物。

5. 保持引流管通畅，持续负压引流，术后48小时后拔出。

6. 术后1~2天内进流质饮食，并根据需要酌情静脉输液。

第八十章

腋窝入路腔镜甲状腺切除术

一、手术适应证

甲状腺单侧单个肿瘤，肿瘤直径小于4cm。孤立的甲状腺腺瘤，只摘除腺瘤而不包括甲状腺组织，但必须将其包膜完整地切除。甲状腺腺叶部分切除术多用于甲状腺的一个侧叶有良性肿瘤，例如甲状腺可连同肿瘤及同侧叶的部分腺体组织一并切除。

二、手术禁忌证

甲状腺过大、实质肿块太大超过4cm，无足够的手术操作空间者。

三、特殊仪器设备

可弯曲的斜角（30°）腹腔镜；超声刀，5mm超声刀刀头；标本取出袋；腹腔镜手术用抓钳和分离钳；冲洗/吸引器；无损伤抓钳和分离钳；腹腔镜用持针器。

四、术前特殊准备

一般不需要特殊准备。如果腺瘤较大而软，术前可服用复方碘溶液，每日3次，每次5~10滴，为时一周，使甲状腺变硬，利于手术操作，减少出血。充分休息，避免各种刺激因素。精神紧张、不安或失眠者，予以镇静剂，如氯氮䓬每日3次，每次10mg或苯巴比妥每日3次，每次0.03g等。

五、麻醉方法

气管插管全身麻醉。

六、体位与穿刺口位置

体位见图80-1示，穿刺口位置见图80-2示。

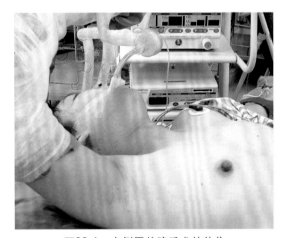

图80-1　右侧甲状腺手术的体位

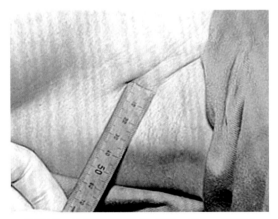

图80-2　先在腋窝顺皮纹切开一条4cm长切口

七、手术步骤

具体步骤见图80-3~图80-15。

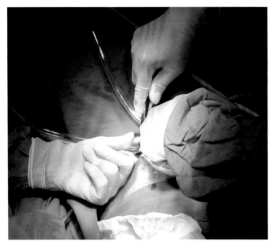

图80-3　用手指协助向甲状腺方向分离皮下间隙

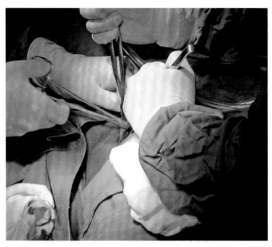

图80-4　用分离钳协助向甲状腺方向钝性分离皮下间隙

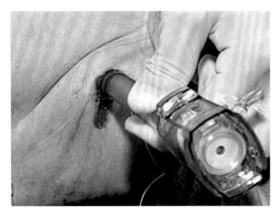

图80-5　向小切口置入12mm套管并缝合固定

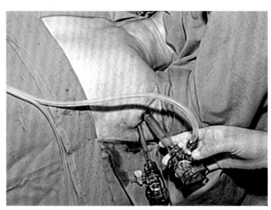

图80-6　将2个5mm操作套管分别置入小切口的另外一侧和切口下方3cm处

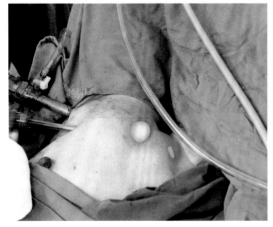

图80-7　向皮下间隙置入10mm粗可弯曲腔镜

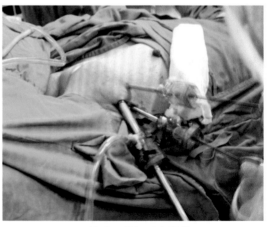

图80-8　进行手术操作

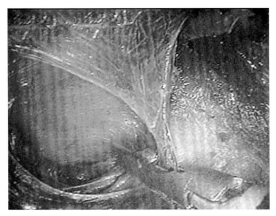

图80-9 用超声刀分离扩大皮下间隙，显露甲状腺

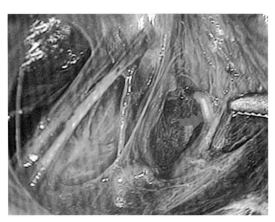

图80-10 箭头示喉返神经

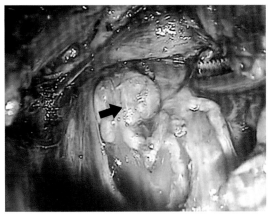

图80-11 箭头示甲状旁腺

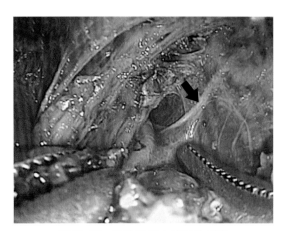

图80-12 箭头示喉上神经外侧支

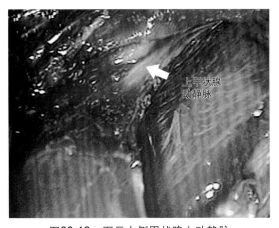

图80-13 图示右侧甲状腺上动静脉

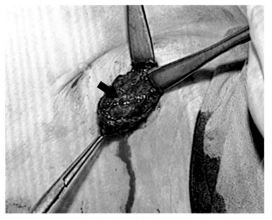

图80-14 取出切除的甲状腺标本（箭头示）

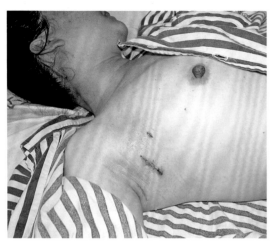

图80-15　术后2天手术野瘢痕情况

八、术后观察与处理

1. 待清醒后，改为半坐位。最初24小时严密观察病人呼吸、脉搏及血压。

2. 保持环境安静，若病人烦躁不安，可给予镇静剂如肌内注射哌替啶50mg等。

3. 床边备有气管切开包、吸引器及氧气装置，以备应急之用。

4. 给予雾化吸入，有助于咳出气管内的分泌物。

5. 保持引流管通畅，持续负压引流，术后48小时后拔出。

6. 术后1～2天内进流质饮食，并根据需要酌情静脉输液。

（本章部分图片来源于日本帝京大学Dr.Yoshifumi Ikeda）

第八十一章 经口腔前庭入路腔镜甲状腺切除术

一、手术适应证

1. 甲状腺腺瘤摘除术：适用于孤立的甲状腺腺瘤，只摘除腺瘤而不包括甲状腺组织，但必须将其包膜完整地切除。

2. 甲状腺腺叶部分切除术：多用于甲状腺的一侧叶有良性肿瘤，可连同肿瘤及同侧叶的部分腺体组织一并切除。

3. 甲状腺一侧叶全切除术：常用于多发性甲状腺腺瘤局限于一侧叶时。

二、手术禁忌证

1. 甲状腺过大、实质肿块直径超过6cm，无足够的手术操作空间者。

2. 甲状腺术后复发的比较大而固定的实质性肿物为相对禁忌证。

三、特殊仪器设备

30°腹腔镜；超声刀，并配有5mm及10mm刀头；标本取出袋；腹腔镜手术用抓钳和分离钳；冲洗/吸引器；专用皮下分离棒（三和公司生产）；无损伤抓钳和分离钳；腹腔镜用持针器。

四、术前特殊准备

一般不需要特殊准备。如果腺瘤较大而软，术前可服用复方碘溶液，每日3次，每次5~10滴，为时一周，使甲状腺变硬，利于手术操作，减少出血。充分休息，避免各种刺激因素。精神紧张、不安或失眠者，予以镇静剂，如氯氮䓬每日3次，每次10mg或苯巴比妥每日3次，每次0.03g等。

五、麻醉方法

气管插管全身麻醉。

六、体位与穿刺口位置

体位见图81-1示，穿刺口位置见图81-2、图81-3。

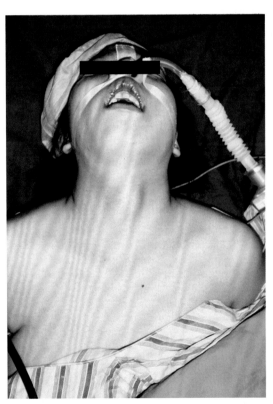

图81-1 病人的体位，肩部稍微垫高，头后仰

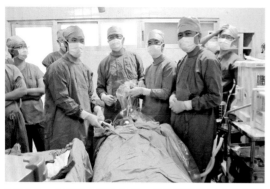

图81-2 术者站在病人头端，扶镜助手位于术者左侧

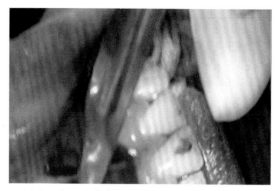

图81-3 在口腔前庭做一个10mm及两个5mm切口

七、手术步骤

具体步骤见图81-4～图81-14。

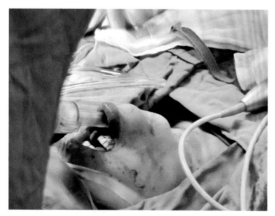

图81-4 在10mm切口中置入10mm套管，注入压力为6mmHg的CO_2气体

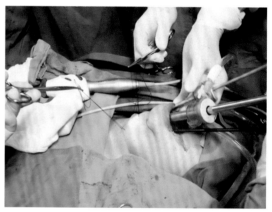

图81-5 在两边5mm切口置入5mm套管（图为手术外景）

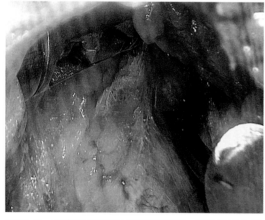

图81-6 超声刀分离颈阔肌深面空间，制造皮下空间

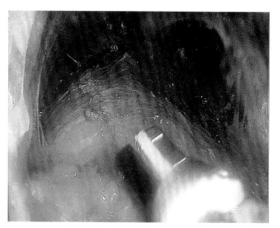

图81-7 制造皮下空间完毕

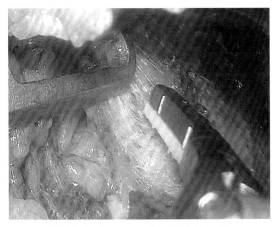

图81-8　切开颈白线，显露甲状腺

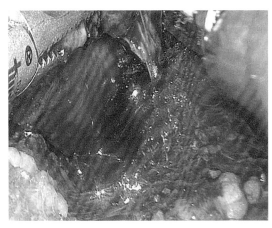

图81-9　提起甲状腺肿块，超声刀凝固切断肿块上方血管

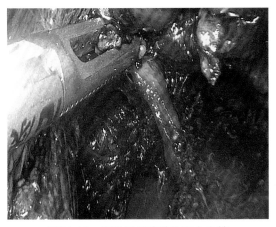

图81-10　切除甲状腺肿块下方血管

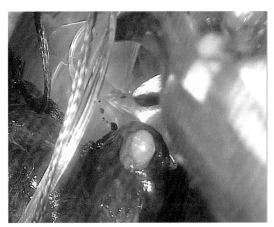

图81-11　将手术切下的标本装入标本袋中

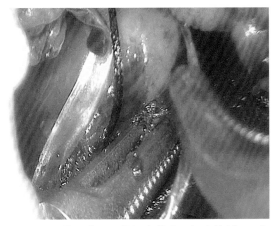

图81-12　收紧袋口，将标本袋连同标本从10mm穿刺口取出

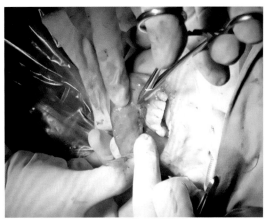

图81-13　检查甲状腺切缘无明显渗血，缝合颈白线，最后缝合口腔前庭切口

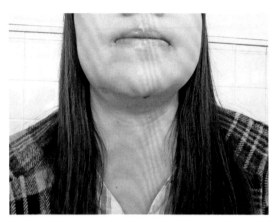

图81-14　患者术后

八、术后观察与处理

1. 待清醒后，改为半坐位。最初24小时严密观察病人呼吸、脉搏及血压。

2. 保持环境安静，若病人烦躁不安，可给予镇静剂对症处理。

3. 床边备有气管切开包、吸引器及氧气装置，以备应急之用。

4. 给予雾化吸入，有助于咳出气管内的分泌物。

5. 术后1～2天内进流质饮食，并根据需要酌情静脉输液。

第八十二章 小切口辅助腔镜甲状腺切除术

一、手术适应证

1. 甲状腺腺瘤摘除术：适用于孤立的甲状腺腺瘤，只摘除腺瘤而不包括甲状腺组织，但必须将其包膜完整地切除。

2. 甲状腺腺叶部分切除术：多用于甲状腺的一侧叶有良性肿瘤，可连同肿瘤及同侧叶的部分腺体组织一并切除。

3. 甲状腺一侧叶全切除术：常用于多发性甲状腺腺瘤局限于一侧叶时。

二、手术禁忌证

1. 甲状腺过大、实质肿块直径超过5cm，无足够的手术操作空间者。

2. 甲状腺术后复发的比较大而固定的实质性肿物为相对禁忌证。

三、特殊仪器设备

30°腹腔镜；超声刀，并配有5mm及10mm刀头；标本取出袋；腹腔镜手术用抓钳和分离钳；冲洗/吸引器；专用皮下分离棒（三和公司生产）；无损伤抓钳和分离钳；腹腔镜用持针器。

四、术前特殊准备

一般不需要特殊准备。如果腺瘤较大而软，术前可服用复方碘溶液，每日3次，每次5～10滴，为时一周，使甲状腺变硬，利于手术操作，减少出血。充分休息，避免各种刺激因素。精神紧张、不安或失眠者，予以镇静剂，如氯氮䓬每日3次，每次10mg或苯巴比妥每日3次，每次0.03g等。

五、麻醉方法

气管插管全身麻醉。

六、体位与穿刺口位置

体位同第七十六章，穿刺口位置见图82-1所示。

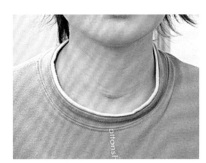

图82-1　穿刺口位置如图所示，胸骨上窝上2cm处做一弧形2cm切口

七、手术步骤

具体步骤见图82-2～图82-10。

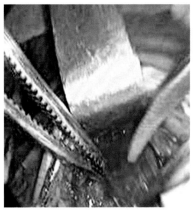

图82-2　使用传统手术器械牵拉显露，切开颈白线

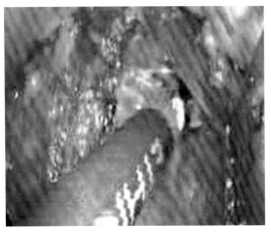

图82-3 超声刀分离舌骨下肌群与腺体间隙

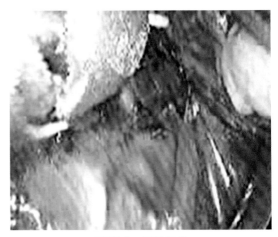

图82-4 显露腺体

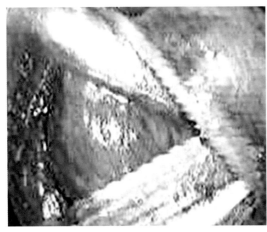

图82-5 切开甲状腺峡部

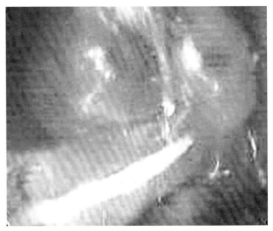

图82-6 抬起峡部,超声刀功能头朝上切断峡部

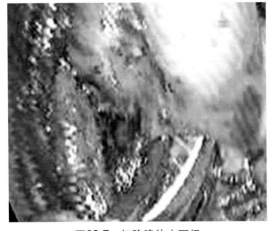

图82-7 切除腺体中下极

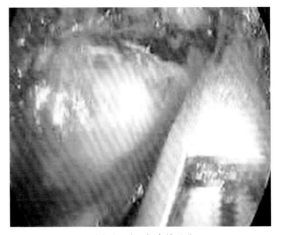

图82-8 切除腺体上极

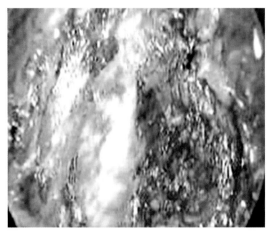

图82-9 甲状腺大部分切除完成

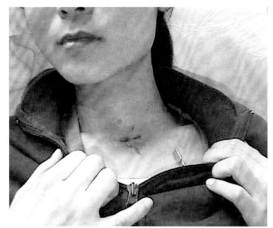

图82-10 患者术后颈部外观

八、术后观察与处理

1. 待清醒后，改为半坐位。最初24小时严密观察病人呼吸、脉搏及血压。

2. 保持环境安静，若病人烦躁不安，可给予镇静剂对症处理。

3. 床边备有气管切开包、吸引器及氧气装置，以备应急之用。

4. 给予雾化吸入，有助于咳出气管内的分泌物。

5. 保持引流管通畅，持续负压引流，术后48小时后拔出。

6. 术后1~2天内进流质饮食，并根据需要酌情静脉输液。

一、手术适应证

1. 甲状旁腺腺瘤。

2. 甲状旁腺增生。

3. 甲状旁腺癌。

二、手术禁忌证

甲状旁腺癌并明显淋巴结转移。

三、特殊仪器设备

30°腹腔镜；超声刀，并配有5mm及10mm刀头；标本取出袋；腹腔镜手术用抓钳和分离钳；冲洗/吸引器；专用皮下分离棒；无损伤抓钳和分离钳；腹腔镜用持针器。

四、术前特殊准备

一般不需要特殊准备。充分休息，避免各种刺激因素。精神紧张、不安或失眠者，予以镇静剂，如氯氮䓬每日3次，每次10mg或苯巴比妥每日3次，每次0.03g等。

五、麻醉方法

气管插管全身麻醉。

六、体位与穿刺口位置

体位和穿刺口同第七十六章。

七、手术步骤

具体步骤见图83-1～图83-13。

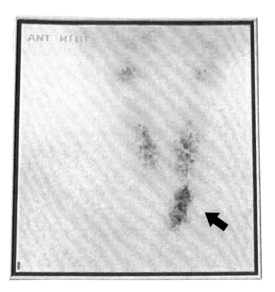

图83-1　ECT示甲状旁腺肿瘤

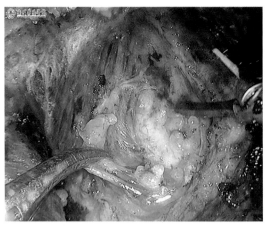

图83-2　同腔镜甲状腺次全切除术方法造皮下空间，超声刀切开颈白线，寻找病变旁腺

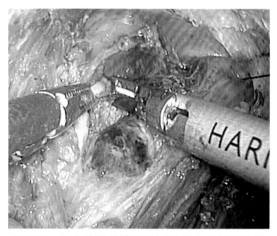

图83-3 在左叶甲状腺下边可见增大的甲状旁腺 腺瘤

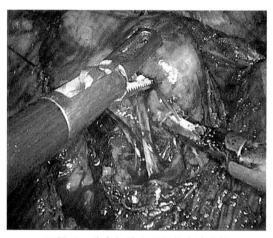

图83-4 分离切除左下甲状旁腺病灶

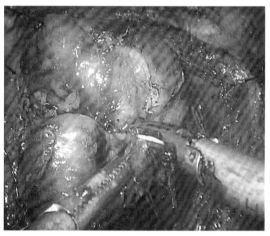

图83-5 左下甲状旁腺肿块快完整切除了

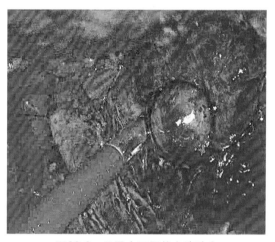

图83-6 显露右下甲状旁腺肿瘤

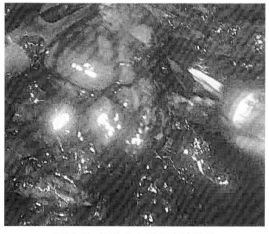

图83-7 切除左上甲状旁腺肿块

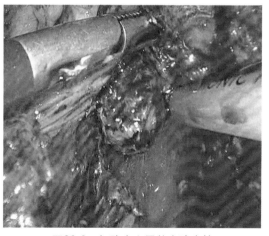

图83-8 切除右上甲状旁腺病灶

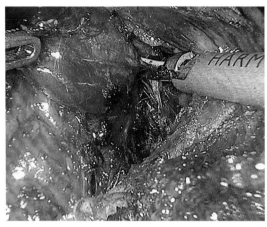

图83-9　为切除甲状旁腺腺瘤，一般先要部分游离甲状腺

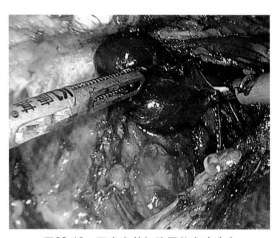

图83-10　正在完整切除甲状旁腺腺瘤

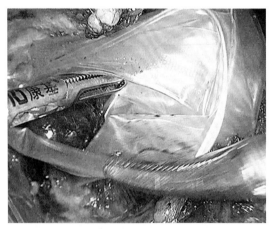

图83-11　将切除的手术标本装入标本袋，从穿刺口拉取出

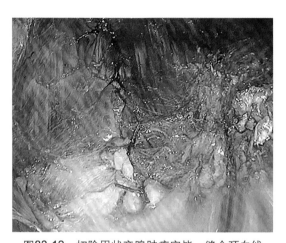

图83-12　切除甲状旁腺肿瘤完毕，缝合颈白线

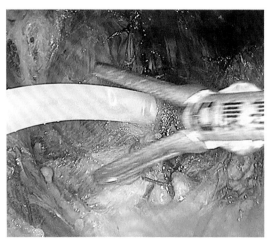

图83-13　甲状腺创面放置引流管

八、术后观察与处理

1. 待清醒后，改为半坐位。最初24小时严密观察病人呼吸、脉搏及血压。

2. 保持环境安静，若病人烦躁不安，可给予镇静剂如肌内注射哌替啶50mg等。

3. 床边备有气管切开包、吸引器及氧气装置，以备应急之用。

4. 给予雾化吸入，有助于咳出气管内的分泌物。

5. 保持引流管通畅，持续负压引流，术后48小时后拔出。

6. 术后1～2天内进流质饮食，并根据需要酌情静脉输液。

第八十四章

腔镜辅助乳腺癌腋窝淋巴结清扫术

一、手术适应证

1. 腋窝淋巴结经术前临床触诊或彩超检查阴性或肿大不超过1cm大小。

2. 若经过新辅助化疗，肿大的淋巴结缩小或消失后也可考虑。

二、手术禁忌证

1. 腋窝淋巴结过大或融合成大块。

2. 过度肥胖者。

三、特殊仪器设备

普通腹腔镜系统，30°10mm乳腔镜直角镜头（也可用普通腹腔镜镜头）；超晰速超声刀，需配置5mm、10mm超声刀头。

四、术前特殊准备

患侧腋窝清洁、备皮，其余同常规手术。

五、麻醉方法

连续硬膜外麻醉。

六、体位与穿刺口位置

患侧乳房在上的半侧卧位，患侧上肢悬吊于麻醉头架；术者及助手均站患侧。在患侧腋窝从下向上做平行的1cm、0.5cm、0.5cm三个切口（如用乳腔镜直角镜头只需两个切口），各个切口相距2~3cm。肾上腺素盐水皮下注射后，用皮下穿刺棒分离，置入腹腔镜穿刺鞘，接CO_2气体，气压6~8mmHg，分别放入5mm腔镜、分离钳及5mm超声刀。

七、手术步骤

具体步骤见图84-1~图84-31。

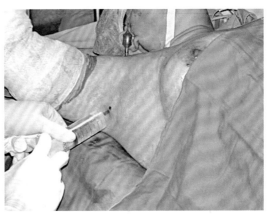

图84-1　于腋窝多点分层次注入脂肪溶解液

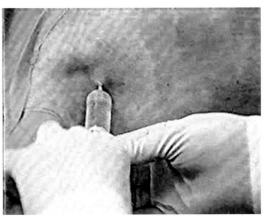

图84-2　注入的脂肪溶解液的量200~500ml

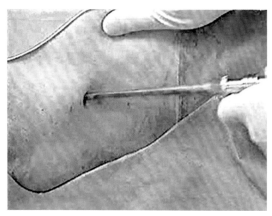

图84-3 皮下负压抽吸脂肪

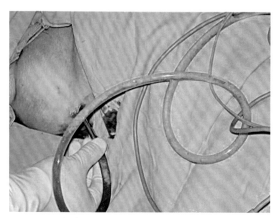

图84-4 在腋窝下方腋中线乳头水平做1cm切口，伸入顶端钝圆、口在侧方负压抽吸器头，抽吸腋窝脂肪

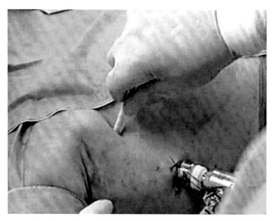

图84-5 在1cm切口置入10mm套管，注气，气压维持在8mmHg左右

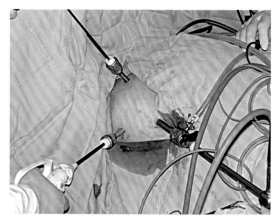

图84-6 从10mm Trocar放入30° 10mm腔镜，在腋窝上部前后胸大肌外侧缘和背阔肌前缘各切5mm Trocar孔，置入套管，插入分离钳行分离

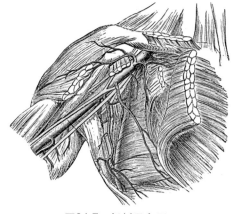

图84-7 解剖示意图

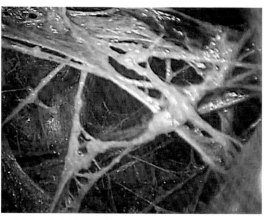

图84-8 剪断皮下空间所见形如蜘蛛网样的纤维间隔

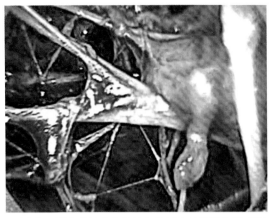

图84-9 剔除附着在血管神经间隔上的脂肪和淋巴结

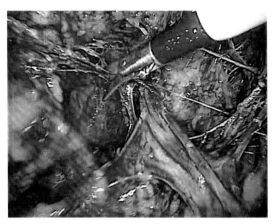

图84-10 用剪刀或电刀、超声刀切断纤维组织

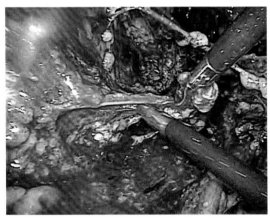

图84-11 注意保留肋间臂神经条索

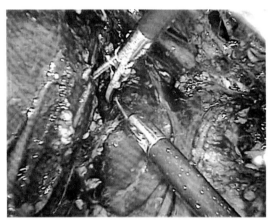

图84-12 分离胸外侧血管的起始部时注意小心解剖，勿出血，以致影响视野

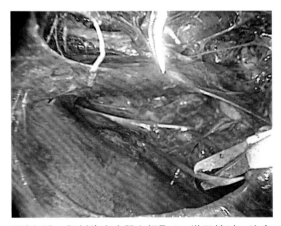

图84-13 解剖胸大小肌之间Rotter淋巴结时，注意勿损伤胸内侧神经

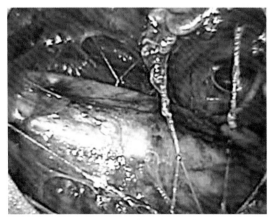

图84-14 注意避免引起大的出血

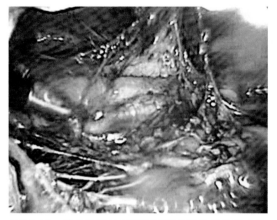

图84-15　清扫淋巴结时有时需要借助体外协助定位

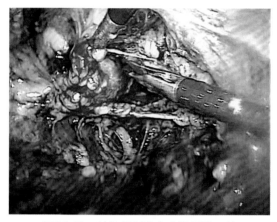

图84-16　继续解剖胸大小肌间淋巴结

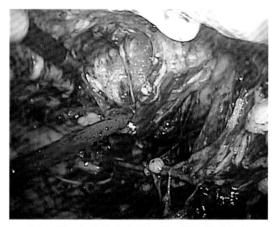

图84-17　切除胸大小肌间淋巴结及脂肪组织

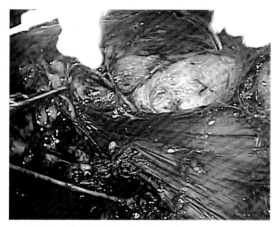

图84-18　胸大小肌间淋巴结及脂肪组织已被切除

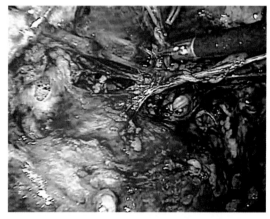

图84-19　继续切除腋窝附着在血管上的脂肪和淋
　　　　　巴结

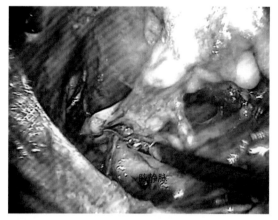

图84-20　注意显露保护腋静脉

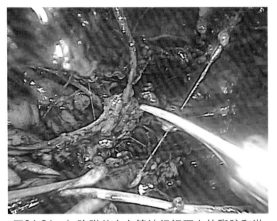

图84-21 切除附着在血管神经间隔上的脂肪和淋巴结

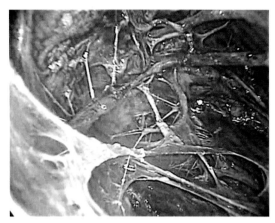

图84-22 逐渐清除腋窝淋巴结

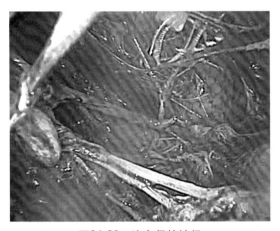

图84-23 注意保护神经

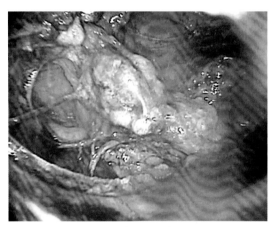

图84-24 肿大的腋窝淋巴结

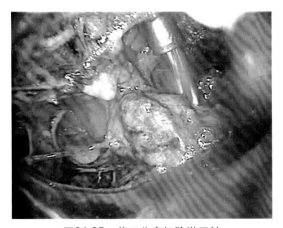

图84-25 剪刀分离切除淋巴结

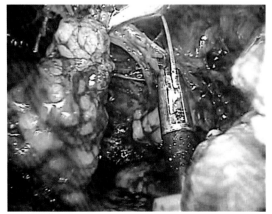

图84-26 剪刀分离切除淋巴结时避免出血

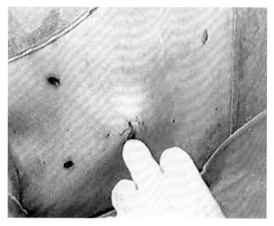

图84-27　将手术标本装入标本袋，经穿刺口取出体外。然后用可吸收线间断缝合乳腺组织，标本常规送快速冰冻检查。肿块较大者胸部适当加压包扎

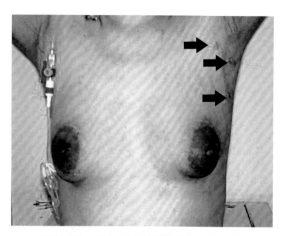

图84-28　患者术后（箭头示切口位置）

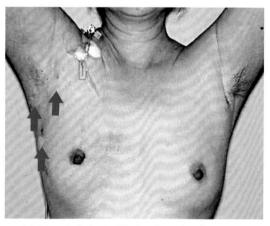

图84-29　患者术后（箭头示切口位置），美容效果满意

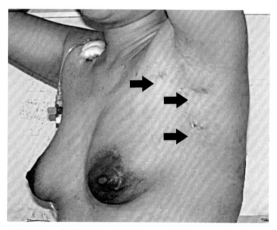

图84-30　患者术后（箭头示切口位置），可见小瘢痕

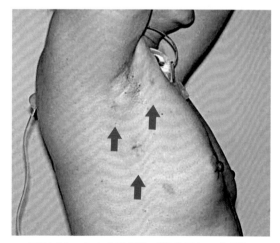

图84-31　患者术后侧位（箭头示切口位置）

八、术后观察与处理

术后引流管负压吸引，不需要加压包扎。

腔镜下乳腺手术还处于初期探索时期，技术上是可行的，主要的意义在于术后乳房皮肤无瘢痕、乳房外形得以尽可能保留，符合现代女性对乳房美的追求。手术中要正确选择手术入路，手术空间分离应掌握好分离的层次和范围，紧靠乳腺浅筋膜层分离，避免进入乳腺组织和过多损伤皮下脂肪层，分离范围以能显露肿块周围为宜。对较大的肿块放入标本袋，在袋内剪开后取出。

（本章图片来源于骆成玉医生）

第八十五章　腹腔镜膈下脓肿引流术

一、手术适应证

1. 适用于右肝上前间隙，左肝上及肝下前间隙的脓肿。

2. 诊断可疑需行腹腔镜探查者。

二、手术禁忌证

有严重的心血管疾病、严重的阻塞性肺疾病，不能耐受麻醉的病人。

三、特殊仪器设备

30°观察镜；腹腔镜的冲洗吸引器械；两个5mm无损伤抓钳；5mm的超声刀、电凝器或电凝剪。

四、术前特殊准备

1. 根据原发的疾病推测病原菌，选择适当的抗生素。

2. 行B超或CT检查，明确脓肿的位置、数目。

3. 由于膈下脓肿多为继发病，患者的机体抗病能力较低下，中毒症状较明显，应根据病情给予营养支持及对症处理。

五、麻醉方法

气管插管全身麻醉。

六、体位与穿刺口位置

体位：仰卧位（术中根据情况适当调整体位）。

穿刺口的位置：脐下缘为观察孔，右侧腋前线肋下二横指处穿刺5mm操作孔，根据脓肿的位置选择脐上左侧5mm操作孔。

七、手术步骤

具体步骤和相关资料见图85-1～图85-14。

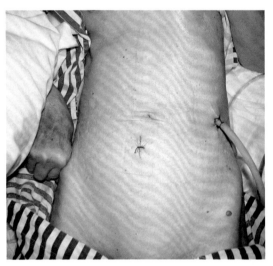

图85-1　左膈下脓肿的穿刺口位置和腹腔引流管

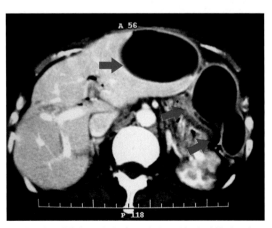

图85-2　CT片示左上腹巨大膈下脓肿（箭头示）

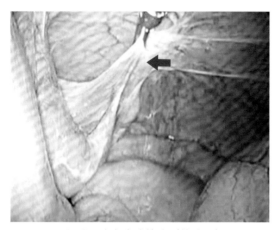

图85-3 分离腹腔粘连（箭头示）

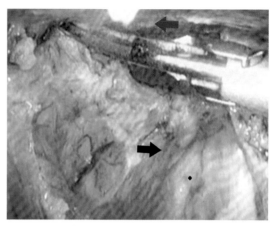

图85-4 沿脓肿边缘分离肠管（黑箭头示）与前腹壁（红箭头示）的粘连

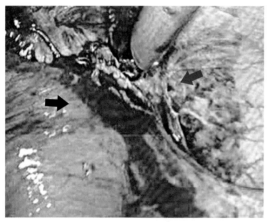

图85-5 用吸引管从腹壁（红箭头示）与肠管（黑箭头示）之间分开脓腔

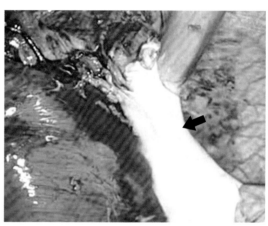

图85-6 脓腔分开后，迅速用吸引器吸出脓液（箭头示）

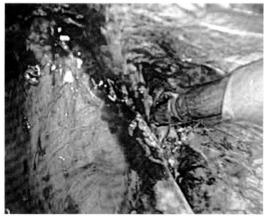

图85-7 将吸引器伸进脓腔内继续吸引脓液

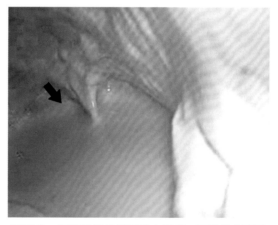

图85-8 将腹腔镜伸进脓腔内观察，可见没有吸干净的大量脓液（箭头示）

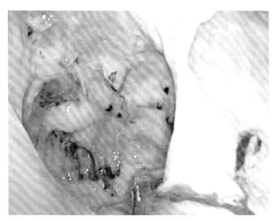

图85-9 直视下吸干净脓腔内的脓液，箭头示脓肿的间隔

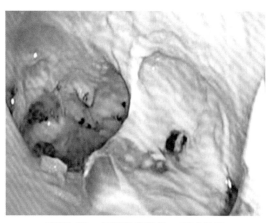

图85-10 仔细观察脓腔，吸净脓液

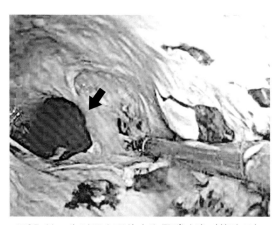

图85-11 分别用生理盐水和甲硝唑液（箭头示）冲洗干净脓腔

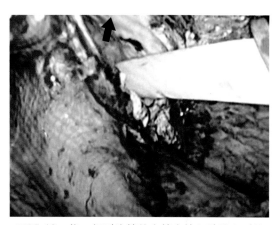

图85-12 将一根引流管从套管内放入脓腔内（箭头示）

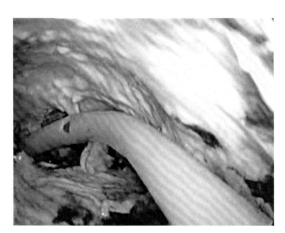

图85-13 将脓腔引流管前端放在脓腔最低位置

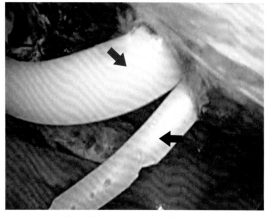

图85-14 将另外一根腹腔引流管（黑箭头示）从套管内放入腹腔内脓腔的外面，防止术后脓腔的脓液流入腹腔内，红箭头示脓腔引流管

八、术后观察与处理

1. 可用生理盐水经引流管冲洗脓腔，待引流液细菌培养未见细菌生长，脓腔缩小至10ml时拔除引流管。

2. 术后应禁食、半坐卧位、全身应用抗生素，维持水、电解质及酸碱平衡，必要时给予输血等加强营养支持治疗。

3. 鼓励病人术后早期活动，恢复肠功能。做深呼吸运动，促进膈肌功能恢复，促进脓液排出，加速脓腔的闭合。

4. 术后2周复查腹部B超或CT，了解腹部情况。

第八十六章 腹腔镜网膜肿瘤切除术

一、手术适应证

各种原发性大网膜良性肿瘤及囊肿。

二、手术禁忌证

相对禁忌证：巨大肿瘤、原发性或继发性大网膜恶性肿瘤。

绝对禁忌证：难以纠正的凝血功能障碍以及合并心、肺等重要脏器功能不全而不能耐受手术者。

三、特殊仪器设备

30°腹腔镜；线形切割吻合器；超声刀；标本取出袋；腹腔镜施夹器；腹腔镜手术用抓钳和分离钳；扇形牵开器(备用)；冲洗/吸引器。

四、术前特殊准备

对于有症状的患者，应进行影像学检查以明确肿瘤大小、位置、囊实性等，对于较大或恶性肿瘤，可在术前进行介入治疗将肿瘤血管栓塞，使肿瘤体积缩小，或放射治疗，以减低手术难度和手术风险。

五、麻醉方法

气管插管全身麻醉。

六、体位与穿刺口位置

平卧位。穿刺口位置根据肿瘤的位置和大小灵活掌握，一般为3～5个穿刺口。

七、手术步骤

具体步骤见图86-1～图86-8。

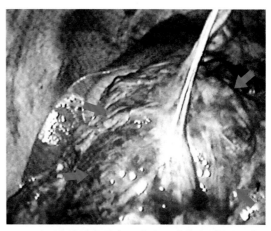

图86-1　腹腔镜下见右上腹大网膜肿瘤（箭头示）

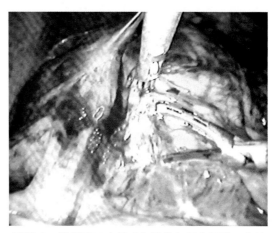

图86-2　用超声刀在肿瘤包膜外切开大网膜，小的血管用超声刀直接凝固切断

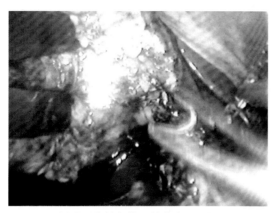

图86-3 大的血管用钛夹夹闭后切断

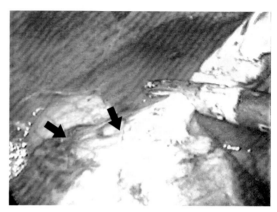

图86-4 用超声刀切断肿瘤与肝圆韧带之间的粘连带，箭头示肿瘤

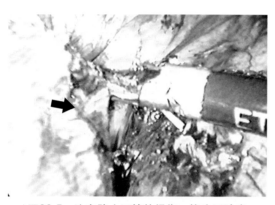

图86-5 注意防止肠管的损伤，箭头示肿瘤

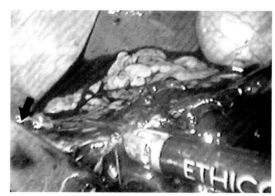

图86-6 术中需要防止肿瘤破裂，箭头示肿瘤

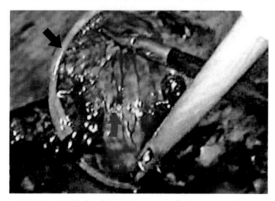

图86-7 将肿瘤（红箭头示）完整切除后，装入标本袋（黑箭头示）内

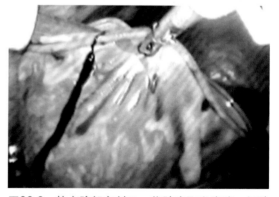

图86-8 扩大脐部穿刺口，将肿瘤取出腹腔，如肿瘤浸润邻近组织，应一并切除，此时手术难度较大，如粘连严重、浸润广泛、术者无法用腹腔镜技术处理，应及时中转为开腹手术

八、术后观察与处理

术后常规应用抗生素、止血药、止痛药等，术后第2天可予流质饮食，根据病理检查结果决定进一步治疗，如为恶性肿瘤，则需化疗等其他综合治疗。术后定期复查，若复发可再切除，有报道指出，恶性肿瘤术后5年生存率仅15%。

第八十七章　腔镜辅助大隐静脉切除术

一、手术适应证

原发性大隐静脉曲张，症状明显影响工作者；下肢静脉曲张并发小腿溃疡者。

二、手术禁忌证

近期有急性栓塞性静脉炎；下肢深静脉血栓形成者。

三、特殊仪器设备

普通腹腔镜系统，5mm腔镜直角镜头；超声刀并配置5mm刀头。皮下分离棒（三和公司生产），腔镜大隐静脉手术专用套管。

四、术前特殊准备

有皮肤溃疡者需要抗感染治疗，术前用不退色的颜料将曲张的大隐静脉和交通支做好标志。

五、麻醉方法

连续硬膜外麻醉。

六、体位与穿刺口位置

体位为平卧，患脚轻微抬高位。

七、手术步骤

具体步骤和相关设备见图87-1～图87-15。

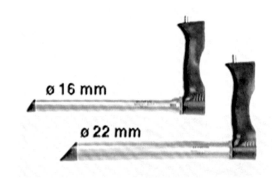

图87-2　本奥林巴斯公司生产的专用观察操作共用套管（两种规格）

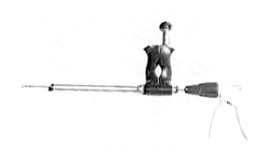

图87-3　操作示意图，观察目镜在侧面位置

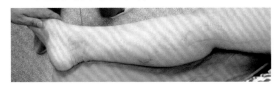

图87-1　先在皮肤上标记出曲张静脉

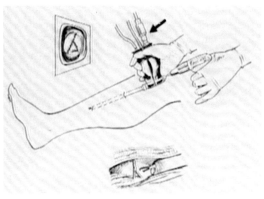

图87-4　手术操作示意图

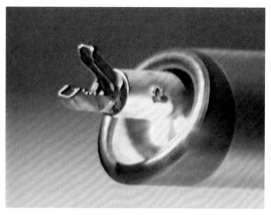

图87-5　镜下用来夹闭交通支血管的连发钛夹

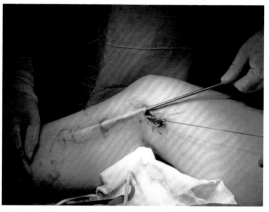

图87-6　先在腹股沟大隐静脉根部用常规方法切开，切断大隐静脉和各侧支。在膝部内侧切开一个小切口，用皮下分离器沿曲张的大隐静脉进行皮下分离，小切口荷包缝合一周，置入专用套管和腔镜

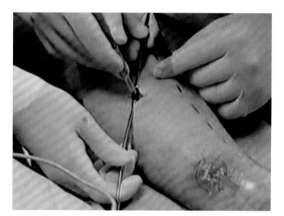

图87-7　小切口也可以开在小腿内侧中上部，蓝箭头示溃疡

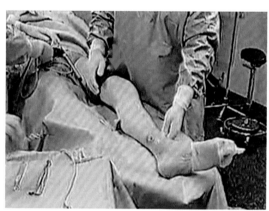

图87-8　蓝箭头示气囊止血带

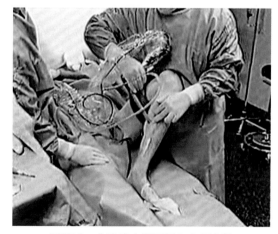

图87-9　在腔镜直视下插入专用套管

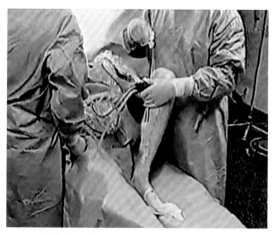

图87-10　插入手术器械，进行血管分离

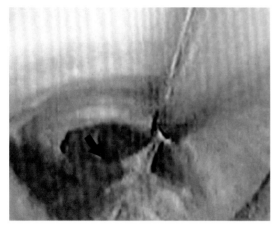

图87-11 在皮下间隙层沿曲张的静脉（箭头示）分离

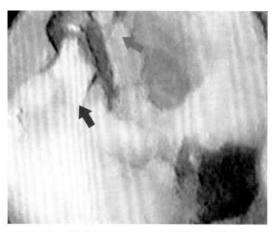

图87-12 沿体表标记走行方向分离大隐静脉血管，用5mm连发钛夹夹闭交通支血管（红箭头示交通支，蓝箭头示钛夹），或者用超声刀凝固切断交通支血管，直到将大隐静脉切除

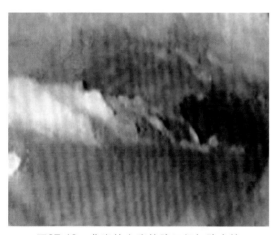

图87-13 曲张的大隐静脉已经切除完毕

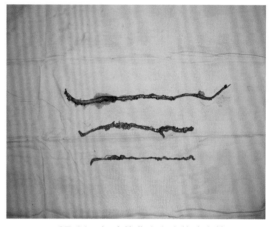

图87-14 切除的曲张大隐静脉血管

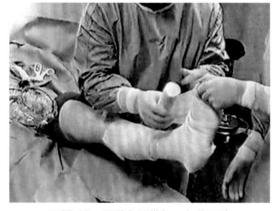

图87-15 用弹力绷带加压包扎下肢

八、术后观察与处理

1. 下肢仍然用弹力绷带加压包扎，但压力不可太大。

2. 鼓励病人尽快下床行走，从术后第1天每小时行走5分钟开始，逐渐增加时间。

（本章部分图片来源于Dr. Cees H.A Wittens）

第八十八章 经脐单孔腹腔镜手术

一、手术适应证

1. 腹部手术操作区无近期手术史。

2. 靶器官周围炎症较轻或早期，无紧密粘连、包裹、脓肿形成。

3. 单孔腹腔镜探查后确认无需引流，手术时间较常规腹腔镜手术无明显延长。

4. 肥胖症患者无明显手术禁忌。

二、手术禁忌证

1. 腹部操作区近期内有手术史。

2. 估计靶器官周围炎症较严重，腹腔粘连紧密、包裹、脓肿形成。

3. 体重指数大于30kg/m²的肥胖者，手术时间较常规腹腔镜手术明显延长。

4. 严重心、肺、肝、肾功能不全或有凝血功能障碍者，或其他严重内科疾病不能耐受手术者。

三、特殊仪器设备

多通道戳卡，可弯曲的腹腔镜分离钳等。

四、术前特殊准备

1. 术前全面检查心、肺、肝、肾等功能情况，特别是肝功能情况。老年病人合并有高血压病、冠心病、糖尿病及慢性支气管炎者，应给予有效的治疗和控制。

2. 急诊手术病人，应禁食、输液，并给予抗生素治疗。腹胀明显者，行胃肠减压。

3. 选择性放置胃管和导尿管。

五、麻醉方法

气管内插管全身麻醉。

六、体位与穿刺口位置

体位根据具体手术调整。

七、手术步骤

以单孔腹腔镜胆囊切除术为例，具体步骤见图88-1～图88-27。

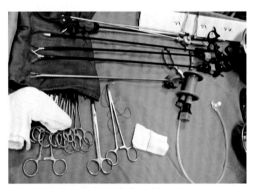

图88-1 单孔腹腔镜手术器械

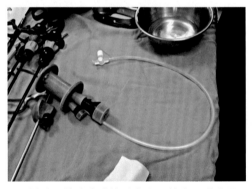

图88-2 单孔腹腔镜手术所用的多通道装置

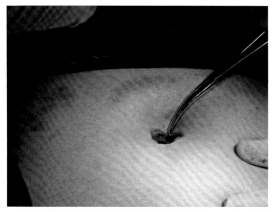

图88-3 沿肚脐边缘做一2.5～3cm切口

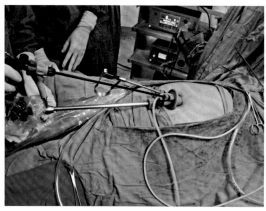

图88-4 在切口置入多通道装置，置入腹腔镜和操作器械

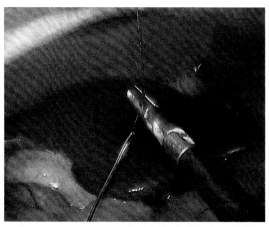

图88-5 将一根带线直针从胆囊体表投射点由腹壁穿刺送入腹腔中

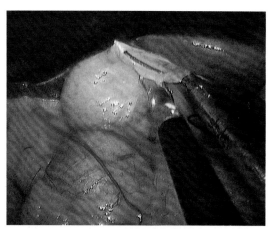

图88-6 带线直针缝带胆囊浆膜层2针，以牵引悬吊胆囊

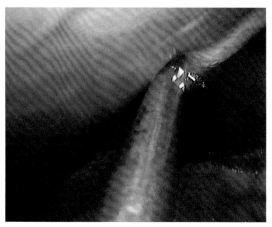

图88-7 再将带线直针穿刺腹壁，送出腹腔外

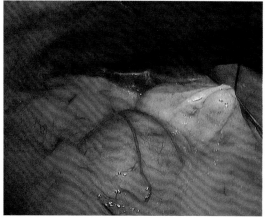

图88-8 在体外去掉直针，拉紧缝线，牵引悬吊胆囊

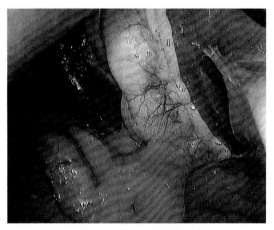

图88-9　悬吊显露胆囊三角

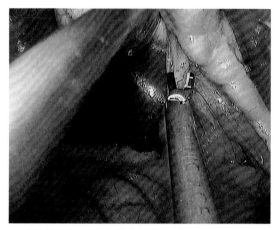

图88-10　切开胆囊管上面的浆膜，向下游离暴露
出胆囊管

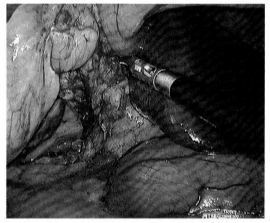

图88-11　分离胆囊管，解剖出胆囊管到胆总管的入口

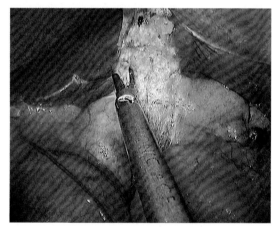

图88-12　超声刀分离胆囊床

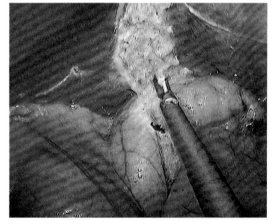

图88-13　用超声刀已经快将胆囊切除，在正确的
层面分离出血很少

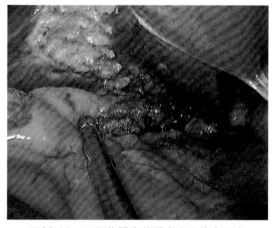

图88-14　已经将胆囊从胆囊床上分离下来

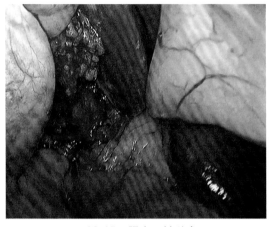

图88-15 胆囊已被游离

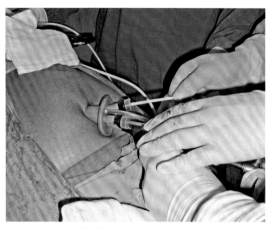

图88-16 通过操作孔置入圈套器，准备结扎胆囊管

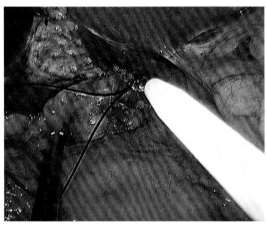

图88-17 弹簧钳提起胆囊，线圈顺势滑向胆囊管处

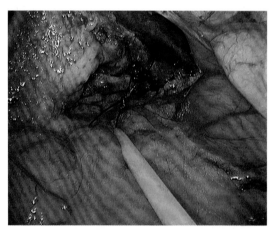

图88-18 在离胆囊管汇入胆总管约5mm处用线圈结扎胆囊管

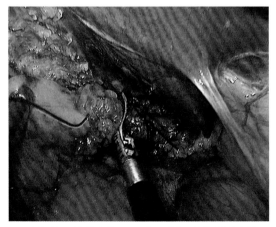

图88-19 结扎完毕，用剪刀在远端剪断胆囊管

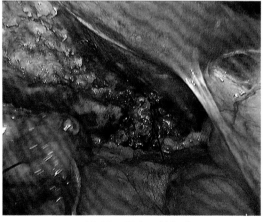

图88-20 胆囊已被切除

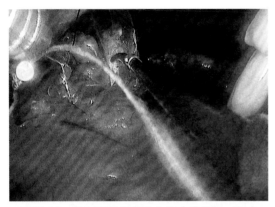

图88-21　将切下的胆囊装入标本袋从切口取出

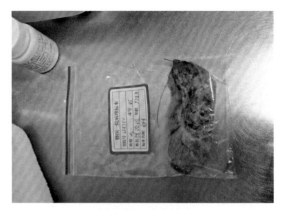

图88-22　手术标本

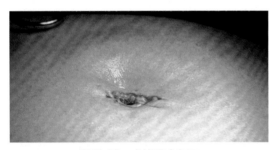

图88-23　术毕缝合切口

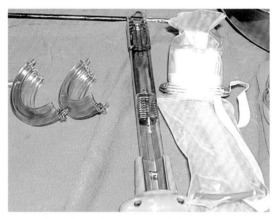

图88-24　单孔腹腔镜手术多通道装置

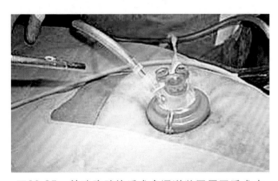

图88-25　单孔腹腔镜手术多通道装置用于手术中

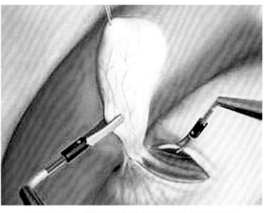

图88-26　单孔腹腔镜胆囊切除术示意图

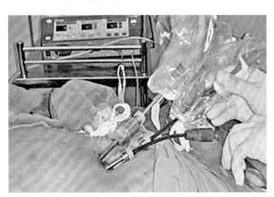

图88-27　若无多通道装置，也可将3个穿刺口集中
在肚脐边缘

八、术后观察与处理

根据具体手术酌情安排。

第八十九章 da Vinci 机器人辅助腹腔镜手术

一、手术适应证

胃旁路术、Heller肌切开术、胃束带术、胃部分切除术、胆囊切除术、肝叶切除术、胰切除术、脾脏切除术、结肠部分切除术、左或右半结肠切除术、直肠低位前切除术。

二、手术禁忌证

1. 腹部操作区近期内有手术史。

2. 估计靶器官周围炎症较严重，腹腔粘连紧密、包裹脓肿形成。

3. 体重指数大于$30kg/m^2$的肥胖者，手术时间较常规腹腔镜手术明显延长。

4. 严重心、肺、肝、肾功能不全或有凝血功能障碍者，或其他严重内科疾病不能耐受手术者。

三、特殊仪器设备

da Vinci 手术机器人。

四、术前特殊准备

1. 术前全面检查心、肺、肝、肾等功能情况，特别是肝功能情况。老年病人合并有高血压病、冠心病、糖尿病及慢性支气管炎者，应给予有效的治疗和控制。

2. 急诊手术病人，应禁食、输液，并给予抗生素治疗。腹胀明显者，行胃肠减压。

3. 选择性放置胃管和导尿管。

五、麻醉方法

气管内插管全身麻醉。

六、体位与穿刺口位置

体位和穿刺口根据具体手术调整。

七、手术步骤

具体步骤见图89-1～图89-13。

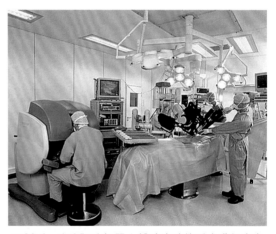

图89-1　da Vinci 机器人辅助腹腔镜手术进行中实景图

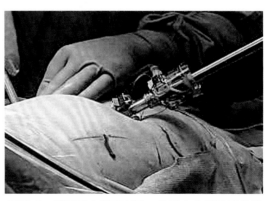

图89-2　助手正在做穿刺孔，并置入套管及手术操作器械

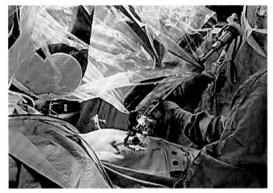

图89-3　助手正在调整机械臂和手术操作器械

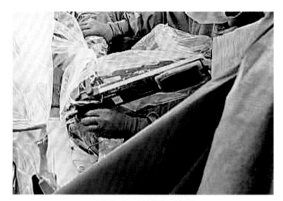

图89-4　调整机械臂

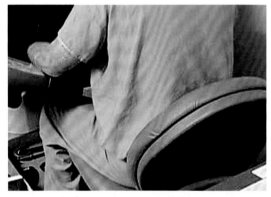

图89-5　手术控制台（由计算机系统、手术操作监视器、机器人控制监视器、操作手柄及输出设备）

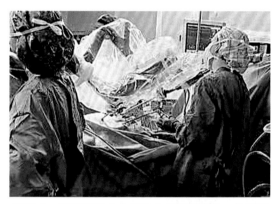

图89-6　助手在手术中辅助术者进行牵拉、暴露手术视野、更换手术器械等操作

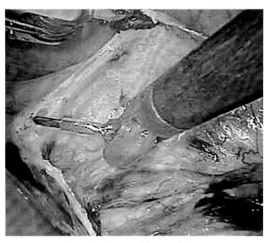

图89-7　直视下精细分离组织

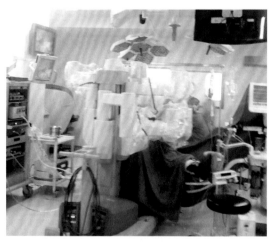

图89-8　da Vinci 手术机器人手术中

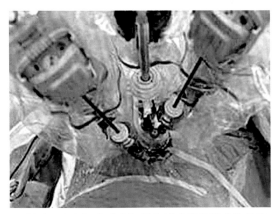

图89-9　da Vinci 手术机器人辅助进行单孔腹腔镜手术

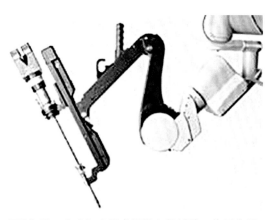

图89-10　da Vinci 手术机器人机械臂工作示意图

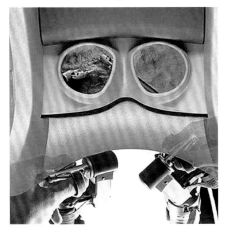

图89-11　da Vinci 手术机器人具有清晰的直视三维图像

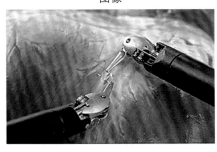

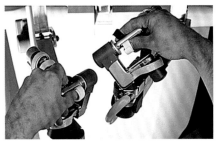

图89-12　提供直观准确的动作控制

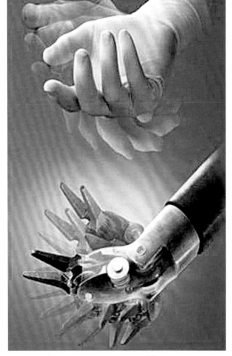

图89-13　灵活的EndoWrist™仿真手腕器械

八、da Vinci 机器人辅助腹腔镜手术的优点

1. 双镜头三晶片立体摄像系统成就了清晰的三维图像，比任何其他成像系统的分辨率高75%，从而可以如同开放式手术般的定位。

2. 具有7个自由度的EndoWrist™仿真手腕器械，通过电脑控制的4个连接器可完全模仿人手腕的动作，在狭窄的解剖环境中尤其达到比人手更好的效果。

3. "主仆"关系的控制手柄和仿真手腕手术器械：①术者利用手指尖操作医生控制台的控制手柄；②控制台将动作中的颤抖去除后实时传递到EndoWrist™手术器械，并且动作幅度可按比例缩小，双手均可灵活操作，可充分利用开放手术积累的经验，从而加速学习的进程。

4. 可进行精细操作，术者坐在舒适的椅子上，可从容不迫地进行细致的吻合操作，镜头可距离视野很近，器械可以做得很精巧，从而使常规腹腔镜手术时难度较大的小血管或输卵管吻合成为可能。

5. 使远程手术成为可能。

九、da Vinci 机器人辅助腹腔镜手术的缺点

1. 使用机器人腹腔镜手术系统的医师须经特殊训练，其操作熟练程度也有条学习曲线。

2. 机器人系统的操作系统还不够完善，操作柄常会受到机械系统的限制，不够灵活；进行较大范围的牵引操作时，很容易超出控制范围，而不得不重新设定操作臂；腹腔镜镜头清洗非常麻烦。

1. 手术时间比常规手术延长。

2. 费用昂贵，不易推广。

3. 需要的穿刺孔比较多。

第九十章 悬吊免注气腔镜手术

一、手术适应证

胆囊切除术、阑尾切除术、胃部分切除术、肝叶切除术、胰切除术、脾脏切除术、结肠部分切除术、直肠低位前切除术、疝修补术、甲状腺手术等都可以根据情况选择本技术。

二、手术禁忌证

1. 腹部操作区近期内有手术史。
2. 估计靶器官周围炎症较严重，腹腔粘连紧密、包裹脓肿形成。
3. 体重指数大于30 kg/m^2 的肥胖者，手术时间较常规腹腔镜手术明显延长。
4. 严重心、肺、肝、肾功能不全或有凝血功能障碍者，或其他严重内科疾病不能耐受手术者。

三、特殊仪器设备

悬吊装置。

四、术前特殊准备

1. 术前全面检查心、肺、肝、肾等功能情况，特别是肝功能情况。老年病人合并有高血压病、冠心病、糖尿病及慢性支气管炎者，应给予有效的治疗和控制。
2. 急诊手术病人，应禁食、输液，并给予抗生素治疗。腹胀明显者，行胃肠减压；
3. 选择性放置胃管和导尿管。

五、麻醉方法

气管内插管全身麻醉。

六、体位与穿刺口位置

体位和穿刺口根据具体手术调整。

七、手术步骤

具体步骤见图90-1～图90-10。

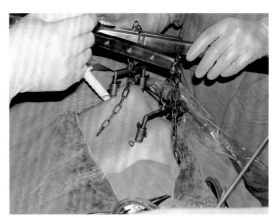

图90-1 腹壁皮下穿入2根细钢针，用悬吊架悬吊形成手术空间

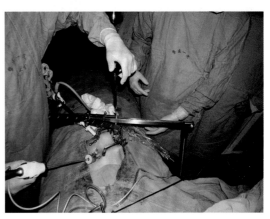

图90-2 胆囊切除手术进行中

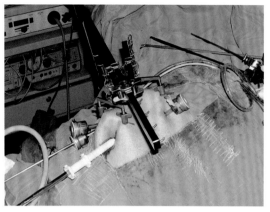

图90-3　胆囊切除术和常规注气方法的穿刺口基本相同

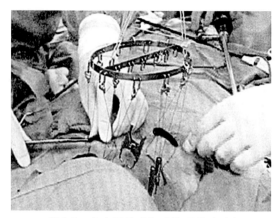

图90-4　多点悬吊进行腔镜甲状腺手术

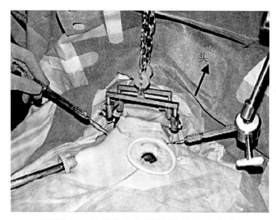

图90-5　悬吊免注气腔镜甲状腺手术中

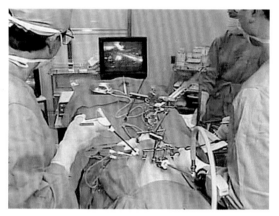

图90-6　悬吊免注气TEP手术中

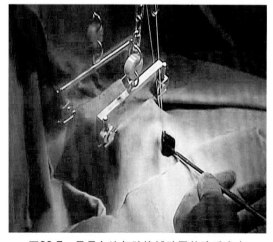

图90-7　悬吊免注气腔镜辅助甲状腺手术中

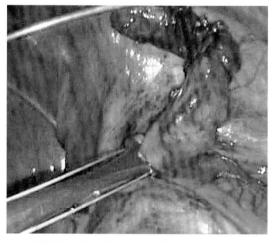

图90-8　悬吊免注气腹腔镜阑尾切除术中

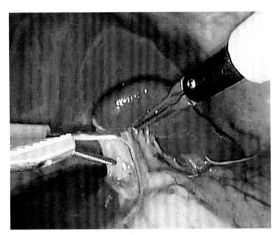

图90-9 悬吊免注气腹腔镜脾切除术中

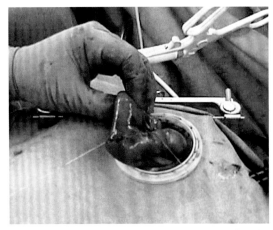

图90-10 悬吊免注气腹腔镜辅助胃切除术进行中

八、悬吊免注气腔镜手术的优点

减少了二氧化碳的吸收，手术更安全。

九、悬吊免注气腔镜手术的缺点

1. 手术空间相对不够。

2. 手术时间延长。

第九十一章 腹腔镜腹膜后肿瘤切除术

一、手术适应证

经过选择的部分体积不大的腹膜后肿瘤。

二、手术禁忌证

手术风险很大的腹膜后巨大肿瘤、恶性肿瘤并有淋巴结转移者。

难以纠正的凝血功能障碍以及合并心、肺等重要脏器功能不全而不能耐受手术者。

三、特殊仪器设备

30°腹腔镜、线形切割吻合器、超声刀、标本取出袋、腹腔镜施夹器、腹腔镜手术用抓钳和分离钳、扇形牵开器(备用)、冲洗/吸引器。

四、术前特殊准备

应进行多种影像学检查以明确肿瘤大小、位置、囊实性等。

五、麻醉方法

气管插管全身麻醉。

六、体位与穿刺口位置

平卧位。穿刺口位置根据肿瘤的位置和大小灵活掌握,一般为3～5个穿刺口。

七、手术步骤

具体步骤和相关资料见图91-1～图91-9。

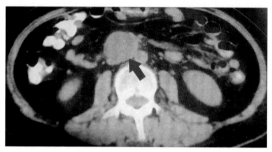

图91-1 CT片显示的腹膜后肿瘤位置(箭头示)

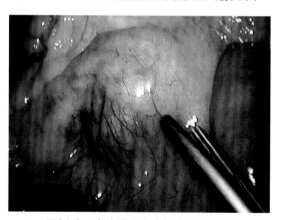

图91-2 腹腔镜手术中探查发现肿瘤

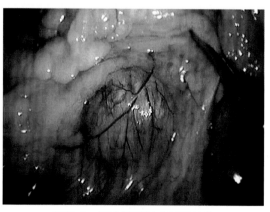

图91-3 探查清楚肿瘤周围结构

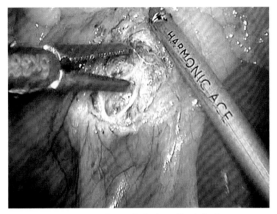

图91-4 切开肿瘤表面的后腹膜

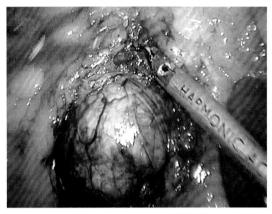

图91-5 注意避免分破肿瘤

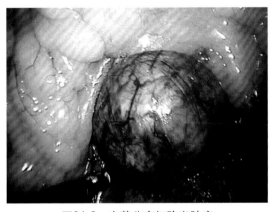

图91-6 完整分离切除出肿瘤

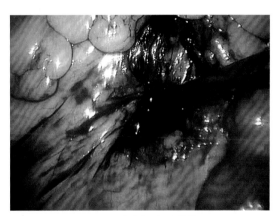

图91-7 肿瘤切除后的位置

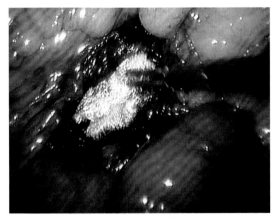

图91-8 用止血纱布压迫止血

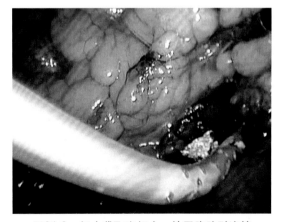

图91-9 标本袋取出标本，放置腹腔引流管

八、术后观察与处理

术后常规应用抗生素、止血药、止痛药等，术后第2天可予流质饮食，根据病理检查结果决定进一步治疗，如为恶性肿瘤，则需化疗等其他综合治疗。术后定期复查。

附1 暨南大学附属第一医院的腹腔镜外科发展之路

1991年9月6日，在暨南大学附属第一医院原放射科主任、移居美国行医的顾之岳教授联系与推动下，由美国、法国、加拿大等国的10余名腹腔镜外科专家来到暨南大学附属第一医院，进行了腹腔镜胆囊切除术的专题讲座，并现场表演了7台腹腔镜胆囊切除手术和术中胆道造影术，将腹腔镜外科介绍到了医院。1992年初医院购买了STORZ腹腔镜手术设备，开展了腹腔镜胆囊切除术，成为国内最早开展腹腔镜外科手术的医院之一。但是，开始仅仅进行腹腔镜胆囊切除术，手术指征也选择得很严格，仅开展单纯胆囊结石与胆囊息肉的治疗，手术例数不多，到1994年底，近3年时间共完成腹腔镜胆囊切除术20余例，其中中转开放手术8例，发生胆管损伤1例。1995年初，医院与外科领导开始重视这一新技术，由王存川负责腹腔镜外科方面的工作，1995年3月开始，

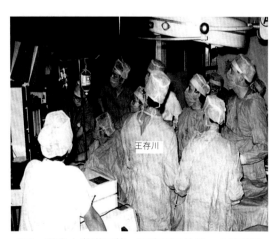

图1 暨南大学附属第一医院开展的第一台腹腔镜胆囊切除术

腹腔镜外科得到了快速健康的发展，1999年5月，医院成立了独立的腹腔镜外科专科；2004年3月，在医院领导的支持下成立了微创外科中心；2006年4月，微创外科中心合并回普通外科，逐步在普通外科普及腹腔镜手术；2011年5月，在香港方润华基金会支持下成立了暨南大学润良微创外科研究所。

1995年，我们在腹腔镜胆囊切除术的基础上开展了腹腔镜肝活检术、腹腔镜阑尾切除术、腹腔镜肠粘连松解术、腹腔镜腹腔淋巴结活检术、腹腔镜肝段切除术、腹腔镜肝肿瘤切除术、腹腔镜胃贯通刀刺伤修补术、腹腔镜胃十二指肠溃疡穿孔修补术、腹腔镜胃迷走神经干切断术、经腹腔腹膜前腹腔镜腹股沟疝修补术等普通外科手术，共行15种腹腔镜手术104台。1996年，我们又成功开展了腹腔镜胆总管切开取石T管引流术、腹腔镜胆总管切开取石胆总管一期缝合术、腹腔镜胆总管切开胆道蛔虫取除术、腹腔镜肝囊肿开窗术、腹腔镜肝脓肿引流术、腹腔镜结肠腺瘤肠段切除术、腹腔镜横结肠癌根治术、腹腔镜疝囊高位结扎术、腹腔镜阑尾周围脓肿引流术等手术，行腹腔镜手术101台。1997年，我们开展了腹腔镜肝转移癌电凝固化术、腹腔镜直乙状结肠癌切除骶前吻合术、腹腔镜右半结肠切除术、腹腔镜小肠部分切除术、腹腔镜小肠侧侧吻合术等，由于下半年本人转科到另外一个病区，开展新技术困难，当年仅仅开展腹腔镜手术90例。1998年，我们开展了腹腔镜直肠悬吊术、腹腔镜腹膜后囊肿引流术等，当年开展腹腔镜手术122台。1999年5月5日成立了腹腔镜外科专科，

当年又开展了腹腔镜胆囊造瘘术、腹腔镜胃空肠吻合术、腹腔镜B-Ⅱ式胃大部分切除术、腹腔镜直肠癌腹会阴联合根治术、腹腔镜结肠造瘘术、腹腔镜先天性巨结肠切除术、腹腔镜梅克尔憩室切除术、腹腔镜脾切除术、腹腔镜腹膜透析管置放术等，手术量超过300例。2000年，我们开展了腹腔镜胆总管十二指肠吻合术、腹腔镜肝左外叶切除治疗肝内胆管结石术、腹腔镜肝叶切除术、腹腔镜胃癌切除术、腹腔镜胃楔形切除术、腹腔镜胃间隔捆扎减肥术、腹腔镜直肠全系膜切除保肛治疗中低位直肠癌术、完全腹膜外腹腔镜腹股沟疝修补术、腹腔镜胰头部分切除术等，手术量超过400例。2001年，我们开展了腹腔镜胃后壁肿瘤切除术、腹腔镜全胃切除术、腹腔镜高选择性胃迷走神经切断术、腹腔镜小肠穿孔修补术、腹腔镜脾部分切除术、腹腔镜大网膜肿瘤切除术，手术量超过500例。2002年以后，手术量逐渐增加，在腹腔镜外科技术逐渐提高的基础上，我们又大胆并成功开展了经胆囊管腹腔镜胆管探查术、腹腔镜胆囊癌根治性切除术、腹腔镜胆总管癌切除Roux-Y胆肠吻合术、腹腔镜胆总管囊肿切除Roux-Y胆肠吻合术、腹腔镜肝包虫病手术、腹腔镜贲门癌切除术、腹腔镜胃底折叠术、腹腔镜全结肠切除术、腹腔镜左半结肠切除术、腹腔镜Roux-Y胃旁路手术、手助腹腔镜右半结肠切除术、手助腹腔

直乙状结肠癌切除骶前吻合术、腹腔镜移动盲肠固定术、腹腔镜腹壁切口疝修补术、腹腔镜股疝修补术、腹腔镜食管裂孔疝修补术、腹腔镜膈疝修补术、腹腔镜空肠造瘘术、腹腔镜急性胰腺炎引流术、腹腔镜膈下脓肿引流术、完全腹腔镜胰十二指肠切除术、腔镜大隐静脉切除术、腔镜辅助甲状腺部分切除术、胸乳入路腔镜甲状腺部分切除术、胸乳入路腔镜甲状腺功能亢进症手术、胸乳入路腔镜甲状腺癌切除术、腋乳入路腔镜甲状腺瘤切除术、腋下入路腔镜甲状腺瘤切除术、胸乳入路腔镜颈部异位胸腺瘤切除术、胸乳入路腔镜甲状舌管囊肿切除术、完全乳晕入路腔镜甲状腺切除术、经口腔前庭腔镜甲状腺切除术、完全腹腔镜规则性右半肝切除术等。其中有20余种腹腔镜手术是国内首先开展。近10余年来，我们还协助泌尿外科、妇科、胸科、神经外科等开展了20多种腹腔镜手术。

同时，我们也积极推广普及腹腔镜外科手术，2000年4月16日，我们举办了第一届腹腔镜外科手术操作学习班，有27位省内外正式代表参加，进行了如何扩大腹腔镜外科手术的种类、腹腔镜胆囊切除术的技术改进、腹腔镜手术减肥、腹腔镜疝修补术、腹腔镜肠道手术等专题的讨论学习，并进行了腹腔镜胃癌根治术、腹腔镜直肠癌根治术、腹腔镜疝修补

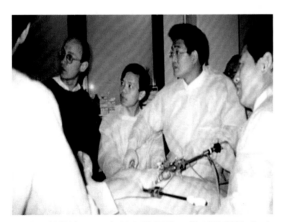

图2　1997年，王存川在德国学习微创外科技术时进行动物模拟手术

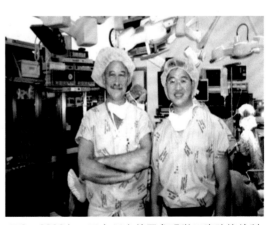

图3　2000年，王存川在美国参观学习腹腔镜外科技术

术、腹腔镜肠粘连松解术、无钛夹的改良式腹腔镜胆囊切除术等18台各种腹腔镜手术的现场演示。

2002年5月，我们又举行了第二届腹腔镜操作技术暨腹腔镜胃肠道手术新进展研讨班，有25位省内外代表参加，会议先在广州举行，就如何扩大腹腔镜外科手术的种类、腔镜甲状腺切除术、腹腔镜减肥手术、腹腔镜疝修补术、腹腔镜肠道手术等进行了专题讨论，并进行了腹腔镜胃部分切除术、腹腔镜直肠癌切除术、腔镜甲状腺部分切除术、腹腔镜疝修补术（TAPP、TEP）等手术演示。然后全体代表到上海强生学术交流中心进行了腹腔镜手术动物实验，收到了良好的效果。

2002年11月，我们举行了第一届腔镜甲状腺手术学习班，有来自全国各地的80多位正式代表参加了会议，会议围绕胸乳入路腔镜甲状腺手术新技术进行学习讨论，并手术表演腔镜

甲状腺结节切除术、腔镜甲状腺部分切除术、腔镜甲状腺次全切除术治疗甲状腺功能亢进等4台手术，为腔镜甲状腺外科的发展迈开了第一步。

2003年9月，我们又举行了第二届腔镜甲状腺手术学习班（国家级医学继续教育项目），来自全国的100余位代表参加了会议，会议仍然围绕各种入路的腔镜甲状腺外科手术进行学习讨论交流，并现场表演了腔镜甲状腺瘤切除术、腔镜甲状腺部分切除术等手术，继续推动腔镜甲状腺外科的发展。

2004年2月，我们举办了第一届腹腔镜胃外科手术研讨会，来自全国的80余位代表参加了会议，会议邀请了美国和国内多位腹腔镜外科专家就腹腔镜胃成形术治疗重度肥胖症、腹腔镜胃切除术、腹腔镜胃癌根治术等进行了讨论，为腹腔镜胃外科的发展起了一定的推动作用。

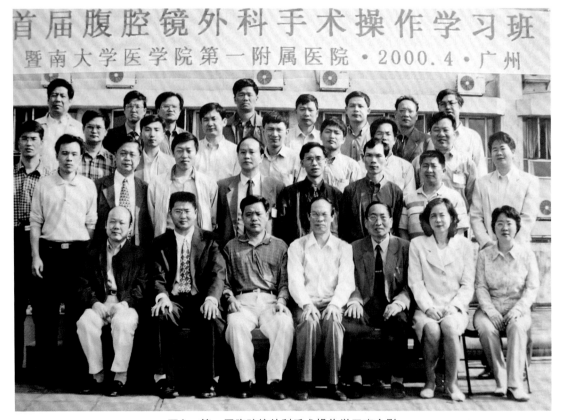

图4 第一届腹腔镜外科手术操作学习班合影

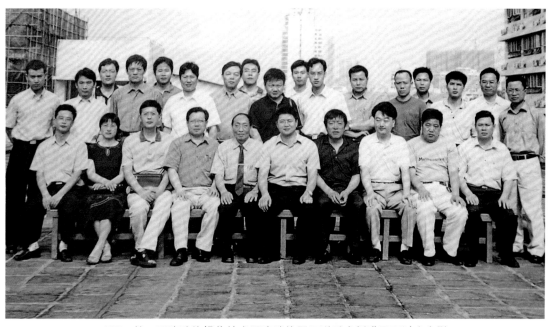

图5　第二届腹腔镜操作技术暨腹腔镜胃肠道手术新进展研讨班合影

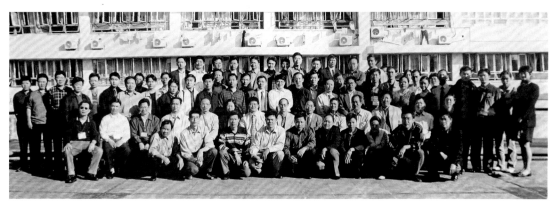

图6　第一届腔镜甲状腺外科手术学习班合影

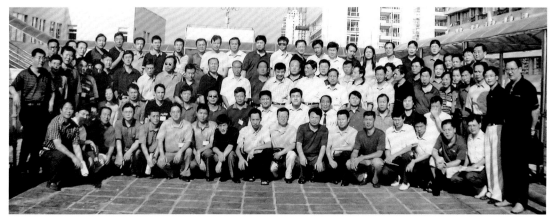

图7　第二届腔镜甲状腺外科手术学习班合影

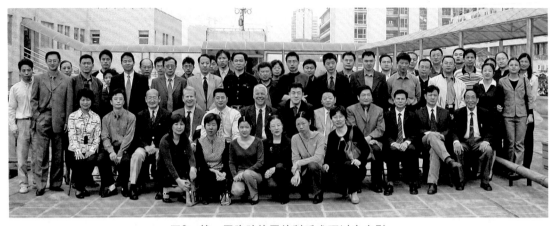

图8　第一届腹腔镜胃外科手术研讨会合影

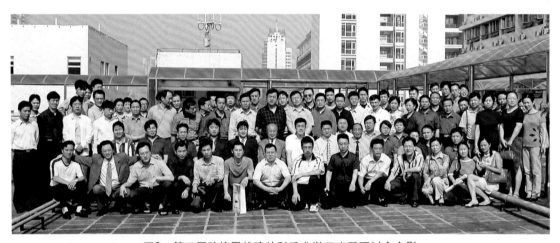

图9　第三届腔镜甲状腺外科手术学习班暨研讨会合影

2004年5月，我们又举行了第三届全国腔镜甲状腺手术学习班暨研讨会（国家级医学继续教育项目），来自全国的100余位代表参加了会议，会议邀请了进行世界第一例腋入路腔镜甲状腺手术的日本帝京大学医学部外科的池田佳史到会，为会议增色不少，并在会议上进行了腋入路腔镜甲状腺部分切除的手术演示和专题讲座，我们也在会议上演示了3台胸乳入路腔镜甲状腺手术，北京大学刘国礼教授对手术进行了精彩的点评。会议仍然围绕腔镜甲状腺外科手术进行了热烈的讨论交流，继续推动腔镜甲状腺外科的发展。

2004年8月，我们又与梅县人民医院合作举行了第四届全国腔镜甲状腺手术学习班暨腹腔镜外科新进展研讨会（国家级医学继续教育项目），80余位代表参加了会议，在会议上王存川教授与胡友主副教授分别演示了腹腔镜直肠癌切除、腔镜甲状腺瘤切除和甲状腺功能亢进手术、腹腔镜胆总管探查术等手术，进一步推动山区与基层医院腹腔镜外科的发展。

2005年3月，暨南大学附属第一医院微创外科中心成功主办了国家级医学继续教育项目第五届全国腔镜甲状腺手术学习班，学员分别来自北京、江苏、新疆、黑龙江、辽宁、广西、福建、广东等全国19个省市自治区的大学、医学院校附属医院和省地市级医院，其中80%的学员具有副高以上职称，很多代表在当地医院都是科主任、副院长。研讨会上现场演

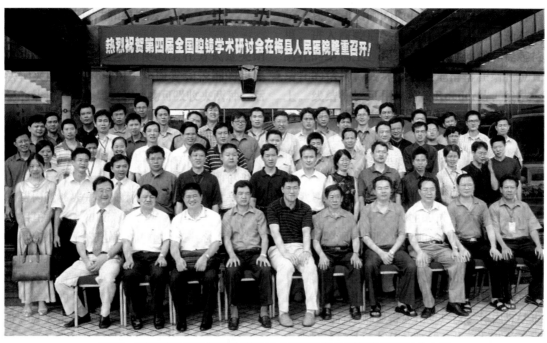

图10 第四届腔镜甲状腺外科学习班暨腹腔镜外科新进展研讨会合影

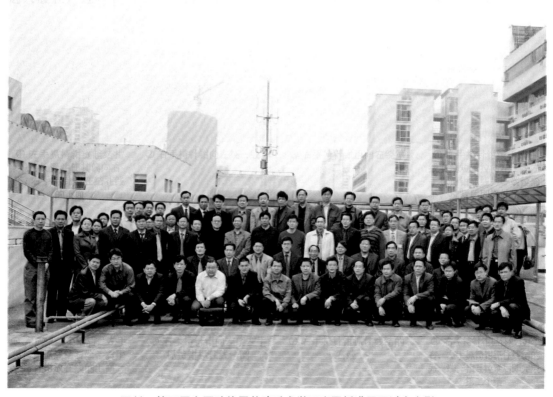

图11 第五届全国腔镜甲状腺手术学习班暨新进展研讨会合影

示了腔镜甲状腺部分切除手术治疗结节性甲状腺肿，受到了与会代表的普遍好评。这次学习班重点就腔镜甲状腺手术的方法技术展开了热烈讨论，大会认为这一新技术不仅可取得传统经颈部开刀甲状腺切除术同样的治疗效果，更重要的是它可为病人带来包括颈部不留瘢痕的良好美容效果。

2005年6月，暨南大学附属第一医院与广东省潮州市中心医院成立腹腔镜外科协作中心，借此东风，举办2005腹腔镜外科新进展研

讨会，会议还邀请了北京宣武医院徐大华教授作腹腔镜外科进展专题讲座，会上王存川教授进行了多台手术现场演示。潮州地处广东省东大门，人杰地灵，风景秀丽，各位同行相聚在美丽的潮州，共同探讨与分享腹腔镜外科的新经验，有力地推动了粤东地区腹腔镜事业的发展。

2005年11月，第六届全国腔镜甲状腺手术学习班暨第一届腹腔镜胃成形减肥手术学习班在暨南大学附属第一医院成功举行，包括华中

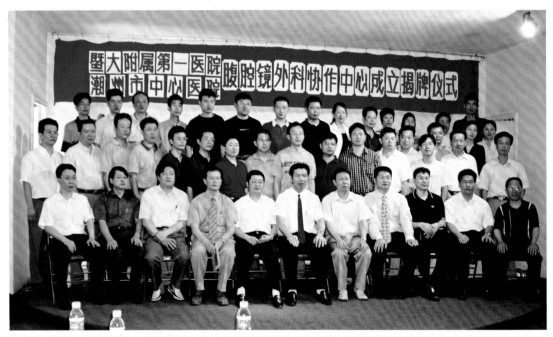

图12　暨南大学附属第一医院潮州市中心医院腹腔镜外科协作中心成立暨2005腹腔镜外科新进展研讨会合影

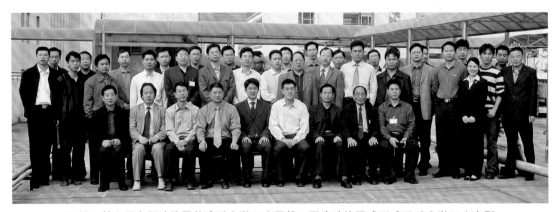

图13　第六届全国腔镜甲状腺手术学习班暨第一届腹腔镜胃成形减肥手术学习班合影

科技大学同济医学院附属同济医院、北京中日友好医院、浙江大学医学院附属第二医院等国内知名医院普通外科均有专家参加会议。学习班邀请了包括上海长征医院仇明教授、广西医科大学卢榜裕教授等国内知名腹腔镜专家授课，手术演示则采用现场直播的方式进行，专家现场点评答疑，学术气氛浓厚。这次学习班，还邀请了香港中文大学梅力文副教授介绍了内镜减肥的经验，丰富了学员代表的视野。学习班部分代表还赴北京动物实验研究中心做了动物实验，更丰富了教学内容与方式，效果良好。

2006年7月，我们举办的国家级医学继续教育项目"第一届暨南疝修补新技术研讨会暨第二届全国胃成形微创减肥手术学习班"在暨南大学附属第一医院成功举行，会议共同探讨了疝修补的最新技术和微创减肥手术。我们还特别邀请了中华医学会外科分会腹壁疝学组组

长唐健雄教授等多位省内外疝外科著名专家作专题讲座。会议还邀请了著名减肥外科专家、中华医学会外科分会内分泌与减肥外科学组副组长郑成竹教授作专题讲座。会上王存川教授与胡友主副教授分别现场表演了不同种类的腹腔镜疝修补术。

2006年12月，国家级医学继续教育项目第七届全国腔镜甲状腺手术高级学习班暨第一届腔镜甲状腺手术研讨会在暨南大学附属第一医院成功举行。

这次会议总结国内5年来开展腔镜甲状腺手术的经验教训，进一步规范和推广了腔镜甲状腺外科技术，会议邀请了北京大学第一医院刘国礼教授、上海长征医院仇明教授、北京宣武医院徐大华教授、上海市第六人民医院樊友本主任等多位国内外知名专家到会，进行专题讲座、学术交流，王存川教授和胡友主副教授分别主刀现场直播演示了共3台腔镜甲状腺切

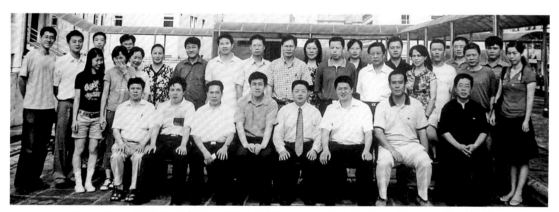

图14 第一届暨南疝修补新技术研讨会暨第二届全国胃成形微创减肥手术学习班合影

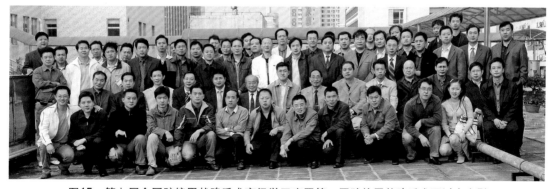

图15 第七届全国腔镜甲状腺手术高级学习班暨第一届腔镜甲状腺手术研讨会合影

除术。会议交流了各方宝贵经验和教训，提高了手术技术，共同推动了腔镜甲状腺手术的健康发展。

2007年5月，我们主办的"第八届全国腔镜甲状腺手术高级学习班暨第二届腔镜甲状腺手术研讨会"在暨南大学附属第一医院顺利举行。大会邀请了日本医科大学清水一雄教授，全国腔镜学组组长郑民华教授，澳门镜湖医院院长霍文逊院长及内地部分专家莅临大会。学员来自两岸三地各医学界人士，包括普通外科、头颈外科、内分泌科及心胸外科各位同仁近100人，其中，香港、澳门的10余位医生参加会议，观摩手术、学习该项新技术。此举表明，暨南大学附属第一医院的腔镜技术已经达到国际先进水平，改变了过去只有祖国大陆医生赴香港学习医学新技术的传统模式。

本次盛会内容新颖、形式活泼，采用了大会发言、专题讲坛、交流探讨、手术演示

等各种方式，探讨腔镜外科在甲状腺疾病中的适应性、应用性及推广性，讨论腔镜甲状腺手术的价值、优缺点及所带来的社会良好效益。内容包括如何自开放过渡到腔镜甲状腺手术、腔镜甲状腺手术的入路、甲状腺手术的技巧、腔镜甲状腺功能亢进手术的探讨及充满争议的腔镜甲状腺癌手术等。会场气氛热烈，代表纷纷发言提问，尽显百家争鸣、百花齐放的学术氛围。

大会主席王存川教授与胡友主副教授现场表演了3台腔镜甲状腺切除术，其娴熟的腔镜技巧让各位与会代表，特别是港澳外科界的医生赞叹不已，并强化了开展并推广腔镜甲状腺手术的决心。

2007年12月，我们举办了第九届全国腔镜甲状腺手术高级学习班暨第三届全国腹腔镜胃成形减肥手术学习班，会议邀请了上海交通大学医学院附属瑞金医院 郑民华教授、

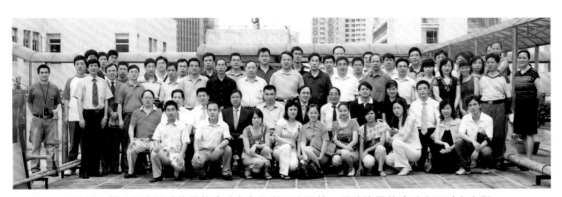

图16　第八届全国腔镜甲状腺手术高级学习班暨第二届腔镜甲状腺手术研讨会合影

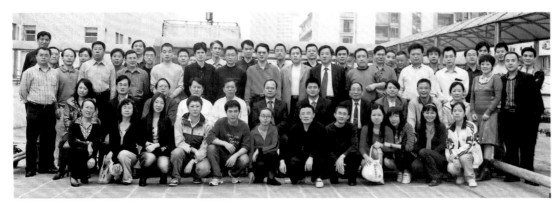

图17　第九届全国腔镜甲状腺手术高级学习班暨第三届全国腹腔镜胃成形减肥手术学习班合影

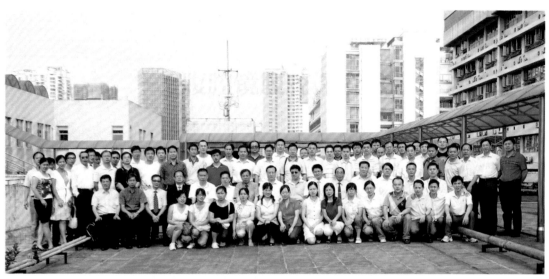

图18 第十届全国腔镜甲状腺手术高级学习班暨第四届全国腹腔镜胃肠成形手术减肥与治疗糖尿病学习班合影

北京武警总医院张新国教授等多位国内知名专家到会，进行专题讲座、学术交流、手术录像展示。王存川教授与陈鋆副主任医师现场手术演示了胸乳入路腔镜甲状腺大部切除术及腹腔镜Roux-en-Y胃旁路术等，受到与会者好评。

2008年7月，由暨南大学附属第一医院普通外科、微创外科中心主办的第十届全国腔镜甲状腺手术高级学习班暨第四届全国腹腔镜胃肠成形手术减肥与治疗糖尿病学习班在广州成功举行。本次学习班采取专题讲座和手术演示的形式进行，邀请了大陆和港澳地区众多知名专家进行专题讲座和讲解。中华医学会外科分会腹腔镜内镜外科学组组长、上海交通大学医学院附属瑞金医院博士生导师郑民华教授介绍了上海瑞金医院腔镜甲状腺手术的经验，会议还特别邀请了香港北区医院及明爱医院的关添乐和谭子俭两位高级医生就香港的甲状腺疾病治疗现状进行了交流。在腹腔镜胃肠成形手术减肥和治疗糖尿病会议部分，王存川教授介绍了暨南大学附属第一医院目前已经进行的四种腹腔镜胃肠成形手术，包括胃旁路术（含迷你胃旁路术）、垂直捆扎胃束带术、可调节胃束带术和袖状胃切除术，比较了各种手术方式的

优缺点，重点介绍了胃旁路手术的手术方法和技巧，及其治疗2型糖尿病的良好效果，并鼓励各位学员打破传统观念，勇于开拓创新，为2型糖尿病的治疗开辟新的途径。会上王存川教授还进行了3例腔镜甲状腺手术演示，其中包括一例免气腹手术。本次会议共有来自全国各地的代表80多名，其中包括香港、澳门各大医院14名高级医生和北京部分大医院的专家。

2008年12月，由暨南大学附属第一医院、卫生部普通外科内镜诊疗技术培训基地、中华医学会腹腔镜内镜学组腹腔镜外科培训中心主办，云南省西双版纳傣族自治州景洪市人民医院承办的国家级医学继续教育项目2008普外科复杂腹腔镜手术论坛暨第十一届全国腔镜甲状腺手术高级学习班与第五届全国腹腔镜胃旁路手术治疗肥胖症与糖尿病学习班在云南省美丽的西双版纳景洪市成功举行。

本次会议内容新颖，学员为来自新疆、云南、广东、陕西、重庆等省市自治区60多所大中型医院的中高级医师，会议就普通外科腹腔镜手术的现状、前景、最新技术及进展与参会代表展开了多种形式的探讨交流，会议包括大会主题演讲、手术演示、大师手术录像及会议交流等多种形式，推广普及了处于国内领先

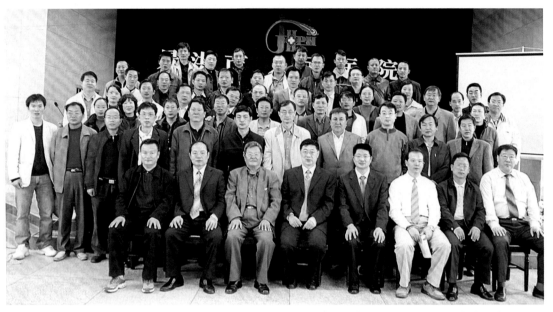

图19　2008普外科腹腔镜手术论坛暨第十一届全国腔镜甲状腺手术学习班与第五届全国腹腔镜减肥手术学习班合影

水平的暨南大学附属第一医院的腹腔镜外科技术。会议主席、普通外科主任王存川教授和胡友主副教授、陈鋆副主任医师等还现场表演了腹腔镜直肠癌根治手术、悬吊免注气完全腹膜外3D补片腹腔镜腹股沟疝修补手术、经腹腔腹膜前腹腔镜腹股沟疝修补手术、超声刀腹腔镜胆囊切除手术、胸乳入路腔镜甲状腺腺叶切除术、悬吊免注气胸乳入路腔镜甲状腺次全切除术等6台手术，强化了开展普通外科腹腔手术的决心。这次研讨会给各位代表提供了一个学习、交流、展示及合作的平台，将较好推动我国普通外科腹腔镜外科技术的蓬勃发展。大会还邀请了曾经为我国腹腔镜外科的发展作出过杰出贡献的陈训如教授演讲。中华医学会外科分会腹腔镜与内镜外科学组副组长、北京宣武医院徐大华教授，中华医学会外科分会腹腔镜与内镜外科学组委员兼秘书、北京大学第一医院张寰教授等国内知名专家学者也作了精彩的专题讲座。

2009年5月，暨南大学附属第一医院成功主办了广东省腹腔镜腹壁疝修补术研讨会，会议邀请了瑞士知名教授及全国腹壁疝外科学组副组长陈双教授莅临讲座，王存川教授现场表演了腹腔镜腹股沟疝修补术TAPP和TEP。

2009年6月，国际内分泌外科手术论坛暨第十二届全国腔镜甲状腺手术高级学习班和第六届全国腹腔镜胃旁路手术治疗肥胖症与2型糖尿病学习班也同期在暨南大学附属第一医院举行。会议邀请了台湾高雄义大医院黄致锟医师、中国医学科学院肿瘤医院张彬教授、中国人民解放军309医院邹一平教授等国内外知名教授作专题讲座，会上王存川教授和胡友主副教授分别现场直播表演了腹腔镜Roux-en-Y胃旁路术和胸乳入路腔镜甲状腺近全切除术，会议讨论热烈，对普及、提高、规范内分泌外科手术技术，特别是内分泌外科腔镜手术技术，起到了较好的推动作用。

2009年12月，第十三届全国腔镜甲状腺手术高级学习班暨第七届全国腹腔镜胃肠成形手术减肥与治疗糖尿病学习班在暨南大学附属第一医院成功举行。会议形式多样，专题讲座、讨论、手术表演令与会者学习劲头十足，会上，王存川教授和胡友主副教授分别现场直播表演了腹腔镜Roux-en-Y胃旁路术和胸乳入路腔镜甲状腺近全切除术。

2010年6月，广州国际内分泌外科手术论坛，第十四届全国腔镜甲状腺手术高级学习班和第八届全国腹腔镜胃旁路手术治疗肥胖症与2型糖尿病学习班同期在暨南大学附属第一医院举行。会议邀请了复旦大学附属肿瘤医院嵇庆海教授、中山大学附属肿瘤医院郭诸明教授、中国人民解放军309医院邹一平教授等国内外知名教授作专题讲座，会上王存川教授和胡友主副教授分别现场直播表演了腹腔镜Roux-en-Y胃旁路手术+完全乳晕入路腔镜甲状

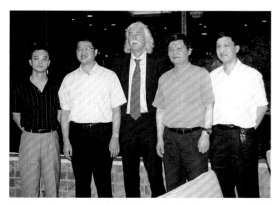

图20　2009广东省腹腔镜腹壁疝修补术研讨会留影

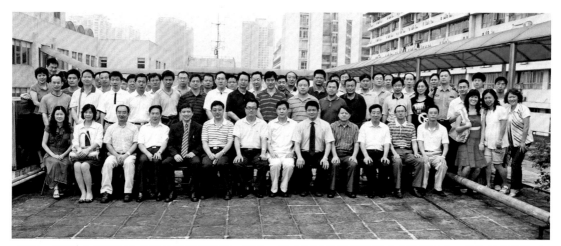

图21　2009广州国际内分泌外科手术论坛，第十二届全国腔镜甲状腺手术高级学习班，第六届全国腹腔镜胃旁路手术治疗肥胖症与2型糖尿病学习班合影

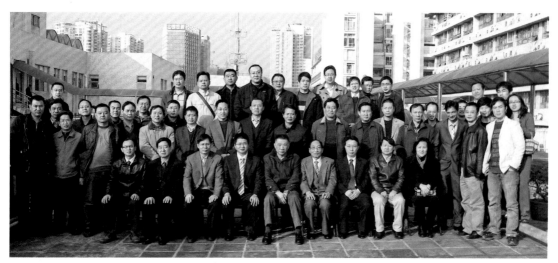

图22　第十三届全国腔镜甲状腺手术高级学习班暨第七届全国腹腔镜胃肠成形手术减肥与治疗糖尿病学习班合影（1）

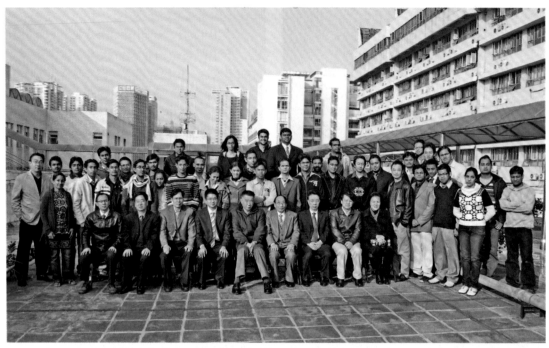

图23　第十三届全国腔镜甲状腺手术高级学习班暨第七届全国腹腔镜胃肠成形手术减肥与治疗糖尿病学习班合影（2）

腺腺叶全切除术+喉返神经探查术和完全乳晕入路腔镜甲状腺次全切除术，会上传统开刀甲状腺手术专家与腔镜外科专家碰撞，会议讨论热烈，对普及、提高、规范内分泌外科手术技术，特别是内分泌外科腔镜手术技术，起到了积极的推动作用。

2011年5月，暨南大学润良微创外科研究所成立大会暨2011广州国际肥胖症与糖尿病外科论坛暨第九届全国腹腔镜胃旁路手术治疗肥胖症与糖尿病学习班在暨南大学附属第一医院成功举行。

会上举行了暨南大学润良微创外科研究所成立揭幕仪式，南方医科大学微创解剖研究所所长钟世镇院士，方润华基金会董事、香港地球之友前总干事吴方笑薇女士，中国医师协会内镜医师分会会长、卫生部肝胆肠外科中心主任张阳德教授，广东省卫生厅科教处徐庆锋处长，暨南大学副校长陆大祥教授，美国加州腹腔镜胃旁路手术之父Dr. Alan Wittgrove等国内外嘉宾到会祝贺。

会上暨南大学副校长陆大祥教授宣读了暨南大学任命文件，研究所设所长1名、副所长3名，暨南大学附属第一医院王存川教授任暨南大学润良微创外科研究所所长，暨南大学附属第一医院潘运龙教授、胡友主副教授，深圳市人民医院潘凯教授任暨南大学润良微创外科研究所副所长。论坛会上一个突出的亮点是，王存川教授与来自美国的腹腔镜胃旁路手术之父Dr. Alan Wittgrove现场PK，分别现场直播表演了1台腹腔镜Roux-en-Y胃旁路手术，中外顶级专家的对撞，令来自全国各地的学员不枉此行。

2011年7月，2011年普通外科微创外科新技术论坛，第十五届全国腔镜甲状腺手术高级学习班，第十届全国腹腔镜胃旁路手术治疗肥胖症与糖尿病学习班在中国革命老区广西百色成功举行。这次会议移师广西，由右江医学院附属医院承办，我们与主要来自广西的同道一起坐而论道，专题讲座、录像展播、讨论、手术直播，表演形式丰富，对于推动腹腔镜事业在广西的发展起到了积极的作用。

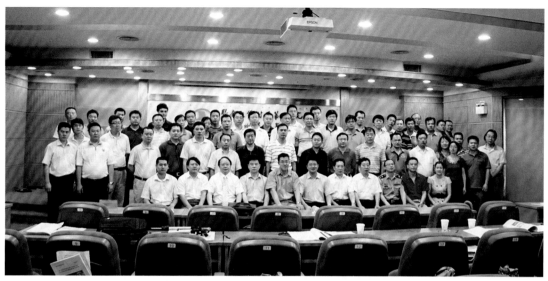

图24 2010广州国际内分泌外科手术论坛暨第十四届全国腔镜甲状腺手术高级学习班暨第八届全国腹腔镜胃旁路手术治疗糖尿病与肥胖症学习班合影

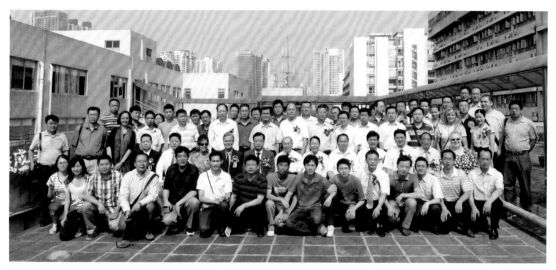

图25 暨南大学润良微创外科研究所成立大会暨2011广州国际肥胖症与糖尿病外科论坛暨第九届全国腹腔镜胃旁路手术治疗肥胖症与糖尿病学习班合影

2011年8月,我们在内蒙古巴彦淖尔成功举行了2011微创外科新技术论坛暨第十六届全国腔镜甲状腺手术高级学习班暨第十一届全国腹腔镜胃旁路手术治疗肥胖症与糖尿病学习班,这次会议由巴彦淖尔市临河人民医院承办。会议邀请了北京大学第一医院普外科张寰教授、北京朝阳医院普外科杜燕夫教授等国内知名专家。会上王存川教授现场演示了腹腔镜

胃癌根治术,张寰教授演示了腹腔镜胆总管切开取石术,杜燕夫教授演示了腹腔镜乙状结肠癌根治术,胡友主副教授演示了腹腔镜腹股沟疝修补术,会议气氛热烈,有力地推动了我国北部腹腔镜事业的发展。

2011年10月,我们在广东梅州成功举行了2011微创外科新技术论坛暨第十七届全国腔镜甲状腺手术高级学习班暨第十二届全国腹腔镜

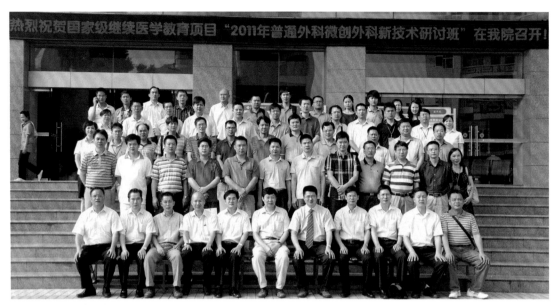

图26　2011年普通外科微创外科新技术论坛暨第十五届全国腔镜甲状腺手术高级学习班暨第十届全国腹腔镜胃旁路手术治疗肥胖症与糖尿病学习班合影

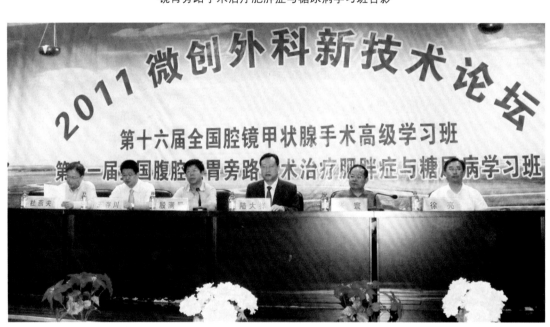

图27　2011微创外科新技术论坛暨第十六届全国腔镜甲状腺手术高级学习班暨第十一届全国腹腔镜胃旁路手术治疗肥胖症与糖尿病学习班合影

胃旁路手术治疗肥胖症与糖尿病学习班，此次会议由广东省梅县人民医院承办。会上王存川教授现场演示了腹腔镜胃部分切除术、腔镜甲状腺切除术，胡友主副教授演示了腹腔镜胆囊切除、胆总管切开取石T管引流术，会议气氛热烈，有力地推动了广东省东北部腹腔镜事业的发展。

2011年10月，我们在郑州举行了2011年肥胖症与糖尿病外科高峰论坛暨第十三届全国腹腔镜胃旁路手术治疗肥胖症与糖尿病学习班，这次会议由郑州市第二人民医院承办。专题讲座后，王存川教授现场演示了腹腔镜Roux-en-Y胃旁路手术2台和腹腔镜袖状胃切除术1台，受到与会者的热烈好评。

2011年11月，广州甲状腺外科高峰论坛暨第十八届全国腔镜甲状腺手术高级学习班在暨南大学附属第一医院成功举行。自2002年至今，历时十载，从美丽的花城广州，到热情浪漫的边陲城市西双版纳、内蒙古临河，我们已成功举办了18届高质量的腔镜甲状腺手术学习班，为全国各级医院培养了1000余名腔镜外

科医生，被誉为内分泌外科医师的摇篮，成为我国腹腔镜外科培训的品牌项目。这次会议邀请了中国医学科学院肿瘤医院张彬教授等国内知名专家授课讲座，王存川教授、胡友主副教授、李进义副主任医师、杨景哥主治医师等现场演示了腔镜甲状腺切除术，将"做给学员看"的办会特色发挥得淋漓尽致，现场讨论激烈，气氛活跃。

从1997年开始，我们应邀到全国30多个省市自治区的近300家医院进行各种腹腔镜手术示范与讲学，还接待全国（包括香港、澳门）500

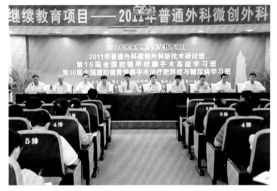

图28　2011微创外科新技术论坛暨第十七届全国腔镜甲状腺手术高级学习班暨第十二届全国腹腔镜胃旁路手术治疗肥胖症与糖尿病学习班剪影

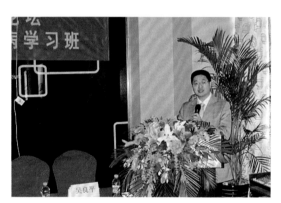

图29　2011年肥胖症与糖尿病外科高峰论坛暨第十三届全国腹腔镜胃旁路手术治疗肥胖症与糖尿病学习班剪影

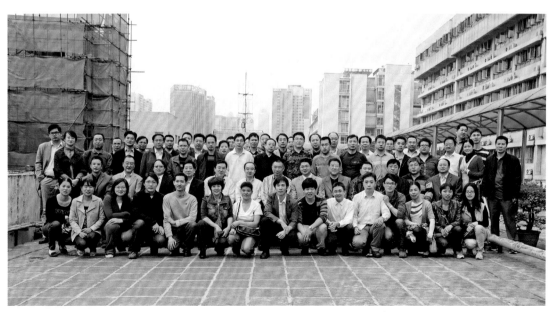

图30　2011广州甲状腺外科高峰论坛暨第十八届全国腔镜甲状腺手术高级学习班合影

多家医院的医生来医院参观或者进修腹腔镜外科，多次在学术会议上进行各种腹腔镜手术示范表演，已经发表腹腔镜外科论文200余篇，主编、参编腹腔镜外科专著9部，还招收培养腹腔镜外科研究方向博士、硕士研究生50余名，为腹腔镜外科的发展尽了我们的微薄之力。

现在，普外科每位医生都不同程度掌握了腹腔镜外科技术，腹腔镜微创手术也成为暨南大学附属第一医院普外科的特色，绝大部分普外科疾病都可以得到先进的微创手术治疗，医院对腹腔镜设备投入也非常大，多间一体化高清数字腔镜手术室、专用的减肥手术床（全国第一家）、腹腔镜培训中心等，都为腹腔镜外科发展创造了便利条件。

腹腔镜外科是外科手术技术上的一次重大技术变革，电视腹腔镜拓宽了我们的视野，使我们的眼睛跟着镜头进入了病人的身体内，改变了外科手术需要在病灶部位做大切口的历史；细长的腹腔镜手术仪器延长了我们的手指，切割器等仪器代替了部分手的功能，超声刀等仪器代替了部分止血钳与结扎的功能。进行腹腔镜外科手术的医生都是改革者与革新派，那革谁的命？首先是医生超越自己，敢于重新学习，革自己的命，接受新技术、新方法，如果一个医生拒绝接受新的技术，可能几年后他（她）的病人将逐渐减少，成为新技术的革命对象。

10年前我们有一个梦，希望所有的外科医生，包括年轻的和年老的，都能不用将病人的肚子和脖子切开做手术……现在，已经部分实现。

腹腔镜外科已经走过了幼年时期，开始进入成熟期，腹腔镜外科观念正逐渐被接受，腹腔镜手术正逐渐成为部分普通外科手术的一种首选方法，其普及发展已势不可挡，腹腔镜外科技术将逐渐完善，手术种类逐渐增加，一些疑问与悬念已经逐渐清晰，当然，发展中仍然存在一些问题需要进一步解决。未来几年，将是我国腹腔镜外科向复杂腹腔镜手术发展普及的蓬勃发展期。

附2 王存川医生历年在学术会议上演讲与演示腹腔镜手术目录

1. **1995上海国际腹腔镜外科研讨会。**

大会发言：腹腔镜阑尾切除56例与开腹阑尾切除60例对比研究。上海长海医院主办，1995年10月，上海。

2. **全国内镜新进展学术会议。**

大会发言：经腹腔镜胆囊与肝部分联合切除术1例、经腹腔镜治疗腹腔内多个病灶。《中国内镜杂志》主办，1996年1月，北京。

3. **第四届全国胃肠道外科学术会议。**

大会发言：腹腔镜阑尾切除术与开腹阑尾切除术对比研究。中华医学会外科分会胃肠外科学组主办，1996年5月，广州。

4. **Fourth Annual Scientific Meeting of Laparoscopic Surgery.**

大会发言：Clinical Applications of Laparoscopic Surgery Except Cholecystectomy—Report of 125 Cases. 香港微切口协会主办，1996年，香港。

5. **第7届全国胆道外科学术会议。**

大会发言：腹腔镜胆总管探查10例体会。中华医学会外科分会胆道外科学组主办，1997年4月，西安。

6. **第五届全国内镜外科学术会议。**

大会发言：腹腔镜手术中恶性肿瘤的遗漏、腹腔镜阑尾切除术198例。《腹腔镜外科杂志》主办，1997年5月，济南。

7. **广东省第七次外科学术会议。**

大会发言：腹腔镜胆总管探查术。广东省外科学会主办，1997年8月，广州。

8. **第十二届德中医学会议。**

大会发言：腹腔镜胆总管探查手术。德中医学交流协会主办，1997年9月，德国汉堡。

9. **第五届全国胃肠外科学术会议。**

大会发言：腹腔镜技术在胃肠道的应用。中华医学会胃肠外科学组主办。1998年5月，庐山。

10. **第一届全国腹腔镜外科高级技术学习班。**

专题讲座：电视腹腔镜手术在腹部外科的应用。《腹腔镜外科杂志》主办，1998年8月，浙江湖州。

11. **1998ELSA CHINA。**

大会发言：Laparoscopic Common Bile Duct Exploration: Experience with 20 Cases .亚太腹腔镜内镜协会主办，1998年11月，上海。

12. **第四届全国内镜会议。**

大会发言：经腹腔镜治疗阑尾周围脓肿。《中国内镜杂志》主办。1998年11月，厦门。

13. **1999北京外科周学术会议。**

会议发言：电视腹腔镜在结肠手术中的临床应用、腹腔镜胆总管切开探查后胆总管一期缝合术12例。中华医学会外科分会主办，1999年11月13日，北京。

14. **第五届全国内镜会议。**

大会发言：电视腹腔镜胆总管切开探查后胆总管一期缝合术、超声刀在腹腔镜外科手术中的应用。《中国内镜杂志》主办。1999年11月，海口。

15. **广东省第八次外科学术会议。**

大会发言：腹腔镜胆总管切开探查后胆总管一期缝合术、腹腔镜结肠手术探讨。广东省外科学会主办，1999年8月，广州。

16. **首届大中华超声刀学术会议。**

大会发言：超声刀在腹腔镜外科手术中的应用经验。强生公司主办，1999年7月，三亚。

17. **第2届全国腹腔镜外科高级技术学习班。**

专题讲座：超声刀在腹腔镜外科手术中的应用。《腹腔镜外科杂志》主办，1999年5月，陕西汉中。

18. **超声刀临床应用研讨会。**

专题讲座：超声刀在腹腔镜手术中的应用经验。手术表演：腹腔镜右半结肠切除术。湖南医科大学湘雅医院主办，1999年6月12日，长沙。

19. **湖南腹腔镜外科学习班。**

手术表演：腹腔镜结肠癌（Dixon）根治术。湖南省人民医院主办，1999年11月23日，长沙。

20. **第一届腹腔镜外科手术操作学习班。**

专题讲座：4个；手术表演：腹腔镜胃癌根治、直肠癌根治（Dixon）、疝修补、肠粘连松解等各种手术18台。暨南大学附属第一医院主办，2000年4月，广州。

21. **第3届全国腹腔镜外科高级技术学习班。**

专题讲座：超声刀与电刀在腹腔镜外科手术中的比较。手术表演：腹腔镜胃大部分切除术、TEP。《腹腔镜外科杂志》主办，2000年5月12日，河南洛阳。

22. **第一届全国肛肠外科学术会议。**

大会发言：腹腔镜大肠手术。2000年5月，上海。

23. **第5届全国胃肠外科会议。**

大会发言：超声刀在腹腔镜胃肠手术中的应用。中华医学会胃肠外科学组主办，2000年5月，杭州。

24. **2000沈阳国际腹腔镜外科会议。**

专题讲座：腹腔镜疝修补术。手术表演：TEP+LC。中国医科大学附属第一医院主办，2000年7月3日，沈阳。

25. **全国首届微创外科新技术与新手术演示会。**

手术表演：腹腔镜TEP、TAPP、腹腔镜胃大部分切除术。中华医学会腹腔镜内镜外科学组主办，2000年9月7日，嘉峪关。

26. **2000湖南国际腹腔镜会议。**

专题讲座：超声刀在腹腔镜手术的应用；手术表演：腹腔镜DIXEN手术。湖南省人民医院主办，2000年9月22日，长沙。

27. **2000南宁复杂腹腔镜手术演示会。**

手术表演：腹腔镜直肠癌根治（Dixon）、胆总管切开取石一期缝合、LC、卵巢肿瘤剥出术。广西壮族自治区人民医院主办，2000年9月，南宁。

28. **2000全国门静脉高压学习班。**

手术表演：腹腔镜直肠癌根治（Dixon）、腹腔镜脾切除术。中南大学湘雅三医院主办，2000年11月，长沙。

29. **2000广东省大肠癌学术会议。**

专题讲座：腹腔镜大肠癌手术。广东省抗癌协会大肠癌专业委员会主办，2000年11月，广州。

30. **第一届暨南大学外科年会。**

专题讲座：腹腔镜外科的现状与展望、经腹腔镜治疗重度肥胖。暨南大学附属第一医院主办，2000年12月29日，广州。

31. **2001南宁腹腔镜外科手术演示会。**

专题讲座：腹腔镜胃手术、腹腔镜手术减肥、腹腔镜疝修补术。手术表演：腹腔镜胃癌根治、脾切除、疝修补术。广西医科大学附属第一医院主办，2001年3月，南宁。

32. **2001全国微创外科手术研讨会。**

专题讲座：如何扩大腹腔镜外科手术种类。手术表演：腹腔镜胃大部分切除（B-I）、腹腔镜Miles手术。《腹腔镜外科杂志》主办，2001年7月，中国人民解放军空军兰州医院。

33. **第八届全国普外基础与临床进展学术会。**

大会发言：经腹腔镜治疗肝胆管良性疾病探讨。《中国普外基础与临床杂志》主办，2001年8月，成都。

34．第7届全国腹腔镜内镜外科学术会议。

大会发言：如何正确扩大腹腔镜外科手术种类(专题讲座)、腹腔镜疝修补术、腹腔镜结直肠切除术、腹腔镜脾切除术、腹腔镜胃切除术、腹腔镜胃间隔捆扎术等。中华医学会、《腹腔镜外科杂志》主办，2001年8月，北京。

35．第三届超声刀学术会议。

大会发言：腹腔镜肝脾胰部分切除术。强生公司主办，2001年9月，南昌。

36．第5届广东省外科学术会议。

大会发言：腹腔镜疝修补术、腹腔镜脾切除术、腹腔镜胃切除术、腹腔镜胃间隔捆扎术等。广东省外科学会主办，2001年9月，广州。

37．第四届全国腹腔镜外科新技术学习班。

专题发言：腹腔镜外科的现状与发展。手术表演：腹腔镜胃癌根治+LC、Dixon手术、TAPP。《腹腔镜外科杂志》主办，2001年9月，安徽宁国。

38．2001年全国腔镜下消化道重建手术研讨会。

专题讲座：腹腔镜肝脾胰部分切除术。手术表演：TAPP、TEP、肾切除、LCTD。广西壮族自治区人民医院主办，2001年9月，南宁。

39．第一届广东省微创外科学术会议。

专题讲座：如何扩大腹腔镜外科手术的种类。手术表演：腹腔镜胆总管探查术。广东省腹腔镜外科学组主办，2001年9月，中山小榄。

40．21世纪全国肝胆胰脾胃肠微创外科学术交流会。

专题讲座：如何正确扩大腹腔镜外科手术种类。手术表演：LTME保肛术。《中国微创外科杂志》主办，2001年10月，贵州。

41．第4届香港微切口学会年会暨香港微创外科会议。

大会发言：腹腔镜胃手术探讨。香港微切口协会与广东省外科学会腹腔镜学组主办，2001年11月，珠海。

42．第15届全国肝胆胰外科学术会议。

大会发言：腹腔镜肝脾胰部分切除术、腹腔镜肝胆管手术探讨。2002年1月，哈尔滨。

43．2002年全国第九届内镜学术会议。

专题讲座：扩大腹腔镜外科手术的经验体会。《中国内镜杂志》主办，2002年4月，深圳。

44．第二届腹腔镜操作技术暨腹腔镜胃肠道手术新进展研修班。

专题讲座：如何扩大腹腔镜外科手术的种类、腔镜甲状腺切除术、腹腔镜手术减肥、腹腔镜疝修补术、腹腔镜肠道手术等。手术演示：腹腔镜胃部分切除、直肠癌切除、甲状腺部分切除、疝修补（TAPP、TEP）等。暨南大学附属第一医院主办，2002年5月，广州暨南大学、江门、上海。

45．全国第二届腹腔镜新技术手术演示研讨会。

专题讲座：腹腔镜胃结肠手术。手术演示：TAPP(复发疝)、全结肠切除并盆腔功能性悬吊术。中华医学会腹腔镜内镜外科学组主办，2002年5月，重庆。

46．2002广西疝修补进展与腔镜甲状腺手术学习班。

专题讲座：腹腔镜疝修补术、腔镜甲状腺切除术。广西壮族自治区人民医院主办，2002年6月，南宁。

47．2002佛山国际腹腔镜新进展研讨会。

专题讲座：腹壁穿刺口肿瘤种植转移问题、腔镜甲状腺切除术。手术演示：腔镜甲状腺切除术。佛山市第一人民医院主办，2002年6月，广东佛山。

48．第五届全国腹腔镜高级技术研讨会。

专题讲座：如何扩大腹腔镜外科手术种类、腔镜甲状腺切除术。手术演示：腹腔镜胃癌根治、TAPP。腹腔镜外科杂志主办，2002年8月，四川绵阳。

49．首届东北微创外科手术演示研讨会。

手术演示：LTME。白求恩医科大学附属第三医院主办，2002年9月，长春。

50．普通外科腔镜高级学习班。

专题讲座：腹腔镜外科的进展与现状、腹腔镜TME手术。动物手术指导：脾切除、LTME。强生公司主办，2002年9月，上海强生公司交流中心。

51. 湘潭地区腔镜甲状腺手术演示会。

专题讲座：腔镜甲状腺切除术。手术表演：腔镜甲状腺部分切除术。湖南省湘潭市第一人民医院主办，2002年9月，湖南湘潭。

52. 河南省首届微创外科会议。

专题讲座：腔镜甲状腺手术、腹腔镜胃结肠手术。手术表演：LCTD（Ⅰ期缝合）。河南省微创外科学会主办，2002年10月，郑州。

53. 2002国际微创外科大会。

手术表演：腔镜甲状腺部分切除、手辅助右半结肠切除术。天津南开医院主办，2002年10月，天津。

54. 2002小儿外科腹腔镜手术学术会议。

手术表演：脾切除术。天津儿童医院主办，2002年10月，天津。

55. 第三届腹腔镜操作技术暨腔镜甲状腺手术高级研讨会。

专题讲座：腔镜甲状腺手术。手术表演：腔镜甲状腺结节切除术、腔镜甲状腺部分切除术、腔镜甲状腺次全切除术。暨南大学附属第一医院主办，2002年11月，广州。

56. 2002医院信息化暨微创外科专题会议。

专题讲座：腔镜甲状腺外科进展。广州医学院附属第一医院主办，2002年11月，广州。

57. 2002广东省微创外科研讨会。

手术表演：腔镜甲状腺部分切除、腔镜甲状腺次全切除术（甲亢）。中山市人民医院主办，2002年11月，广东中山。

58. 第二届深圳市微创外科年会。

专题讲座：腹腔镜结直肠手术。手术表演：LTME。深圳市微创外科学会主办。2002年12月，深圳市人民医院。

59. 2003广东省抗癌协会大肠癌专业委员会学术活动，讲座：腹腔镜辅助结直肠手术。

广东省抗癌协会大肠癌专业委员会主办。2003年4月4日，中山大学附属肿瘤医院。

60. 2003全国微创外科新进展学术研讨会，专题讲座：腔镜甲状腺手术。

《中国微创外科杂志》主办，2003年4月，上海金山。

61. 2003甘肃腹腔镜内镜外科会议。

专题讲座：腹腔镜外科的发展与思考。手术表演：腔镜甲状腺部分切除术、腔镜胃部分切除术。甘肃省腹腔镜内镜外科学组主办，2003年8月，甘肃金川。

62. 2003湖南普通外科年会。

专题讲座：腹腔镜外科的发展与思考。湖南省普通外科学会主办，2003年8月，湖南衡阳。

63. 2003广西腹腔镜外科新技术新进展学术会议。

专题讲座：腹腔镜外科的发展与思考。手术表演：腔镜甲状腺部分切除术。广西壮族自治区人民医院主办，2003年8月，南宁。

64. 第七届全国腹腔镜高级技术学习班与研讨会。

专题讲座：腹腔镜外科的发展与思考。手术表演：腔镜甲亢切除术、腹腔镜胆囊切除胆总管切开T管引流肝左外叶切除术。《腹腔镜外科杂志》主办，2003年8月，湘潭。

65. 2003广州腔镜新技术讨论会。

专题讲座：腔镜甲状腺切除术。2003年8月，广州。

66. 2003第5届全国超声刀俱乐部年会。

专题讲座：腔镜甲状腺切除术。强生公司主办，2003年8月，昆明。

67. 2003广东省大肠癌专业会议。

专题讲座：腹腔镜辅助结直肠癌切除术。广东省抗癌协会大肠癌专业委员会主办，2003年9月，中山大学附属肿瘤医院。

68. 第二届腔镜甲状腺手术学习班。

专题讲座：腔镜甲状腺手术。手术表演：腔镜甲状腺癌切除、腔镜甲状腺部分切除术。暨南大学附属第一医院主办，2003年9月，广州。

69. 2003广东省外科年会。

专题讲座：腹腔镜外科的发展与思考。广

东省外科学会主办，2003年9月，广州。

70. 2003**甘肃省腔镜新技术学习班**。

专题讲座：腹腔镜外科的发展与思考。手术表演：LC、子宫切除、附件手术。兰州医学院附属第一医院主办，2003年9月，兰州。

71. **第12届全国内镜会议**。

专题讲座：腹腔镜外科的发展与经验。《中国内镜杂志》主办，2003年9月，昆明。

72. **第二届外科周学术会议**。

大会发言：腔镜甲状腺手术、腔镜甲亢手术、腹腔镜胆管癌切除、腹腔镜结直肠手术、腹腔镜肝切除、腹腔镜胃癌手术。手术表演：腔镜甲状腺切除术。中华医学会外科分会主办，2003年10月，厦门。

73. 2003**上海全国微创外科会议**。

专题讲座：腔镜甲状腺外科——技术进步与挑战。手术表演：腔镜甲状腺部分切除术。上海中山医院主办，2003年11月，上海。

74. **安徽省第二届胃肠手术学术会议**。

专题讲座：腹腔镜外科的探索与经验。手术表演：腔镜甲状腺手术、腹腔镜胃癌切除术。安徽省普通外科学会主办，2003年12月，安徽桐城。

75. **第一届腹腔镜胃外科手术研讨会**。

专题讲座：腹腔镜胃外科手术。暨南大学主办，2004年2月，广州。

76. **江苏省第一届腹腔镜外科学习班**。

专题讲座：腹腔镜外科的发展与14年经验。手术表演：腔镜甲状腺部分切除术。苏州大学附属第二医院主办，2004年4月，苏州。

77. **第三届全国腔镜甲状腺手术学习班**。

专题讲座：腔镜甲状腺外科：技术进步与挑战。手术表演：腔镜甲状腺瘤切除、腔镜甲状腺部分切除术。暨南大学主办，2004年5月，广州。

78. **第一届山西省腹腔镜技术学习班**。

专题讲座：腹腔镜外科的探索与14年经验。手术表演：腹腔镜直肠癌根治术、LC。山西省肿瘤医院主办，2004年5月，太原。

79. 2004**山东省腹腔镜外科新技术学习班**。

专题讲座：腹腔镜外科的探索与14年经验。青岛医学院附属医院主办，2004年5月，青岛。

80. **第二届河南省微创外科会议**。

专题讲座：腔镜甲状腺外科新进展。手术表演：腔镜甲状腺部分切除术。河南省微创外科学会主办，2004年5月，河南南阳。

81. 2004**安徽省腹腔镜外科新技术学习班**。

手术表演：腔镜甲状腺部分切除术。安徽省立医院主办，2004年6月，安徽合肥。

82. 2004**全国腹腔镜在肝胆胰脾的应用研讨会**。

专题讲座：腔镜甲状腺外科的新进展。手术表演：TAPP、腹腔镜胃癌根治术。广西医科大学附属第二医院主办，2004年6月，南宁。

83. 2004**福建省第一届腹腔镜外科研讨会**。

专题讲座：腹腔镜肝部分切除术。手术表演：腔镜甲状腺切除术、腹腔镜脾切除术。福建省立医院主办，2004年7月，福州。

84. 2004**第6届全国超声刀俱乐部年会**。

专题讲座：腹腔镜疝修补术。强生公司主办，2004年8月，成都。

85. **第四届全国腔镜甲状腺手术学习班暨腹腔镜外科新进展研讨会**。

专题讲座：腔镜甲状腺外科进展、腹腔镜外科新进展。手术表演：腔镜甲亢手术、腹腔镜直肠癌切除术。暨南大学附属第一医院主办，2004年8月，梅州。

86. 2004**湖南郴州外科学术会议**。

专题讲座：腹腔镜外科的进展和经验。湖南郴州市外科学会主办，2004年8月，湖南郴州。

87. 2004**湖北腔镜外科学术会议**。

专题讲座：超声刀在普通外科腹腔镜手术中的应用。武汉协和医院主办，2004年8月，武汉。

88. 2004**广西柳州肝胆、腔镜、血管外科学术会议**。

专题讲座：普通外科腹腔镜手术的进展与

经验。手术表演：LC、右半结肠切除术、胃大部分切除术。广西柳州市中医院主办，2004年8月，柳州。

89.2004第一届中韩腹腔镜胃癌外科学术会议。

专题讲座：腹腔镜胃底贲门癌根治术、完全腹腔镜下食管胃吻合技术。强生公司主办，2004年9月，上海。

90.2004第二届澳门外科学术会议。

专题讲座：腔镜甲状腺外科301例经验。澳门外科学会主办，2004年9月，澳门。

91.2004第13届全国内镜外科学术会议。

专题讲座：腔镜甲状腺外科进展。佛山市第一医院主办，2004年9月，佛山。

92.2004第二届国际内镜与腹腔镜外科研讨会。专题讲座：腔镜甲状腺外科进展与300例经验。手术表演：甲状腺部分切除、Dixon手术。天津南开医院主办，2004年9月，天津。

93.2004国际微创外科会议（安徽）。

专题讲座：腔镜甲状腺外科进展。手术表演：甲状腺切除术、Dixon手术。安徽武警医院主办，2004年10月，安徽合肥。

94.2004广东省微创外科会议。

专题讲座：腔镜甲状腺外科进展。广东省微创外科学会主办，2004年11月，广州。

95.第9届腹腔镜与内镜外科会议。

大会发言：腔镜甲亢手术、各种疝的腹腔镜手术、腹腔镜胃旁路手术5例、腹腔镜肝切除治疗肝内胆管结石7例、腔镜甲状腺手术310例经验等。中华医学会腹腔镜内镜外科学组主办，2004年12月，上海。

96.2005哈尔滨航天集团微创外科会议。

专题讲座：腹腔镜外科的进展与经验。手术表演：Dixon（LTME）手术。哈尔滨242医院主办，2005年1月，哈尔滨。

97.2005江苏腹腔镜外科进展会议。

手术表演：腔镜甲亢手术。南京医科大学附属第一医院主办，2005年3月，南京。

98.第五届腔镜甲状腺手术学习班。

专题讲座：腔镜甲状腺手术。手术表演：腔镜甲状腺部分切除术。暨南大学主办，2005年3月，广州。

99.2005广西腹腔镜外科规范化学习班。

专题讲座：腔镜甲状腺外科进展。手术表演：LCTD。广西医科大学附属第一医院主办，2005年3月，南宁。

100. 29th Clinical Meeting of Hong Kong Society of Minimal Access Surgery。

专题讲座：腹腔镜胃成形减肥手术。香港微切口协会主办，2005年5月12日，香港。

101.2005腹腔镜外科新进展研讨会。

专题讲座：腹腔镜外科的进展与经验。手术演示：腹腔镜胆囊切除术、腹腔镜卵巢囊肿切除术、腹腔镜直肠癌切除术。暨南大学附属第一医院与潮州市中心医院主办，2005年6月，潮州。

102.2005福建省腹腔镜外科学习班。

专题讲座：腹腔镜手术在普通外科中的应用。手术演示：腹腔镜胰体尾部切除术。福建医科大学附属第一医院主办，2005年6月，福州。

103.第14届全国内镜医师学术大会。

专题讲座：腔镜甲状腺手术的进展与现状。《中国内镜杂志》主办，2005年6月，北京。

104.2005山东省微创外科新技术研讨会。

专题讲座：普通外科腹腔镜手术的应用与经验。手术演示：TAPP。山东省微创外科学会主办，2005年7月，山东潍坊。

105.第8届全国腹腔镜高级研讨会。

专题讲座：腹腔镜手术的艺术完美化。手术演示：甲状腺大部分切除术、腹腔镜直肠癌切除术、切口疝修补术。《腹腔镜外科杂志》主办，2005年7月，绵阳。

106.2005年全国腹腔镜手术普及与推广演示会。

专题讲座：腹腔镜手术的艺术完美化。手术演示：TAPP。《中国微创外科杂志》主办，2005年8月，山西忻州。

107. 2005年第九届甘肃省腹腔镜手术研讨会。

专题讲座：腹腔镜手术的艺术完美化。手术演示：腹腔镜胃远端癌切除术、腹腔镜直肠癌切除术、LC。甘肃省腹腔镜内镜外科学组主办，2005年8月，甘肃张掖。

108. 2005亚太腹腔镜内镜外科会议（LESA）。

大会发言：腔镜甲状腺手术360例经验。亚太腹腔镜外科协会主办，2005年8月，香港。

109. 第四届全国腹腔镜内镜新手术演示会。

手术录像：腹腔镜全胃切除术、腹腔镜疝修补术、腔镜甲状腺手术。手术演示：腹腔镜胃大部分切除术+LC。中华医学会腹腔镜内镜外科学组主办，2005年9月，哈尔滨。

110. 2005广东省外科学术会议。

专题讲座：腔镜甲状腺手术的进展与现状。广东省外科学会主办，2005年9月，湛江。

111. 强生疝修补手术演示会。

手术表演：TAPP。暨南大学附属第一医院主办，2005年11月，广州。

112. 第六届腔镜甲状腺手术学习班暨第一届腹腔镜胃成形减肥手术学习班。

专题讲座：腔镜甲状腺手术的进展与经验、腹腔镜胃成形减肥手术的进展与经验。手术表演：腔镜甲亢切除手术、甲状腺大部分切除术、甲状腺次全切除术。暨南大学附属第一医院主办，2005年11月，广州、北京。

113. 第二届华南地区超声刀应用技术交流会。

专题讲座：超声刀在复杂腹腔镜手术的应用。强生公司主办，2006年2月，广东新会。

114. 第一届海南省超声刀应用技术交流会。

专题讲座：腔镜外科的进展与15年经验。手术表演：腹腔镜胃癌根治术（D2）。海南省农垦总医院主办，2006年3月，海口。

115. 第九届全国腹腔镜技术高级学习班。

专题讲座：基本技术与腹腔镜复杂手术。《腹腔镜外科杂志》主办，2006年3月，南宁。

116. 2006青岛腹腔镜技术高级学习班。

专题讲座：超声刀在腹腔镜脾切除手术中的应用。青岛医学院附属医院主办，2006年3月，青岛。

117. 2006深圳腔镜甲状腺手术学习班。

专题讲座：腔镜甲状腺手术的进展与经验。手术表演：腔镜甲状腺右叶次全切除术。深圳市福田医院主办，2006年4月，深圳。

118. 2006广西第一届腹腔镜内镜学术会议。

手术演示：腔镜甲状腺切除术。广西腹腔镜外科学会主办，2006年5月，南宁。

119. 2006东北普通外科腔镜手术培训班。

专题讲座：腹腔镜脾切除术、腹腔镜结直肠手术、腔镜甲状腺切除术。强生公司北京培训中心主办，2006年6月，北京。

120. 2006黑龙江腹腔镜外科新技术讨论会。

专题讲座：超声刀在普通外科腹腔镜手术中的应用。黑龙江省腹腔镜学会主办，2006年6月，哈尔滨。

121. 2006华南超声刀临床应用讨论会。

专题讲座：超声刀在腔镜甲状腺手术中的应用。强生公司主办，2006年7月，肇庆。

122. 第一届暨南腹腔镜疝修补新技术讨论会暨第二届腹腔镜胃成形减肥手术学习班。

专题讲座：腹腔镜疝修补手术的进展与经验、腹腔镜胃成形减肥手术的进展与经验。手术表演：TEP。暨南大学附属第一医院主办，2006年7月，广州。

123. 2006沈阳超声刀S刀头上市会。

专题讲座：普通外科腹腔镜手术中超声刀的使用经验。强生公司主办，2006年7月，沈阳。

124. 2006福建省第二期微创外科学习班。

专题讲座：腹腔镜胃肠道手术。手术表演：腹腔镜直肠癌根治术。福建医科大学附属第一医院主办，2006年9月，福州。

125. 2006全国腹腔镜手术规范讨论会。

专题讲座：腹腔镜基本技术。手术表演：腹腔镜直肠癌根治术、腔镜甲状腺次全切除术。云南省第一人民医院主办,2006年9月,昆明。

126. 2006兰州国际治疗内镜演示研讨会暨第一届肝胆胰外科学术年会。

专题讲座:开展腹腔镜手术15年经验。手术表演:腹腔镜结肠直肠癌根治术、腔镜甲状腺癌根治性、LCTD等。兰州大学附属第一医院主办,2006年10月,兰州。

127. 2006第3届武汉国际微创外科会议。

专题讲座:开展腹腔镜手术15年经验。手术表演:腔镜甲状腺右叶次全切除术。武汉协和医院主办,2006年10月,武汉。

128. 中华医学会耳鼻咽喉头颈外科肿瘤专题学术会议。

大会发言:经胸部入路腔镜甲状腺手术:500例经验。中华医学会耳鼻咽喉头颈外科分会主办,2006年11月,桂林。

129. 第十届中华医学会全国腹腔镜内镜外科学术会议。

大会发言:腹腔镜手术术中并发症的处理。中华医学会腹腔镜内镜学组主办,2006年11月,重庆。

130. 2006第1届东莞微创外科研讨会。

专题讲座:腹腔镜疝修补手术。东莞市医学会微创外科分会主办,2006年11月,东莞。

131. 2006广东省男性生殖健康学习班。

专题讲座:腔镜外科的进展。广东省计划生育指导中心主办,2006年11月,广州。

132. 2006第1届四川省普通外科腹腔镜新技术与新进展研讨会。

专题讲座:基本技术与复杂腹腔镜手术。手术表演:腔镜甲状腺左叶次全切除术。川北医学院附属医院主办,2006年11月,南充。

133. 第七届全国腔镜甲状腺手术高级学习班暨第一届腔镜甲状腺手术研讨会。

专题讲座:腔镜甲状腺手术的进展与500例经验。手术表演:胸乳入路腔镜甲亢切除手术、腋乳入路甲状腺部分切除术、胸乳入路腔镜甲状腺部分切除术。暨南大学主办,2006年12月,广州。

134. 腹腔镜大肠癌手术高级学习班。

专题讲座:腹腔镜辅助大肠手术的几点体会。2006年12月,广州。

135. 广东省第八次中西医结合普通外科学术会议。

专题讲座:腔镜下甲状腺切除术。广东省中西医结合学会普通外科专委会主办,2006年12月,新会。

136. 2007黑龙江省腹腔镜外科与腹壁疝外科学术会议。

专题讲座:腹腔镜疝修补术。黑龙江省腹腔镜外科与腹壁疝外科学会主办,2007年1月,哈尔滨。

137. 珠江医院腹腔镜外科讨论会。

专题讲座:腹腔镜外科手术的进展与机器人辅助腹腔镜手术。珠江医院主办,2007年3月20日,广州。

138. 2007第三次广东省微创外科学术会议。

专题讲座:缝合打结技术在普通外科腹腔镜手术中的应用、腹腔镜手术中并发症的发生。广东省微创外科学会主办,2007年3月,广州。

139. 2007澳门国际肝胆胰外科论坛。

主持会议:腹腔镜手术录像。广东省医学会微创外科分会主办,2007年4月,澳门。

140. 2007湖南省普通外科进展研讨会。

专题讲座:普通外科腹腔镜手术的进展与16年经验。湖南省医学会普通外科分会主办,2007年4月,郴州。

141. 第5届全国腹腔镜内镜新手术新技术演示研讨会。

主持会议:腹腔镜胃手术、腔镜甲状腺乳腺手术。中华医学会腹腔镜内镜外科学组主办,2007年5月,沈阳。

142. 第八届全国腔镜甲状腺手术高级学习班暨第二届腔镜甲状腺手术研讨会。

专题讲座:腔镜甲状腺手术的进展与500例经验。手术表演:胸乳入路腔镜甲亢切除手术、腋乳入路甲状腺部分切除术、胸乳入路腔镜甲状腺部分切除术。暨南大学主办,2007年5月,广州。

143. 全国微创普通外科治疗新技术应用与手术治疗2型糖尿病特殊技巧手术现场演示研讨会。

专题讲座：普通外科腹腔镜手术的进展与16年经验。中国医师协会会务部主办，2007年5月，河南新安。

144. 2007中日韩腹腔镜胃癌手术高级论坛。

专题讲座：完全腹腔镜胃癌手术。强生公司主办，2007年6月，北京。

145. 2007中国临床普外科前沿与争论高峰论坛。

手术表演：腔镜甲状腺切除术、腹腔镜直肠癌根治术。武汉同济医院主办，2007年6月，乌鲁木齐。

146. 2007中国微创外科学术会议暨第四届新疆微创外科大会。

专题讲座：腹腔镜结直肠癌手术的技巧与并发症防治、腔镜甲状腺手术的进展；手术表演：免注气悬吊式腔镜甲状腺切除术、免注气悬吊式腹腔镜胆囊切除术。《中国微创外科杂志》主办，2007年6月，乌鲁木齐。

147. 2007国际外科研讨会与第14届全国普通外科学术大会。

专题讲座：腹腔镜胃成形减肥手术。《中国普外基础与临床杂志》主办，2007年7月，成都。

148. 2007广西腹腔镜肝胆胰脾外科中的应用暨现代普通外科进展学术研讨会。

专题讲座：缝合结扎技术在普通外科复杂腹腔镜手术中的应用。2007年7月，南宁。

149. 2007全国微创外科新进展高峰论坛暨甘肃省第十一届腹腔镜外科技术演示研讨会。

专题讲座：腹腔镜结直肠癌手术的技巧与并发症防治、腔镜甲状腺手术的技巧与并发症防治、腹腔镜胃成形减肥术的技巧与并发症防治；手术表演：腔镜甲状腺切除术、腹腔镜胃癌根治术、腹腔镜直肠癌切除保肛门术。甘肃省腹腔镜内镜学会主办，2007年8月，兰州。

150. 2007山西省腹腔镜胃肠外科新技术演示研讨会。

专题讲座：腹腔镜胃手术；手术表演：腹腔镜胃底贲门癌根治切除术、腹腔镜直肠癌切除保肛门术。山西省肿瘤医院主办，2007年9月，太原。

151. 2007湖北省免充气腹腔镜新技术研讨会。

专题讲座：腔镜甲状腺手术：充气与免充气；手术表演：腔镜甲状腺次全切除术（悬吊免充气）。武汉市第一医院主办，2007年9月，武汉。

152. 2007江西省第12届外科大会。

专题讲座：腹腔镜外科进展、充气与悬吊免充气腹腔镜技术。江西省外科学会主办，2007年9月，南昌。

153. 2007澳门外科学会专题讲座会。

专题讲座：腔镜美容甲状腺外科手术。澳门外科学会主办，2007年9月，澳门。

154. 2007香港医生晚餐交流会。

专题交流讲座：腔镜甲状腺手术。2007年9月，香港。

155. 广东省第12届外科学术大会。

会议发言：腔镜甲状腺手术600例经验、腹腔镜胃成形治疗2型糖尿病的进展。广东省外科学会主办，2007年10月，顺德。

156. 2007全国外科周。

会议发言：腔镜甲状腺手术600例经验、腹腔镜直肠悬吊固定术治疗重度直肠脱垂。中华医学会外科分会主办，2007年10月，北京。

157. 第17届全国内镜医师大会。

会议发言：腹腔镜胃成形治疗肥胖症的现状与进展。《中国内镜杂志》主办，2007年10月，北京。

158. 2007中日悬吊式腹腔镜手术新进展研讨会。

手术表演：腔镜甲状腺次全切除术（悬吊免充气）。北京安贞医院主办，2007年10月，北京。

159. 2007国际腹腔镜胃肠道肿瘤手术研讨会。

专题讲座：缝合打结技术在腹腔镜胃肠道手术中的应用。广州南方医院主办，2007年11月，广州。

160. 全国微创普外科治疗新技术应用与手术治疗2型糖尿病特殊技巧手术现场演示研讨会。

专题讲座：普通外科腹腔镜手术进展与经验。中国医师协会会务部主办，2007年11月，深圳。

161. 温州市医学会肿瘤分会甲状腺肿瘤研讨会。

专题讲座：腔镜甲状腺外科手术进展与经验。温州市医学会肿瘤分会主办，2007年11月，温州。

162. 2007广东省肝胆外科论坛（第五次）。

专题讲座：腹腔镜胆囊切除术中并发症的预防。广东省外科学会肝胆外科学组主办，2007年12月8日，佛山。

163. 2007国际腔镜外科大会（北京）。

专题讲座：腔镜甲状腺外科手术。2007年12月8~9日，北京。

164. 2007第一届东莞市微创外科会议。

专题讲座：腹腔镜外科进展与16年经验。东莞市医学会主办，2007年12月15日，虎门。

165. 2007第一届湖南中西医结合微创外科研讨会。

手术表演：腔镜甲状腺次全切除术（3台）。湖南中医药大学附属医院主办，2007年12月15~16日，长沙。

166. 第九届全国腔镜甲状腺手术高级学习班暨第三届全国腹腔镜胃成形减肥手术学习班。

专题讲座：腔镜甲状腺手术的进展与600例经验。手术表演：胸乳入路腔镜次全切除手术、胸乳入路腔镜甲状腺近全切除术。暨南大学附属第一医院主办，2007年12月，广州。

167. 全国普外科新进展与临床应用研讨会。

专题讲座：普通外科腹腔镜外科进展与经验。2008年4月19日，桂林。

168. 2008海南省首届大肠癌学术论坛。

专题讲座：腹腔镜辅助结直肠肿瘤切除手术。海南省医学会主办，2008年4月26日，海口。

169. 2008微创外科高峰坛论。

专题讲座：普通外科腹腔镜手术18年经验。手术表演：腔镜甲状腺右叶次全切除+左叶大部分切除+峡部切除术。重庆市爱德华医院主办，2008年4月27日，重庆。

170. 2008 Australasian and HongKong Conjoint Annual Scientific Congress。

专题讲座：Endoscopic Thyroidectomy via Chest Approach：*Experiences of 735 Cases*。澳大利亚外科学会与香港外科学会主办，2008年5月15日，香港。

171. 2008佛山国际结直肠肿瘤腹腔镜外科治疗高层论坛。

专题讲座：腹腔镜结直肠手术术中意外及处理。佛山市第一人民医院主办，2008年5月25日，佛山。

172. 2008年全国胆道微创外科新技术研讨会议。

专题讲座：腹腔镜胆道手术的进展与经验。广州医学院附属第一医院微创中心主办，2008年5月30日，广州。

173. 2008全国腹腔镜新技术研讨会暨腹腔镜手术演示会。

专题讲座：腹腔镜胃旁路手术。手术表演：腹腔镜直肠癌根治术（Miles手术）。广西壮族自治区人民医院主办，2008年5月31日，南宁。

174. 2008澳门国际外科论坛Macau International Surgical Forum 2008: Frontiers in Gastro-intestinal & Cardio-thoracic Surgery。

会议主持。澳门外科学会主办，2008年6月14日，澳门。

175. 2008全国微创外科新进展论坛。

专题讲座：腹腔镜直肠悬吊固定术、腔镜甲状腺手术中喉返神经损伤的预防。手术表演：腹腔镜右半结肠癌切除术、腔镜甲状腺次全切除术。《中国微创外科杂志》主办，2008年6月29日，无锡。

176. 2008中国普通外科焦点问题学术论坛。

专题讲座：普通外科腹腔镜手术的进展与

经验。武汉同济医院主办，2008年7月12日，兰州。

177. 2008羊城血管甲状腺腹壁疝外科高峰论坛。

专题讲座：腔镜甲状腺外科手术。广州医学院附属第一医院主办，2008年7月12日，广州。

178. 第十届全国腔镜甲状腺手术高级学习班暨第四届全国腹腔镜胃成形减肥与治疗糖尿病学习班。

专题讲座：腔镜甲状腺手术的进展与800例经验、腹腔镜胃成形减肥与治疗糖尿病的进展。手术表演：胸乳入路腔镜次全切除手术、胸乳入路腔镜甲状腺近全切除术、悬吊免充气腔镜甲状腺手术。暨南大学主办，2008年7月18~21日，广州。

179. 2008广州糖尿病护理学习班。

专题讲座：腹腔镜胃成形手术治疗2型糖尿病的进展。暨南大学主办，2008年7月24日，广州。

180. 第11届海南省外科学术会议。

专题讲座：腔镜甲状腺外科手术。海南省外科学会主办，2008年8月2日，海南霸王岭。

181. 2008云南省腹腔镜外科新进展学术研讨会。

专题讲座：普通外科腹腔镜手术的进展与18年经验。手术演示：腔镜甲状腺切除术。昆明医学院附属第一医院主办，2008年8月23日，昆明。

182. 甲状腺疾病上海国际论坛。

主持会议。手术演示：腔镜甲状腺切除术。上海市第六人民医院主办，2008年9月19~20日，上海。

183. 广东省东莞市普通外科专业委员会成立大会。

专题讲座：普通外科腹腔镜手术进展。东莞市普通外科专业委员会主办，2008年9月26日，东莞。

184. 第一届中国外科医师年会。

主持会议。专题讲座：甲状腺腔镜手术。

中国医师协会外科医师分会主办，2008年9月27~28日。北京。

185. 第11届全国腹腔镜高级技术研讨会暨甘肃省第12届腹腔镜新技术演示会。

专题讲座：甲状腺腹腔镜手术。手术表演：腹腔镜辅助胃底贲门癌根治术。甘肃省腹腔镜内镜外科学组主办，2008年10月10~11日，甘肃天水。

186. 全国普外科主任临床经验交流研讨会暨手术演示会。

专题讲座：甲状腺腔镜手术、腹腔镜外科的发展与经验、腹腔镜结直肠手术、腹腔镜胆道手术。中华医学会会务部主办，2008年10月19日，昆明。

187. 中华医学会第十一届全国腹腔镜与内镜外科会议。

专题讲座：经胸乳入路腔镜甲亢手术；大会发言：腹腔镜胃旁路手术治疗肥胖症10例经验等。中华医学会腹腔镜内镜外科学组主办，2008年10月30~31日，南京。

188. 全国微创普通外科治疗新技术应用与手术治疗2型糖尿病特殊技巧手术现场演示研讨会。

手术演示：腔镜甲状腺切除术。中国医师协会会务部主办，2008年11月7日，深圳龙岗。

189. 2008中山市微创外科新技术与学术交流会。

专题讲座：腹腔镜胃旁路手术治疗肥胖症与2型糖尿病。中山市小榄医院主办，2008年11月8日，中山小榄。

190. 2008普通外科新技术高峰论坛。

专题讲座：腹腔镜胃旁路手术。武汉同济医院主办，2008年11月8日，南宁。

191. 2008厦门市普通外科学术年会。

专题讲座：普通外科腹腔镜手术进展与经验。厦门市普通外科协会主办，2008年11月9日，厦门中山医院。

192. 2008胃肠肿瘤微创外科手术国际论坛。

专题讲座：完全腹腔镜胃癌根治术。广州南方医院主办，2008年11月15日，广州。

193. 2008全国微创外科新进展论坛暨腹腔镜手术普及与提高演示会。

专题讲座：普外科腹腔镜手术的进展与18年经验。手术表演：腹腔镜辅助直肠癌根治术。《中国微创外科杂志》主办，2008年11月15～16日，湖南常德。

194. 2008第二届东莞市微创外科会议。

专题讲座：腹腔镜胃成形绕道手术治疗肥胖症和2型糖尿病。东莞市微创外科学会主办，2008年11月22日，东莞。

195. 2008普通外科腹腔镜手术论坛暨第11届全国腔镜甲状腺手术高级学习班与第5届全国腹腔镜胃旁路手术治疗肥胖症与糖尿病学习班。

专题讲座：腹腔镜胃成形绕道手术治疗肥胖症和2型糖尿病。腔镜甲状腺手术1000例经验、普通外科复杂腹腔镜手术进展与经验。手术表演：腹腔镜直肠癌手术、TAPP、TEP、腔镜甲状腺切除手术。暨南大学主办，2008年12月19～21日，云南景洪。

196. 第一届湖北省疝外科联盟学术会议。

手术表演：TEP。武汉市中心医院主办，2009年3月22日，武汉。

197. 2009年国际胃肠肿瘤手术技巧论坛。

专题讲座：腹腔镜胃肠吻合口缝合技巧。福州协和医院主办，2009年3月27～28日，福州。

198. 2009年北京第三届疝和腹壁外科国际学术研讨会。

专题讲座：腹腔镜疝修补术的方法选择与技巧。《中华疝与腹壁外科杂志》主办，2009年3月27～29日，北京。

199. 2009年全国普通外科新进展研讨会（长沙）。

专题讲座：普通外科腹腔镜手术进展与18年经验、完全乳晕入路腔镜甲状腺切除手术。中华医学会会务部主办，2009年3月27～29日，长沙。

200. 2009年全国普通外科新进展研讨会（成都）。

专题讲座：普通外科腹腔镜手术进展与18年经验、完全乳晕入路腔镜甲状腺切除手术。中华医学会会务部主办，2009年4月1～13日，成都。

201. 2009广东省腹腔镜疝修补术研讨会。

手术演示：TAPP、TEP。暨南大学主办，2009年5月21日，广州。

202. 2009年武汉国际微创外科会议。

专题讲座：完全乳晕入路腔镜甲状腺切除手术、腹腔镜胃旁路手术治疗糖尿病和肥胖症。武汉协和医院主办，2009年5月30日，武汉。

203. 2009年广州普通外科新进展研讨会。

专题讲座：胸乳入路腔镜甲状腺切除手术。广州珠江医院主办，2009年5月31日，珠江医院。

204. 2009年全国腹腔镜外科新进展研讨会。

专题讲座：完全乳晕入路腔镜甲状腺切除手术、腹腔镜胃旁路手术治疗糖尿病和肥胖症。手术表演：完全乳晕入路腔镜甲状腺切除手术。《腹腔镜外科杂志》主办，2009年6月6日，绵阳。

205. 2009广州国际内分泌外科手术论坛暨第12届全国腔镜甲状腺手术高级学习班与第6届全国腹腔镜胃旁路手术治疗肥胖症与糖尿病学习班。

专题讲座：腹腔镜胃成形绕道手术治疗肥胖症和2型糖尿病，完全乳晕入路腔镜甲状腺手术。手术表演：腹腔镜胃旁路手术、腔镜甲状腺切除手术、腔镜甲亢手术。暨南大学主办，2009年6月13～14日，广州。

206. 2009年广西腹腔镜外科新进展研讨会。

专题讲座：完全乳晕入路腔镜甲状腺切除手术。手术表演：完全乳晕入路腔镜甲状腺切除手术。广西中医学院附属第一医院主办，2009年6月20日，南宁。

207. 2009中国临床普外科前沿与争论高峰论坛。

专题讲座：普通外科腹腔镜手术进展与18年经验。武汉同济医院主办，2009年5月23日，石家庄。

208. 2009年吉林甲状腺外科新进展研讨会。

专题讲座：胸乳入路腔镜甲状腺切除手术。手术表演：完全乳晕入路腔镜甲状腺切除手术。吉林大学附属第一医院主办，2009年7月4日，长春。

209. 2009中国普通外科中青年学者论坛。

专题讲座：Endoscopic Thyroidectomy via Chest and Breasts Approach with 1050 Casas。首都医科大学主办，2009年7月19日，北京。

210. 2009年湖南省郴州普通外科新进展研讨会。

专题讲座：普通外科腹腔镜手术进展与18年经验。郴州普通外科协会主办，2009年8月8日，湖南永新。

211. 2009年广东省第4届微创外科学术会议。

专题讲座：腹腔镜胃旁路手术治疗糖尿病和肥胖症。广东省微创外科协会主办，2009年8月21日，广州。

212. 2009中国西部微创外科会议暨第13届甘肃省微创外科新技术演示会。

专题讲座：腹腔镜胃旁路手术治疗肥胖症和2型糖尿病、完全乳晕入路腔镜甲状腺手术。手术表演：腔镜甲状腺切除手术。甘肃省腹腔镜内镜协会主办，2009年8月29～30日，甘肃武威。

213. 第三届国际消化道修复与重建外科学术论坛。

手术表演：腹腔镜袖状胃缩小术。四川大学华西医院主办，2009年9月12～13日，成都。

214. 广西医学会腹腔镜内镜外科学分会2009年学术年会。

专题讲座：普通外科腹腔镜手术18年经验。手术表演：腔镜甲状腺切除手术、腹腔镜辅助右半结肠切除术。广西医学会腹腔镜内镜外科学分会主办，2009年9月19～20日，广西南宁。

215. American College of Surgeons 95th Annual Clinical Congress。

大会发言：Endoscopic Thyroidectomy via Chest and Breasts Approach with 1050 Cases。美国外科医师协会主办，2009年10月11～15日，Chicago, IL, USA。

216. 2009广东省梅州市外科年会。

专题讲座：普通外科腹腔镜手术进展与18年经验。梅州市外科学会主办，2009年10月25日，广东梅州。

217. 福建甲状腺与甲状旁腺新技术学习班。

专题讲座：腔镜甲状腺手术。手术表演：完全乳晕入路腔镜甲状腺切除手术。福州协和医院主办，2009年10月31日，福建福州。

218. 9th Asia Pacific Congress of Endoscopic Surgery。

大会发言：Endoscopic Thyroidectomy via the Areola of Breast Approach。手术表演：完全乳晕入路腔镜甲状腺腺叶切除术。亚太内镜外科协会主办，2009年11月4～6日，厦门。

219. 2009中国保胆手术与糖尿病手术学术会议。

专题讲座：腹腔镜胃旁路手术治疗肥胖症和2型糖尿病、腔镜甲状腺手术。中国医师协会会务部主办，2009年11月26～27日，深圳。

220. 普通外科临床新技术应用及手术操作演示学习班。

专题讲座：腹腔镜胃旁路手术治疗肥胖症和糖尿病、完全乳晕入路腔镜甲状腺手术、普通外科腹腔镜腹腔镜手术进展与经验。中国医师协会会务部主办，2009年11月28～29日，西安。

221. 2009年山西省首届微创外科新技术研讨会暨全国普外科腹腔镜应用新技术专题研修班。

专题讲座：腹腔镜胃手术进展、完全乳晕入路腔镜甲状腺手术。手术表演：完全乳晕入路腔镜甲状腺腺叶切除术。山西省人民医院主办，2009年11月28～29日，太原。

222. 全国普通外科临床新技术应用及手术操作演示学习班。

专题讲座：腹腔镜胃旁路手术治疗肥胖症和糖尿病、完全乳晕入路腔镜甲状腺手术、普通外科腹腔镜腹腔镜手术进展与经验。协和医学科学技术交流中心主办，2009年12月5～6日，厦门。

223. 2009普通外科腹腔镜新技术应用研讨会。

专题讲座：腹腔镜胃旁路手术治疗肥胖症和糖尿病。南京大学附属第一医院主办，2009年12月11日，南京。

224. 第13届全国腔镜甲状腺手术高级学习班与第7届全国腹腔镜胃旁路手术治疗肥胖症与糖尿病学习班。

专题讲座：普通外科腹腔镜进展与18年经验、腹腔镜胃旁路手术治疗肥胖症和2型糖尿病、腔镜甲状腺手术进展与方法。手术表演：完全乳晕入路腔镜甲状腺腺叶切除手术治疗腔镜手术后复发性结节性甲状腺肿、完全乳晕入路腔镜甲状腺腺叶切除手术治疗开放手术后复发性结节性甲状腺肿、胸乳入路腔镜开放术后复发性甲状舌骨囊肿切除术。暨南大学主办，2009年12月18～20日，广州。

225. 中国糖尿病手术专家组共识大会2010。

专题讲座：腹腔镜胃旁路手术治疗糖尿病的初步结果。强生公司主办，2010年1月22日，上海。

226. 第13届中南地区普通外科学术联谊会年会。

专题讲座：腹腔镜胃旁路手术治疗肥胖症与糖尿病。中南地区普通外科联谊会主办，2010年4月10日，郑州。

227. 第4届全国普通外科新进展学术研讨会暨微创技术应用及手术演示培训班。

专题讲座：腹腔镜胃旁路手术治疗肥胖症与糖尿病、腔镜甲状腺手术进展。中国医师协

会会务部主办，2010年4月11日，深圳。

228. 完全腔镜下甲状腺手术学习班。

专题讲座：腔镜甲状腺手术的进展与经验。浙江大学附属第二医院主办，2010年4月24日，杭州。

229. 广西医学会腹腔镜内镜外科学分会2010年会议。

专题讲座：腹腔镜胃旁路手术治疗肥胖症与糖尿病。手术表演：Dxion手术、胆总管囊肿手术（中转）。广西医学会腹腔镜内镜外科学分会主办，2010年4月29～30日，南宁。

230. Endoscopic Thyroid Surgery Workship。

专题讲座：Endoscopic Thyroidectomy –experience in Mainland China of More than 1000 Cases；手术表演: 完全乳晕入路腔镜甲状腺腺叶切除术。香港内分泌外科学会主办，2010年5月14～15日，香港。

231. 2010国际腔镜外科会议暨第八届国际微创外科论坛。

专题讲座：肚脐孔在腹腔镜手术中的价值与应用。中华腔镜外科杂志主办，2010年5月29～30日，南宁。

232. 2010广州内分泌外科手术论坛第14届全国腔镜甲状腺手术高级学习班与第8届全国腹腔镜胃旁路手术治疗肥胖症与糖尿病学习班。

专题讲座：普通外科腹腔镜进展与20年经验、腹腔镜胃旁路手术治疗肥胖症和2型糖尿病10年经验、腔镜甲状腺手术进展与8年经验。手术表演：完全乳晕入路腔镜甲状腺腺叶切除手术+胃旁路手术。暨南大学主办，2010年6月25～28日，广州。

233. 第二届全国胃肠肿瘤微创外科论坛暨胃肠肿瘤腹腔镜手术学习班。

主持会议。福州协和医院与肿瘤医院主办，2010年7月8～10日，福州。

234. 2010年广州市医学会普通外科进展沙龙。

专题讲座：腹腔镜胃旁路减肥手术的进展

与经验。广州市普通外科学会主办,2010年7月31日,南海。

235. 2010年粤东腹腔镜外科进展研讨会。

专题讲座:普通外科腹腔镜手术的进展与经验。汕头大学附属第二医院主办,2010年8月14日,汕头。

236. 全国普通外科新进展暨手术演示研讨会。

专题讲座:腹腔镜外科手术的艺术、腹腔镜胃旁路手术治疗肥胖症与糖尿病、腔镜甲状腺手术进展、腹腔镜肝切除手术、腹腔镜疝修补手术。协和医学科学技术交流中心主办,2010年8月15日,成都。

237. 第六届全国普通外科学新技术新进展研修班。

专题讲座:普通外科腹腔镜外科手术的进展与20年经验。中华医学会电子出版社培训部主办,2010年8月21日,井冈山。

238. 中华医学会第十二届全国腹腔镜与内镜外科会议。

专题讲座:腹腔镜胃旁路手术治疗2型糖尿病;大会发言:完全腹腔镜胃远端癌根治术。中华医学会腹腔镜内镜外科学组主办,2010年8月25~27日,苏州。

239. 暨南大学附属第一医院郑州市第二医院普外科腹腔镜手术协作中心成立会议。

专题讲座:普通外科腹腔镜外科手术的进展与20年经验。郑州市医学会与红十字会主办,2010年8月29日,郑州。

240. 微创外科新进展高峰论坛暨甘肃省第14届腹腔镜技术演示研讨会。

专题讲座:腹腔镜胃旁路手术治疗肥胖症与2型糖尿病;肚脐孔的美容价值和在腹腔镜手术中的应用。手术表演:腔镜甲状腺切除术、腹腔镜胆总管探查术、腹腔镜胆囊切除术、腹腔镜胰体尾切除术。甘肃省腹腔镜内镜外科学组主办,2010年9月5~6日,平凉。

241. 中国医师协会外科医师分会第二届微创外科会议。

专题讲座:腹腔镜胆总管切开取石一期缝合术的应用现状及展望;腔镜甲状腺癌根治术

及技巧、安全可行性。手术表演:腹腔镜胰体尾切除术。中国医师协会外科医师分会微创外科专委会主办,2010年9月18~19日,济南。

242. 四川绵阳市普通外科学术会议。

专题讲座:腹腔镜胃旁路手术治疗肥胖症与代谢性疾病。四川省绵阳市普通外科学会主办,2010年9月25日,绵阳。

243. 郑州市第二人民医院腹腔镜微创手术治疗糖尿病专题讲座。

专题讲座:腹腔镜胃旁路手术治疗肥胖症与2型糖尿病。郑州市第二人民医院主办,2010年10月15日,郑州。

244. 2010年山西省第2届微创外科新技术研讨会。

专题讲座:腹腔镜胃旁路手术治疗重度肥胖症与2型糖尿病。手术表演:TAPP+腹腔粘连松解术、食管裂孔疝修补+胃底折叠术。山西省人民医院主办,2010年10月16~17日,太原。

245. 第二届粤东腹腔镜外科手术治疗新进展学习班。

专题讲座:腹腔镜胃旁路手术治疗重度肥胖症与2型糖尿病。手术表演:腔镜甲状腺左叶切除术。汕头市中心医院主办,2010年10月23~24日,汕头。

246. 第二届云南省普外腹腔镜手术新进展学习班。

专题讲座:掌握先进技术,尽快成为一名合格的腹腔镜外科医生。手术表演:腔镜甲状腺左叶切除术、TAPP、TEP。昆明医学院第二附属医院主办,2010年10月30~31日,昆明。

247. 第一届广东省糖尿病手术研讨会。

专题讲座:结肠前和后胃空肠吻合在腹腔镜胃旁路手术中的对比。广州军区广州总医院主办,2010年11月6日,广州。

248. 第六届全国普通外科学新技术新进展研修班。

专题讲座:普通外科腹腔镜外科手术的进展与20年经验。中华医学会电子出版社培训部主办,2010年11月13日,珠海。

249. 第六届全国普通外科学新技术新进展研修班。

专题讲座：普通外科腹腔镜外科手术的进展与20年经验。中华医学会电子出版社培训部主办，2010年11月20日，海口。

250. 10th Congress of Endoscopic and Laparoscopic Surgeon of Asia。

专题发言：Endoscopic Thyroidectomy via the Areola of Breast Approach。亚太内镜外科协会主办，2010年11月25～27日，Hanoi，Vietnam。

251. 第二届中华医学会普通外科手术学论坛暨第十二届广东省外科学术年会。

专题讲座：内分泌外科的微创进展。中华医学会外科分会外科手术学组与广东省医学会外科学分会主办，2010年11月27～28日，广州。

252. 第二届广东省微创外科新技术研讨会。

专题讲座：普通外科腹腔镜手术20年经验。湛江市中心医院与江门市新会区医院主办，2010年12月25日，湛江。

253. 第七届全国普通外科学新技术新进展研修班。

专题讲座：普通外科腹腔镜外科手术的进展与20年经验、腹腔镜胃旁路手术治疗肥胖症与糖尿病。中华医学会电子出版社培训部主办，2011年2月26日，珠海。

254. 华南区肥胖与糖尿病外科讨论会。

专题讲座：腹腔镜胃旁路手术:胃空肠吻合结肠后吻合优于结肠前。强生公司主办，2011年3月13日，广州医学院第二附属医院。

255. 全国2010微创外科新技术研讨会。

专题讲座：普通外科腹腔镜手术进展与20年经验、腹腔镜胃旁路手术治疗肥胖症与糖尿病、腔镜甲状腺手术进展。中国医师协会事业发展部主办，2011年3月27日，深圳。

256. 全国2010微创外科新技术研讨会。

专题讲座：普通外科腹腔镜手术进展与20年经验、腔镜甲状腺手术2000例经验。中国医师协会事业发展部主办，2011年4月9日，深圳。

257. 八省一市高级腔镜手术研讨会。

专题讲座：腹腔镜胃旁路手术的技术关键。手术演示:腔镜甲状腺左叶微小癌切除术。昆明医学院第一附属医院主办，2011年4月9～10日，昆明。

258. 2011年长沙中美医学论坛。

专题讲座：腔镜甲状腺手术的进展与经验。手术演示:完全乳晕入路腔镜甲状腺切除术。中南大学湘雅二医院主办，2011年4月22日，长沙。

259. 第八届全国普通外科学新技术新进展研修班。

专题讲座：普通外科腹腔镜外科手术的进展与20年经验。中华医学会电子出版社培训部主办，2011年4月23日，宜昌。

260. 2011中华国际腔镜-内镜外科大会暨第九届国际微创外科论坛。

专题讲座：腹腔镜胃旁路手术治疗肥胖症与糖尿病等代谢疾病120例经验。《中华腔镜外科杂志》（电子版）主办，2011年5月21日，北京。

261. 2011广州国际肥胖与糖尿病外科论坛暨第9届全国腹腔镜胃旁路手术治疗肥胖症与2型糖尿病学习班。

专题讲座：腹腔镜减肥与糖尿病外科11年经验。手术演示：腹腔镜胃旁路手术。暨南大学微创外科研究所主办，2011年5月27～29日，广州。

262. 2011黑龙江省腔镜外科论坛暨新技术学习班。

专题讲座：腹腔镜减肥与代谢病外科11年经验。哈尔滨医科大学附属第四医院主办，2011年6月18日，哈尔滨。

263. 中国医师协会外科医师分会第三届微创外科会议。

专题讲座：腔镜甲状腺手术：探索与规范。中国医师协会外科医师分会微创外科专委会+西南医院主办，2011年6月25～26日，重庆。

264. 2011粤北地区腔镜外科会议。

手术演示：腔镜甲状腺手术。美国强生公司+粤北医院主办，2011年7月9日，韶关。

265. 2011年普通外科微创新技术论坛暨第10届全国腹腔镜胃旁路手术治疗肥胖症与2型糖尿病学习班、第15届全国腔镜甲状腺手术高级学习班。

专题讲座：普通外科腹腔镜手术20年经验、腹腔镜减肥与糖尿病外科手术经验。手术演示:腹腔镜胃癌根治手术、完全乳晕入路腔镜甲状腺腺叶切除术。暨南大学微创外科研究所主办、右江民族医学院附属医院承办，2011年7月16～17日，广西百色。

266. Sino-Luso international medical forum 中葡国际医学论坛。

专题讲座：腔镜甲状腺手术:广州经验。澳门科技大学健康科学学院主办，2011年8月14日，澳门。

267. 2011年微创外科新进展高峰论坛暨甘肃省第15届腹腔镜技术演示研讨会。

专题讲座：开展普通外科腹腔镜手术20年经验。手术表演：腔镜甲状腺切除术3台、胃底折叠术1台。甘肃省腹腔镜内镜外科学组主办，2011年8月21～22日，嘉峪关。

268. 2011年微创外科新技术论坛暨第11届全国腹腔镜胃旁路手术治疗肥胖症与2型糖尿病学习班、第16届全国腔镜甲状腺手术高级学习班。

专题讲座：普通外科腹腔镜手术20年经验。手术演示:腹腔镜胃癌根治全胃切除手术、TAPP。暨南大学微创外科研究所主办、内蒙古临河医院承办，2011年8月27～28日，内蒙古临河。

269. 2011中国外科周。

会议发言：内镜甲状腺（甲亢）切除术。中华医学会外科分会主办，2011年9月8～11日，北京。

270. 2011年粤东微创外科技术新进展学术研讨会暨微创普通外科论坛。

专题发言：腹腔镜胃旁路手术治疗肥胖与糖尿病。汕头大学医学院附属第二医院主办，2011年9月16日，汕头。

271. 2011全国普通外科腹腔镜手术新技术研讨会。

专题讲座：腹腔镜胃旁路手术治疗肥胖症与糖尿病11年经验。协和医学科学技术交流中心主办，2011年9月17日，长沙。

272. 国际胃肠疾病论坛（重庆）暨第三届内分泌外科学术研讨会。

专题讲座（卫星会议）：腹腔镜胃旁路手术的发展历史与技术关键。重庆医科大学附属第一医院主办，2011年9月24日，重庆。

273. 2011全国普通外科腹腔镜手术新技术研讨会。

专题讲座：腹腔镜胃旁路手术治疗肥胖症与糖尿病11年经验。协和医学科学技术交流中心主办，2011年9月25日，成都。

274. 中国（第七届）肿瘤微创治疗学术大会。

专题讲座：普通外科微创技术概况。中山大学附属肿瘤医院主办，2011年9月25日，广州。

275. 广华医院150年院庆暨2011中港微创外科技术高峰论坛。

专题讲座：腹腔镜胃旁路手术治疗肥胖与代谢性疾病。香港广华医院主办，2011年10月7日，香港。

276. 福建省胃肠肿瘤规范化治疗高峰论坛暨福建省9地市胃肠肿瘤腔镜手术录像交流大会。

专题讲座：完全腹腔镜胃肠肿瘤手术消化道重建方法与技巧。莆田学院附属医院主办，2011年10月14日，莆田。

277. 2011年微创外科新技术论坛暨第12届全国腹腔镜胃旁路手术治疗肥胖症与2型糖尿病学习班、第17届全国腔镜甲状腺手术高级学习班。

暨南大学微创外科研究所梅州基地成立

大会。专题讲座：普通外科腹腔镜手术20年经验。手术演示:腹腔镜胃部分切除手术、腔镜甲状腺切除术、TEP、胆总管切开取石一期缝合术。暨南大学微创外科研究所主办、梅县人民医院承办，2011年10月15～16日，广东梅州雁鸣湖。

278. 洛阳市首届肥胖与糖尿病外科研讨会。

暨南大学微创外科研究所洛阳基地成立大会。专题讲座：腹腔镜胃旁路手术治疗肥胖与糖尿病等代谢性疾病。手术演示:腹腔镜胃旁路手术。洛阳市中心医院/洛阳市微创外科专业委员会主办，2011年10月21日，洛阳。

279. 肥胖与糖尿病外科高峰论坛暨第13届全国腹腔镜胃旁路手术治疗肥胖症与2型糖尿病学习班。

专题讲座：腹腔镜胃旁路手术治疗肥胖、糖尿病等代谢性疾病谱。手术演示:腹腔镜胃旁路手术2台、袖状胃切除术。暨南大学微创外科研究所主办、郑州市第二人民医院承办，2011年10月22～23日，郑州。

280. 2011中国-东盟博览内镜与微创医学高峰论坛。

专题讲座：肥胖症及相关代谢性疾病的腹腔镜手术治疗。卫生部肝胆肠外科中心主办、广西中医学院附属瑞康医院承办，2011年10月26～27日，南宁。

281. 第5届中国武汉国际微创外科学术研讨会暨2011年湖北省腹腔镜外科年会。

专题讲座：胃旁路手术的发展历程和技术关键。湖北省医学会、武汉协和医院主办，2011年10月29～30日，武汉。

282. 2011首届（大连）海峡两岸减重及糖尿病外科治疗研讨会。

专题讲座：胃旁路手术的发展历程和技术关键。大连市中心医院主办，2011年11月6日，大连。

283. 2011广州甲状腺外科高峰论坛暨第18届全国腔镜甲状腺外科手术高级学习班。

专题讲座：完全乳晕入路腔镜甲状腺手术。手术演示:完全乳晕入路腔镜甲状腺腺叶切除+腺叶近全切除+喉返神经探查术、中央区淋巴结清扫术。暨南大学微创外科研究所主办，2011年11月25～27日，广州。

284. 2011第三届《结直肠肛门外科杂志》编委会工作会议暨全国结直肠肛门外科微创治疗学术会议。

专题讲座：腹腔镜结直肠手术的进展与经验。结直肠肛门外科杂志主办，2011年11月27～29日，南宁。

285. 第13届广东省外科学术会议。

专题讲座：开展腹腔镜手术20年的体会。广东省外科学会主办，2011年12月2～3日，广州。

286. 第1届广东省外科医师协会学术会议。

专题讲座：腹腔镜胃旁路手术的发展历史与关键。广东省外科医师协会主办，2011年12月17～18日，广州。

287. 2011肝病多学科治疗高峰论坛。

专题讲座：腹腔镜胃旁路手术的发展历史与关键。手术演示：腹腔镜先天性胆总管囊肿切除Roux-en-Y胆肠吻合术。兰州大学附属第一医院主办，2011年12月18日，兰州。

288. 第二届南中国区腹腔镜新技术联席会议。

专题讲座：肥胖外科手术并发症。美国COVIDIEN公司主办，2011年12月24日，云南腾冲。

289. 2012全国普通外科学新技术新进展研修班。

专题讲座：普通外科腹腔镜外科手术的进展与21年经验。中华医学会电子出版社培训部主办，2012年3月3日，珠海。

290. 2012普通外科新技术研讨会。

专题讲座：腹腔镜胃旁路手术治疗肥胖与代谢性疾病。《中华临床医师杂志》（电子版）主办，2012年3月17日，广州。

291. 澳门卫生局医生协会学术研讨会2012。

专题讲座：糖尿病的微创外科治疗。澳门医生协会主办，2012年4月1日，澳门。

292.中山镇区微创外科新技术论坛。

专题讲座：腹腔镜胃旁路手术治疗肥胖与糖尿病。中山市东凤镇医院主办，2012年4月7日，中山东凤。

293.云南省首届腔镜甲状腺手术、胃手术学习班。

专题讲座：腔镜甲状腺切除术。手术演示：完全乳晕入路腔镜甲状腺切除术。昆明医科大学附属第二医院主办。2012年4月15日，昆明。

294.国际甲状腺外科高峰论坛暨第三届完全腔镜下甲状腺手术学习班。

专题讲座：腔镜甲状腺手术的发展历程与进展。浙江大学医学院附属第二医院主办，2012年4月20日，杭州。

295.中国胃肠腔镜峰会。

专题讲座：减肥手术后的修正手术。武汉同济医院主办。2012年4月21日，武汉。

296.2012陕西省宝鸡微创外科会议。

专题讲座：开展腹腔镜手术21年经验与体会。陕西宝鸡中心医院主办，2012年4月21日，宝鸡。

297.2012中新澳微创外科新进展会议。

专题讲座：如何开展规范的减重手术。北京安贞医院主办，2012年4月27日，北京。

298.肥胖症和2型糖尿病微创外科治疗会议。

专题讲座：减重手术的并发症。中国人民解放军总医院主办，2012年4月28日，北京。

299.2012甲状腺、乳腺外科（华西）学术论坛暨全国常见肿瘤规范化诊治培训班。

专题讲座：腔镜甲状腺外科手术。中国医师协会培训部主办+华西医院协办，2012年5月6日，成都。

300.陕西省医学会普通外科分会宝鸡学术研讨会。

专题讲座：腹腔镜胃旁路手术。手术演示：完全乳晕入路腔镜甲状腺切除术。陕西省医学会普通外科分会主办+宝鸡市中心医院承办，2012年5月12日，宝鸡。

301.2012广州国际肥胖与代谢病外科论坛暨第14届全国腹腔镜胃旁路手术治疗肥胖症与2型糖尿病学习班。

专题讲座：中国大陆腹腔镜减肥与糖尿病外科的发展历程与经验。手术演示:腹腔镜胃旁路手术2台。暨南大学微创外科研究所主办，2012年5月18~20日，广州。